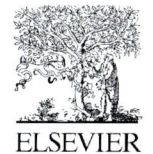

第 5 版
5TH EDITION

超声诊断学
DIAGNOSTIC ULTRASOUND

小儿分册

主　编 ◎ ［美］卡罗尔·M. 鲁马克（Carol M. Rumack）
　　　　　［美］黛博拉·莱文（Deborah Levine）
总主译 ◎ 梁　萍　张　运　姜玉新　李建初
主　译 ◎ 张　梅　胡　兵　谢晓燕　贾立群　刘方义

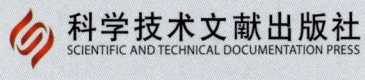

·北京·

图书在版编目（CIP）数据

超声诊断学：第5版. 小儿分册/（美）卡罗尔·M. 鲁马克（Carol M. Rumack），（美）黛博拉·莱文（Deborah Levine）主编；张梅等主译. —北京：科学技术文献出版社，2023.4
书名原文：DIAGNOSTIC ULTRASOUND（5TH EDITION）
ISBN 978-7-5235-0158-0

Ⅰ . ①超… Ⅱ . ①卡… ②黛… ③张… Ⅲ . ①小儿疾病—超声波诊断 Ⅳ . ① R445.1

中国国家版本馆 CIP 数据核字（2023）第 061365 号

著作权合同登记号 图字：01-2023-1075

中文简体字版权专有权归科学技术文献出版社所有

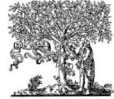

Elsevier (Singapore) Pte Ltd.
3 Killiney Road,
#08-01 Winsland House I,
Singapore 239519
Tel: (65) 6349-0200; Fax: (65) 6733-1817

DIAGNOSTIC ULTRASOUND (5TH EDITION)
Copyright © 2018 by Elsevier, Inc. All rights reserved.
Chapter 32: Mary C. Frates retains copyright for the original figures appearing in the chapter.
Chapter 42: Carol B. Benson and Peter M. Doubilet retain copyright for their original figures appearing in the chapter.
Previous editions copyrighted 2011, 2005, 1998, and 1993.
ISBN-13: 9780323401715

This translation of DIAGNOSTIC ULTRASOUND (5TH EDITION) by Carol M. Rumack and Deborah Levine was undertaken by Scientific and Technical Documentation Press Co., Ltd. and is published by arrangement with Elsevier (Singapore) Pte Ltd.

DIAGNOSTIC ULTRASOUND (5TH EDITION) by Carol M. Rumack and Deborah Levine 由科学技术文献出版社进行翻译，并根据科学技术文献出版社与爱思唯尔（新加坡）私人有限公司的协议约定出版。

《超声诊断学（第 5 版）：小儿分册》（张梅等主译）
ISBN: 9787523501580

Copyright © 2023 by Elsevier (Singapore) Pte Ltd. and Scientific and Technical Documentation Press Co., Ltd.

All rights reserved. No part of this publication may be reproduced or transmitted in any form or by any means, electronic or mechanical, including photocopying, recording, or any information storage and retrieval system, without permission in writing from Elsevier (Singapore) Pte Ltd and Scientific and Technical Documentation Press Co., Ltd.

声 明

本译本由Elsevier (Singapore) Pte Ltd. 和科学技术文献出版社完成。相关从业及研究人员必须凭借其自身经验和知识对文中描述的信息数据、方法策略、搭配组合、实验操作进行评估和使用。由于医学科学发展迅速，临床诊断和给药剂量尤其需要经过独立验证。在法律允许的最大范围内，爱思唯尔、译文的原文作者、原文编辑及原文内容提供者均不对译文或因产品责任、疏忽或其他操作造成的人身及/或财产伤害及/或损失承担责任，亦不对由于使用文中提到的方法、产品、说明或思想而导致的人身及/或财产伤害及/或损失承担责任。

Printed in China by Scientific and Technical Documentation Press Co., Ltd. under special arrangement with Elsevier (Singapore) Pte Ltd. This edition is authorized for sale in the People's Republic of China only, excluding Hong Kong SAR, Macau SAR and Taiwan. Unauthorized export of this edition is a violation of the contract.

超声诊断学（第5版）：小儿分册

策划编辑：张　蓉　　　　责任编辑：张　蓉　段思帆　　　　责任校对：张吲哚　　　　责任出版：张志平

出　版　者	科学技术文献出版社
地　　　址	北京市复兴路15号　　邮编 100038
编　务　部	（010）58882938，58882087（传真）
发　行　部	（010）58882868，58882870（传真）
邮　购　部	（010）58882873
官 方 网 址	www.stdp.com.cn
发　行　者	科学技术文献出版社发行　全国各地新华书店经销
印　刷　者	北京地大彩印有限公司
版　　　次	2023年4月第1版　2023年4月第1次印刷
开　　　本	889×1194　1/16
字　　　数	521千
印　　　张	19.5
书　　　号	ISBN 978-7-5235-0158-0
定　　　价	165.00元

版权所有　违法必究

购买本社图书，凡字迹不清、缺页、倒页、脱页者，本社发行部负责调换

原书主编简介

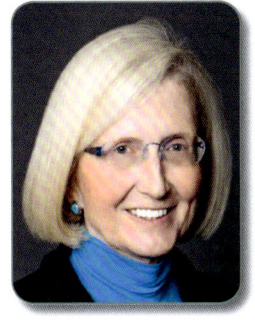

Carol M. Rumack
（MD，FACR）

Carol M. Rumack，医学博士，American College of Radiology委员，科罗拉多州丹佛市科罗拉多大学医学院放射学和儿科学教授，在科罗拉多大学医院从事临床工作。主要研究领域为高危新生儿超声检查，尤其是在新生儿颅脑方面，发表大量论文并进行广泛宣讲。曾任Ultrasound Commission、American College of Radiology及American Association for Women Radiologists主席；现任American Institute of Ultrasound in Medicine和Society of Radiologists in Ultrasound委员。和丈夫Barry有两个孩子，分别是Becky和Marc，还有五个孙辈。

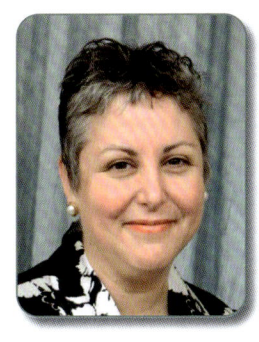

Deborah Levine
（MD，FACR）

Deborah Levine，医学博士，American College of Radiology委员，波士顿贝斯以色列女执事医疗中心及哈佛医学院影像学教授。主要临床工作内容及研究领域为产科和妇科影像学。曾任American College of Radiology副主席；现任Society of Radiologists in Ultrasound委员（2016—2017年任主席），波士顿贝斯以色列女执事医疗中心放射科学术事务副主席，超声联合主任和妇产超声主任。和丈夫Alex有两个孩子，分别是Becky和Julie。

译者简介

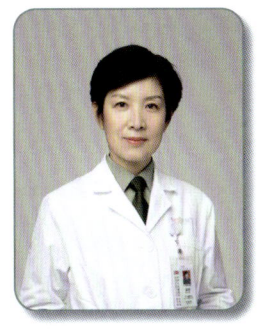

梁 萍

教授，主任医师，博士研究生导师，中国人民解放军总医院第五医学中心超声及介入超声科主任，国家自然科学基金杰出青年科学基金获得者。

【社会任职】

现任中华医学会超声医学分会主任委员，中国研究型医院学会肿瘤介入委员会主任委员，亚洲超声医学及生物学联合会理事。

【专业特长】

擅长腹部、浅表脏器疑难疾病的超声诊断，尤其是多脏器实体肿瘤的微创介入诊疗和热消融治疗；开创了微波消融治疗多脏器实体肿瘤和多模影像导航机器人穿刺等新方法。

【工作经历】

1986年毕业于第二军医大学，至今一直在中国人民解放军总医院从事超声及介入超声诊疗工作。

【学术成果】

作为主编编写中英文专著6部；以第一/通讯作者发表SCI收录论文204篇；制定国内外指南18部；承担"十四五"国家重点研发计划、"十三五"国家重点研发计划、"十二五"国家科技支撑计划，国家自然科学基金重大研究计划、重点项目、重大仪器项目等国家级课题20余项；获国内外发明专利11项；获国家技术发明奖二等奖、国家科学技术进步奖二等奖等国家和省部级二等奖以上奖励8项；培养硕士研究生、博士研究生共80余名。

译者简介

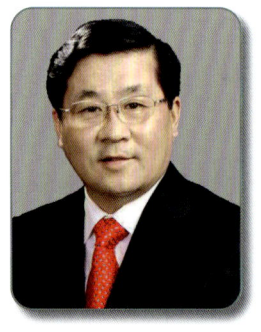

张 运

中国工程院院士,中国医学科学院学部委员,山东大学终身教授,现任山东大学校务委员会副主任、山东大学学位评定委员会副主任、山东大学络病理论创新转化全国重点实验室副主任、教育部和国家卫生健康委心血管重构与功能研究重点实验室主任、山东省心血管病临床医学中心主任。

【社会任职】

现任亚太超声心动图协会副主席,中国超声心动图学会主席,国家心血管病专家委员会副主任委员,中国心脏学会名誉会长等;担任 Frontiers in Pharmacology 副总编辑,Nature Reviews Cardiology、Journal of the American College of Cardiology 等SCI收录杂志国际编委;担任《中华心血管病杂志》《中国循环杂志》等国内10余个杂志的副总编辑或编委。

【专业特长】

超声多普勒和心血管疾病的基础和临床研究。

【工作经历】

1976年本科毕业于山东医学院(现山东大学齐鲁医学院),1981年硕士毕业于山东医学院,1985年博士毕业于挪威奥斯陆大学(University of Oslo)。1981年至今,在山东大学齐鲁医院心内科工作。

【学术成果】

作为主编编写专著13部,参编专著33部。迄今发表SCI收录论文500余篇,被引用12 200余次,H指数61,8次入选"中国高被引学者"。承担国家高技术研究发展计划(863计划)重大项目课题、国家重点基础研究发展计划(973计划)项目课题、"十一五"国家科技支撑计划、"十二五"国家科技支撑计划等40余项国家和省部级科研课题。获国家自然科学奖二等奖1项,国家科学技术进步奖二等奖1项、三等奖3项,何梁何利基金科学与技术进步奖1项,山东省科学技术最高奖1项,省部级自然科学奖和科学技术进步奖一等奖7项、二等奖和三等奖40项。获国家级有突出贡献的中青年专家,"国家百千万人才工程"首批第一、第二层次入选者,全国有突出贡献的回国留学人员、全国卫生系统先进工作者、中华医学会"终身成就奖"、首届中国医师奖、全国首届中青年医学科技之星等荣誉奖励20余项。

译者简介

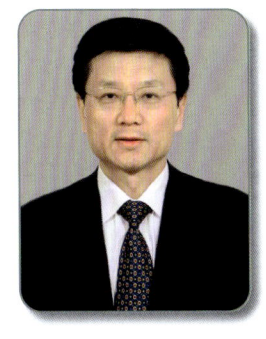

姜玉新

教授，主任医师，博士研究生导师，北京协和医院超声医学科。

【社会任职】

第十二、第十三届全国政协委员，全国政协教科卫体委员会委员，中国医师协会副会长，北京医学会副会长，中华医学会超声医学分会第五、第六、第九届主任委员，国际妇产超声学会中国分会主任委员，《中华医学超声杂志（电子版）》总编辑。

【专业特长】

擅长乳腺超声、甲状腺超声、血管与妇产科超声、超声造影等。

【工作经历】

1983—1991年，任职于北京协和医院；1991—1993年，任职于美国杰斐逊医院；1994年至今，任职于北京协和医院。

【学术成果】

主编多部超声医学专著及教材。承担国家"九五"计划、国家高技术研究发展计划（863计划）、"十一五"国家科技支撑计划、"十二五"国家科技支撑计划、国家自然科学基金、高等学校博士学科点专项科研基金等多项课题。获中华医学科技奖4项、教育部科学技术进步奖3项、华夏医学科技奖2项；获卫生部有突出贡献中青年专家、北京市优秀教师、全国医德标兵、中国医师奖等荣誉。

译者简介

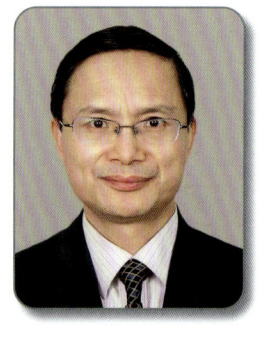

李建初

教授，北京协和医院超声医学科主任。

【社会任职】

现任中华医学会超声医学分会候任主任委员，中国医师协会超声医师分会常务委员，北京医学会超声医学分会候任主任委员，北京医师协会超声医学科医师分会会长，北京市超声医学质量控制和改进中心主任等。

【专业特长】

从事腹部、血管、浅表器官和妇产科超声工作近30年，尤其擅长腹部血管、颈部血管和周围血管领域的疑难杂症超声诊断工作；长期致力于肾动脉狭窄的超声研究，始终工作在临床第一线。

【工作经历】

自1993年开始，历任北京协和医院超声医学科住院医师、主治医师、副主任医师和主任医师。

【学术成果】

主持国家级和北京市基金课题7项；获省部级科学技术进步奖5项；发表专业学术论文百余篇；主编专著6部，作为副主编出版专著8部；牵头5项多中心临床研究。

译者简介

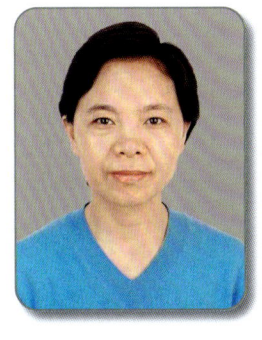

张 梅

教授,主任医师,博士研究生导师,山东大学齐鲁医院心内科副主任。

【社会任职】

现任美国心脏病学会委员、欧洲心脏病学会委员、中华医学会超声医学分会副主任委员兼学组组长、中国超声心动图学会副主席、中国抗癌协会整合肿瘤心脏病学分会副主任委员、山东省医学会超声医学分会候任主任委员;担任《中华超声影像学杂志》副主编及多个国内外杂志编委。

【专业特长】

擅长心血管疾病的基础与临床研究。

【工作经历】

1983年在山东大学齐鲁医院工作至今。

【学术成果】

主持国家高技术研究发展计划(863计划)、国家重点基础研究发展计划(973计划)、"十三五"和"十四五"国家重点研发计划、国家自然科学基金面上项目7项、海外青年合作项目等10余项;在国内外发表文章200余篇;主编及参编著作20余部。

【所获奖项及荣誉】

山东省医学杰出学科带头人和领军人才,获国家科学技术进步奖二等奖2项、三等奖3项;获"国家卫生健康突出贡献中青年专家"称号。

译者简介

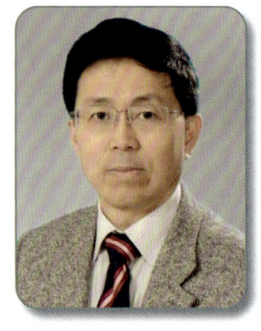

胡 兵

二级教授，主任医师，博士研究生导师，上海交通大学附属第六人民医院超声医学科学科带头人，上海交通大学医学影像研究所所长，上海超声医学研究所所长。

【社会任职】

现任上海市医师协会超声医师分会会长、科技部数字诊疗研发超声综合评价重点项目首席专家；历任中华医学会超声专业委员会副主任委员、中国医师协会超声医学分会副会长、中国超声医学工程学会副会长、上海市医学会超声医学专科分会委员会主任委员等；担任《医学参考报——超声医学专刊》主编。

【专业特长】

擅长超声诊断和介入治疗，以及超声设备综合性一致性评价研究。

【工作经历】

先后从事普外科、泌尿外科工作，从事超声诊疗工作36年。

【所获奖项及荣誉】

获国务院政府特殊津贴；入选首届国家"百千万优秀学科带头人计划"，上海市"重中之重"医学影像重点学科带头人；先后获得市级、部级科技进步奖二等奖2项、三等奖3项。

译者简介

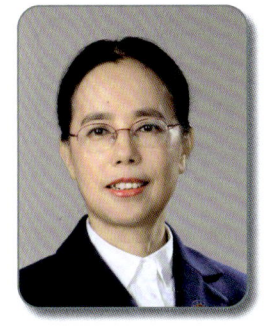

谢晓燕

教授,中山大学附属第一医院超声医学科主任,中山大学超声诊断与介入治疗研究所所长,广东省超声诊断与介入治疗研究中心主任。

【社会任职】

现任中华医学会超声医学分会腹部组副组长、中国超声医学工程学会腹部分会副主任委员、中国研究型医院协会肿瘤消融专业委员会常务委员、广东省医学会超声分会主任委员、广东省超声诊断质控中心主任。

【专业特长】

专注腹部疾病超声诊断、介入治疗和肿瘤消融治疗。

【工作经历】

从事肝胆外科临床工作10年、超声临床和研究工作30年。

【学术成果】

主编和参编论著6部、主译专著2部;发表论文150余篇,分别在 Nature Communications、Gastroenterology、Radiology 等发表;获国家自然科学基金重点项目和重大研究计划项目资助。

【所获奖项及荣誉】

获中华医学科技进步奖二等奖2项、广东省科技进步奖一等奖1项;获"中国杰出超声医师"和"中国介入超声医师Top10"称号。

译者简介

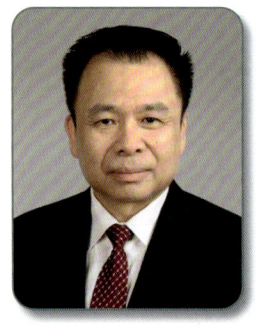

贾立群

副教授，主任医师，硕士研究生导师，国家儿童医学中心、首都医科大学附属北京儿童医院超声科名誉主任。

【社会任职】

现任中国超声医学工程学会副会长、北京超声医学专家委员会主任委员、儿科超声专业委员会主任委员、北京医学会超声医学分会副主任委员、北京医师协会常务理事、北京超声医学学会监事长、亚太基层卫生协会超声医学分会副主席、中国民族卫生协会超声医学分会专家委员会副主席；担任《中国超声医学杂志》常务编委、《中华超声影像学杂志》《中国临床医学影像杂志》编委等。

【专业特长】

擅长儿童急腹症、泌尿系畸形、胃肠道疾病及肿瘤的超声诊断与鉴别诊断。

【工作经历】

从事儿科影像诊断工作45年。

【学术成果】

主编《实用儿科腹部超声诊断学》《超声医学专科能力建设专用初级教材（儿科分册）》、副主编《中华介入超声学》，参编多部儿科或超声专业书籍。

【所获奖项及荣誉】

获国务院政府特殊津贴。

译者简介

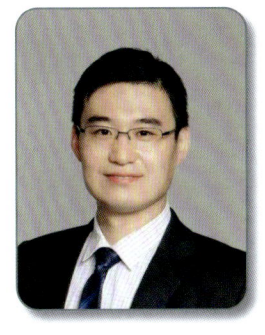

刘方义

副教授，中国人民解放军总医院第五医学中心超声医学科副主任。

【社会任职】

现任中华医学会超声医学分会腹部学组委员、中国超声医学工程学会介入超声青年委员会委员。

【专业特长】

擅长腹部、小器官等超声诊断，以及超声造影和多脏器的肿瘤热消融治疗。

【工作经历】

2009.09—2019.12 中国人民解放军总医院介入超声科

2019.12至今 中国人民解放军总医院第五医学中心超声医学科

【学术成果】

以第一作者或通讯作者发表SCI收录论文10余篇；作为副主编出版专著1部；承担国家自然科学基金3项、北京市科学技术委员会专项基金2项；获国家发明专利4项。

【所获奖项及荣誉】

获中华医学科技奖二等奖2项、中国专利奖优秀奖1项。

原书编者名单

Jacques S. Abramowicz, MD, FACOG, FAIUM
Professor and Director
Ultrasound Services Department of Obstetrics and
Gynecology University of Chicago
Chicago, Illinois
United States

Ronald S. Adler, MD, PhD
Professor of Radiology
New York University School of Medicine
Department of Radiology
NYU Langone Medical Center
New York, New York
United States

Allison Aguado, MD
Assistant Professor
Department of Radiology
Cincinnati Children's Hospital Medical Center
Cincinnati, Ohio
United States

Rochelle Filker Andreotti, MD
Professor of Clinical Radiology
Associate Professor of Clinical Obstetrics and Gynecology
Department of Radiology and Radiological Sciences
Vanderbilt University
Nashville, Tennessee
United States

Elizabeth Asch, MD
Instructor in Radiology
Harvard Medical School
Brigham and Women's Hospital
Boston, Massachusetts
United States

Thomas D. Atwell, MD
Professor of Radiology
Department of Radiology
Mayo Clinic
Rochester, Minnesota
United States

Amanda K. Auckland, BS, RT(R), RDMS, RVT, RDCS
Diagnostic Medical Sonographer
Division of Ultrasound/Prenatal Diagnosis and Genetics
University of Colorado Hospital
Aurora, Colorado
United States

Diane S. Babcock, MD
Professor Emerita of Radiology and Pediatrics
University of Cincinnati College of Medicine
Cincinnati Children's Hospital Medical Center
Cincinnati, Ohio
United States

Beryl Benacerraf, MD
Clinical Professor of Obstetrics and Gynecology and
Radiology
Brigham and Women's Hospital
Clinical Professor of Obstetrics and Gynecology
Massachusetts General Hospital
Harvard Medical School
Boston, Massachusetts
United States

Carol B. Benson, MD
Professor of Radiology
Harvard Medical School
Director of Ultrasound and Co-Director of High Risk
Obstetrical Ultrasound
Department of Radiology
Brigham and Women's Hospital
Boston, Massachusetts
United States

Raymond E. Bertino, MD, FACR, FSRU
Medical Director of Vascular and General Ultrasound
OSF Saint Francis Medical Center
Clinical Professor of Radiology and Surgery
University of Illinois College of Medicine
Peoria, Illinois
United States

Edward I. Bluth, MD, FACR, FSRU
Chairman Emeritus
Ochsner Clinic Foundation
Professor
Ochsner Clinical School
University of Queensland, School of Medicine
New Orleans, Louisiana
United States

Bryann Bromley, MD
Professor of Obstetrics, Gynecology and Reproductive
Biology, part time
Harvard Medical School
Department of Obstetrics and Gynecology
Massachusetts General Hospital
Brigham and Women's Hospital
Boston, Massachusetts
United States

Olga R. Brook, MD
Assistant Professor
Harvard Medical School
Associate Director of CT
Department of Radiology
Beth Israel Deaconess Medical Center
Boston, Massachusetts
United States

Douglas Brown, MD
Professor of Radiology
Department of Radiology
Mayo Clinic College of Medicine and Science
Rochester, Minnesota
United States

Dorothy Bulas, MD
Professor of Pediatrics and Radiology
George Washington University Medical Center
Pediatric Radiologist
Children's National Health Systems
Washington DC
United States

Peter N. Burns, PhD
Professor and Chairman
Department of Medical Biophysics
University of Toronto
Senior Scientist, Imaging Research
Sunnybrook Research Institute
Toronto, Ontario
Canada

Vito Cantisani, MD, PhD
Department of Radiologic, Oncologic and Pathologic Sciences
Policlinic Umberto I
Sapienza University
Rome
Italy

Ilse Castro-Aragon, MD
Assistant Professor of Radiology
Boston University School of Medicine
Section Head, Pediatric Radiology
Boston Medical Center
Boston, Massachusetts
United States

J. William Charboneau, MD
Emeritus Professor of Radiology
Department of Radiology
Mayo Clinic
Rochester, Minnesota
United States

Humaira Chaudhry, MD
Section Chief, Abdominal Imaging
Assistant Professor
Department of Radiology
Rutgers-New Jersey Medical School
Newark, NJ
United States

Tanya Punita Chawla, MBBS, FRCR, MRCP, FRCPC
Assistant Professor and Staff Radiologist
Joint Department of Medical Imaging
University of Toronto
Toronto, Ontario
Canada

Christina Marie Chingkoe, MD
Department of Radiology
Beth Israel Deaconess Medical Center
Boston, Massachusetts
United States

David Chitayat, MD
Professor
Department of Pediatrics, Obstetrics and Gynecology, Molecular Genetics and Laboratory Medicine and Pathobiology
Medical Director
The MSc program in Genetic Counselling, Department of Molecular Genetics
University of Toronto
Head
The Prenatal Diagnosis and Medical Genetics Program
Mount Sinai Hospital
Staff
Pediatrics, Division of Clinical and Metabolic Genetics
Hospital for Sickkids
Toronto, Ontario
Canada

Peter L. Cooperberg, OBC, MDCM, FRCP(C), FACR
Professor Emeritus
Department of Radiology
University of British Columbia
Vancouver, British Columbia
Canada

Lori A. Deitte, MD, FACR
Vice Chair of Education and Professor
Department of Radiology and Radiological Sciences
Vanderbilt University
Nashville, Tennessee
United States

Peter M. Doubilet, MD, PhD
Professor of Radiology
Harvard Medical School
Senior Vice Chair
Department of Radiology
Brigham and Women's Hospital
Boston, Massachusetts
United States

Julia A. Drose, RDMS, RDCS, RVT
Associate Professor
Department of Radiology
University of Colorado Hospital
Aurora, Colorado
United States

Alexia Egloff, MD
Diagnostic Imaging and Radiology
Children's National Health Systems
Washington DC
United States

Judy A. Estroff, MD
Instructor
Boston University School of Medicine
Department of Radiology
Boston Children's Hospital
Boston, Massachusetts
United States

Katherine W. Fong, MBBS, FRCPC
Associate Professor
Medical Imaging and Obstetrics and Gynecology
University of Toronto
Co-director, Centre of Excellence in Obstetric Ultrasound
Mount Sinai Hospital
Toronto, Ontario
Canada

J. Brian Fowlkes, PhD
Professor
Department of Radiology
University of Michigan
Ann Arbor, Michigan
United States

Mary C. Frates, MD
Associate Professor of Radiology
Department of Radiology
Harvard Medical School
Brigham and Women's Hospital
Boston, Massachusetts
United States

Hournaz Ghandehari, MD, FRCPC
Department of Medical Imaging
Abdominal Division
University of Toronto
Sunnybrook Health Sciences Centre
Toronto, Ontario
Canada

Phyllis Glanc, MDCM
Associate Professor
University of Toronto
Department Medical Imaging, Obstetric & Gynecology
Sunnybrook Health Sciences Centre
Toronto, Ontario
Canada

S. Bruce Greenberg, MD
Professor of Radiology and Pediatrics
Department of Radiology
University of Arkansas for Medical Sciences
Little Rock, Arkansas
United States

Leslie E. Grissom, MD
Clinical Professor of Radiology and Pediatrics
Department of Radiology
Sidney Kimmel Medical College at Thomas Jefferson University
Philadelphia, Pennsylvania
Attending Radiologist
Department of Medical Imaging
Nemours Alfred I. duPont Hospital for Children
Wilmington, Delaware
United States

Anthony E. Hanbidge, MB, BCh, FRCPC
Associate Professor
Department of Medical Imaging
University of Toronto
Site Director, Abdominal Imaging
Toronto Western Hospital
Joint Department of Medical Imaging
University Health Network, Mount Sinai Hospital and Women's College Hospital
Toronto, Ontario
Canada

H. Theodore Harcke, MD, FACR, FAIUM
Sidney Kimmel Medical College at Thomas Jefferson University
Chairman, Emeritus
Department of Medical Imaging
Nemours/A I duPont Hospital for Children
Wilmington, Delaware
United States

Christy K. Holland, PhD
Scientific Director of the Heart, Lung, and Vascular Institute
Professor
Department of Internal Medicine
Division of Cardiovascular Health and Disease
University of Cincinnati
Cincinnati, Ohio
United States

Thierry A.G.M. Huisman, MD
Professor of Radiology, Pediatrics, Neurology, and Neurosurgery
Director Pediatric Radiology and Pediatric Neuroradiology
Russell H. Morgan Department of Radiology and Radiological Science
The Johns Hopkins University School of Medicine
Baltimore, Maryland
United States

Bonnie J. Huppert, MD
Assistant Professor of Radiology
Consultant in Radiology
Department of Radiology
Mayo Clinic
Rochester, Minnesota
United States

Alexander Jesurum, PhD
Weston, Massachusetts
United States

Susan D. John, MD
Professor and Chair
Department of Diagnostic and Interventional Imaging
University of Texas Medical School Houston
Houston, Texas
United States

Neil Johnson, MBBS, FRANZCR, MMed
Professor
Department of Radiology and Pediatrics
Cincinnati Children's Hospital Medical Center
Cincinnati, Ohio
United States

Stephen I. Johnson, MD
Staff Radiologist
Department of Radiology
Ochsner Clinic Foundation
New Orleans, Louisiana
United States

Anne Kennedy, MB, BCh
Vice Chair Clinical Operations
Department of Radiology
University of Utah
Salt Lake City, Utah
United States

Julia Eva Kfouri, BSc, MD, FRCSC-MFM
Clinical Associate
Division of Maternal Fetal Medicine
Department of Obstetrics and Gynecology
Mount Sinai Hospital
Toronto, Ontario
Canada

Korosh Khalili, MD, FRCPC
Associate Professor
Department of Medical Imaging
University of Toronto
University Health Network
Princess Margaret Hospital
Toronto, Ontario
Canada

Beth M. Kline-Fath, MD
Professor of Radiology
Department of Radiology
Cincinnati Children's Hospital Medical Center
Cincinnati, Ohio
United States

Elizabeth Lazarus, MD
Associate Professor
Department of Diagnostic Imaging
Warren Alpert Medical School of Brown University
Providence, Rhode Island
United States

Deborah Levine, MD, FACR
Co-Chief of Ultrasound
Director of OB/Gyn Ultrasound
Vice Chair of Academic Affairs
Department of Radiology
Beth Israel Deaconess Medical Center
Professor of Radiology
Harvard Medical School
Boston, Massachusetts
United States

Mark E. Lockhart, MD, MPH
Professor of Radiology and Chief, Body Imaging
Department of Radiology
University of Alabama at Birmingham
Birmingham, Alabama
United States

Ana P. Lourenco, MD
Associate Professor of Diagnostic Imaging
Diagnostic Imaging
Alpert Medical School of Brown University
Providence, Rhode Island
United States

Martha Mappus Munden, MD
Associate Professor of Radiology
Department of Pediatric Radiology
Texas Children's Hospital
Houston, Texas
United States

John R. Mathieson, MD
Clinical Associate Professor
University of British Columbia
Vancouver, British Columbia
Medical Director and Department Head
Vancouver Island Health Authority
Victoria, British Columbia
Canada

Giovanni Mauri, MD
Division of Interventional Radiology
European Institute of Oncology
Milan
Italy

Colm McMahon, MB, BAO, BCh, MRCPI, FFR(RCSI)
Assistant Professor
Department of Radiology
Harvard Medical School
Beth Israel Deaconess Medical Center
Brookline, Massachusetts
United States

Rashmi J. Mehta, MD, MBA
Clinical Radiology Fellow
Department of Radiology
Beth Israel Deaconess Medical Center
Boston, Massachusetts
United States

Nir Melamed, MD, MSc
Associate Professor
Department of Obstetrics and Gynecology
University of Toronto
Sunnybrook Health Sciences Center
Toronto, Ontario
Canada

Christopher R.B. Merritt, MD
New Orleans, Louisiana
United States

Derek Muradali, MD, FRCPC
Associate Professor and Staff Radiologist
Department of Medical Imaging
St Michaels Hospital
University of Toronto
Toronto, Ontario
Canada

Elton Mustafaraj, DO
Resident, Department of Radiology
University of Illinois College of Medicine
Peoria, Illinois
United States

Lisa Napolitano, RDMS
Department of Radiology
Beth Israel Deaconess Medical Center
Boston, Massachusetts
United States

Sara M. O'Hara, MD
Professor of Radiology & Pediatrics
Department of Radiology
Cincinnati Children's Hospital
Cincinnati, Ohio
United States

Harriet J. Paltiel, MDCM
Associate Professor of Radiology
Harvard Medical School
Department of Radiology
Boston Children's Hospital
Boston, Massachusetts
United States

Jordana Phillips, MD
Department of Radiology
Beth Israel Deaconess Medical Center
Boston, Massachusetts
United States

Andrea Poretti, MD
Assistant Professor of Radiology
Section of Pediatric Neuroradiology
Division of Pediatric Radiology
Russell H. Morgan Department of Radiology and Radiological Science
The Johns Hopkins University School of Medicine
Baltimore, Maryland
United States

Theodora A. Potretzke, MD
Assistant Professor
Department of Radiology
Mayo Clinic
Rochester, Minnesota
United States

Rupa Radhakrishnan, MBBS
Assistant Professor
Department of Radiology
Cincinnati Children's Hospital Medical Center
Cincinnati, Ohio
United States

Carl Reading, MD
Professor of Radiology
Department of Radiology
Mayo Clinic
Rochester, Minnesota
United States

Michelle L. Robbin, MD, MS
Professor of Radiology and Biomedical Engineering
Department of Radiology
University of Alabama at Birmingham
Birmingham, Alabama
United States

Henrietta Kotlus Rosenberg, MD
Radiologist-in-Chief
Kravis Children's Hospital at Mount Sinai
Director of Pediatric Radiology
Department of Radiology
Mount Sinai Hospital
Professor of Radiology and Pediatrics
Icahn School of Medicine at Mount Sinai
New York, New York
United States

Carol M. Rumack, MD, FACR
Vice Chair of Education and Professional Development
Professor of Radiology and Pediatrics
Associate Dean for GME
University of Colorado School of Medicine
Denver, Colorado
United States

Eric Sauerbrei, BSc, MSc, MD, FRCPC
Professor of Radiology
Diagnostic Imaging
Queens University
Kingston, Ontario
Canada

Chetan Chandulal Shah, MD, MBA
Faculty, Department of Radiology
Mayo Clinic
Pediatric Radiologist
Department of Pediatric Radiology
Nemours
Wolfson Children's Hospital
Jacksonville, Florida
United States

Thomas D. Shipp, MD
Associate Professor of Obstetrics, Gynecology & Reproductive Biology
Harvard Medical School
Department of Obstetrics & Gynecology
Brigham & Women's Hospital
Boston, Massachusetts
United States

William L. Simpson, Jr., MD
Associate Professor
Department of Radiology
Icahn School of Medicine at Mount Sinai
New York, New York
United States

Luigi Solbiati, MD
Professor of Radiology
Department of Radiology
Humanitas University and Research Hospital
Rozzano (Milan)
Italy

Daniel Sommers, MD
Associate Professor
Department of Radiology
University of Utah
Salt Lake City, Utah
United States

Elizabeth R. Stamm, MD
Associate Professor
Department of Radiology
University of Colorado Hospital
Aurora, Colorado
United States

A. Thomas Stavros, MD, FACR
Medical Director
Ultrasound Invision
Sally Jobe Breast Center
Englewood, Colorado
United States

Maryellen R.M. Sun, MD
Department of Radiology
Lowell General Hospital
Lowell, Massachusetts
United States

Wendy Thurston, MD
Assistant Professor
Department of Medical Imaging
University of Toronto
Chief, Diagnostic Imaging
Department of Diagnostic Imaging
St. Joseph's Health Centre
Courtesy Staff
Department of Medical Imaging
University Health Network
Toronto, Ontario
Canada

Ants Toi, MD, FRCPC, FAIUM
Professor of Radiology and of Obstetrics and Gynecology
University of Toronto
Radiologist
Medical Imaging
Mt. Sinai Hospital
Toronto, Ontario
Canada

Laurie Troxclair, BS, RDMS, RVT
Ochsner Clinic Foundation
New Orleans, Louisiana
United States

Mitchell Tublin, MD
Professor and Vice Chair
Department of Radiology
University of Pittsburgh School of Medicine
Pittsburgh, Pennsylvania
United States

Heidi R. Umphrey, MD, MS
Associate Professor of Radiology
Department of Radiology
University of Alabama at Birmingham
Birmingham, Alabama
United States

Sheila Unger, MD
University of Lausanne
Lausanne
Switzerland

Patrick M. Vos, MD
Clinical Assistant Professor
Department of Radiology
University of British Columbia
Vancouver, British Columbia
Canada

Therese M. Weber, MD, MS
Professor of Radiology
Department of Radiology
University of Alabama at Birmingham
Birmingham, Alabama
United States

Kirsten L. Weind Matthews, PhD, MBBS, FRCPC
Lecturer, Medical Imaging
University of Toronto
Department of Medical Imaging
Mount Sinai Hospital
Toronto, Ontario
Canada

Stephanie R. Wilson, MD
Clinical Professor
Department of Radiology
Department of Medicine, Division of Gastroenterology
University of Calgary
Calgary, Alberta
Canada

Thomas Winter, MD
Professor and Chief of Abdominal Imaging
Department of Radiology
University of Utah
Salt Lake City, Utah
United States

Cynthia E. Withers, MD
Radiologist (retired)
Sansum Clinic and Santa Barbara Cottage Hospital
Santa Barbara, California
United States

Corrie Yablon, MD
Assistant Professor
Department of Radiology
University of Michigan
Ann Arbor, Michigan
United States

Hojun Yu, MD
Radiologist
Department of Diagnostic Imaging
Queen Elizabeth II Hospital
Grande Prairie, Alberta
Canada

译者名单

总主译

梁　萍　张　运　姜玉新　李建初

主　译

张　梅　胡　兵　谢晓燕　贾立群　刘方义

副主译

冷晓萍　杨红　朱家安　何怡华　王晓曼　崔新伍

编写秘书

刘欣欣　谷海荣　皋月娟

译　者

（按姓氏笔画排序）

丁　红	于静淼	马　喆	王　玉	王　宁	王　健	王知力
水　雯	白　玲	朱庆莉	朱好辉	伍　星	华　兴	刘　村
刘　洋	刘　爽	刘庆华	刘保娴	齐二朋	许祥丽	孙丽萍
杜国庆	李　攀	李凤舞	李守强	李浩然	辛　悦	宋庆飞
张晓儿	张鹏飞	陈　捷	陈　曼	陈　磊	陈继业	周　琦
郑　敏	孟哲颖	胡艳秀	姜　凡	姜双全	徐铭俊	高　泳
郭　倩	陶国伟	桑　亮	黄备建	黄晓春	董发进	韩　红
蔡　倩	黎新艳					

原书前言

Diagnostic Ultrasound 作为教科书供全世界医学影像学和相关专业使用,并在应用过程中得到了广泛认可与好评。*Diagnostic Ultrasound*(5TH EDITION)在第 4 版的基础上进行了重大修订,内容及参考文献均已更新。本书包含 5800 幅图片(2500 幅为新增/修订图片)和 480 个动态视频(380 余个为新增),侧重于对实时临床决策的阐释,大幅提升了疑似病变动态扫描的临床诊断准确性。

第 5 版在编写过程中发生了重大变故,在此我们向主编胃肠道超声相关章节的 Stephanie Wilson 和甲状腺介入超声相关章节的 Bill Charboneau 致以衷心的感谢和深切的缅怀。

在编写过程中我们邀请了近百位在超声医学领域具有丰富临床实践经验及较高技术水平的知名专家参与,并借鉴之前版本经验,以图片的形式细致讲解解剖学和病理学案例,直观展现病变部位的超声图像变化。

本书对内容格式进行了重新设计,章节开篇的章节大纲以特殊设计加以突出显示,并增加章节关键点总结。为引导读者扩展阅读相关领域文献,本书还提供了全部参考文献列表。

本书依旧分为两卷。第一卷由第一至第三部分组成。第一部分包含超声物理和生物学效应介绍及对弹性成像和造影剂的描述;第二部分涉及腹部超声检查,包括关于盆腔超声检查的两个新修订章节,以及介入治疗程序(包括胸部手术)和器官移植的章节;第三部分介绍了小部件成像,包括甲状腺、乳房、阴囊、颈动脉、一个新修订的颅外血管成像章节、两个新修订的肌肉骨骼成像章节,以及肌肉骨骼干预的更新章节。

第二卷从第四部分开始。第四部分包括产科超声检查、孕早期扫描和非侵入性胎儿染色体检测(包括无细胞胎儿 DNA)的最新进展;第五部分全面介绍小儿超声检查,包括小儿介入超声检查,并在小儿椎管、小儿泌尿系统和肾上腺的新修订章节展示了大量新图和扫描技术。

本书适用于执业医师、住院医师、医学生、超声医师和其他有兴趣了解诊断超声检查在患者护理中广泛应用的专业人士。我们的目标是使 *Diagnostic Ultrasound* 一书继续成为超声文献中最权威的参考书,并为实现这一目标持续提升图书可读性和图像精准性。

Carol M. Rumack, MD, FACR
Deborah Levine, MD, FACR

原书致谢

我们对以下专家表示崇高的敬意和真诚的感谢：

致敬所有的编者，感谢他们结合多年临床经验，辛勤笔耕，为我们提供丰富、翔实的文字和图片。

感谢Alexander Jesurum博士，他的杰出努力使所有编者的参考文献不断更新，并协助进行作者间的联系与沟通。

感谢诊断学超声医师Lisa Napolitano，她花费数小时整理和剪辑视频。

感谢Elsevier执行内容策略师Robin Carter，他从*Diagnostic Ultrasound*（5TH EDITION）开始就参与我们的合作。

感谢Elsevier的Taylor Ball和Dan Fitzgerald，协助修订编辑全书文字、图片。

过去的一年对我们每个人来说都是紧张的一年，我们为延续*Diagnostic Ultrasound*一书的精湛感到自豪。

原书献词

以此纪念我的父母，Ruth医生和Raymond Masters医生，是他们鼓励我享受医学的智力挑战，并对改善患者的生命质量保持热忱。

Carol M. Rumack

致Alex、Becky和Julie，是你们的关爱和支持让这部著作得以完成。

Deborah Levine

中文版前言

随着超声仪器及工程研发的不断进步，超声临床诊疗飞速发展。儿童超声作为超声医学的一个亚专业，近年来愈发受到重视。超声检查几乎应用到了儿童所有的系统和脏器中，已成为临床儿科学中必不可缺的检查手段，也是未来超声学科发展的重要方向之一。由于儿童疾病的病理生理特点，许多疾病认知与成年人不同，导致许多超声医师在对儿童进行检查时，经常会遇到一些疑难问题而感到困惑，此时非常希望有本实用的指导书，可以随时翻阅，以解决临床工作中的困惑。因此，我们将Elsevier出版的 *Diagnostic Ultrasound*（5TH EDITION）中的儿科相关部分进行翻译。本分册主要介绍了儿童的超声检查，内容分为九章，分别是：小儿经颅多普勒超声检查、小儿头颈部、小儿椎管、小儿胸部超声检查、小儿肝脏与脾脏、小儿泌尿系统和肾上腺、小儿胃肠道、小儿盆腔超声、小儿髋关节及其他肌骨超声应用。相信本书的推出一定会为广大超声医师提高儿科超声诊疗水平做出贡献。

本分册各章节的译者，均是从事超声工作多年并在相关领域有着丰富经验的专家。本次翻译工作时间短、任务重，他们在繁忙的临床、科研、教学工作之余，克服了种种困难，加班加点翻译、反复校对，互相审核把关，严格保证译文在高质量的前提下，按时完成了各自承担的任务。在翻译过程中，中华医学会超声医学分会主任委员梁萍、前任主任委员姜玉新、候任主任委员李建初精心组织、创造条件；主译张梅、胡兵、谢晓燕、贾立群、刘方义五位教授认真把关；副主译冷晓萍、杨红、朱家安、何怡华、王晓曼、崔新伍六位教授反复校对，在专家们的共同努力和编写秘书们的大力帮助下顺利完成了翻译工作。再次对本书翻译工作做出贡献的各位同道表示诚挚的感谢！

由于翻译工作时间短，本书中难免存在不当之处，恳请各位读者提出批评、指正。

张梅　胡兵　谢晓燕　贾立群　刘方义

Contents 目录

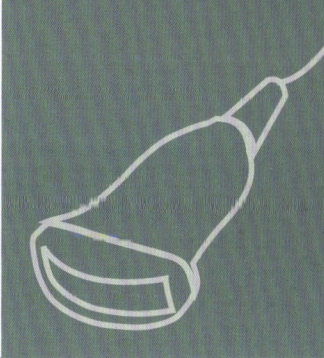

第一章
小儿经颅多普勒超声检查 1

第二章
小儿头颈部 27

第三章
小儿椎管 63

第四章
小儿胸部超声检查 89

第五章
小儿肝脏与脾脏 109

第六章
小儿泌尿系统和肾上腺 145

第七章
小儿胃肠道 195

第八章
小儿盆腔超声 223

第九章
小儿髋关节及其他肌骨超声应用 265

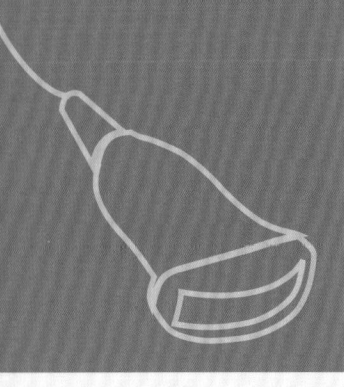

动图目录

注：由于版权限制，书中动图需通过网址观看，具体操作步骤请见封二。

动图1.1　CDFI显示6岁儿童的正常Willis环
动图1.2　右侧大脑中动脉的频谱波形
动图1.3　右侧大脑中动脉和大脑前动脉分叉处的正常频谱波形
动图1.4　4岁儿童从2楼坠落后脑死亡
动图1.5　8岁儿童车祸血肿清除术后脑死亡
动图2.1　下颌下腺导管结石
动图2.2　结节性甲状腺肿
动图2.3　婴儿血管瘤
动图2.4　淋巴管畸形
动图3.1　正常马尾
动图3.2　正常终丝
动图3.3　皮肤凹陷和皮下组织的低回声带延伸到正常尾骨
动图3.4　矢状面显示脂肪脊髓膨出（1）
动图3.5　矢状面显示脂肪脊髓膨出（2）
动图3.6　横切面显示脂肪脊髓膨出
动图3.7　脂肪性脊髓脊膜突出
动图3.8　矢状面示脊柱节段性发育不全
动图3.9　脊柱节段性发育不全患者伴终丝纤维脂肪化
动图4.1　胸膜腔内的移动性分隔
动图4.2　婴儿单侧膈肌运动
动图4.3　31月龄幼儿单侧膈肌运动
动图4.4　婴儿心脏术后单侧膈肌麻痹
动图5.1　正常胆总管
动图5.2　新生儿肝炎
动图5.3　肥胖引起的脂肪变性
动图5.4　1月龄婴儿多发皮肤血管瘤（1）
动图5.5　1月龄婴儿多发皮肤血管瘤（2）
动图5.6　肝囊肿
动图5.7　正常门静脉主干低速血流
动图5.8　正常肝脏血管分支
动图5.9　正常肝脏血管三级、四级分支
动图5.10　门静脉海绵样变
动图5.11　肝门肠吻合术后的胆道积气
动图6.1　交叉异位肾
动图6.2　超声造影显示正常膀胱
动图6.3　超声造影显示膀胱输尿管
动图6.4　超声造影显示正常男性尿道
动图6.5　炎性假瘤
动图6.6　左肾中外侧撕裂伤及肾周血肿
动图6.7　多囊肾发育不良
动图6.8　肾淋巴瘤
动图6.9　成神经细胞瘤
动图8.1　阴道水成像
动图8.2　正常青春期后卵巢
动图8.3　多囊卵巢
动图8.4　正常青春期后睾丸
动图8.5　睾丸微石症
动图9.1　正常冠状面/屈曲位视图髋臼中部
动图9.2　正常冠状面/屈曲位视图后唇
动图9.3　髋关节半脱位（髋臼中部）的冠状面/屈曲位视图
动图9.4　髋关节脱位（髋臼中部）的冠状面/屈曲位视图
动图9.5　髋关节脱位（后唇）的冠状面/屈曲位视图
动图9.6　正常髋关节的横切面/屈曲位视图
动图9.7　髋关节半脱位的横切面/屈曲位视图
动图9.8　髋关节脱位的横切面/屈曲位视图

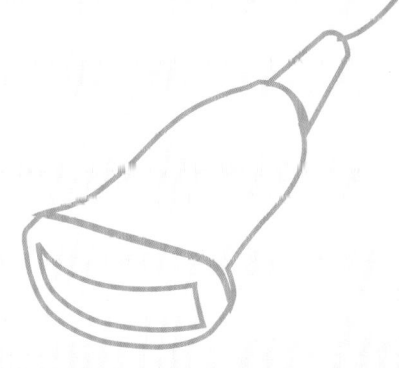

第一章　小儿经颅多普勒超声检查

Dorothy Bulas and Alexia Egloff

章节大纲

一、超声检查技术
二、超声功率设置
三、经颅多普勒的局限性和不足
四、超声造影
五、经颅多普勒超声适应证
　（一）镰状细胞病
　（二）血管痉挛
　（三）侧支血流评估
　（四）头痛
　（五）睡眠-呼吸暂停综合征
　（六）脑积水
　（七）脑血管畸形
　（八）窒息
　（九）脑水肿和过度通气治疗
　（十）右向左分流的评估
　（十一）脑死亡
　（十二）神经监测和术中神经影像技术
　（十三）经颅多普勒和组织纤溶酶原激活剂
　（十四）功能性经颅多普勒
　（十五）其他潜在应用

关键点总结

- 进行经颅多普勒超声（transcranial Doppler，TCD）检查时可显示二维图像，也可不显示二维图像。当前囟门闭合后，有四个声窗可用于检查——颞窗、眼窗、枕窗和颌下窗。
- 年龄、性别、血细胞比容、血黏度、二氧化碳浓度、温度、血压及精神或体力活动等生理因素，都可影响脑部血流速度。
- TCD在临床上已经得到广泛应用，在评估儿童和成人大脑血供中具有潜在的应用价值。
- TCD可用于筛查镰状细胞病儿童脑卒中风险。其中大脑中动脉或颈内动脉远端的平均血流流速>200 cm/s或收缩期峰值流速>250 cm/s的儿童脑卒中风险最高。
- TCD可用于评估血管痉挛并有助于指导临床治疗。当收缩期峰值流速>200 cm/s表示存在异常。使用Lindegaard比值（大脑中动脉/颈内动脉比值）可提高TCD诊断血管痉挛的准确性。比值>6表示重度血管痉挛，比值为3～6表示轻度至中度血管痉挛，而在流速增高的患者中比值<3提示可能存在继发性全身充血。

通过前囟门进行包括彩色血流成像的双功能多普勒超声检查简便易操作，可用于评估新生儿和幼儿的脑血流异常。一旦囟门闭合，仍然可以使用低频（2～2.5 MHz）脉冲波多普勒探头，通过薄的颞骨、眼眶和枕骨大孔进行无创TCD检查。该技术可用于测量颅内动脉包括Willis环和椎基底动脉系统的血流速度和搏动性。TCD检查已成为儿童镰状细胞病治疗过程中的关键工具，已证明是评估儿童各种颅内病变，包括血管痉挛、血管畸形及脑死亡的有价值的检查手段，还可对创伤、窒息、偏头痛和脑卒中后脑血流动力学进行评估。

TCD设备有两种类型：经颅多普勒超声（不显示二维图像，只显示多普勒频谱）和经颅彩色多普勒血流成像技术（transcranial color Doppler imaging，TCDI）（有二维图像及多普勒频谱）。TCD是基于颅内相对恒定的血管深度和血流方向使用连续波多普勒和脉冲波多普勒经颞骨对特定血管进行检测。这种不包括二维图像的成像技术依赖于操作者熟练的技巧以及对Willis环的空间想象力来获取最高的多普勒频谱速度。TCD的优点包括：体积小、便携、价格低廉、多普勒灵敏度高、因探头尺寸小还可灵活选择声窗。TCD的缺点包括：需要反复训练、通过声音找到特定血管难度高及缺少二维图像功能。经颞骨使用低频探头可进行彩色多普勒血流的双功能多普勒超声拓宽了TCD检查的用途。TCDI的优点包括：快速识别血管、更短的学习曲线及具有影像功能。这种成像技术可以更可靠地识别血管，因此可以更容易、更可靠和可重复地获取信息。然而，通过培训和经验积累，这两种技术均具有可靠性高且重复性较好的优势。

一、超声检查技术

小儿的前囟门通常在一岁以内开放。当前囟门闭合后，可常规使用三个声窗（除外颅骨钻孔和手术缺损）对颅内循环进行超声检查：颞窗、眼窗和枕窗。颌下窗可进行颈内动脉颈段的检查。

经颞窗检查是将低频（2～2.5 MHz）超声探头置于颞骨的颧骨上方薄弱部位进行检查。经颞窗的检查位置通常位于耳前、颧弓头侧的颞骨上。灰阶成像可显示该平面的颅内解剖标志是心形大脑脚（图1.1A）。紧邻大脑脚的前方是星形、呈高回声的脚间池或鞍上池。大脑中动脉走行于基底池的前方、侧方的高回声裂隙中。彩色多普勒血流成像（color Doppler flow imaging，CDFI）（图1.1B，动图1.1）和频谱分析（图1.1C，图1.2A和动图1.2）显示大脑中动脉为朝向探头的血流信号。操作者沿着大脑中动脉向中线处更深部扫查可显示大脑前动脉A1段和大脑中动脉的分叉处（动图1.3）。此分叉处的频谱多普勒显示为双向血流信号，即朝向探头方向的大脑中动脉和背离探头方向的大脑前动脉（图1.2B）。随着多普勒取样门向内侧移动，可以完全显示背离探头方向的大脑前动脉频谱（图1.2C）。大脑中动脉应从其最外侧的位置至分叉处进行探查，而大脑前动脉应尽可能在更内侧进行探查。颈内动脉远段就在大脑中动脉和大脑前动脉的分叉处下方。颈内动脉远段的血流信号会由于超声反射由过大而受到抑制，导致颈内动脉远段血流显现为直接朝向探头方向的孤立横断面（图1.2D）。大脑后动脉因为走行在大脑脚周围而容易显示。由于取样框位置不同，大脑后动脉的血流可以显示为远离方向或朝向探头方向（图1.2E）。虽然有时可以穿过对侧的大脑中动脉、大脑前动脉和大脑后动脉，但理想情况下每侧的血管应尽可能通过同侧声窗进行扫查。

椎基底动脉可用低频探头经枕骨大孔通过

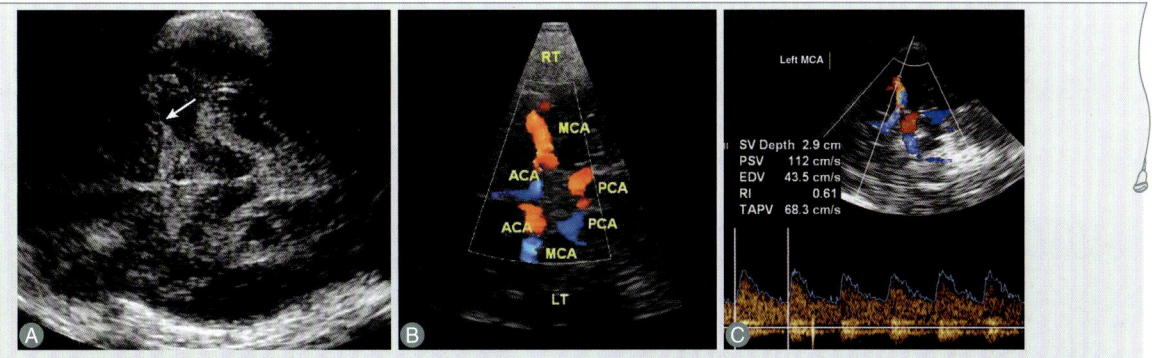

A.TCD检查经颞窗的正常解剖标志，注意高回声的鞍上池及心形大脑脚，大脑中动脉（箭头）走行于基底池的前方、侧方的高回声裂隙；B.经颞窗的CDFI显示心形大脑脚前方的Willis环，朝向探头的血流（红色）为走行在紧邻大脑脚前方中间裂的大脑中动脉，大脑前动脉为背离探头方向的血流（蓝色），对侧的大脑中动脉因血流方向背离探头，显示为蓝色血流；C.正常的右侧大脑中动脉频谱多普勒的波形显示为朝向探头的方向，大脑后动脉走行在大脑脚周围。

图1.1 颞窗

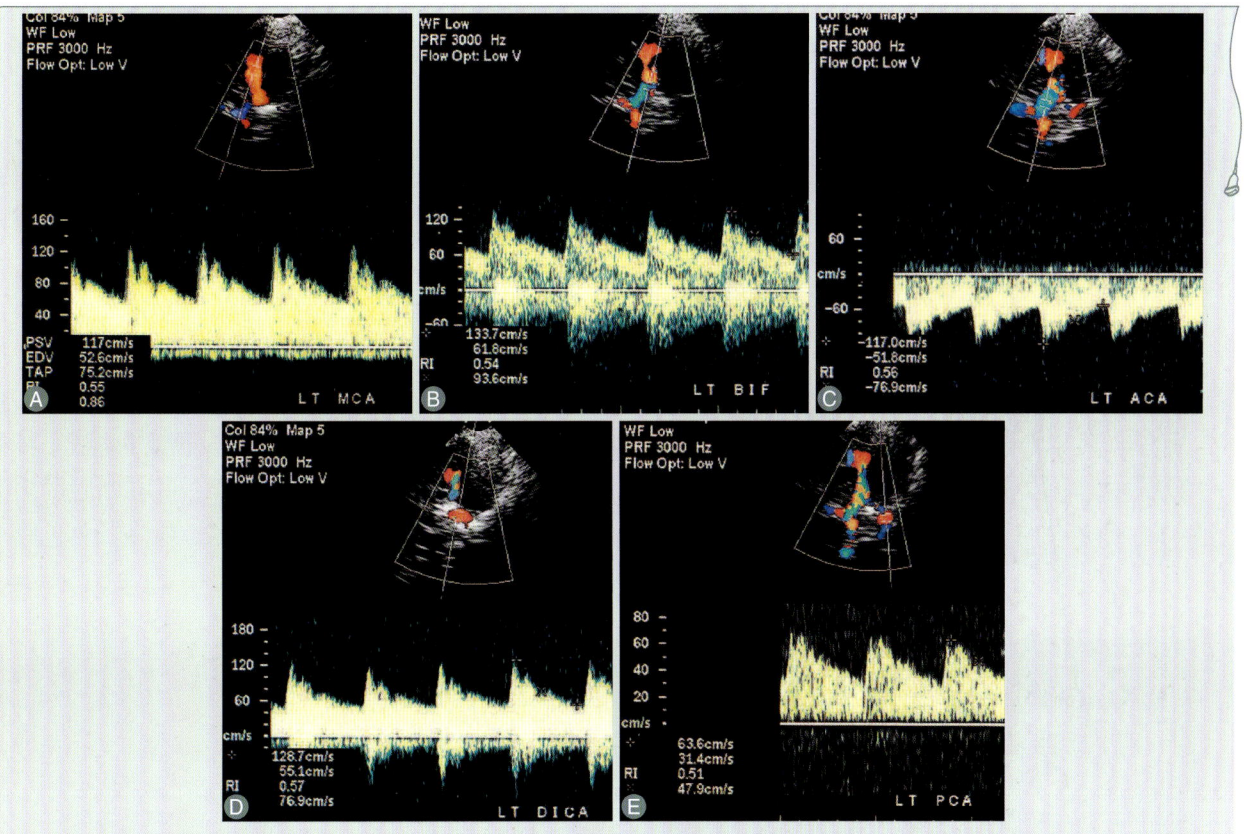

A.左侧大脑中动脉显示为朝向探头方向的血流；B.大脑中动脉和大脑前动脉的分叉处可见朝向探头方向的大脑中动脉和背离探头方向的大脑前动脉；C.大脑前动脉显示为背离探头方向的血流；D.与大脑中动脉和大脑前动脉分叉处下方成一定角度可显示远端颈内动脉的一小段，为朝向探头方向的血流；E.大脑后动脉显示为朝向探头方向的血流。

图1.2 经颞窗的正常彩色多普勒血流波形

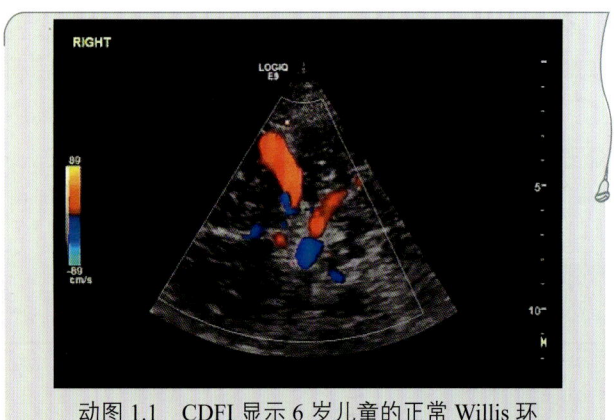

动图1.1　CDFI显示6岁儿童的正常Willis环

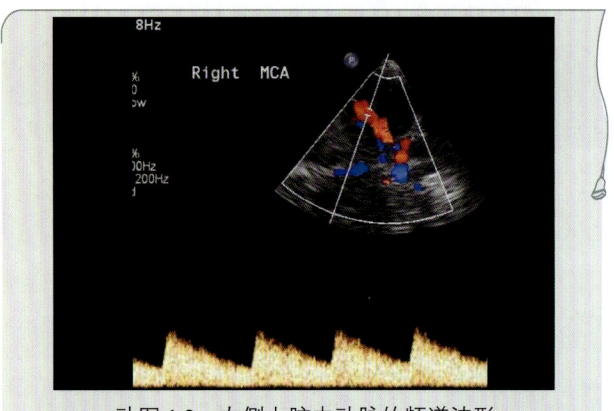

动图1.2　右侧大脑中动脉的频谱波形

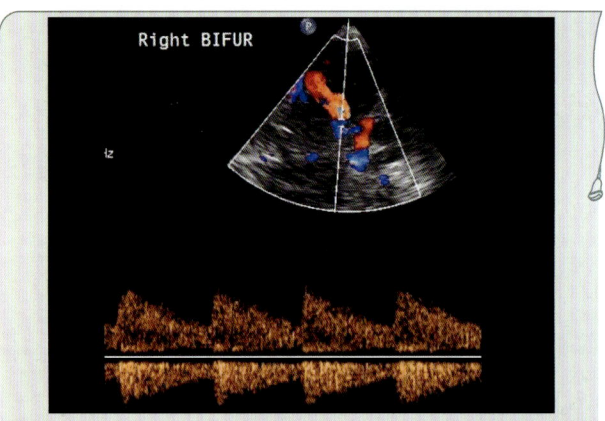

动图1.3　右侧大脑中动脉和大脑前动脉分叉处的正常频谱波形

枕窗进行检查。患者可侧卧或俯卧，头微躬使下巴接触胸部，从而增大头颅和第一颈椎之间的间隙以扩大声窗。超声探头放置在颈项中线，声束通过枕骨大孔斜向眼眶方向。正常解剖标志可见圆形低回声延髓位于强回声的斜坡正前方（图1.3A）。椎动脉升至延髓-脑桥连接处呈"V"字形，在低回声的延髓-脑桥连接处和强回声斜坡之间形成基底动脉（图1.3B）。从后面看，椎基底动脉的血流呈背离探头方向。

眼窗可对眼动脉、视网膜动脉和颈动脉虹吸部进行评估。受检者在闭眼的状态下，在最低功率条件下使用较高频（5~7.5 MHz）超声探头可进行经眼窗的检查（图1.4）。不同于经颞窗检查中超声因穿过颞骨造成大部分声衰减需要使用低频探头检查，经眼窗查时声束穿过近似流体状的眼球，声衰减非常少。虽然尚不清楚眼部超声检查造成的生物效应，但由于超声能量可产生声空化效应和热效应，因此有造成眼部损伤的可能。美国食品药品监督管理局指南建议将眼部超声成像的空间峰值时间平均声强限制为17 mW/cm^2，机械指数限制为0.28。同时超声辐照的时间也必须尽可能短，以降低软组织损伤的风险。美国食品药品监督管理局已批准了多家制造商生产的一些特定型号超声探头专门用于眼部超声检查。对于超声医师来说，必须明确哪种探头可以应用于眼部超声成像。

眼部超声检查时需要在眼睑上使用大量凝胶，只需在眼球上轻微施加压力。声束方向标记应该指向鼻侧。眼动脉的血流方向应是朝向探头方向。眼动脉进入视神经孔，位于视神经外侧并略低于视神经。而后通常穿过视神经的上方，并在眼眶的内侧向前走行。为了清晰显示眼动脉，应降低彩色脉冲重复频率。眼动脉的平均速度为（21±5）cm/s，

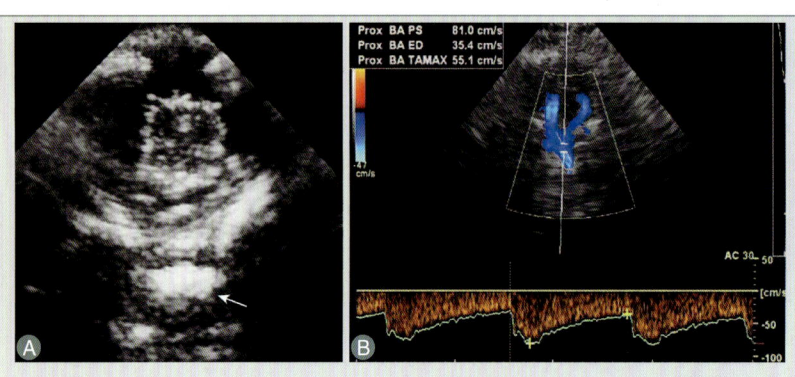

A.枕骨大孔切面的正常解剖标志可显示圆形髓质位于强回声斜坡的正前方（箭头）；B.CDFI显示"V"字形椎动脉（蓝色）在延髓-脑桥交界处汇合形成基底动脉，图中取样框位于左椎动脉上，频谱多普勒超声显示基底动脉的血流为背离探头方向。

图1.3　经枕骨大孔的枕窗切面

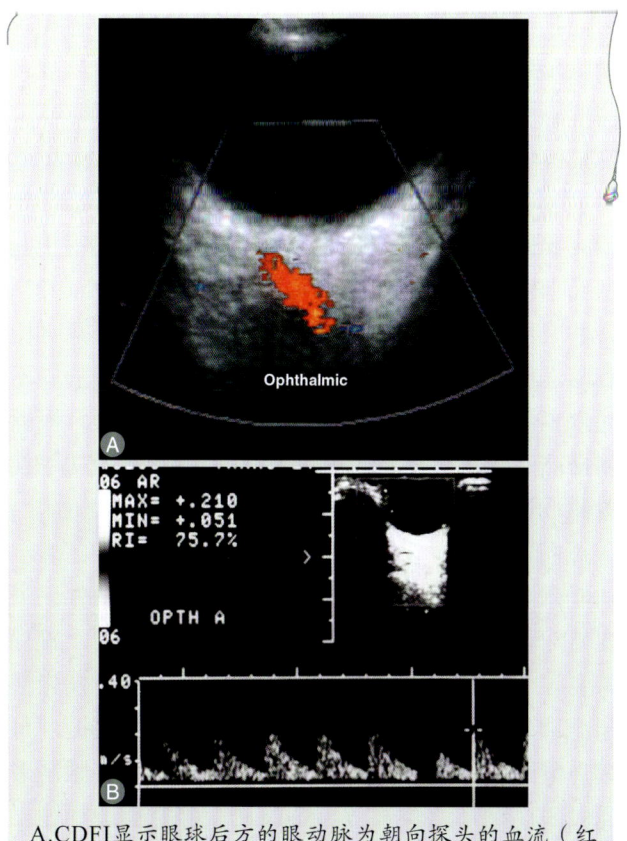

A. CDFI显示眼球后方的眼动脉为朝向探头的血流（红色）；B. 正常眼动脉的频谱多普勒波形，阻力指数为0.76。

图1.4 TCD的正常眼窗切面

具有高搏动性。眼动脉的视网膜中央动脉分支是彩色多普勒血流成像最容易寻找的分支，紧邻于视网膜后方。因为要显示视网膜中央动脉需要超声声束透过晶状体，所以必须使用最低功率使晶状体损伤和半脱位的风险降到最低。而眼动脉的大分支血管沿着眼眶的鼻侧或内侧壁走行。追踪该血管时声束不需要经过晶状体，因此超声检查该分支时可使用更高的功率设置。颈动脉虹吸部的血流方向取决于其不同的分段：床突下段的血流为朝向探头方向，膝段的血流显示为双向，床突上段的血流为背离探头方向。颈动脉虹吸部的平均速度为（47±14）cm/s，频谱呈低阻力型。

颌下窗位于下颌骨角，可以探查颈内动脉颅外段，包括形态、血流方向和流速。当确定颈内动脉血管后，可通过评估其频谱形态获得更多信息。血流方向是通过评估获得的第一个参数（按照惯例，朝向探头的血流显示为红色，频谱位于基线以上，而背离探头的血流显示为蓝色，频谱位于基线以下）。较大的取样门（4~6 mm）可实现良好的信噪比。血流速度如收缩期峰值流速、舒张末期流速和

平均流速，以及反映血管阻力的指标，包括搏动指数和阻力指数，以上这些参数的评估都可以实现。

在频谱多普勒的波形分析中，最大流速、最小流速和平均流速可以用cm/s来测量。记住哪些速度测量所适用的应用是非常重要的。对于评估镰状细胞患者群脑卒中风险的STOP研究，应该采用平均时间最大流速，有时也称为平均时间峰值速度。这个参数和平均速度不同。收缩期峰值流速可用于血管痉挛的随访。各种平均速度和平均时间最大流速的具体称谓由供应商指定，且需要根据TCD的实际应用进行解释说明。每条血管至少测量两次。其中所获得的最高速度可能是最准确的，因为对于血管来说，在最佳声束入射角下获得的速度最可靠。

如果使用无成像功能的TCD仪器检查时，无法进行角度校正，并且假定其角度为0°。尽管带成像功能的仪器可以显示血管走行，可根据血管走行方向进行角度校正，但以往文献报道的速度值通常是未经矫正的数据。在临床应用中，例如评估镰状细胞性贫血儿童的脑卒中风险时，大型临床试验中使用了未进行角度校正的非双功能仪器验证了正常或异常条件下的血流速度并写入了指南。角度校正后可显著增加非直接流向探头的血流速度。虽然普遍认为角度校正可以校正可成像检查与不可成像检查之间的差异，但目前仍缺乏已发表的角度校正后速度数据，所以使角度校正这种方法的应用受限。在不进行角度校正时使用TCD和TCDI需获得相近数据，取样框位置的听觉优化是关键。将取样框放置在二维彩色图像上可能不会产生最优化的血管追踪，因为血管的第三维数据并不在图像平面之内。因此，完全基于彩色图像的取样框放置可能会产生比能听到最高的多普勒频率时更低的速度。由于大脑中动脉和眼动脉通常几乎直接朝向或背离探头，因此角度校正在这些血管的速度测量中影响较小。在测量大脑前动脉和大脑后动脉时因其走行曲折而影响更大。

搏动性也是一个评价指标，即搏动指数[PSV-DV（舒张期流速/平均流速）]或阻力指数（PSV-DV/PSV）。这两个指标都是比值，因此可将血管角度的影响降至最低。

生理变量（包括年龄、性别、血细胞比容、血黏度、二氧化碳浓度、温度、血压及精神因素或体力活动）会影响血流速度。颅内各血管的流速有与

年龄相关的参考值。在生命早期，血流速度会随着年龄增加，出生后血流速度会快速增加，6~8岁时会缓慢增加。在青春期前后，血流速度会缓慢下降，直到18岁左右达到最大速度的70%。关于性别因素，在青春期女孩中比男孩观察到的速度略高。血细胞比容及血黏度与血流速度之间存在反比关系；血细胞比容降低30%~40%将导致血流速度增加20%左右。如果贫血导致了血流速度升高，那么此时所有的颅内动脉都要再次检测血流速度的变化。局部病灶也是局部血流速度增加的原因。

脑血流和动脉流速受到动脉血中二氧化碳浓度变化的影响。过度换气导致大脑中动脉平均速度降低，搏动指数升高。换气不足会导致大脑中动脉平均速度增加，搏动指数降低。如果儿童处于睡眠或疼痛状态且换气过度的状态，TCD结果可能会受到影响。

心率也影响颅内动脉速度。在心动过缓或心动过速的极端情况下，超声医师可能需要调整多普勒显示扫描时间。如果自动调节功能正常，心排血量不应影响TCD的血流速度。

血流速度存在每日的差异性和观察者间的差异性。研究表明，正常的每日变化应<10 cm/s，观察者间的可变性为7.5%（同时测量）~13%（每日变化）。因此血流速度变化>14%被视为异常。

成人大脑中动脉的正常平均速度为50~80 cm/s；大脑前动脉的正常平均速度为35~60 cm/s；大脑后动脉的正常平均速度为30~50 cm/s；基底动脉的正常平均速度为25~50 cm/s。已有报道，镰状细胞病继发贫血的患者中收缩期峰值流速高达150 cm/s。眼动脉的速度通常约为大脑中动脉速度的1/4。大脑后动脉和椎基底动脉中的速度应为大脑中动脉的1/2。

前囟门闭合后搏动指数的正常范围为0.7~1.1，阻力指数的正常范围为0.43~0.58。眼动脉的阻力指数较高，通常为0.70~0.79，其舒张期流速低是因为眼动脉同时向眼部肌肉供血（图1.4B）。舒张期流速增加会导致阻力指数降低，而舒张期流速降低会导致阻力指数升高。随着颅内压升高至平均动脉压以上，舒张期血流可能会反向，表现为阻力指数>1。

Lindegaard比值是大脑中动脉或大脑前动脉与同侧颅外颈内动脉的速度之比，有助于鉴别血管痉挛或是高充血状态导致的流速变化。基底动脉和椎动脉颅外段的速度比值也可获得类似的结果。

二、超声功率设置

美国超声医学学会和美国联邦指南建议用于儿童头部的空间峰值时间平均强度<94 mW/cm²。当评估眼内血管时，该限值降至17 mW/cm²。并且检查眼动脉时建议最大机械指数限制在0.28以下。不同设备制造商的功率设置因设备和探头而异。根据制造商和探头的不同，能量水平可能仅在低功率设置的一定范围内。

当使用经颞窗检查时，至少65%（可能更多）的能量会被颅骨衰减。因此为了充分穿透颅骨，需要使用低频探头，这时就会使用较高功率的设置。需要注意的是在开始进行眼动脉检查时要更换为使用低功率设置的探头。在任何时候，都应遵循"可接受范围内尽可能低"（ALARA）的原则，限制曝光时间，增加增益来改善图像质量并避免增加输出功率。

三、经颅多普勒的局限性和不足

TCD和TCDI价格低廉、无创且应用广泛，但这些检查高度依赖于操作者。操作者需要完成培训和学习才能进行此类检查。在检查时可能很难找到最佳的颞窗。而且颞窗的大小和位置也各不相同。10%~37%的患者没有良好的声窗。年龄、性别和种族都会影响声波无法穿透颞骨。颅骨骨质增生最常见于非洲裔美国人、亚洲人和老年女性。还可以使用造影剂使血管显示更清晰。

儿童TCD检查存在许多不足（表1.1）。低壁滤波、多普勒超声频率高和准确的血流速度对于数据的准确性至关重要。如果操作者认为图像显示不清晰，最好重新开始，全面检查以找到一个更好的声窗。首先，使用TCDI在灰阶图像上识别大脑脚。然后使用彩色血流图、调节彩色血流图设置、调整探头角度并定位MCA-ACA分叉，遵循检查程序。请记住，虽然临床医师可以假设儿童的Willis环未闭合，但不应使用一根动脉来代表整脑循环。

表1.1 进行儿童经颅多普勒超声检查的提示

存在的问题	建议
儿童太沽跃	在开始检查之前让孩子放松并回答所有问题 使用电子产品等分散注意力 让年幼的孩子坐在妈妈的腿上
多普勒信号弱	寻找更好的透声窗 改变探头的角度 更改取样容积深度 必要时使用最大功率并调整颜色增益或PRF设置 使用耳机收听细微的多普勒信号
收集到多个多普勒信号	减小取样容积大小 寻找更好的声窗
背景噪声大	调节增益
运动伪像	检查是患者的运动还是换能器运动造成的 调节取样容积
多普勒信号混叠	提高PRF设置 降低基线

注：PRF为脉冲重复频率。

四、超声造影

颞骨透声窗不良、声波入射角度不好和血流速度较低均会导致进行TCD检查时不能显示正常或病理性的血流。半乳糖微泡悬浮液和六氟化硫微泡等超声造影剂已被用于成人TCD检查的应用。研究表明使用超声造影剂有助于显示血管通畅、狭窄、闭塞和侧支血流。应用造影剂后可以识别细小动脉和走行角度不利于显示的血管。应用这种方法获得的血流速度能够可靠地提示血管狭窄和闭塞，并且可以与数字减影血管造影相媲美。

超声造影剂的适应证包括显示肿瘤血管解剖结构、血管畸形和狭窄。在评估脑死亡时，使用造影剂可以提高低流速显示的敏感度。该技术的局限性包括某些造影剂的持续时间短、爆破伪像及在美国儿科应用中受到限制。

使用三维能量多普勒超声造影也可以提高血管显像。Postert等将该技术用于透声窗不良的成年人，可清晰地显示大部分颅内血管的三维图像。使用造影剂较无造影剂增强的三维重建敏感性更高。这些研究非常容易实施和理解，因此能够提高操作者诊断的信心。

五、经颅多普勒超声适应证

成人经颅多普勒检查的适应证

颅内大动脉狭窄或闭塞的检测与随访
溶栓治疗的监测
检测脑血管病变和评估颅内侧支血流
血管痉挛的探查和监测
检测右向左分流和（或）脑循环微栓子
脑血管舒缩反应性评估
辅助评估脑死亡
术中栓塞、血栓形成和高/低灌注的评估
动静脉畸形和颅内动脉瘤的评估
评估位置性眩晕或晕厥

儿童经颅多普勒检查的适应证

镰状细胞病贫血脑卒中风险评估
血管痉挛的探查和监测
颅内压和脑积水的评估
缺氧缺血性脑病的评估
脑血管舒缩反应性评估
辅助评估脑死亡
硬脑膜静脉通畅性和动静脉瘘的评估
术中监护

（一）镰状细胞病

镰状细胞病患者的神经系统临床表现很常见，包括有症状的脑梗死或脑卒中、静息性脑梗死和脑出血（儿童中罕见，更多继发于成人颅内动脉瘤破裂）。脑卒中可致神经功能受损；而静息性脑梗死可导致学习和行为障碍，增加未来脑卒中的风险。镰状细胞病患者的血管病变多累及颅内大动脉，最常见于颈内动脉远段、大脑中动脉和大脑前动脉的近段。在患者出现症状之前，颅内血管病变可经历数月至数年的持续进展，导致大量细小侧支血管形成，表现类似烟雾病综合征。该血管病变的特征为血管内皮损伤伴内膜增厚、肌层增生和炎症反应，同时伴有或不伴原位血栓形成。镰状细胞性贫血造成的血流动力学异常（包括充血、高血容量综合征和脑血管扩张）造成神经损伤，特别是静息性脑梗死的病理过程中起到了重要作用。

镰状细胞病患者脑卒中的发病率与患者的所在

地区、种族和致病基因型有关。例如，地中海地区人群的发病率为4.1%，在法国的第一代非洲移民中发病率为6.7%，20岁以下的非裔美国人中发病率为10%。静息性脑梗死是镰状细胞病患者中较为常见的脑损伤类型，对于临床无既往史或局灶性神经损伤的患者，诊断依据是MRI影像至少有2个T_2加权序列上显示3 mm以上的病灶。静息性脑梗死可见于1岁以下的镰状细胞病患者，报道的发病率分别为：小于1岁至13.7个月龄者为13%，6岁以下者为27%，14岁患者为37%。对有脑卒中风险的患者进行输血治疗，有时可预防脑卒中的发生和反复发作。尽管患者可能再次发生静息性脑梗死（随访1年发病率为18%，随访2年发病率为28%），但输血治疗能缓解贫血、提高脑血流储备量；TCD检查可显示血流速度降低，脑卒中风险进一步降至1%以下。骨髓移植可治愈有症状的年轻镰状细胞病患者，并使脑血管病变趋于稳定。

TCD成像已被证明是一种安全、可靠、低成本的儿童脑卒中筛查方法。与血管造影相比，TCD检测脑卒中患者动脉病变的灵敏度为90%，特异度为100%。但静息性脑梗死的发生与TCD检测的血流速度或MRA之间无显著相关性。

Adams等首先报道了无彩色多普勒血流成像的多普勒超声在镰状细胞病患者脑血管病变筛查中的价值。通过对颞窗和枕窗进行多普勒检测，Adams等筛选出190例无症状镰状细胞病患者；在临床随访中发现，大脑中动脉的平均时间最大流速≥170 cm/s，提示患者有发生脑血管意外（如脑卒中）的风险。

Seibert等应用双功能多普勒成像、MRA和MRI影像学检查，筛选出诊断镰状细胞病患者脑血管疾病的5个主要指标：①眼动脉最高流速＞35 cm/s（图1.5）；②大脑中动脉平均流速＞170 cm/s（图1.6）；③眼动脉的阻力指数＜0.6（图1.7）；④眼动脉的流速大于同侧大脑中动脉流速；⑤大脑后动脉、椎动脉或基底动脉的最高流速大于大脑中动脉的最高流速。一项研究对27例有神经症状的镰状细胞病患者和90例无症状的镰状细胞病患者随访8年，发现有症状患者普遍具有以上5个TCD指标；此外，以下4个次要指标对诊断也具有重要价值：①涡流；②可显示大脑后动脉或大脑前动脉，而大脑中动脉未显示（图1.8，图1.9和图1.10）；③任一血管的阻力指数＜0.30；④大脑中动脉最高流速＞200 cm/s（图1.11）。多普勒超声预测脑卒中的敏感度为94%，特异度为51%。

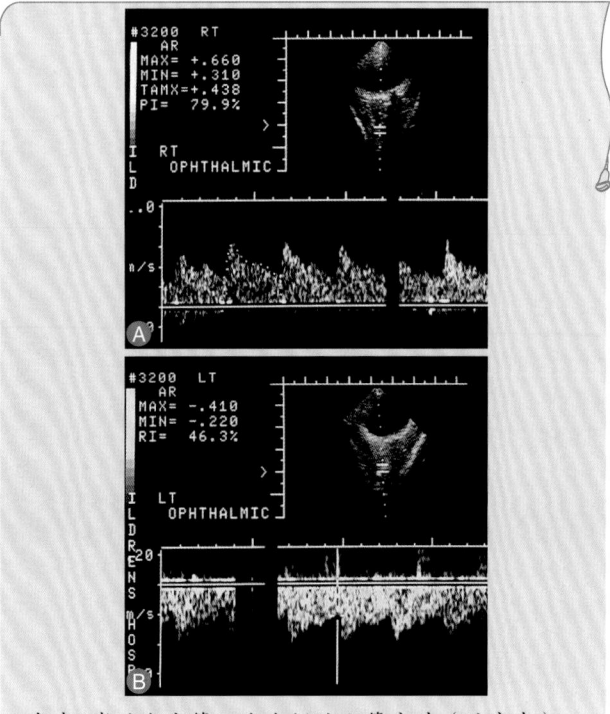

患者7岁时发生第一次左侧脑血管意外（脑卒中），经眼窗频谱多普勒超声显示双侧眼动脉舒张期流速增高。A.右侧眼动脉收缩期峰值流速增高，为66 cm/s；B.左侧眼动脉血流反向。

图1.5　16岁男孩患镰状细胞病，眼动脉血流异常

镰状细胞病儿童脑血管疾病的TCD评估指标

最高流速，OA≥35 cm/s

平均时间最大流速，MCA≥170 cm/s

OA中RI≤0.6

血流速度，OA＞同侧MCA

最高流速，PCA/椎动脉/基底动脉≥MCA

湍流

PCA和ACA显示，而MCA未显示

任一血管RI＜0.3

最高流速，MCA PSV≥200 cm/s

注：ACA：大脑前动脉；MCA：大脑中动脉；OA：眼动脉；PCA：大脑后动脉；PSV：收缩期峰值流速；RI：阻力指数；TAMM：平均时间最大流速。

来源：Data from Seibert JJ, Miller SF, Kirby RS, et al. Cerebrovascular disease in symptomatic and asymptomatic patients with sickle cell anemia: screening with duplex transcranial Doppler US—correlation with MR imaging and MR angiography. Radiology. 1993；189（2）：457-46666；Seibert JJ, Glasier CM, Kirby RS, et al. Transcranial Doppler, MRA, and MRI as a screening examination for cerebrovascular disease in patients with sickle cell anemia: an 8-year study. Pediatr Radiol. 1998；28（3）：138-142.

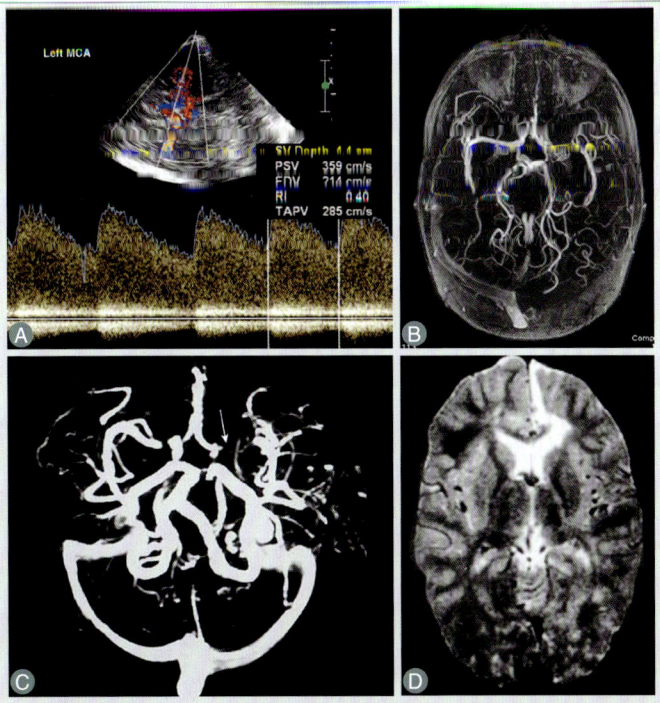

A.TCD显示左侧大脑中动脉流速明显增高，收缩期峰值流速为359 cm/s，平均时间峰值流速为285 cm/s；B.时间飞跃法MRA显示Willis环左侧大脑中动脉弥漫性狭窄，合并多发细小侧支血管，提示烟雾病；C.患者MRI的高场强重建影像证实左侧大脑中动脉狭窄（箭头）；D.MRI T_2WI显示左侧基底神经节和左侧脑半球白质萎缩，以及因多发侧支血管而导致的空化信号。

图1.6　9岁镰状细胞病患者的大脑中动脉狭窄

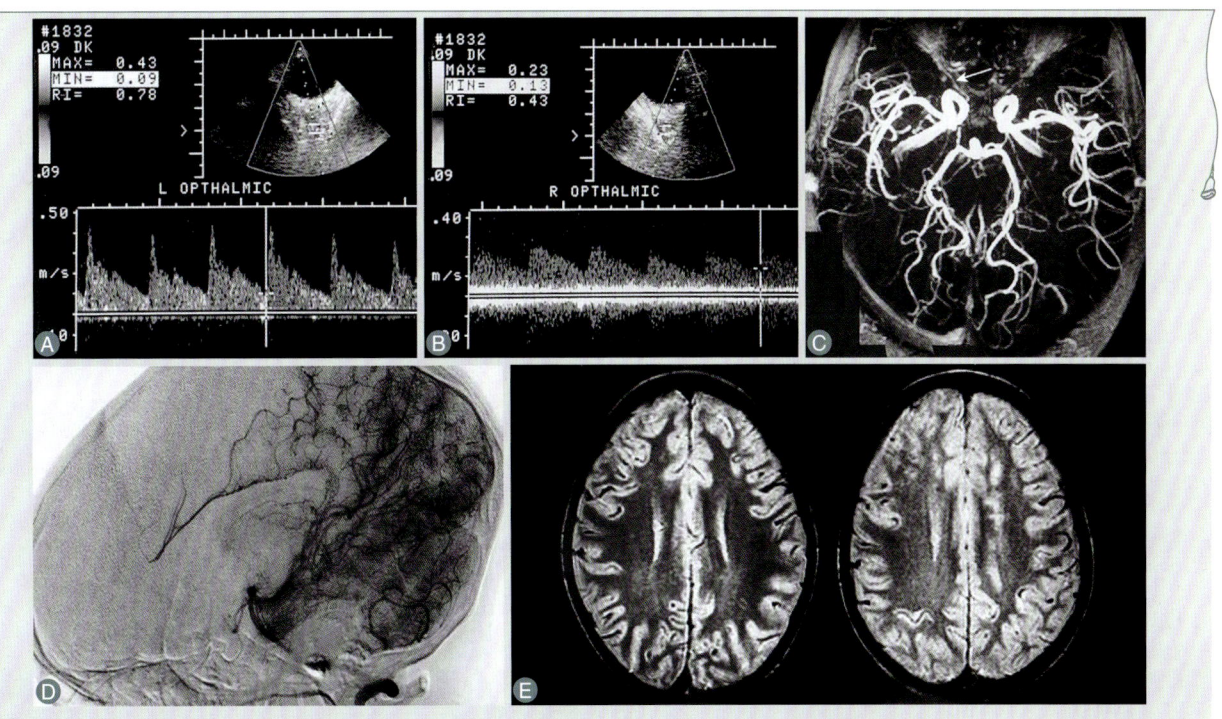

A.TCD经左侧眼窗扫查，显示左侧眼动脉频谱和阻力指数（0.78）基本正常，峰值流速升高为43 cm/s；B.TCD经右侧眼窗扫查，右侧眼动脉频谱异常，舒张期流速增高，阻力指数（0.43）降低；C.时间飞跃法MRA显示双侧大脑前动脉未显影，右侧眼动脉增粗（箭头）；D.椎动脉造影显示大脑前动脉反流；E.MRA质子密度加权像显示患者首次检查无异常（左图），6个月后，患者出现急性脑卒中，大脑前动脉供血区域呈双侧斑点状高信号（右图）。

图1.7　13岁男孩，无症状镰状细胞病贫血发生脑卒中

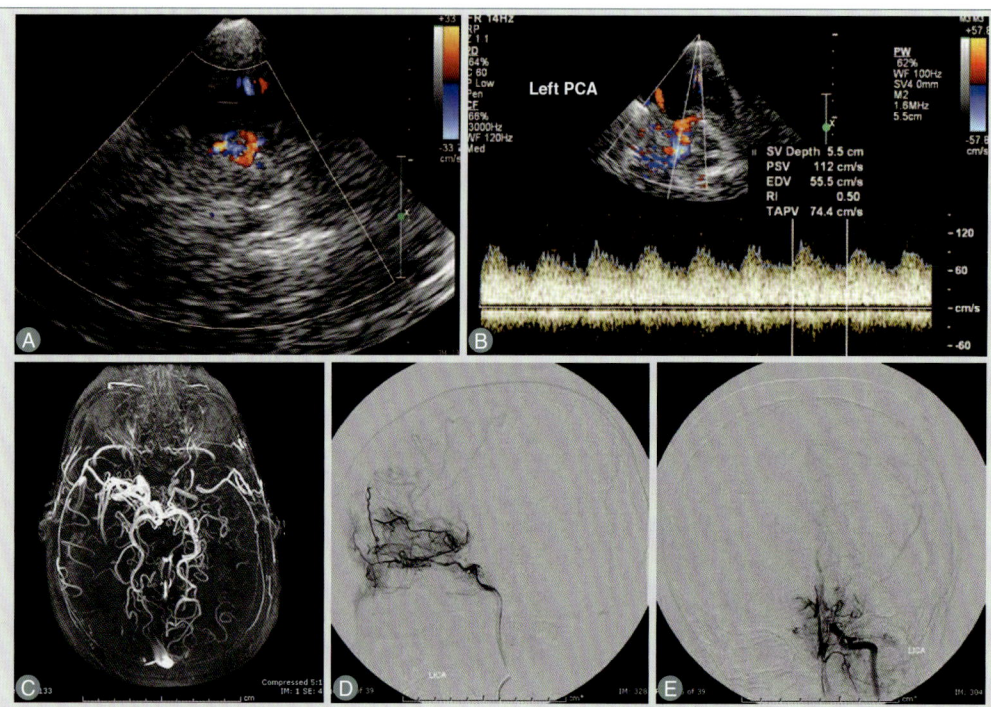

A.TCD显示左侧动脉分支区多个血管分支，未显示正常大脑中动脉或大脑前动脉；B.左侧大脑后动脉流速增高，为112 cm/s；C.MRA显示左脑多发侧支血管，左侧大脑中动脉和大脑前动脉闭塞，右侧大脑前动脉闭塞，双侧大脑后动脉、胼胝体周围和脑膜中动脉增粗；D、E.左侧颈动脉造影的侧位和前后位摄片显示左侧颈内动脉（眼动脉分支以后）完全闭塞。

图1.8　患儿8岁患烟雾血管病合并镰状细胞病，左侧脑卒中病史

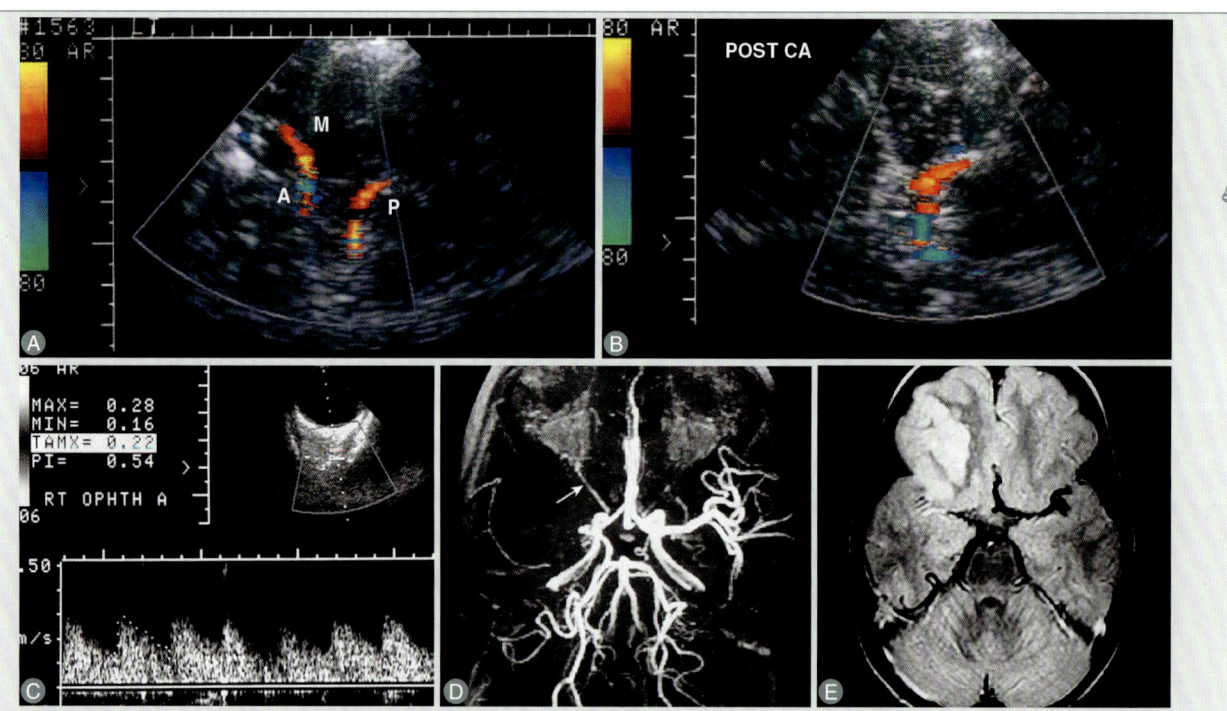

A.经左侧颞窗TCD显示左侧大脑中动脉（M）、大脑前动脉（A）和左侧大脑后动脉（P）；B.经右侧颞窗TCD未显示右侧大脑中动脉，图中右侧大脑后动脉（橘黄色）和左侧大脑后动脉（蓝色）显示正常；C.多普勒超声检测右侧眼动脉舒张期流速增高；D.时间飞跃法MRA显示右侧眼动脉显著增粗（箭头），而右侧大脑中动脉未显影；E.MRI质子密度加权影像显示右侧大脑中动脉的M1段未显影，右额叶区高信号，提示急性梗死。

图1.9　3岁男孩镰状细胞病，急性脑卒中，伴急性口齿不清和左侧肢体无力

［With permission from Seibert JJ, Miller SF, Kirby RS, et al. Cerebrovascular disease in symptomatic and asymptomatic patients with sickle cell anemia: screening with duplex transcranial Doppler US—correlation with MR imaging and MR angiography.Radiology.1993；189（2）：457-466.］

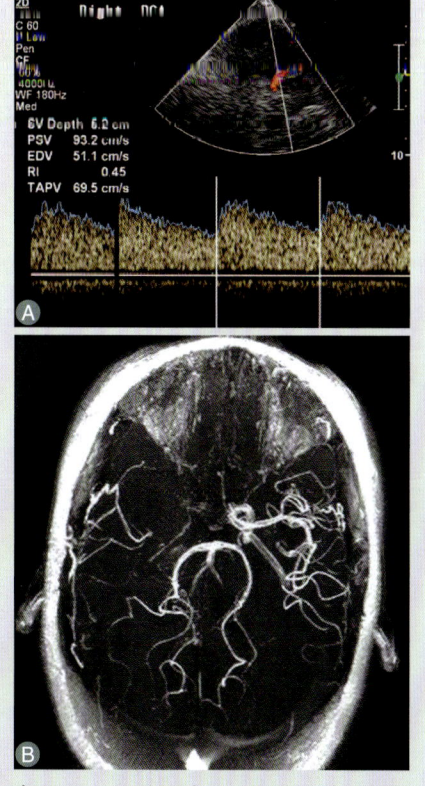

A.CDFI未显示右侧大脑前动脉和大脑中动脉，而右侧大脑后动脉血流信号可显示，说明这不是由于声窗和仪器设置不合适造成的；B.时间飞跃法MRA轴位三维显像示右侧颈内动脉、大脑中动脉和大脑前动脉未显影，周围可见侧支血管形成。

图1.10　16岁患儿，双侧脑-硬膜-动脉血管融通术后，右侧颈内动脉和大脑中动脉慢性狭窄

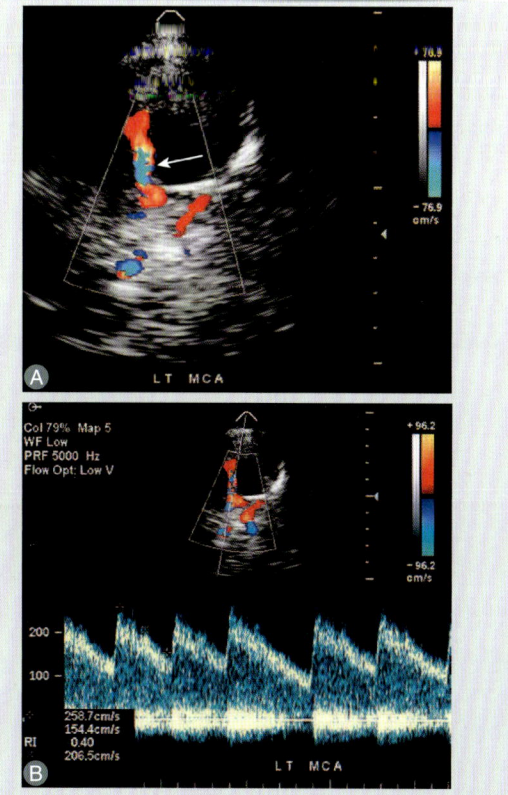

A.CDFI显示左侧大脑中动脉近端彩色血流混叠（箭头）；B.多普勒频谱证实该处血流的平均流速和最高流速均异常增高（平均时间最大流速为206 cm/s；收缩期峰值流速为256 cm/s），提示患者脑卒中风险高，患者随即开始接受输血治疗。

图1.11　4岁女孩，镰状细胞病，大脑中动脉最高血流速度大于200 cm/s提示脑血管疾病

Siegel等比较了经颞窗TCD检查与神经系统检查结果，发现大脑中动脉的最大血流＞200 cm/s或＜100 cm/s（包括无血流）对该病具有重要的诊断价值。Verlhac等对镰状细胞病患者使用频率为3 MHz的探头行颞窗和枕窗的双功能多普勒成像，以及MRA和MRI检查，对TCD检查疑为血管狭窄者进行脑血管造影，发现TCD检查平均流速＞190 cm/s的患者脑血管造影显示狭窄。Kogutt等以MRA为"金标准"评估症状性镰状细胞病患者，发现TCD的敏感度为91%，特异度为22%。TCD测值异常包括：①最高流速（V_{max}）和平均流速（V_{mean}）大于Adams等报道的SCD正常值的两个标准差（SD）：V_{max} MCA＞（168±−38）cm/s和V_{mean} MCA（115±31）cm/s；V_{max} ACA（138±34）cm/s和V_{mean} ACA（94±28）cm/s；②阻力指数＜0.40；③V_{max} MCA＜V_{max} ACA（图1.12）。

使用无血流成像的TCD技术筛查镰状细胞病患者，可经颞窗扫描评估大脑中动脉及主要分支、颈内动脉远段、大脑前动脉和大脑后动脉血管，经眼窗评估眼动脉，通过枕窗评估基底动脉和椎动脉。为了获得最准确的结果，这些血管的收缩期峰值流速、舒张末期流速、平均时间最大流速和阻力指数均应至少测量两次。检测大脑中动脉，应从外周分支向主干进行扫查，每间隔2 mm测量1次流速。全面追踪扫查方式对于识别血管狭窄区域至关重要。TCDI也可用于筛查镰状细胞病患者，操作技术较易掌握，且能更快地识别出血管和选择取样位置。然而，由于TCDI成像探头比TCD检测探头更大，因此获得优质的血流频谱更难，并可导致TCDI测得的流速较TCD稍低。

由Robert Adams等进行镰状细胞性贫血患者预防脑卒中的临床试验研究表明，定期给有脑卒中风险（基于多普勒超声评估）的患儿输血可以预防脑血管意外。研究包括来自14个医疗中心的2~16岁患

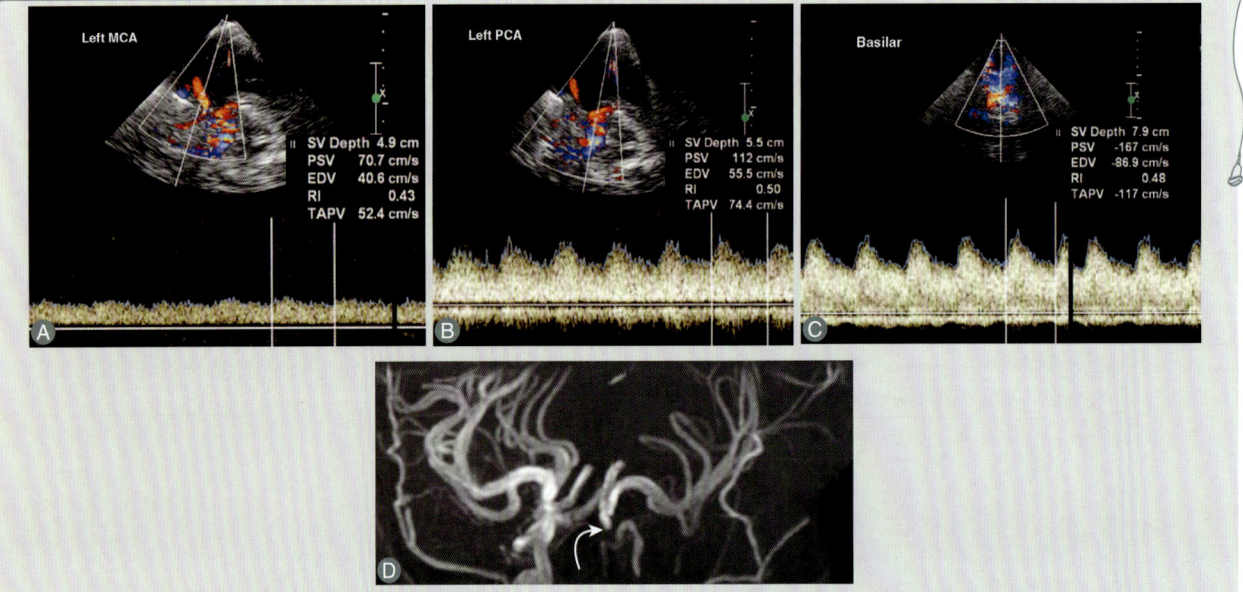

颈内动脉远段闭塞,伴有大量来自大脑后动脉和基底动脉的侧支血管。A.TCD显示左侧大脑中动脉流速异常降低(平均时间最大流速为70.7 cm/s),搏动性减弱(阻力指数为0.43),左侧颈内动脉远段未见血流信号;B、C.大脑后动脉和基底动脉血流速度高于左侧大脑中动脉;D.冠状位MRA重建影像显示左侧颈内动脉远段闭塞(箭头)。

图1.12　8岁患儿镰状细胞病,大脑中动脉流速降低

儿,当V_{mean} MCA>200 cm/s时,有脑卒中风险。其中一半患儿每3~4周输血一次,可使体内镰状细胞血红蛋白降低至30%以下。1年后随访,发现输血降低了90%的脑卒中风险;尽管其中1名输血患儿发生了脑卒中(1.6%),11名(16%)未输血儿童发生了脑血管意外(表1.2)。

表1.2　STOP脑卒中风险评估

脑卒中风险分类	TCD指标
低危	TAMM速度<170 cm/s
中危	TAMM速度为170~199 cm/s
高危	TAMM速度>200 cm/s或PSV>250 cm/s

注:PSV:收缩期峰值流速;STOP:镰状细胞性贫血患者预防脑卒中临床试验;TAMM:平均时间最大流速。

来源:With permission from Adams RJ, McKie VC, Hsu L, et al. Prevention of a first stroke by transfusions in children with sickle cell anemia and abnormal results on transcranial Doppler ultrasonography. N Engl J Med. 1998;339(1):5-11.

早期研究结束后,镰状细胞病患者仍然继续接受输血治疗,并进行了更长时间的随访,证实TCD在预测脑卒中风险方面的有效性(甚至在输血治疗期间)及输血治疗在降低脑卒中风险中的有效性。该研究的后续观察表明,即使在没有输血的情况下,脑卒中的风险也会随着年龄的增长而降低。通过对STOP的数据回顾,Jones等认为收缩期峰值流速>250 cm/s时有助于提示镰状细胞病患者的脑卒中风险。

SIT试验是一项多中心临床研究,旨在评估输血治疗预防静息性脑梗死复发的有效性。该研究表明,接受输血治疗的静息性脑梗死的儿童,若TCD检查正常,其脑卒中复发的风险降低了58%。尽管不如STOP结果那么显著(相对风险降低92%),但是这个结果同样说明TCD在预测脑卒中风险方面的有效性。

Verlhac等报道了镰状细胞病患者评估颈内动脉颅外段的研究结果,认为颈内动脉的弯曲程度会增加发生动脉狭窄的风险。同时认为,即使颈内动脉颅内段速度正常,其颅外段速度升高(>160 cm/s)也是发生脑血管并发症的危险因素。

可推荐TCD作为2~16岁镰状细胞病儿童的筛查手段,筛查的最佳时机和频度取决于测及的血流速度阈值(平均时间最大流速范围为155~170 cm/s)和年龄。TCD测值正常的镰状细胞病患者可以每12个月随访1次;若速度接近阈值,则应进行更密切的随访(根据流速,3~6月/次)。若大脑中动脉两次检测的平均时间最大流速>200 cm/s或收缩期峰值流速>250 cm/s,则认为是脑卒中高风险患者,建议进行输血治疗。

TCD检测异常的患者均存在脑血管病变,但部

分脑血管病变和静息性脑卒中患者的TCD检测结果可以是正常的。这些患者发生脑卒中的风险是未接受筛查人群的2倍以上。Nafaa等在一项使用收缩期峰值流速和平均时间最大流速指标预测患者MRI/MRA结果异常的研究中发现，收缩期峰值流速具有更高的敏感度（73% vs. 41%），平均时间最大流速具有更高的特异度（100% vs. 81%）。其建议使用收缩期峰值流速作为TCD筛查的常规指标，并将平均时间最大流速异常的阈值降低至165 cm/s，以提高TCD诊断脑血管病变的灵敏度，可接近MRI的92%；TCD与MRI/MRA的相关性研究表明，与MRI结果正常的镰状细胞病患者相比，TCD和MRI结果异常的患者发生新发静息性脑梗死或脑卒中的风险有所增加。此外，在STOP试验中，无症状性脑缺血但TCD异常患者的脑卒中发生率（52%）高于TCD异常但MRI未显示缺血征象的患者（21%）。

在镰状细胞病患者人群中，严重的血管狭窄会导致脑血流量减少，故平均流速降低预示着脑卒中风险的增加（图1.13）。Buchanan等描述了5例经TCD测得血流速度降低（<70 cm/s）患者的脑损伤，并建议这些患者需要MRI/MRA进一步评估和更密切的随访。

大脑前动脉流速升高，虽然不在STOP的诊断指标范畴，但亦提示脑卒中风险的增高（图1.14）。Kwiatkowski等发现当大脑前动脉血管的平均时间最大流速>170 cm/s时，脑卒中风险增加。ICA-MCA流速正常而大脑前动脉流速升高的患者，脑卒中风险增加10倍；大脑前动脉和ICA-MCA流速均升高的患者，脑卒中风险增加2倍。

虽然STOP建议在2~16岁镰状细胞病患儿中每年进行一次TCD超声评估，但小于2岁的患儿也可从TCD评估中获益。BABY HUG研究表明，出生时血红蛋白较低的婴儿，TCD流速较高，临床事件发生率亦较高；而羟基脲治疗可以降低TCD流速升高和发生临床事件的概率。对BABY HUG数据的进一步分析，将有助于评估婴儿早期TCD结果与儿童时期脑卒中风险的关系。

当根据TCD检测的流速进行脑卒中风险分类时，值得注意的是，血流速度与患者全身健康状况、种族和设备有关，以及检测设备是否有别于最初STOP研究报道使用的非双功能多普勒超声设备。

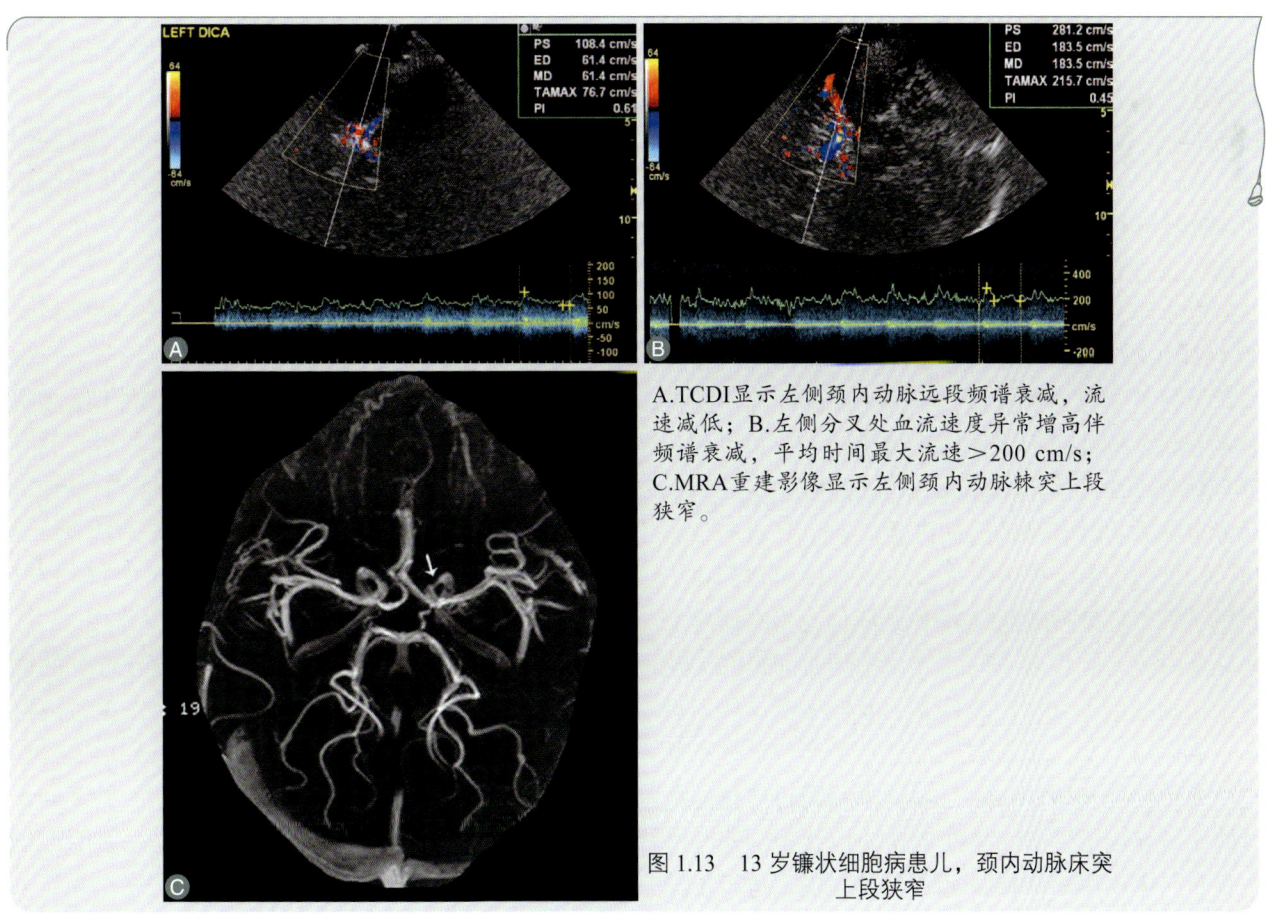

A.TCDI显示左侧颈内动脉远段频谱衰减，流速减低；B.左侧分叉处血流速度异常增高伴频谱衰减，平均时间最大流速>200 cm/s；C.MRA重建影像显示左侧颈内动脉棘突上段狭窄。

图1.13　13岁镰状细胞病患儿，颈内动脉床突上段狭窄

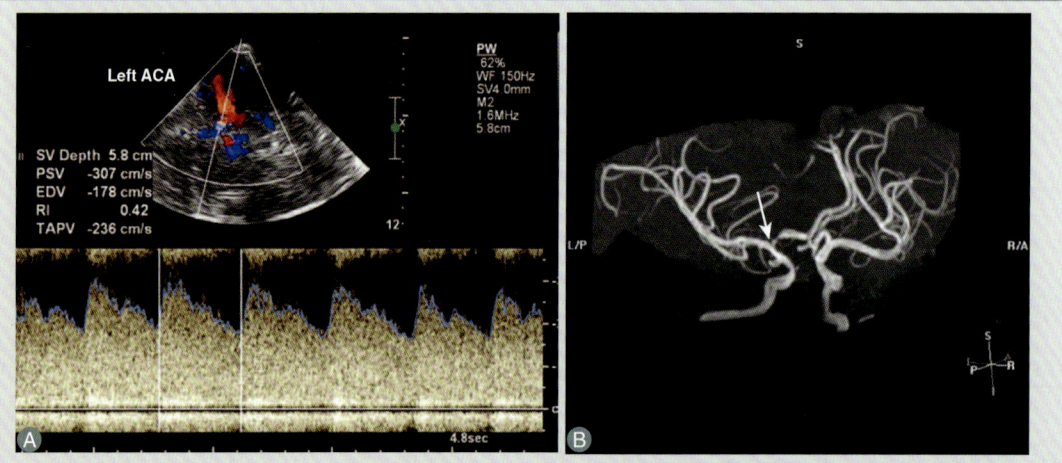

A.TCD显示左侧大脑前动脉血流速度异常增高；B.时间飞跃法MRA三维成像显示狭窄位于左侧大脑前动脉的A1段起始段（箭头）。

图1.14　11岁镰状细胞病患儿，大脑前动脉狭窄

当患者情况恶化和出现缺氧、发热、低血糖和贫血加重等并发症时，脑血流速度会增高，若接近阈值或异常则会导致风险评估分类错误。在这些情况下，待病情好转后重复检测将有助于校正诊断。由于不同种族和基因型的患者具有不同的平均流速、脑卒中风险和预后，因此需要建立不同的标准来评估特定群体患者的风险。

关于检测设备应用，有研究结果表明无声像图的TCD与有声像图的TCDI设备之间的差异。21世纪初的一项研究显示，与使用Nicolet（Vascular，Madison，WI）无声像图的TCD设备相比，Acuson和ATL公司有声像图的TCDI技术测得的大脑中动脉流速（未进行角度校正）大约降低10%；后期另一项研究表明，Nicolet无声像图的TCD设备与通用电气（GE）有声像图TCDI设备测得的平均时间最大流速无显著差异。造成这些不同结果的原因可能有很多方面，例如早期成像探头体积较大，难以优化多普勒频谱曲线。Padayachee等详细叙述了如何根据多普勒方程计算平均时间最大流速。与TCD技术相比，未进行角度校正的TCDI频谱曲线可以测得类似的结果，且无须降低TCDI诊断阈值。另有研究根据采集的流程和设备不同，建议平均时间最大流速的诊断阈值降低10%；并且除了取样深度，仪器设置（取样门大小、增益和频谱显示）都应该进行优化。关注仪器参数的设置，可减少不同超声仪器获得的血流速度的差异。各研究中心应认识到这些潜在差异，建议在修订TCDI诊断阈值之前，进行不同成像设备间的比较和差异研究。

与无声像图TCD技术相比，有声像图TCDI技术测得流速偏低，可通过角度校正的方法进行纠正，但该方法尚未得到验证，且可能高估镰状细胞病儿童的脑卒中风险。因此，使用TCDI评估儿童镰状细胞病脑卒中风险时，暂不推荐进行角度校正。

镰状细胞病患者自然病程中TCD所测流速的问题有待进一步研究。STOP的2期临床试验评估了停止输血治疗的适宜时间。在镰状细胞病患者输血治疗、TCD流速正常30个月后，患者随机分为继续输血治疗组和暂停输血治疗组，结果显示停止输血治疗的患者TCD流速再次出现异常，脑卒中风险增高，更易进展为静息性脑梗死，提示继续输血的必要性。

然而，针对TCD血流异常的儿童仍然缺乏最佳的治疗方案，TCD流速持续异常儿童的长期治疗缺乏共识。长时间输血治疗的不良反应促进了医师寻找其他降低脑卒中风险的方法，如羟基脲治疗和骨髓移植。SWiTCH方案中，采用羟基脲加放血治疗可预防脑卒中复发，但效果不如输血加螯合剂治疗。其他研究（TWiTCH试验）证实羟基脲在TCD血流异常的镰状细胞病患者中预防初次脑卒中的作用。

在对TCD速度处于正常高值（未达异常）的镰状细胞病儿童中，许多患者流速测值会在正常高值附近持续数年或最终恢复正常；但该研究中有23%的患者，在后续的随访中TCD流速最终变为异常（图1.15）。对速度处于正常高值的患儿使用微创治疗方案（如羟基脲治疗）具有一定效果，并且采用TCD进行流速随访将有助于评估疗效。

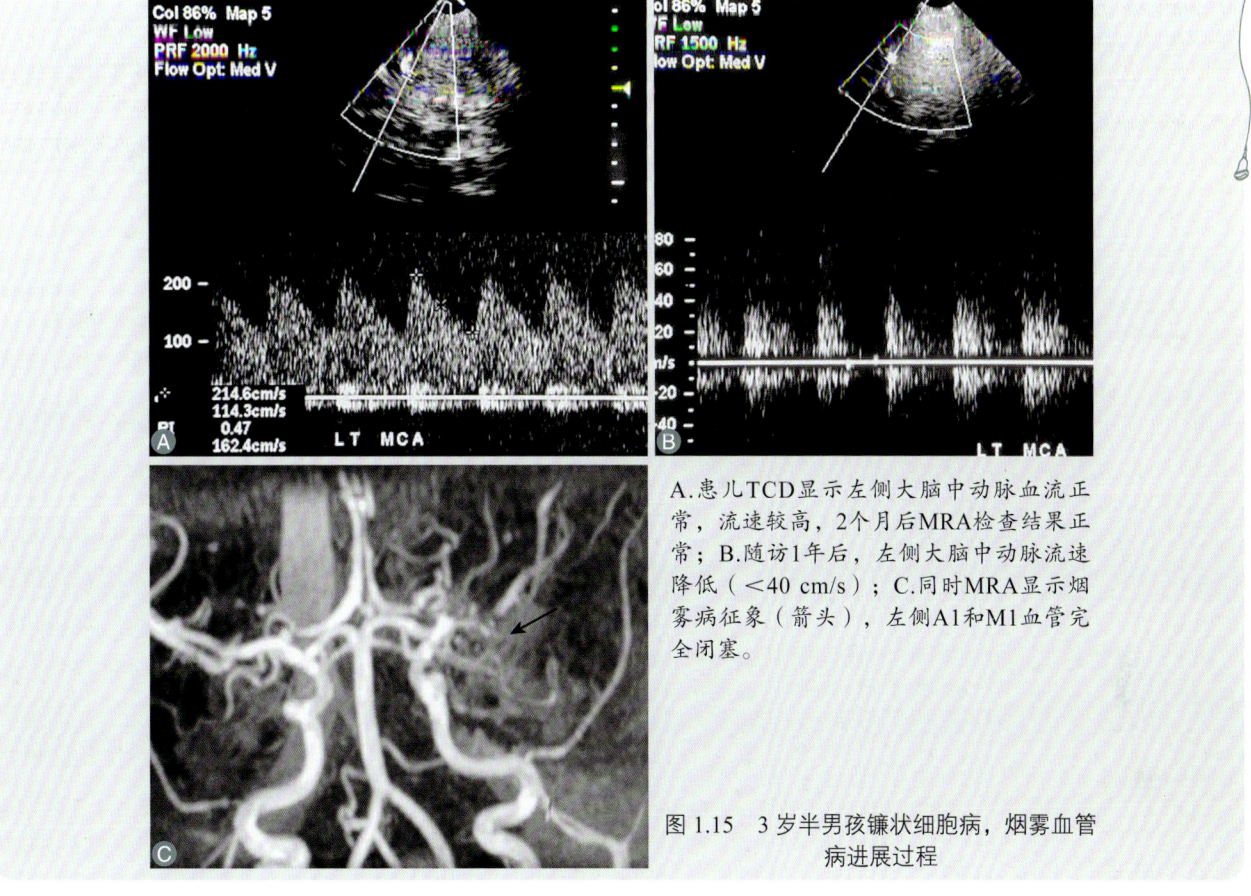

A.患儿TCD显示左侧大脑中动脉血流正常，流速较高，2个月后MRA检查结果正常；B.随访1年后，左侧大脑中动脉流速降低（<40 cm/s）；C.同时MRA显示烟雾病征象（箭头），左侧A1和M1血管完全闭塞。

图1.15　3岁半男孩镰状细胞病，烟雾血管病进展过程

（二）血管痉挛

血管痉挛一般是蛛网膜下腔出血的并发症，可继发于颅内动脉瘤的破裂、伴或不伴出血的颅脑创伤、抑或其他病理状态。TCD是缺血导致中枢神经功能障碍或脑梗死之前检测血管痉挛的重要手段。当TCD检测收缩期峰值流速分别大于80 cm/s和95 cm/s时，分别诊断椎动脉和基底动脉血管痉挛的特异度极高（100%）；当收缩期峰值流速>200 cm/s时，诊断MCV血管痉挛具有高特异度（98%~100%），但敏感度仅59%。数字减影血管造影仍是诊断血管痉挛的"金标准"，但由于其为有创检查，费用高，并具有辐射性，临床应用受限。

在动脉瘤破裂导致蛛网膜下腔出血的成人中，血管痉挛通常在破裂后第4~14天发生；逐渐加重，并在第5~14天达到峰值。外伤性脑损伤后也可出现血管痉挛（发生率为19%~68%），但通常无临床症状（4%~17%）。成人颅脑外伤患者的血管痉挛出现于外伤后的前2天，在第5~7天达到高峰，总持续时间较短。颅脑外伤后无蛛网膜下腔出血时，也可发生血管痉挛，但持续时间更短（1.25天）。脑动静脉畸形破裂患者中有17%会出现血管痉挛，通常在破裂后第4~11天出现。持续严重血管痉挛的患者可能进展为永久性脑梗死，发病率和死亡率为10%~30%。2010年一项对中重度颅脑外伤患儿的研究中，血管痉挛在第2天或第3天达到高峰，持续2~4天。

在血管痉挛的情况下，由于受累血管的管腔横截面积减小，血液速度则会增加，故TCD检查有助于选择最佳的治疗时间，并随访治疗效果（图1.16）。当TCD发现血流参数显著异常的血管痉挛时，急诊行脑血管造影和球囊扩张血管成形术或动脉内滴注血管扩张剂有助于缓解痉挛。一系列TCD的研究显示，当测及血流速度降低即可停止治疗，这样能最大限度地减少并发症，缩短重症监护病房的住院时间。TCD在评估大脑中动脉血管痉挛方面最为准确，包括大脑中动脉的周围分支，但不能评估A1段以外的大脑前动脉血管。

TCD通过收缩期峰值流速来评估血管痉挛的程度。经过脑血管造影证实，血管痉挛程度可按根据血流速度的平均值分为轻度、中度和重度（表1.3）。Philip等提出，动脉血流速度增加，是指与年龄和性别相匹配的正常人相比，流速超过2个

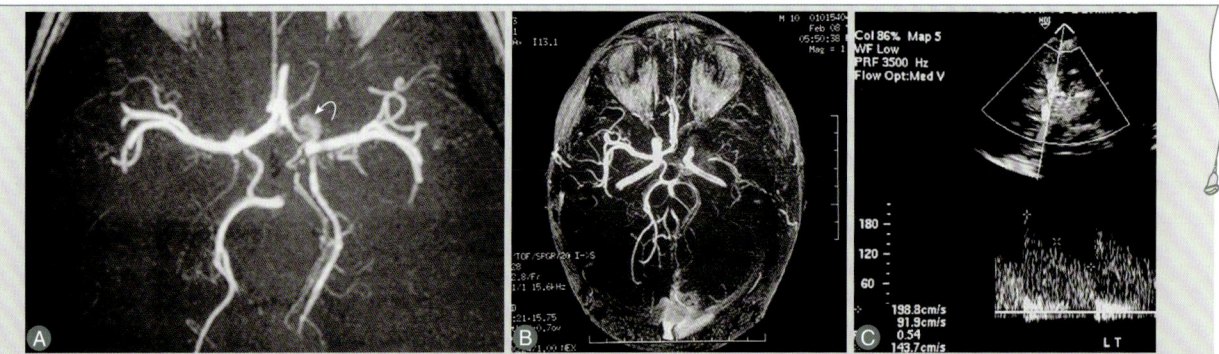

10岁男孩急性头痛。A.MRA显示颈动脉床突上段和A1段狭窄，左侧分叉处见一小动脉瘤（箭头）；B.动脉瘤夹闭术后，MRA上金属磁化伪影使左侧M1血管近段显示不清；C.第15天TCD显示收缩期峰值流速增高至199 cm/s，符合中度血管痉挛，治疗后患儿恢复良好。

图1.16　脑血管痉挛伴动脉瘤

表1.3　不同程度血管痉挛的流速分布

	轻度（cm/s）	中度（cm/s）	重度（cm/s）
ICA末段	120~130	>130	
MCA	120~130	130~200	>200
基底动脉	60~80	80~115	>115
椎动脉	60~80	>80	>80
ACA		24h增加>50%	24h增加>50%
PCA		>110	>110

注：ACA：大脑前动脉；ICA：颈内动脉；MCA：大脑中动脉；PCA：大脑后动脉。

来源：With permission from Kalanuria A, Nyquist P, Armonda R, Razumovsky A. Use of transcranial Doppler（TCD）ultrasound in the neurocritical care unit. Neurosurg Clin N Am. 2013，24：441-456.

标准差；同时，TCD测值需与临床和实验室检查结果相结合进行分析。

对于蛛网膜下腔出血患者，若最初几天测得的流速明显增快（>25 cm/s，每天），常提示预后不良。与脑血管造影相比，TCD可能误诊脑血管痉挛，常见原因包括无外周血管痉挛、合并颅内压升高和低血容量。Lindegaard比值（大脑中动脉与同侧颈内动脉的速度比）可用于鉴别血管痉挛与其他原因引起的速度增加。Lindegaard比值为3~6提示轻度至中度血管痉挛，比值>6提示重度血管痉挛；流速升高的患者中，比值<3多见于生理性的充血或代偿。同样，也可以获得基底动脉和颅外椎动脉的速度比值。基底动脉与椎动脉速度比值为2~3，常为轻度至中度血管痉挛，比值>3则提示重度血管痉挛。

（三）侧支血流评估

当存在动脉狭窄或动脉闭塞性疾病时，经Willis环的侧支血流可通过TCD检查评估和鉴别。虽然血管造影的评估和诊断更为精准，但TCD有助于筛查血管狭窄或闭塞，从而避免阴性结果患者进行有创性检查。

TCD检查可显示前交通动脉的侧支血流特征，且具有很高的敏感度（95%）和特异度（100%）（图1.17）；TCD诊断主要借助间接征象，因直接

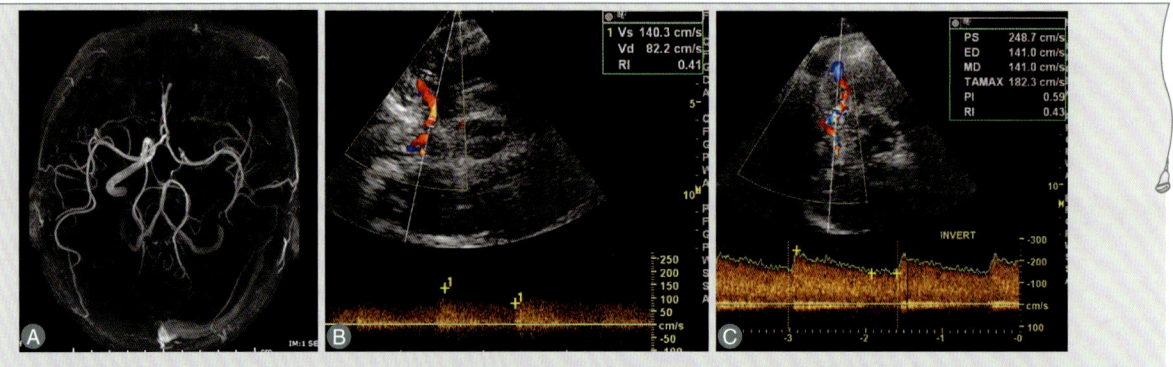

A.MRI血管造影显示左侧颈内动脉闭塞无血流，MRI其他序列（未列出）证实为左侧颈内动脉夹层；B.TCD显示左侧大脑前动脉血流，朝向探头，与同侧大脑中动脉血流方向一致，提示血流反向；C.TCD显示右侧大脑前动脉血流背离探头，收缩期峰值流速升高达249 cm/s，符合蛛网膜下腔出血引起的血管痉挛表现。

图1.17　12岁儿童，机动车事故后左颈内动脉夹层伴蛛网膜下腔出血，大脑前动脉血流反向

征象难以与邻近的大脑前动脉鉴别。TCD评估后交通动脉的侧支血流较为困难，敏感度为87%，特异度为95%。当检测眼动脉血流反向，伴或不伴收缩期上升缓慢的低速动脉频谱，均有助于诊断动脉闭塞或重度狭窄，特异度（100%）高，敏感度（75%）好；若眼动脉血流方向正常，则不能排除颈内动脉近段闭塞/狭窄或狭窄程度＜80%。

软脑膜侧支血流更常起源于大脑前动脉，可见于近段大脑中动脉闭塞的患者。大脑中动脉闭塞时，检测出软脑膜侧支血流的敏感度为81%，特异度为77%。继发于大脑中动脉闭塞的软脑膜侧支血流，TCD可在同侧大脑前动脉或大脑后动脉中测及高速、低阻的血流频谱，左右侧的大脑前动脉或大脑后动脉之间的流速差可达30%。在基底动脉闭塞时，经枕窗的TCD检查可显示基底动脉血流反向，呈朝向探头的低阻血流，以及低速高阻的椎动脉血流。椎动脉血流反向也可被视为一种侧支通路。

烟雾血管病是一种颈内动脉末段及大脑中动脉和大脑前动脉起始段进行性狭窄、并形成异常侧支血管网的脑血管疾病。其可以是先天的（烟雾病）或与其他疾病相关（烟雾病综合征），例如镰状细胞病、神经纤维瘤病I型、唐氏综合征或特纳综合征（图1.15）。对于烟雾血管病患者，TCD可能有助于监测随访，其临床应用价值仍需更多的研究来验证。

（四）头痛

儿童头痛的患病率因研究的人群而异，据报道在8%～60%。患病率随年龄增长而增加，最常见的原因是紧张和偏头痛。与对照组相比，镰状细胞病患者的头痛总体患病率没有统计学差异。

TCD已被应用于评估成人血管性头痛。Thie等发现，偏头痛患者在非头痛期的平均血流速度是显著高于对照组的。其继续对头痛发作的患者进行评估，结果表明，普通偏头痛患者颅内血流速度降低，血管搏动增强，而有症状的典型偏头痛患者则表现出相反的迹象，即血流速度增快，血管搏动减弱（图1.18）。不同研究表明，偏头痛与轻至中度血管狭窄和（或）血流速度降低及阻力指数和搏动指数的降低有关。

Wang等利用TCD超声检查评估儿科孤立性头痛患者的应用价值，发现其探查颅内病变的敏感度与特异度分别为75%和99.7%。另一项研究调查了5～17岁的儿童，并提出了在非头痛期发生脑血管痉挛的可能性。

在一项对1176名镰状细胞病儿童患者的研究中，36%的患者有反复头痛，15%的患者有偏头痛。在这项研究中，未发现头痛和隐匿性脑卒中之间存在联系。另外，反复发作的头痛和偏头痛与较低的血红蛋白浓度和较高的疼痛事件发生率有关。与无头痛儿童相比，神经系统检查正常但发生血管性头痛的镰状细胞病患儿的低血红蛋白水平与脑血流速度加快有关。相比轻度或无症状性头痛人群，成人镰状细胞病和严重或频繁头痛患者也有类似的症状。TCD检查可能有助于鉴别诊断不明原因的头痛，并评价治疗疗效。

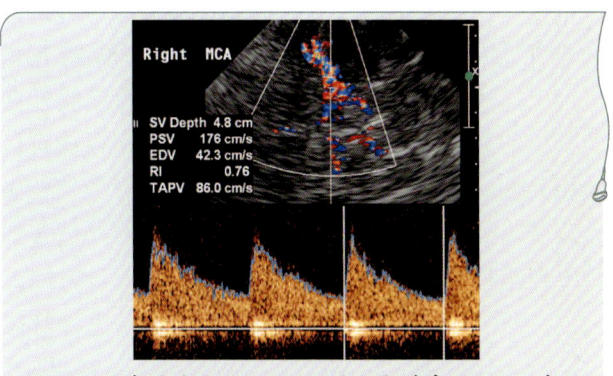

右侧大脑中动脉的TCD显示阻力指数升高至0.76。囟门闭合后正常阻力指数为0.43～0.58。Right MCA：右侧大脑中动脉。

图1.18　12岁头痛患儿的大脑中动脉搏动性升高

（五）睡眠-呼吸暂停综合征

多项研究表明，睡眠呼吸障碍儿童的大脑中动脉血流速度发生变化，其上呼吸道阻塞的程度可从原发性打鼾改变为阻塞性睡眠呼吸暂停。在轻度睡眠呼吸障碍的儿童中，大脑中动脉血流速度提高已得到证实。一组睡眠呼吸障碍儿童进行腺样扁桃体切除术后的调研显示，大脑中动脉流速下降（大脑中动脉流速正常化），继而术后平均夜间血氧饱和度增加。同时，这些儿童手术后在反应速度和视觉注意力方面也有改善。

在镰状细胞病患者中，睡眠呼吸障碍和打鼾的发生率很高，37%患者打鼾，24%患者的多导睡眠图阳性。一项对镰状细胞病患者夜间血氧测定、TCD和中枢神经系统事件的研究发现，夜间氧合血红蛋白去饱和作用下降与中枢神经系统事件风险之间存在关联。阻塞性睡眠呼吸暂停监测夜间血氧饱和度下降，不能预测中枢神经系统事件。另一项研究表明睡眠呼吸障碍和镰状细胞病高危TCD流速发生率在TCD流速上无显著差异，在打鼾者与非打鼾者高危流速占比也无显著差异。总体而言，睡眠呼吸障碍或打鼾与脑血管风险之间无明显关系。

（六）脑积水

区分脑室扩张和脑积水（脑室扩张增大和颅内压增高）是很困难的。当出现脑积水时，颅内压增高，会导致舒张期血流降低。稳定性脑室扩张的血流搏动应该是正常的；因此，当脑室体积扩大导致阻力指数升高时，可能意味着需要做分流。Hill和Volpe首次报道了11例脑积水婴儿舒张期血流/收缩期血流降低的表现。由于多普勒超声的无创性和可重复性，已越来越广泛地应用于通过前囟门来评估婴儿脑积水的颅内血流动力学变化。大龄儿童也可以通过颞骨进行检查。颅内压（来自实验性囟门指标和直接测量证据）和阻力指数之间存在直接的相关性。阻力指数的增高主要是由于舒张末期血流速度降低所导致。脑积水患者最常用的评估参数是阻力指数和搏动指数。这两种比值都能最大限度地减小由于不同超声波入射角度引起的估算失真的误差。这在脑积水的评估中尤为重要，因为脑室扩张会造成血管解剖形变，而且不能假定超声波入射角度很小。使用阻力指数诊断脑积水存在困难，原因在于：①阻力指数正常范围很广（新生儿为0.65～0.85，儿童囟门闭合前为0.60～0.70，囟门闭合后的大龄儿童和成人经颞窗测量值为0.50～0.60）；②除颅内压增高以外，很多其他颅内和颅外因素可以造成阻力指数变化（表1.4）。因此，阻力指数必须结合患者的临床状况。

Goh等用阻力指数＞0.8作为新生儿颅内压增高的标志，而儿童以阻力指数＞0.65为标志。由于正常值的变化及正常值和异常值之间的重叠，阻力指数在个体基础上最适用于追踪患者的病程，以确定有无临床变化，以及脑室扩张是否继发于压力升高（如分流障碍）或萎缩（图1.19）。就分流障碍而言，阻力指数增加应被视为潜在的重要因素。假正常值可能是脑脊液引流的结果。一些患者颅骨过厚，可能阻碍TCD超声成功获取图像。

表1.4　影响颅内多普勒指数改变的因素

	阻力指数	收缩期流速
颅内病变		
颅内出血	增高	搏动变异，IVH的危险因素
脑室周围白质软化	增高	
窒息	最初降低	
脑水肿	增高	
脑积水	增高，引流后相反	
硬膜下血肿	增高	
脑死亡	增高	降低，舒张期血流倒置
ECMO	降低	
血管畸形	降低	增高，湍流
颅外病变		
PCO_2	相反关系	
心率	相反关系	
休克		收缩期/舒张期血流降低
动脉导管未闭	增高	
气胸	增高	
心肌缺血	增高	
胃肠道出血	增高	
红细胞增多症，高黏血症	增高	降低
贫血	增高	
药物		
消炎痛	增高	降低
母体摄入可卡因	增高	
外源性表面活性剂	增高	

注：ECMO：体外膜肺氧合；IVH：脑室内出血；PCO_2：二氧化碳分压（张力）。

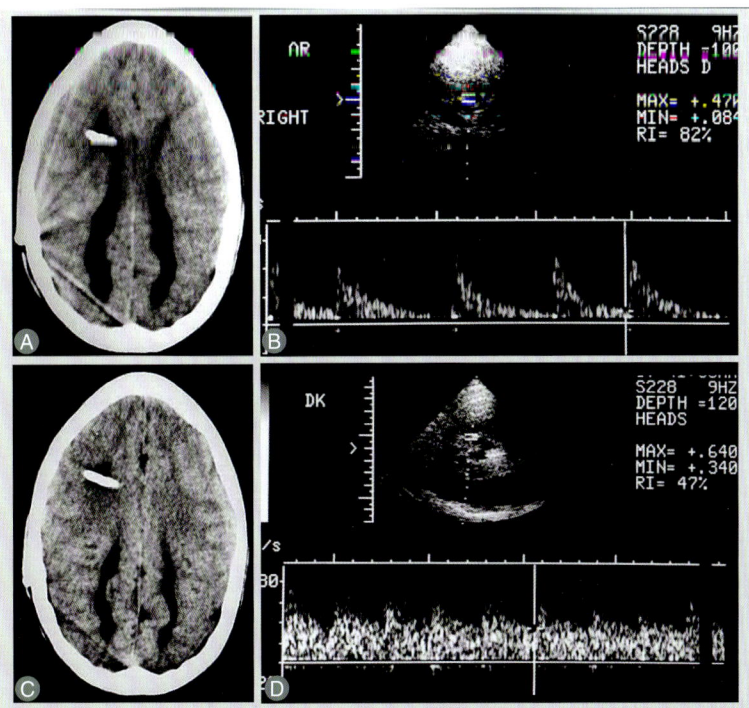

A.CT显示脑室轻度扩张;B.经颞窗TCD显示大脑中动脉阻力指数升高,为0.82;C.分流矫正后CT显示脑室缩小;D.大脑中动脉的TCD显示阻力指数下降到0.47,目前处于正常范围(2岁囟门闭合后,正常阻力指数为0.5)。

图1.19　8岁儿童分流障碍

(With permission from Seibert JJ, Glasier CM, Leithiser JRE et al.Transcranial Doppler using standard duplex equipment in children. Ultrasound Q. 1990; 8: 167-176.)

小儿结核性脑膜炎患者通常并发颅内压增高和脑血管病变,已有研究尝试采用一种非侵入性技术来取代有创性颅内压检查。一些研究者提出,TCD有助于监测此类患者随时间推移而发生的压力变化。然而,一项针对结核性脑膜炎合并交通性脑积水患儿的研究表明,通过TCD获取的搏动指数不能准确评估颅内压,即使在已被证实颅内压发生变化的情况下,搏动指数可能也没有改变。

在成人特发性正常压力脑积水患者中可应用TCD作为评估脑脊液敲击试验阳性结果和预测脑脊液分流术有效性的一种手段。在Sedighi等进行的一项小型研究中,特发性正常压力脑积水患者在进行脑脊液敲击试验前、后均进行了TCD评估。这些患者的基础TCD速度高于对照组,同时那些临床治疗好转的患者在敲击试验之后血流速度显著下降。

(七)脑血管畸形

颅内多普勒成像有助于检测不稳定性新生儿血管畸形。彩色或能量多普勒超声可以对血管畸形进行显像。对受累血管的频谱分析表现为高流速、低压力、低搏动,这是由于舒张期血流速度增高所致。这些血流动力学特性造成平均血流速度和收缩期峰值血流速度高于正常水平,同时伴有湍流和低于正常水平的RIs(图1.20)。TCD检查评估动静脉畸形的敏感性达到87%~95%,尤其是在应用超声造影时。一项成人研究比较了术中TCD超声造影与血管造影,发现TCD灵敏度略低(在血管造影诊断的动静脉畸形中检测到91.3%),低估了动静脉畸形的大小,并且在血流供应和静脉引流方面提供的信息有限。因为MRI在筛查中比TCD具有更高的灵敏度,所以多普勒成像更多的是用于动静脉畸形的血流动力学定量评估及手术或腔内治疗效果的监测。经过手术或栓塞治疗,可以随访到供血动脉的收缩期血流速度下降并且阻力指数增加。在一项由Kaspera等的研究中发现,动静脉畸形患者手术切除或栓塞治疗后,在出现血流速度下降之前便出现搏动指数增高和正常化。参数正常化的程度与动静脉畸形栓塞的程度之间无相关性。

TCD也应用于评估其他血管异常,如Sturge-Weber综合征、硬脑膜动静脉瘘和颈动脉海绵窦瘘。在一系列Sturge-Weber综合征患者中,受累的大脑中动脉血流速度下降和搏动指数升高,提示组织慢性灌注不足是继发于静脉瘀滞或皮质萎缩导致的皮质血管发育不良。事实上，这些迹象在症状出现之前就已经存在了，说明静脉瘀滞导致了皮质损伤。另一项不同的研究发现，当癫痫发作时，受影响一侧的血流速度会增加，同时对侧的血流速度会增加4~6倍。在动静脉瘘的病例中，至少有一支脑静脉或静脉窦血流速度增加，而栓塞治疗能够使之降低。静脉血流速度>50 cm/s被视为异常，应该进一步评估。对于颈动脉海绵窦瘘患者，多普勒可用于探查病变和随访治疗效果。

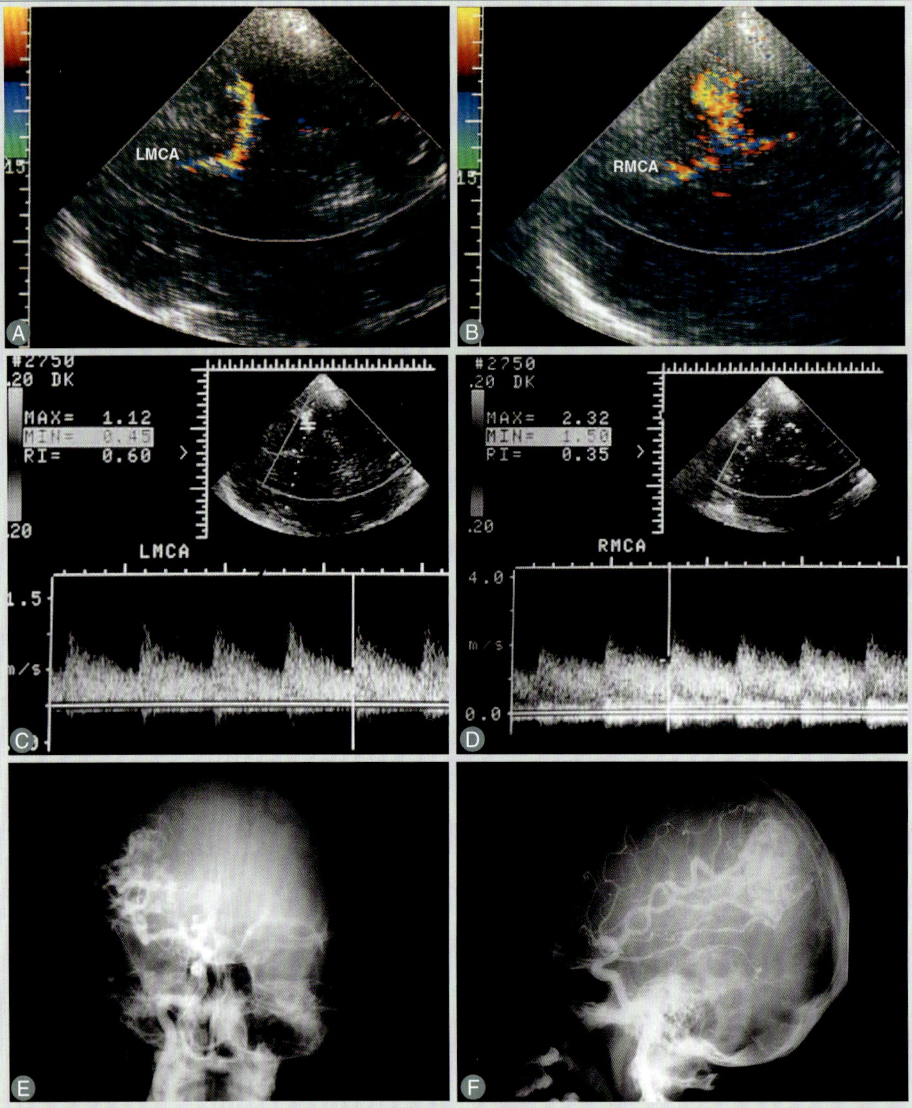

A.左侧大脑中动脉正常彩色多普勒血流图；B.在右侧大脑中动脉的动静脉畸形区域血管数量增多；C.左侧大脑中动脉的TCD频谱多普勒声像图显示正常最高血流速度为112 cm/s；D.右侧血流速度加快，最高血流速度达232 cm/s；E、F.动脉造影正位片和侧位片显示较大的动静脉畸形。

图1.20 动静脉畸形

（八）窒息

TCD超声检查可用于评估缺氧缺血性脑损伤。轻度窒息通常不引起脑血流动力学改变；严重或长时间窒息可能导致大脑自我调节功能受损，引起舒张期血流升高和脑血管阻力降低。新生儿颅内多普勒成像尤其有助于预测明显的缺氧缺血性脑损伤。Archer等发现在新生儿脑损伤前48小时之内，由于大脑前动脉和大脑中动脉舒张期血流升高导致阻力指数较低的敏感性为100%，并伴有不良的神经系统预后。Stark和Seibert报告了13个里面有10个最初阻力指数较低的新生儿后来发展为严重的神经发育障碍。舒张期血流增高也可用于评估大龄儿童发生头部损伤或心搏骤停时，在CT明确诊断之前，预测严重的脑损伤（图1.21）。

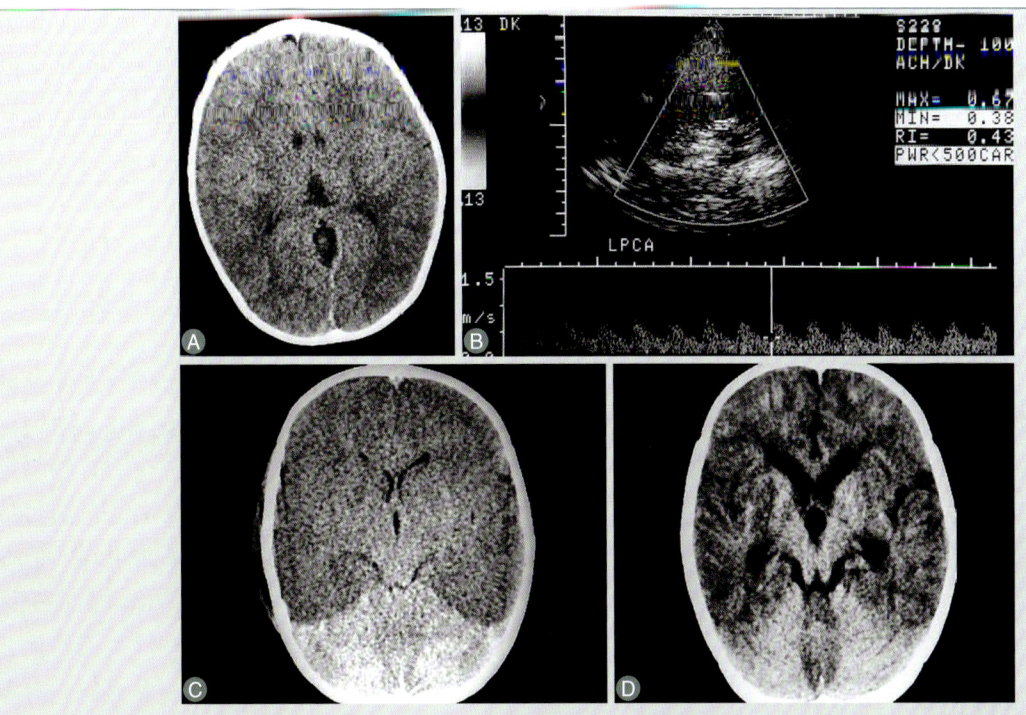

A.1岁小儿呼吸骤停后，CT显示轻度脑水肿；B.左侧大脑后动脉的阻力指数异常低，为0.43（正常范围为0.5～0.6），与失去自身调节能力的表现一致；C.2天后CT显示严重脑水肿；D.1个月后CT显示明显脑萎缩。

图 1.21　窒息

（九）脑水肿和过度通气治疗

头部创伤引起多种病理过程，可导致脑血流动力学显著变化。诊断这些异常情况对于恰当地处理这些病例至关重要。在明显的脑低氧损伤后，最初可能发生血管扩张，导致在早期充血阶段舒张期血流速度增高和阻力指数降低。然而，随着颅内压增高，舒张期血流速度开始下降，收缩期峰值血流速度呈"尖峰状"表现。随着脑水肿的发展，前向舒张期血流进一步降低，阻力指数增加。脑损伤后序贯的TCD解读有助于评估脑水肿是否存在及治疗效果（图1.22）。

脑水肿的治疗包括过度通气。二氧化碳分压与阻力指数之间呈负相关。二氧化碳分压越高，血管扩张越厉害，舒张期血流越高，阻力指数越低。当二氧化碳分压降低时，血管收缩，舒张期血流降低，阻力指数升高。所以，二氧化碳的反应性可以通过评估阻力指数来测量。二氧化碳分压每上升1 mmHg，脑血流便增加4%。当患者通气增加时阻力指数无变化被描述为"二氧化碳反应性试验"阴性，这是严重脑损伤的迹象。正因为如此，阻力指数可用于监测头部创伤相关脑水肿的过度通气治疗。当过度通气降低二氧化碳分压时，阻力指数应随着脑血管收缩而增加。然而，临床医师必须考虑到，脑水肿加重也会升高阻力指数。因此，该测量应与其他临床表现和实验室结果密切结合。例如，在颅内压没有变化的情况下，对患者过度换气治疗过程中阻力指数进行性升高，表明该治疗导致脑血管过度收缩。在这种情况下，患者从过度通气得到的受益可能会减少。

（十）右向左分流的评估

虽然经食管超声心动图可直接评估心脏结构，但TCD可用于评估右向左分流。TCD可显示通过脑循环的栓子。Valsalva动作可于非镇静状态下在床边无创进行。注射手振生理盐水作为造影剂后的10秒内，在Valsalva状态下TCD可发现10个以上生理盐水微泡，对诊断右向左分流具有较高的敏感度和特异度。在中等或较粗大动脉导管未闭患儿中，当动脉导管闭合时，TCD可通过阻力指数降低提示分流消失。

（十一）脑死亡

当考虑到器官捐赠时，快速准确地确定脑死亡可能存在一定困难。神经系统检查、脑电图、脑干诱发电位和MRA均可用于确定脑死亡。TCD是另一种非侵入性检查手段，可根据需要重复使用，并具有便携、价格低廉和易于操作等特点。对于脑电图不能诊断的苯巴比妥昏迷患者，TCD在显示脑血管损害严重程度方面尤为重要。

严重窒息事件后，早期由于血管自动调节功能丧失导致血管扩张，引起阻力指数下降。随着脑水肿的进展，舒张期正向血流消失，随后出现舒张期反向血流，继而微循环水平的脑血流停止，较大的血管扩张，然后收缩，最终形成血栓或塌陷。当颅内压高于平均动脉压时，脑循环受限导致收缩期流速减慢，随后相继出现收缩早期小峰和正向血流完全停止，最终，收缩期和舒张期血流完全消失。（图1.23，动图1.4和动图1.5）

囟门闭合后脑死亡的超声诊断标准

持续的舒张期反向血流

收缩早期小峰

大脑中动脉无血流，颅外段颈内动脉舒张期反向血流（先前记录有血流的患者）

大脑中动脉平均流速<10 cm/s，持续30分钟以上

应用TCD评估婴儿脑死亡的可靠性应受到关注。在新生儿，舒张期反向血流（阻力指数>1.0）与很多因素相关，最常见的如颅内压增高，无论其是否伴有脑积水和动脉导管未闭（表1.4）。有文献记录，阻力指数较低的新生儿出现了死亡，而阻力指数较高的新生儿却存活了。没有脑积水或动脉导管未闭迹象的足月儿，如阻力指数显著升高（1~2），则强烈提示脑死亡。

持续性舒张期反向血流是成人和较大儿童缺乏有效脑血流的特征（图1.24）。Petty和Feri对91名昏迷患者进行的两项独立研究发现，在所有43名脑死亡患者中，至少两条颅内动脉的TCD波形消失或出现舒张期反向血流，或出现收缩早期小峰，但在其他昏迷患者中（年龄为2~88岁），均未出现上述波形。Bulas等针对19名遭受严重闭合性头部损伤儿童（年龄为4~14岁）进行研究，发现在该研究开始的24小时内，7名在初次检查时出现完全舒张期反向血流的儿童都符合脑死亡标准。Feri和Shiogai记录了3名康复的不稳定患者，其波形表现为舒张期早期出

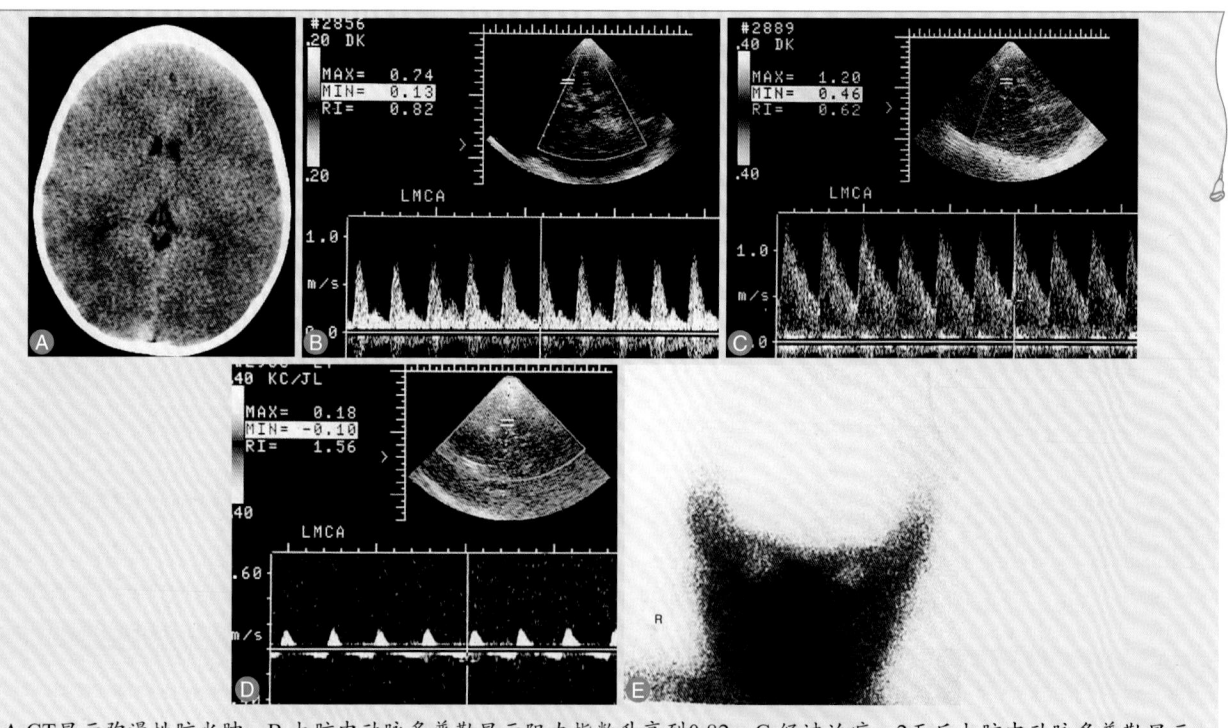

A.CT显示弥漫性脑水肿；B.大脑中动脉多普勒显示阻力指数升高到0.82；C.经过治疗，2天后大脑中动脉多普勒显示阻力指数已下降至正常范围，为0.62；D.4天后大脑中动脉多普勒显示血流速度降低，舒张期血流反向，脑灌注明显减少；E.此时$_{99m}$Tc-DTPA脑扫描显示脑内无灌注，符合脑死亡。

图1.22 1岁半溺水儿童，脑水肿进展为脑死亡

（With permission from Seibert JJ Doppler evaluation of cerebral circulation. In Dieckmann RA, Fiser DHB, Selbst SM, editors. Illustrated textbook of pediatric emergency and critical care procedures. St. Louis：Mosby–Year Book；1997.）

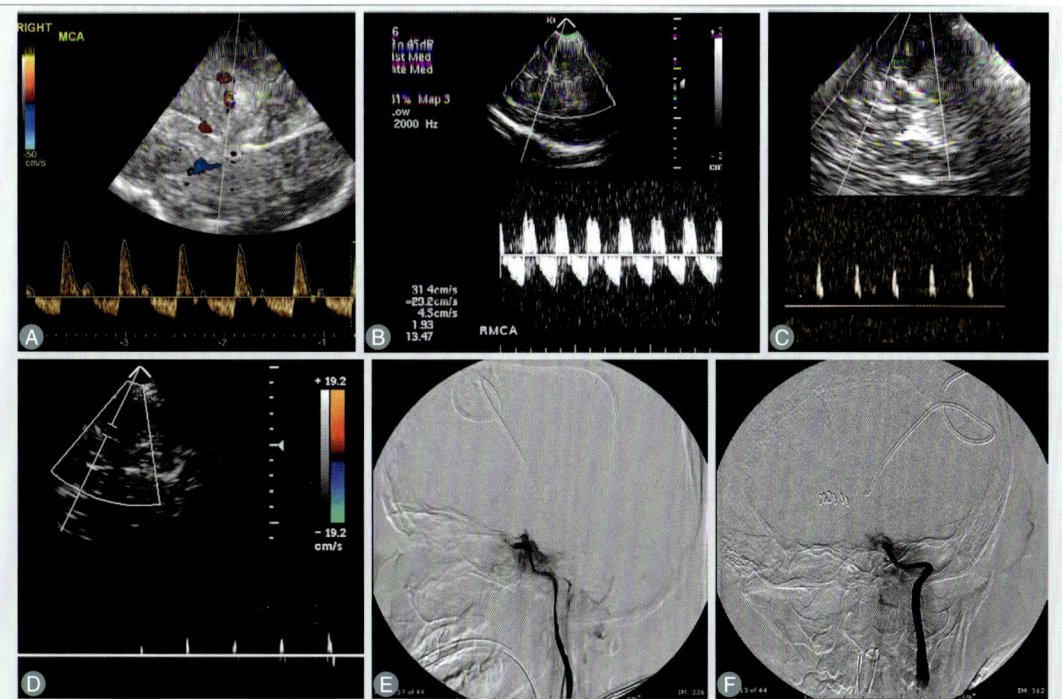

A、B.舒张期反向血流,另见动图1.4和动图1.5;C.短暂的收缩期正向血流,峰值流速降低,无舒张期血流;D.收缩期和舒张期均无明显血流;E、F.1例13岁儿童机动车事故后,颈动脉造影的侧位和前后位摄片提示颅内循环消失,证实脑死亡。

图1.23 即将发生脑死亡的儿童TCD频谱多普勒波形模式

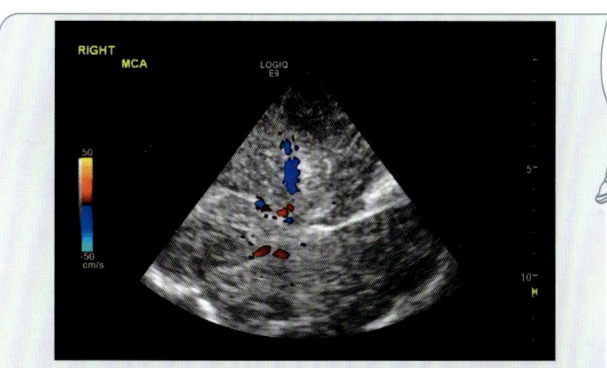

动图1.4 4岁儿童从2楼坠落后脑死亡

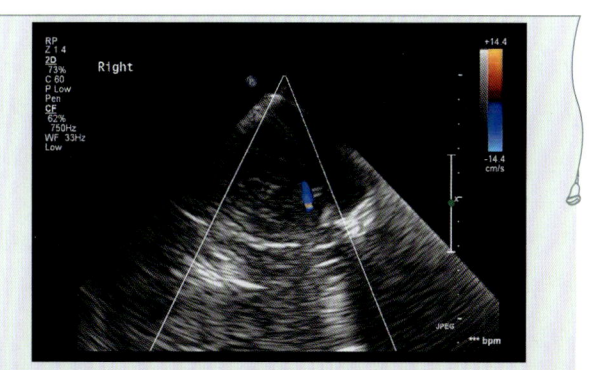

动图1.5 8岁儿童车祸血肿清除术后脑死亡

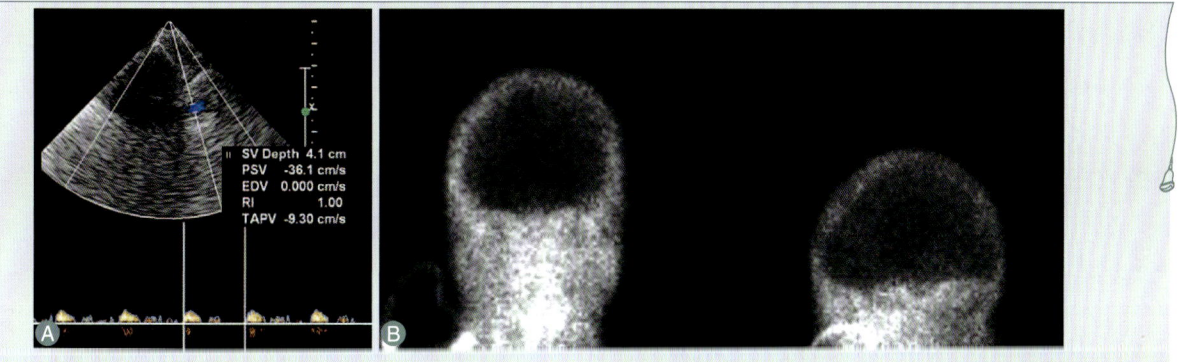

A.右侧大脑中动脉TCD频谱显示无明显正向血流;B.当天的$_{99m}$Tc-HMPAO脑扫描显示颅内没有代谢,头部示踪剂来自颈外动脉。

图1.24 1例17岁儿童缺氧性损伤后脑死亡

现短暂的反向血流，舒张中晚期恢复正向血流。在Feri的研究组中，出现完全性舒张期反向血流的患者均未能存活。

研究发现，少数出现轻度舒张期反向血流的儿童，可恢复舒张期正向血流和脑干功能。因此，Kirkham建议使用流向指数（1-最大舒张期速度下面积/最大收缩期速度下面积）。出现30分钟以上持续性舒张期反向血流，且平均流速<10 cm/s的儿童最终均死亡。一些研究人员推荐采用持续TCD监测。Powers等研究显示，大脑中动脉平均流速<10 cm/s，持续超过30分钟将不可避免死亡。Qian等在儿童中的研究发现，大脑中动脉出现舒张期反向血流、收缩期低速正向血流或流向指数<0.8并持续2小时以上为脑死亡的可靠指标。虽然无法检测到脑血流也可提示脑死亡，但有些技术性原因，如缺乏合适的声窗，也可能导致大脑中动脉探测不到血流。当未检出血流时，使用超声造影剂可提高其诊断能力。

研究人员在评估脑死亡的同时研究了颅外和颅内颈动脉循环。Feri等描述了大脑中动脉及颅外颈内动脉和椎动脉的3种特征性脑死亡波形：①舒张期反向血流，收缩期无正向血流；②短暂的收缩期正向血流；③未检测到血流。TCD显示大脑中动脉无血流的同时，测得颅外段颈内动脉舒张期全程反向血流，是判定脑循环停止的可靠征象。一些研究者已经进行了颈部颅外段颈动脉循环的研究，Jalili等报告，双侧颈内动脉舒张期反向血流诊断儿童脑死亡的特异性为100%。

TCD具有简便易行和可重复等特点，也有助于排除脑死亡，尤其是当患者服用镇静剂时（图1.25）。需要注意的是，TCD虽然是一种有用的验证性检查，但不宜单独使用；当与脑电图结合使用时，其诊断特异性高达100%。最近Sharma等进行了当临床诊断因混杂因素而无法确定时，TCD作为诊断手段的效能。研究证实TCD既可以帮助早期诊断脑死亡，也可以用于评估预后。因此，在不符合脑死亡标准的患者中，至少一条大脑主要动脉出现与脑循环停止相一致的波形则提示预后不良，可以帮助家属和临床医师做出护理决策。

（十二）神经监测和术中神经影像技术

神经监测包括对神经功能丧失或继发性脑损伤的识别，使之能从早期干预中获益。神经监测可提

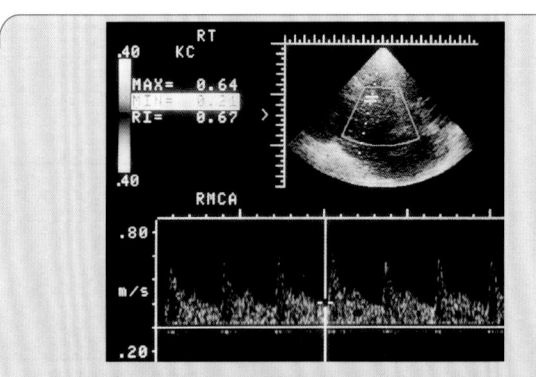

癫痫持续状态青少年，苯巴比妥昏迷，脑电图平坦，二氧化碳分压（PCO_2）为27 mmHg。TCD频谱波形显示右侧大脑中动脉舒张期正向血流，阻力指数略高（0.67），但无脑死亡迹象；患者痊愈，无后遗症。

图1.25　昏迷，非脑死亡

供生理信息，可以帮助临床医师更好地了解疾病对大脑的影响，评估预后，并指导个体化治疗。

TCD监测已被用于评估麻醉儿童的大脑自动调节功能。儿童血压被认为不能反映自动调节能力，多种因素可能对大脑自动调节能力产生重大影响，包括年龄、性别、温度、麻醉、升压药、二氧化碳分压、炎症和脑损伤。通过确定具有最强自动调节功能的平均动脉压范围，医师可以在手术过程中提供更好的神经保护。

在成人颈动脉内膜剥脱术中，TCD可用于监测大脑中动脉流速。颈动脉内膜剥脱术的术中并发症主要与动脉夹闭、充血现象或动脉粥样硬化性物质或气体栓塞引起的缺血有关。缺血后可发生充血，其特征是流速突然增加。小至30～50 μm的固体或气体微栓子在TCD频谱波形上表现为高振幅毛刺，音频可闻及啁啾声。交叉钳夹期间的缺血是常见并发症，发生率高达10%，其是由于颅内侧支循环功能不全引起的，主要包括前交通动脉、后交通动脉和软脑膜血管。TCD可用于评估儿童和成人颈动脉阻断对大脑中动脉的影响（图1.26）

TCD还可用于心脏手术体外循环期间的监测，可显示主动脉插管、心脏手术或其他手术操作期间发生的栓子簇射。多普勒超声可用于监测体外循环期间的血流模式，发现平均流速随着体温的升高而降低。深低温停循环和深低温低流量体外循环用于促进复杂先天性心脏病的修复。长时间的深低温停搏可能会损害大脑功能和代谢，并产生缺血性脑损伤。当使用停循环或低流量体外循环时，TCD能够实现术中对脑灌注的无创监测。一项评估先天性心

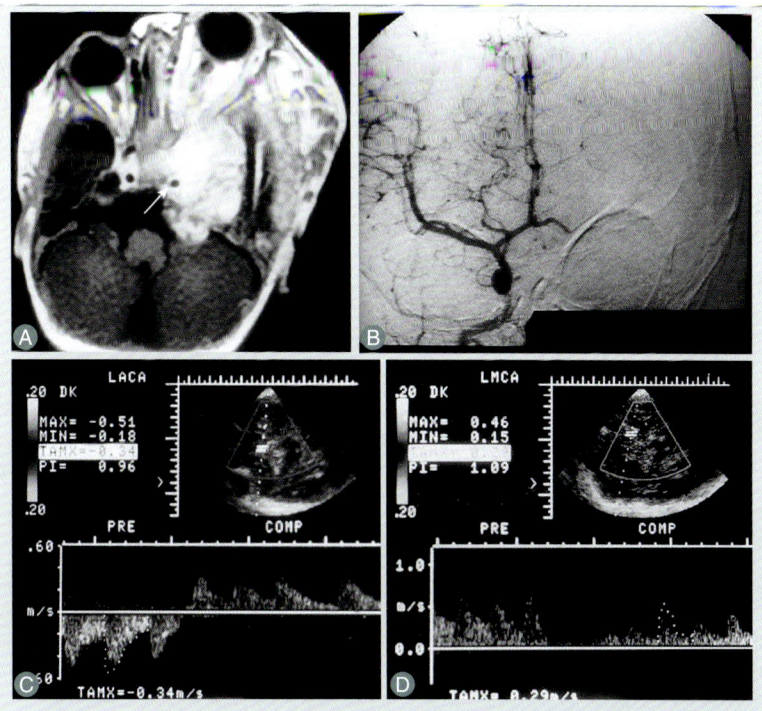

A.MRI示左侧颈内动脉（箭头）未闭，但被丛状神经纤维瘤包围；B.动脉造影显示左侧颈动脉受压，血流从右侧向左侧大脑前动脉交叉充盈；C.压缩时的TCD频谱波形也显示大脑前动脉从右侧向左侧充盈（左侧大脑前动脉内血流反向）；D.左侧大脑中动脉血流充盈良好。

图1.26 丛状神经纤维瘤

脏病手术婴儿神经发育结果的研究表明，术后TCD显示的脑部低流速标志着脑灌注不佳。未来TCD将进一步研究如何在复杂先天性心脏病手术过程中提高脑功能保护。

TCD也常用于诊断性和治疗性神经血管造影及外科手术的术中监测。在常规颈动脉造影和小儿脊柱侧凸手术中，大量无症状微栓子进入脑循环。微栓子的高发生率可能与心脏右向左分流有关。有研究使用造影剂和三维TCD进行术中指导，可以提高对血管解剖结构的显示（图1.27）。

除术中监测之外，TCD还可对重症监护病房的创伤性脑损伤、颅内出血、糖尿病酮症酸中毒和败血症患者进行神经监测。TCD通过流速评估自发的或诱发的脑灌注压变化，帮助临床调整治疗方案。

一项针对采用体外膜肺氧合治疗儿童的研究表明，在脑出血前2～6天，曾出现继发于充血状态的脑血流速度升高。今后的研究可能进一步证实TCD在体外膜肺氧合治疗监测和管理中的作用。

（十三）经颅多普勒和组织纤溶酶原激活剂

超声可增强组织纤溶酶原激活剂的活性。TCD可以识别血栓周围残余的血流信号，并通过传递机

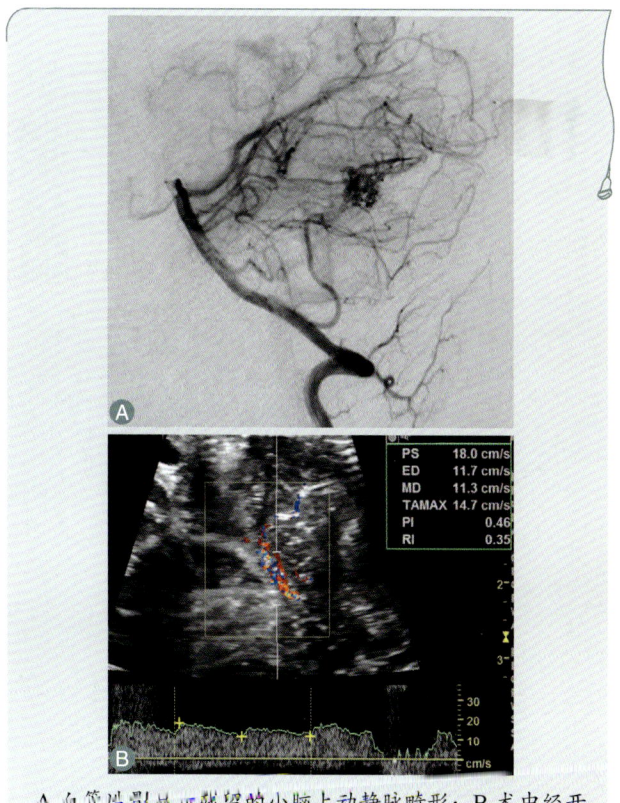

A.血管造影显示残留的小脑上动静脉畸形；B.术中经开颅TCD确定血管病灶（光标）。

图1.27 小脑上动静脉畸形胶质栓塞术后，术中TCD指导残留病灶切除

械压力波，使更多血栓表面暴露于循环中的组织纤溶酶原激活剂。CLOTBUST国际多中心实验研究表明，超声波可以增强药物的溶栓活性，并在组织纤溶酶原激活剂推注2小时后再通血管使中风恢复。在接受组织纤溶酶原激活剂和TCD联合治疗的患者中，有25%的患者出现这种情况，而仅接受组织纤溶酶原激活剂治疗的患者中，该比例为8%（$p=0.02$）。最近的动物实验评估了超声造影剂联合组织纤溶酶原激活剂的效果，证明其优于组织纤溶酶原激活剂联合普通超声组、单纯超声造影剂组和单纯普通超声组。目前，2 MHz探头结合超声造影剂的TCD Ⅱ期临床试验也正在进行。未来造影剂或可用于脑肿瘤化疗和放疗后的灌注评估。

（十四）功能性经颅多普勒

TCD是评估大脑功能的一种补充工具，可用于测量认知任务中的偏侧优势，具有无创性、极好的时间分辨率和不受运动伪影干扰等优点。TCD可评估脑内灌注情况，并与功能MRI和PET有良好的相关性。功能性TCD在揭示成人和儿童大脑的认知、运动和感觉功能上被认为是一种有效的检查手段。

（十五）其他潜在应用

轻型β地中海贫血患者的脑卒中风险增加，输血和脾切除术治疗可能有益于患者。研究表明，患者的动脉平均速度较对照组高。

迄今为止，单独使用TCD并不能预测重型地中海贫血患者的脑卒中风险。需要进行更深入的研究，以更好地了解TCD对这些患者潜在的益处。

TCD在儿童认知功能评估中的应用是另一个研究领域。诸多研究将TCD测量的脑血管功能与认知能力进行相关分析。在新生儿中，血流速度降低与认知能力差相关，而在镰状细胞性贫血患者中，血流速度升高与预后不良相关。

（丁红，伍星，陈捷，陈磊，孟哲颖，郭倩，胡兵译）

参考文献

扫码观看

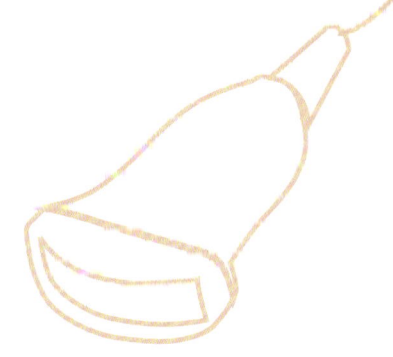

第二章 小儿头颈部

Rupa Radhakrishnan and Beth M. Kline-Fath

章节大纲

一、正常颈部解剖
二、舌骨上区
 （一）涎腺
 （二）舌骨上囊性病灶
 （三）咀嚼肌间隙
三、舌骨下区
 （一）甲状腺
 （二）甲状旁腺
 （三）其他囊性病变
四、舌骨未定界区域
 （一）先天性疾病
 （二）血管性疾病
 （三）其他先天性疾病
 （四）医源性损伤
 （五）炎性病变
 （六）肿瘤

关键点总结

- 超声便捷且无辐射,是评估儿童头颈部肿物的最佳影像学方法。
- 在儿童头颈部肿物的评估中,病灶定位是重要环节。
- 常见的儿童头颈部肿物包括淋巴结、甲状舌管异常、鳃裂异常、包涵体囊肿和血管异常。
- 在血管异常时使用频谱多普勒波形识别动脉成分,有助于鉴别诊断。

一、正常颈部解剖

儿科影像检查的目标是尽可能采用最低的辐射暴露、最小的镇静剂量以解决临床问题。超声是无电离辐射、无创的方法,因此,成为儿童头颈部疾病的首选影像学方法。超声检查性价比高、设备普及率高且可移动。应用超声技术可清晰显示正常颈部解剖,频谱多普勒可评估血管结构和病灶血流,了解病变的位置、大小,以及是否存在钙化。囊性包块是常见的儿童颈部病变,超声检查可非常准确地鉴别病变性质为囊性或实性、评估病灶的可压缩性。适合颈部检查的探头频率为7.5~10 MHz。

超声检查技术的局限性包括无法评估骨骼,成像视野有限及软组织对比分辨率有限。鉴于以上局限性,MRI和CT可成为良好的辅助影像学方法,提供额外的软组织和骨骼细节信息,有助于进一步评价疾病范围。

了解正常颈部解剖对于正确评价头颈部病变至关重要。颈部软组织可分为深浅间隙。颈浅筋膜主要由皮下脂肪构成。颈阔肌、皮下淋巴结和神经位于颈浅间隙中。颈深筋膜被浅表组织包绕,内有颈部主要结构(图2.1)。颈深间隙包括浅层、中层和深层(图2.2)。

颈深间隙解剖的最佳简化方法是将颈部分为舌骨上区和舌骨下区。舌骨上区指颅底至舌骨水平的颈部区域。舌骨下区指舌骨至锁骨的颈部区域。部分深筋膜平面或者病变可同时涉及舌骨上区和舌骨下区。这些间隙或病变被称为"舌骨上下区"。通过上述分区方法,了解各区域的正常解剖构成,有助于肿物的鉴别诊断。

二、舌骨上区

舌骨上区包括颈深筋膜的浅层、中层和深层(图2.3)。浅层涵盖三区:腮腺区包括腮腺、

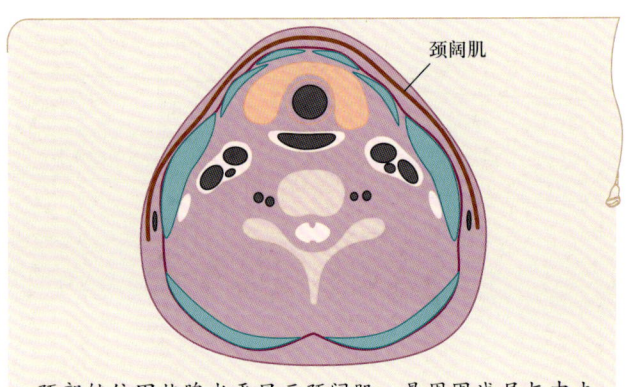

颈部轴位甲状腺水平显示颈阔肌,是周围浅层与中央颈深筋膜层的分界。

图2.1 颈部浅层和深层的分界

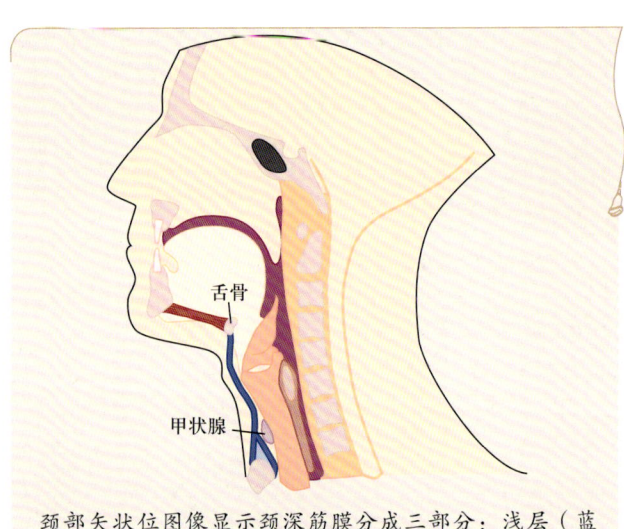

颈部矢状位图像显示颈深筋膜分成三部分:浅层(蓝色)、中央(橙色)和深层(黄色)。

图2.2 颈深筋膜层

内面神经、下颌后静脉、淋巴结和颈外动脉;咬肌间隙包括咀嚼肌群、下颌骨后支;下颌下间隙包括舌下腺和下颌下腺及其邻近淋巴结、舌肌、舌下神经。超声在评估浅层间隙方面最为有用。

舌骨上区的中层位于筋膜间,包括咽和咽旁间隙。该中层包括淋巴组织、小唾液腺和包绕咽喉的脂肪,超声难以识别故不再单独讨论。颈动脉鞘由颈筋膜的中层和深层纤维构成。咽后间隙的前界为

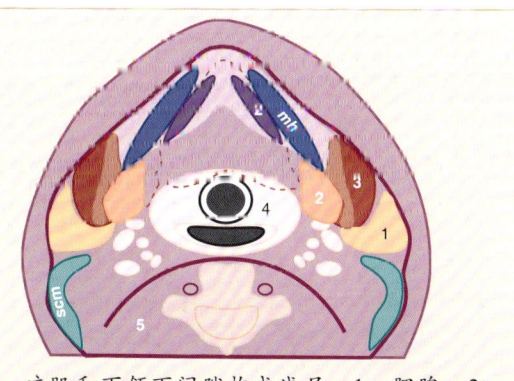

腮腺，咬肌和下颌下间隙构成浅层。1：腮腺；2：下颌下间隙内包括舌下腺（紫色）和下颌下腺（橙色）；3：咬肌间隙包括咬肌；4：中层；5：筋膜深层；mh：下颌舌骨肌；scm：胸锁乳突肌。

图 2.3 颈部舌骨上区颈深筋膜层的轴位示意

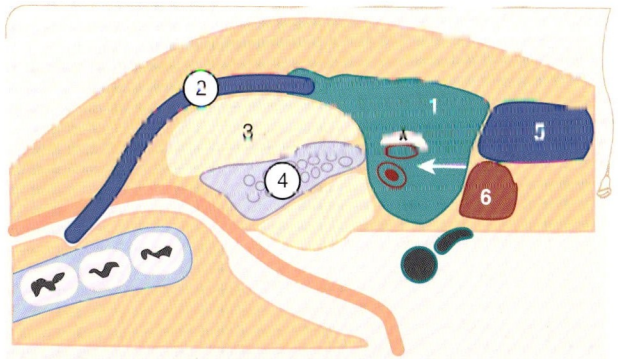

1：腮腺；2：腮腺导管；3：咬肌；4：下颌角；5：乳突；6：二腹肌后腹。箭头所指下颌后静脉（圆圈）和颈外动脉（圆圈内带实点）为腮腺浅叶和深叶的分界。带*的浅棕色凸镜结构为面神经。

图 2.4 腮腺区示意

颈中间隙，后界为颈深层结构。但是，咽后间隙和另一个颈深间隙结构——椎前间隙无法区分，最简单的方法就是将上述颈深筋膜的解剖间隙统称为咽后间隙。颈动脉鞘和咽后间隙继续向上和向下延伸至舌骨，下文将继续讨论。

（一）涎腺

腮腺区和下颌下区主要由涎腺组织构成，因有相同的病理变化，故将其一并讨论。位于这些区域的主要涎腺包括腮腺、颌下腺和舌下腺。

1. 正常解剖

腮腺是最大的涎腺。腮腺内含有淋巴组织、血管和神经，沿下颌骨前支走行至乳突（图2.4）。大多数腮腺位于咬肌的浅层。20%的患者可能在咬肌上发现副腮腺，这是一个与主腮腺分开的唾液腺结节。腮腺内的导管汇入腮腺导管（Stensen导管），该导管向前方走行止于上第二磨牙上方。腮腺管位于颧弓下缘约1 cm。面神经在腮腺内走行，位于下颌后静脉及二腹肌后腹的侧方。二腹肌后腹位于乳突深方。以面神经为界可将腮腺划分为深浅两部分。腮腺深叶约占腺体的20%，靠近咽旁间隙，位于下颌角深部。

腮腺成像需采用高频超声探头。通常使用5~12 MHz的线阵探头。通过两个垂直切面评估整个腺体。超声显示面神经比较困难，下颌后静脉走行于面神经深部、颈外动脉的侧方，可作为区分腮腺深浅叶的良好解剖标志。一般情况下，由于下颌支造成的声衰减，超声仅能显示部分深叶。超声图像显示腮腺正常回声均匀，回声高于邻近的肌肉组织（图2.5）。

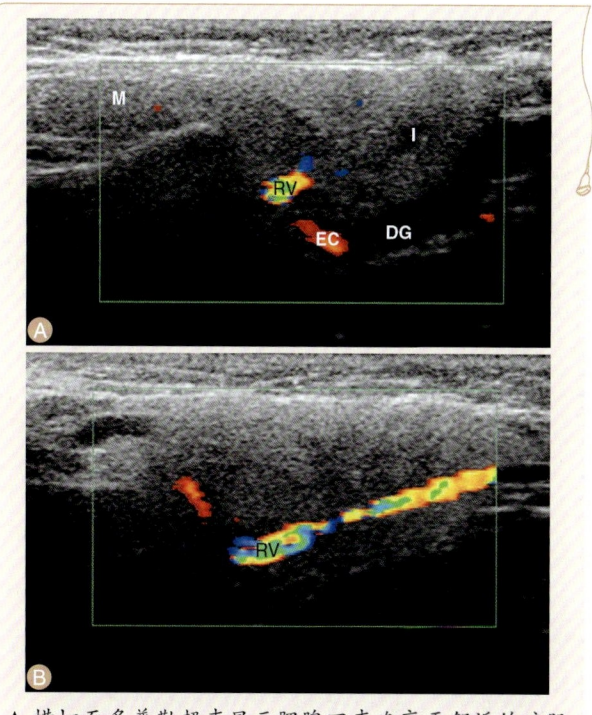

A.横切面多普勒超声显示腮腺回声略高于邻近的咬肌（M），腺体深叶和浅叶的分界为下颌后静脉（RV），位于颈外动脉（EC）和二腹肌后腹（DG）的侧方，腮腺内的小低回声病灶为正常淋巴结（I）；B.纵切面彩色多普勒成像显示正常腮腺呈均匀的高回声结构及下颌后静脉（RV）。

图 2.5 正常腮腺

腺体回声强度取决于腺体内脂肪组织的含量，脂肪成分越多，回声越高。

正常腮腺内导管可显示为条状回声结构。正常状态下腮腺导管无扩张，超声常常难以显示。腮腺实质中常可见正常的淋巴结。多数淋巴结位于腮腺的上极或下极，形态为椭圆形，短径为5~6 mm，呈低回声，中央可见高回声的淋巴结门。超声在鉴别腮腺内病灶和腮腺外肿块、区分实性和囊性病灶方面有重要价值。

颌下区除颌下区淋巴结外，还包括颌下腺和舌下腺。颌下腺位于颌下区的后方，而舌下腺则位于颌下区的前方（图2.6）。颌下腺的外侧界为下颌骨，内上界为下颌舌骨肌。小部分腺体走行于下颌舌骨肌后方，位于舌下腺区。下颌下腺前方有多个淋巴结。面动脉走行迂曲地从腺体侧方经过。在腺体的前上方常可见到面前静脉。舌动脉和舌静脉见于中部。下颌下腺导管（Wharton导管）是颌下腺的外分泌导管，沿下颌舌骨肌、舌下腺的中段走行，开口于口底。超声检查应使用高频线阵探头，通过纵切、横切两个垂直切面来评估整个颌下腺。腺体为三角形，回声均匀，回声高于肌肉，但是低于腮腺的回声（图2.7）。在高分辨率超声中，可见到细线状回声代表腺体内导管。下颌下腺导管显示为薄壁管状中等回声，位于舌下腺的中央。患者舌的运动有助于显示导管。

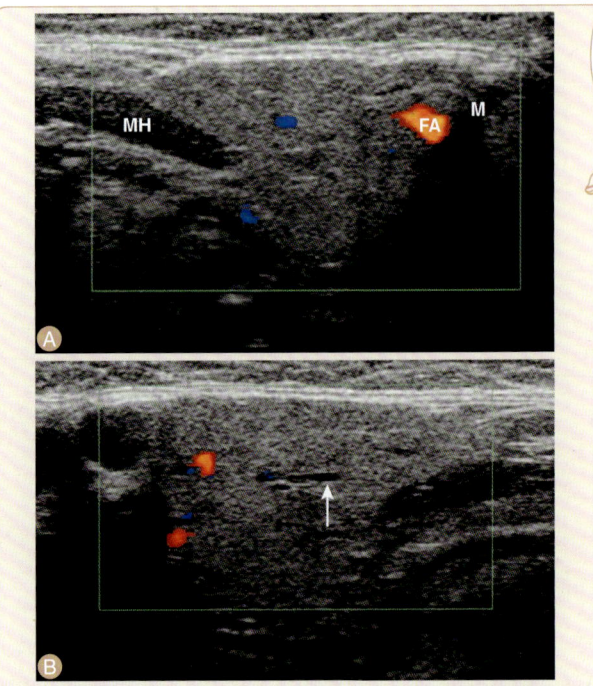

A.横切面CDFI显示腺体呈三角形，回声均匀，外侧方可见下颌骨（M），中间可见下颌舌骨肌（MH），腺体外侧同时可见面动脉（FA）；B.纵切面CDFI显示中央无彩色信号的线状结构（箭头），代表无扩张的颌下腺导管。

图2.7　正常颌下腺

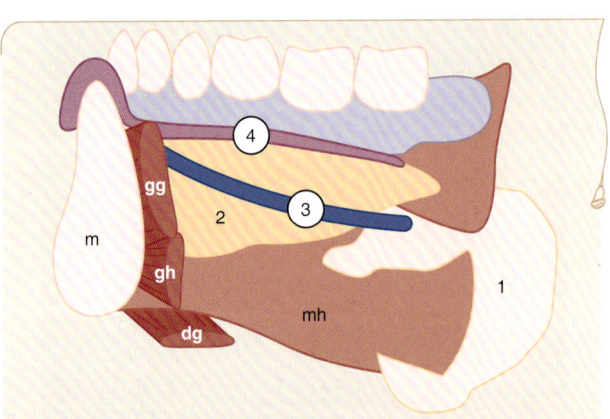

1：下颌下腺；2：舌下腺；3：下颌下腺（Wharton）导管；4：舌下腺导管；mh：下颌舌骨肌；gg：颏舌肌；gh：颏舌骨肌；dg：二腹肌前腹；m：下颌骨

图2.6　正常颌下腺区矢状面示意

舌下腺位于下颌骨和颏舌肌之间、下颌舌骨肌表面。除腺体外，舌下区内还包括下颌下腺导管及居于腺体中央的舌下血管。超声检查时，患者取仰卧位，头后仰，使用高频线阵探头，在颏下通过两个垂直切面进行舌下腺扫查。耦合垫有助于更好地显示解剖结构。横切时腺体呈椭圆形，纵切时腺体呈扁豆状（图2.8）。舌下腺的回声与腮腺和下颌下腺相近。

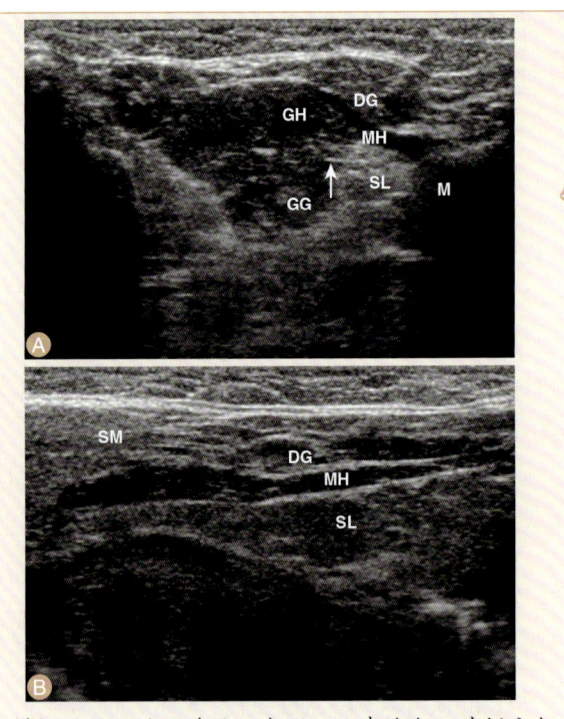

A.横切面显示舌下腺呈三角形，回声均匀，外侧方邻近颌骨，箭头所指为下颌下腺导管；B.纵切面显示颌下腺（SM）位于后方，舌下腺（SL）呈扁豆状，回声均匀。DG：二腹肌前腹；GG：颏舌肌；M：下颌骨；MH：下颌舌骨肌；GH：颏舌骨肌；SL：舌下腺。

图2.8　正常舌下腺

2. 炎性病变

儿童唾液腺最常见的疾病是炎性病变，包括急性和慢性。急性炎症可继发于病毒或细菌感染。慢性炎症则需鉴别较多病因（如HIV、干燥综合征、涎腺炎、结节病和其他肉芽肿性疾病）。

急性唾液腺炎症：在儿童期，病毒性唾液腺感染是急性炎症最常见的原因。最常见的病原学是地方性病毒，包括流行性腮腺炎、单核细胞增多症和巨细胞病毒，常导致单侧或双侧唾液腺疼痛、肿胀。85%的患者有腮腺受累。尽管免疫接种后发病率有所降低，但是流行性腮腺炎仍然是腮腺炎最常见的病因。流行性腮腺炎，是一种世界范围流行的、高传染性的感染性疾病，通过飞沫传播，典型者见于冬春季，主要累及15岁以下的儿童。该病的潜伏期为14～21天，但是在腺体肿胀前3天至肿胀完全消失的期间均有传染性。在超声表现上，病毒性唾液腺感染显示为腺体弥漫性增大，回声可正常，也可呈不均匀和（或）低回声，血流信号增加（图2.9）。通常为双侧受累，但是也有约1/3的患者为单侧受累。

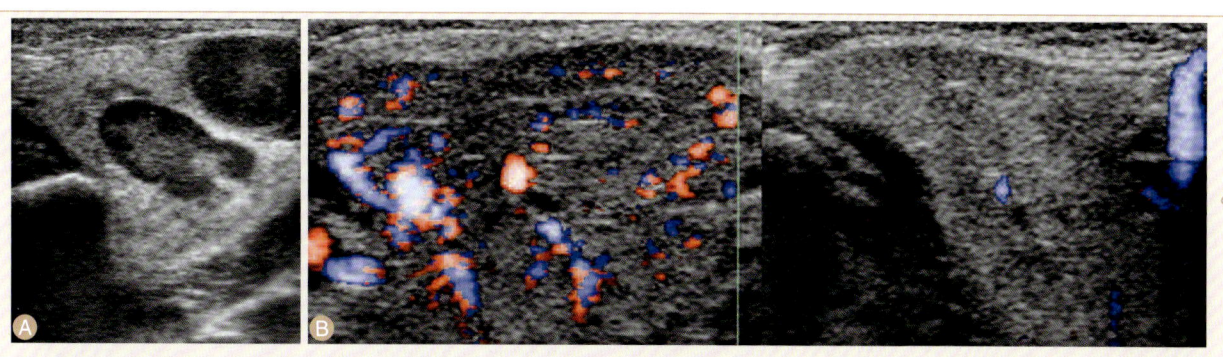

A.单核细胞增多症10岁儿童的腮腺，横切面显示腮腺肿胀、轻度回声不均，伴有腮腺内淋巴结肿大；B.CDFI双侧对比显示左图颌下腺回声减低、血流信号增加，而右图为正常颌下腺。

图2.9　病毒性唾液腺感染

细菌性感染在儿童期罕见，主要累及腮腺。金黄色葡萄球菌是最常见的致病菌。易感者包括：1岁以下的儿童，特别是早产儿（占比为35%～40%）、免疫功能低下的患儿和患有严重牙齿疾病或牙周病的患儿。感染的典型表现为单侧受累，伴有发热、脱水和腺体疼痛和肿胀。病因包括口腔感染或唾液腺导管引流不畅。超声表现为腮腺腺体增大、回声不均，伴有散在低回声结节即肿大的腮腺内淋巴结（图2.10）。腮腺中央导管可见扩张。常伴有邻近颈部淋巴结肿大。对于无并发症的腮腺炎患者，治疗方法为支持治疗和静脉给予抗生素。如果有严重的脱水，尤其是出生7～14天伴有细菌感染的新生儿，可形成腮腺内脓肿。脓肿通常表现为低回声或无回声，伴后方回声增强，偶尔可见高回声晕（图2.11）。其内可见点状回声沉积，部分患者还可见到点状高回声即气体回声。超声引导下引流对脓肿治疗有效，很少复发。

涎石症在儿童期并不常见，90%见于颌下腺，10%见于腮腺。25%的患儿为多发结石，可位于腺体或导管内。颌下腺易于产生结石，可能与碱性环

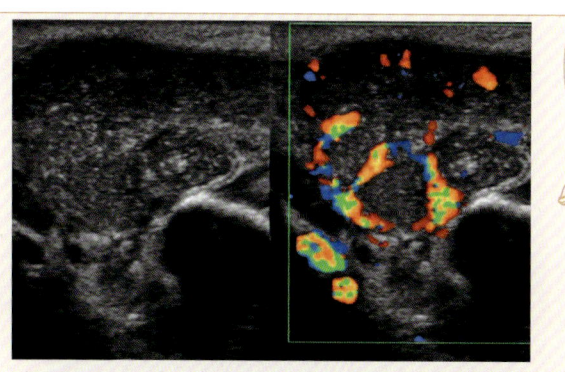

出生17天的新生儿金黄色葡萄球菌感染，双幅灰阶和CDFI显示腮腺肿胀，回声不均，血流丰富。

图2.10　细菌性腮腺感染

境和分泌物黏性高有关。下颌下腺导管长且向上走行，因此更易形成结石。临床上，结石导致导管部分或完全性梗阻，在进食后或合并感染后可再次出现肿胀。超声识别唾液腺结石的敏感性高达94%。结石表现为高回声结构并伴有声影（图2.12，动图2.1）。导管阻塞时，扩张导管表现为低回声管状结构。约50%患儿在结石的同时伴有腺体炎症，表现为腺体回声不均。尽管80%的颌下腺结石和60%的腮腺结石在X线检查中是不透明的，但是如果需

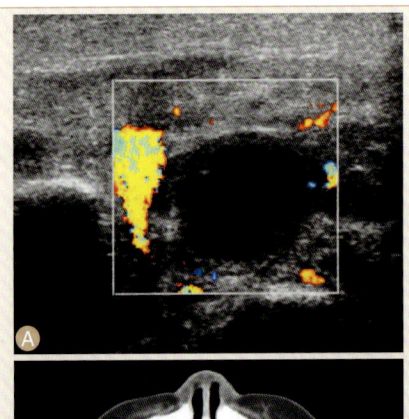

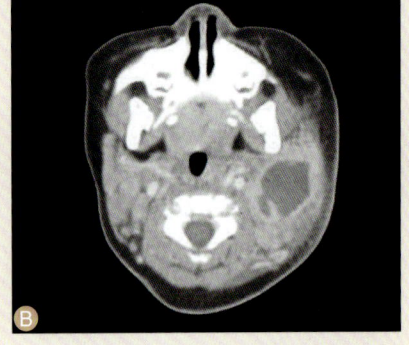

A.2月龄婴儿出现左耳旁肿胀，腮腺区超声显示腮腺深部可见圆形、边界清晰的低回声肿块，内部无血流信号；B.静脉抗生素治疗2天后疗效不佳，遂行增强CT，CT显示左侧腮腺炎症，内见体积较大的圆形、低密度病灶，周边壁上可见部分强化。

图 2.11　腮腺脓肿

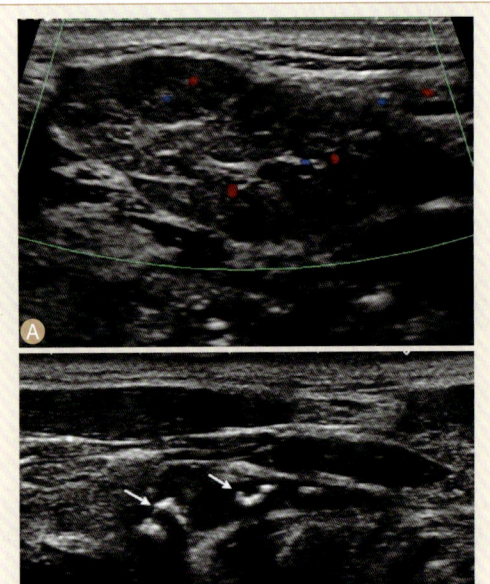

A.CDFI显示颌下腺增大呈低回声，内见点状高回声；B.多发结石（箭头）表现为高回声后伴声影，导致梗阻，引起下颌下腺导管扩张。

图 2.12　颌下腺涎石症

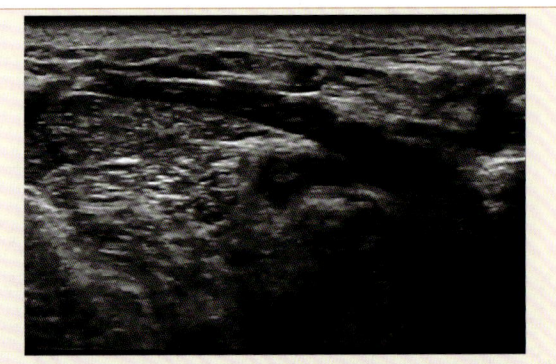

动图 2.1　下颌下腺导管结石

要更多的信息，除超声检查外，CT也可以很好地显示细节。

腮腺淋巴结增大通常与感染或肿瘤引起的颈部淋巴结肿大有关。帕里诺眼-腺综合征表现为结膜炎和同侧腮腺内或耳周淋巴结肿大，可由衣原体感染或猫抓病引起。超声有助于鉴别下颌下间隙的淋巴结和腺体疾病。

慢性炎症性疾病：儿童复发性腮腺炎是发达国家儿童腮腺肿胀最常见的原因。该病表现为间歇性疼痛、发热、单侧或双侧腮腺肿胀，不累及下颌下腺和舌下腺。复发性腮腺炎的病因尚不明确。鉴别诊断包括流行性腮腺炎和化脓性腮腺炎，可以通过腮腺导管有无脓液进行鉴别。发病年龄通常为3～6岁，往往在近青春期或青春期后期停止发作。男孩发病多于女孩。一些患者会叠加急性感染，通常由草绿色链球菌引起。

超声是儿童复发性腮腺炎的首选影像学方法。超声表现为增大的腮腺内含多个直径为2～4 mm的圆形低回声区，这可能是周围唾液腺管扩张和淋巴细胞浸润的表现（图2.13）。一些腺体可能出现继发于急性炎症的富血管征象。治疗通常以止痛及抗生素应用为主。

慢性唾液腺炎由炎症引起。炎症过程中会出现腺泡的破坏，腺体引流系统的改变。其病因可能是感染性的，也可能是非感染性的。临床上，患者会出现腺体肿胀和疼痛，特别是在餐后。慢性唾液腺炎患者超声检查常表现为腺体回声不均匀，伴有小的、点状回声区或多个低回声区（图2.14）。点状回声区被认为是扩张导管中的黏液或扩张的导管壁。低回声区可能是水肿和唾液腺管扩张的表现。异常回声区内可见血管增多。这些表现可能双侧均可见，并与腺体内或邻近淋巴结受累有关。

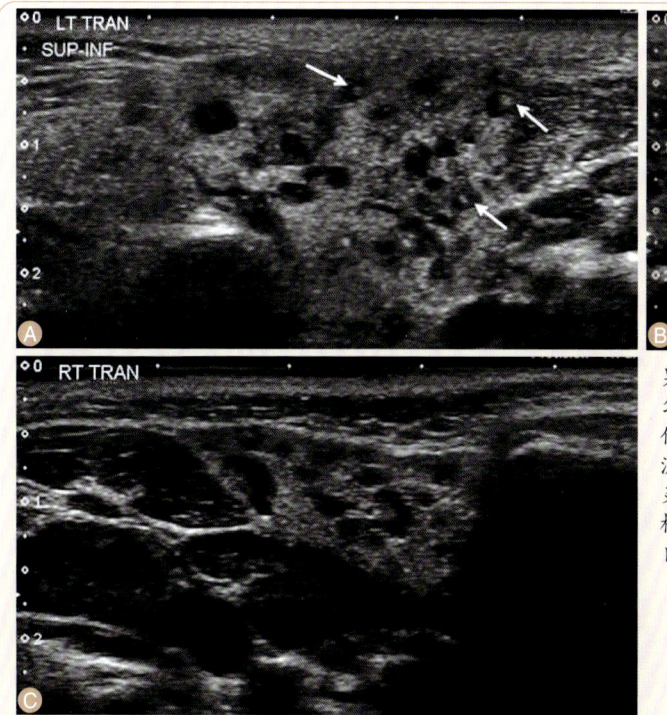
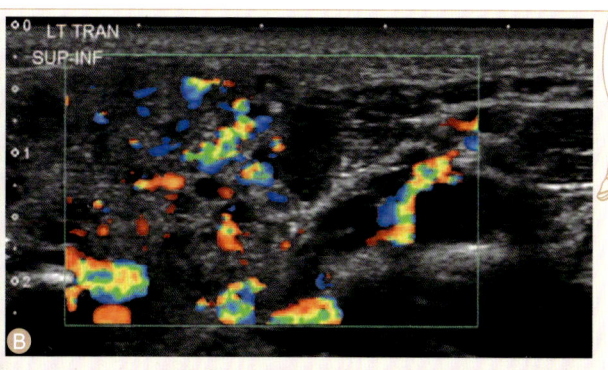

男性，4岁，双侧复发性腮腺炎。A.左侧腮腺回声不均匀，增大的腺体内含多个圆形低回声区，部分低回声区伴中央高回声灶（箭头）；B.左侧腮腺内彩色多普勒血流信号增多，符合急性炎症的表现；C.右侧腮腺无急性炎症，边界清晰，内含多个低回声区。LT-TRAN：左侧横断面；RT-TRAN：右侧横断面；SUP-INF：扫查方向自上而下。

图 2.13 儿童复发性腮腺炎

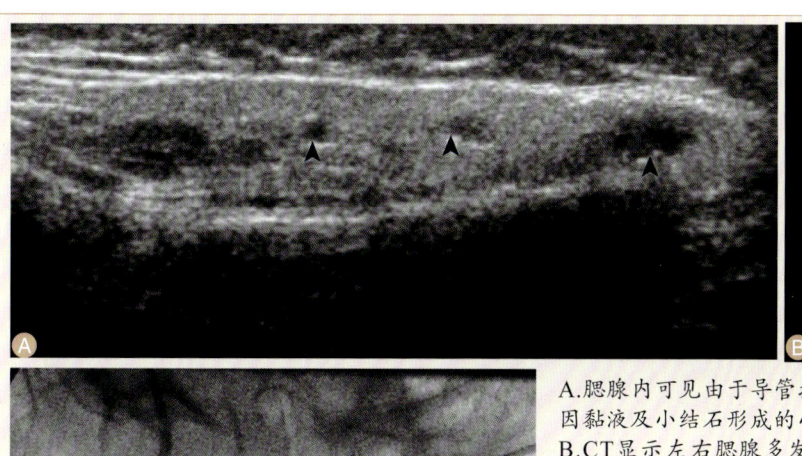
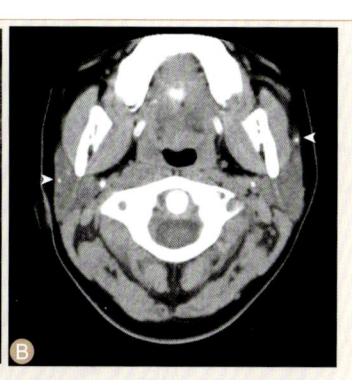
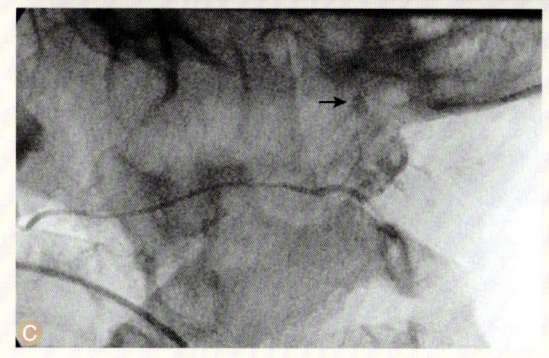

A.腮腺内可见由于导管扩张而形成的圆形低回声区和因黏液及小结石形成的小片状回声增强区（箭头）；B.CT显示左右腮腺多发性结石（箭头），右侧腮腺密度不均匀；C.涎管X线造影片排除了阻塞性腮腺导管结石，但显示周围导管扩张积水，唾液腺管扩张（箭头）。

图 2.14 继发于唾液腺结石的慢性腮腺炎

感染性病因包括肉芽肿性疾病，如分枝杆菌病、放线菌病和组织胞浆菌病。原发性唾液腺结核罕见，而非结核性唾液腺感染更常见，其通常继发于鸟胞内分枝杆菌感染，常于16～36月龄时发病。要注意的是，随着疾病进展，结核病和放线菌病的病灶可能表现为边缘模糊的低回声肿块，有类肿瘤表现。但彩色多普勒血流成像可见病灶内无彩色血流信号，这与肿瘤不同。放线菌病和分枝杆菌病的并发症包括产生引流窦道和瘘管。通常采用抗菌治疗，必要时予以手术。

最常见的非感染性唾液腺炎症包括自身免疫性疾病、结节病和复发性唾液腺结石（图2.14）。干燥综合征是一种自身免疫性疾病，可导致外分泌腺的炎症和破坏，主要是泪腺和唾液腺受累，由于患淋巴瘤的风险增加，这些患者通常要接受超声监测。结节病是一种特发性肉芽肿病，在儿童中并不常见，30%的患者出现腮腺受累，这可能是唯一的最初表现。Heerfordt综合征表现为腮腺受累、葡萄膜炎和面瘫，可能存在伴有钙化的低回声病灶。治疗主要以使用类固醇为主。

唾液腺也可受累于IgG4相关疾病，这是一种全身性疾病，其特征是大量IgG4阳性浆细胞和淋巴细胞浸润，并伴有相关纤维化，导致多器官功能障碍。头部和颈部可能有多个部位受累。米库利奇病和慢性硬化性唾液腺炎（既往称为Küttner瘤）是唾液腺中IgG4相关疾病的两种表现。这两种疾病在老年男性中更常见，但儿童慢性硬化性唾液腺炎病例也有报道。米库利奇病的特征是腮腺、下颌下腺、舌下腺和泪腺的无痛性肿大，超声检查显示在增大的唾液腺内有多个低回声区。慢性硬化性唾液腺炎通常累及单侧或双侧下颌下腺并致其呈硬块状肿大，超声检查中常表现为唾液腺弥漫性受累，伴有回声不均匀、导管扩张、结石和明显的腺内血流信号，唾液腺局灶性病变表现为不均质低回声区，多普勒超声显示有放射状分支血管。

木村病是一种罕见的疾病，可能由自身免疫性炎症所致，多在腮腺、耳周和下颌下区皮下软组织内可及生长缓慢的无痛性肿块。病变可连续延伸至腮腺。该病好发于亚裔青少年男性。可能伴有腮腺内、颌下和下颌下淋巴结肿大，淋巴结形态正常。超声检查显示软组织肿块中心呈不均匀低回声，周边环绕丰富的血流信号。淋巴结可见丰富的门型血流，包膜血管丰富。

HIV感染可影响所有唾液腺，但主要影响腮腺。患者可表现为双侧腮腺肿胀和由淋巴细胞间质性肺炎引起的肺部疾病。感染以良性淋巴上皮病变为特征，包括淋巴增生伴有内衬上皮细胞的结内囊肿。儿童HIV患者中唾液腺异常的患病率可高达58%，即使没有腮腺增大史，也可能存在异常。双侧腮腺囊性增大是HIV感染患者腮腺肿胀的公认原因，但很难与复发性腮腺炎、干燥综合征、淋巴瘤和淋巴瘤性乳头状囊腺瘤相鉴别。超声检查中，70%的患者增大的腺体内可见小的低回声区，后方无增强，并有与淋巴浸润程度相一致的厚分隔（图2.15）。30%的患者可见大的无回声区，与取代腺体组织的淋巴上皮囊肿范围一致。40%～70%的患者伴有对称性颈部淋巴结肿大和腺样体增大。

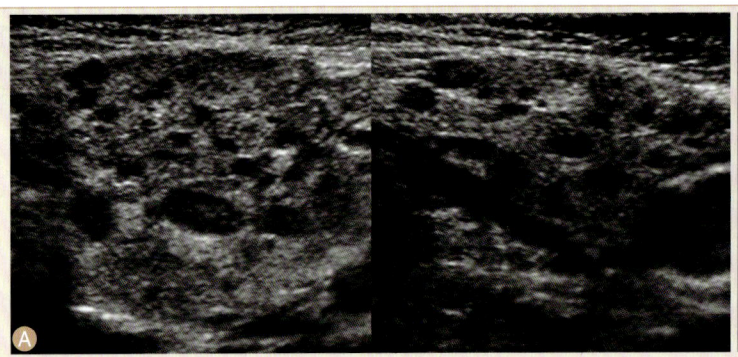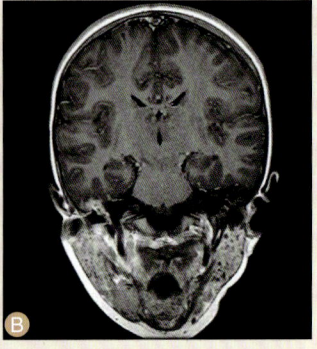

A.腮腺横断面显示左右腮腺轻度增大，内见小的低回声区；B.钆剂增强后冠状位MRI T₁WI显示双侧腮腺组织强化，内见多个淋巴上皮囊肿。

图2.15　HIV-腮腺炎

3.肿块

血管肿块：常见的儿童唾液腺血管肿块包括血管肿瘤（如血管瘤）和血管畸形（如静脉或淋巴管畸形）。在所有唾液腺肿瘤中，血管瘤占60%，其中80%发生在腮腺，18%出现于下颌下腺。在超声图像上，这些病变的回声通常低于腺体组织的回声，边界清晰或呈浸润性生长，并可能累及部分甚至全部腺体组织（图2.16）。在血管瘤增殖期，CDFI显示病变有很高的血管密度（动脉、静脉密度均增加），动脉频谱多普勒显示为高速低阻型，伴频带增宽。由于多数婴儿血管瘤会自发地消退，因此仅在必要时使用普萘洛尔、激光疗法或手术切除等方法治疗。淋巴管畸形可以累及腮腺或于下颌下间隙浸润性生长。腮腺内淋巴管畸形超声表现为大小不等的囊性回声，伴或不伴有实性成分、分隔及内部分层样碎片（图2.17）。静脉畸形可仅累及部分唾液腺，亦可广泛生长于颈部各间隙。病变出现以下表现有助于超声诊断，如多发囊性区、静脉管径扩张、常伴有静脉石。

肿瘤：唾液腺肿瘤只占了所有儿科肿瘤的1%。约8%的儿童头颈部原发肿瘤起源于唾液腺。其中90%~95%发生在腮腺，其余发生在下颌下腺及舌下腺。多数的唾液腺肿块是良性的、有血管起源的，而据报道只有13%是实性唾液腺肿瘤。儿童上皮源性唾液腺肿瘤往往见于10岁以上儿童，据报道其中23%~50%为恶性。尽管10岁以下的儿童倾向于罹患高级别肿瘤，但相较于成年患者，多数儿童恶性肿瘤级别较低。

对于儿童，尤其是可触及的病变，超声是首选检查，因为超声能够清晰显示大部分的唾液腺占位性病变。虽然边缘不清晰及邻近淋巴结肿大是恶性肿瘤的可疑征象，但并没有能够鉴别唾液腺肿瘤良恶性的特征性超声表现。MRI可用来进一步评估肿块，其可以精确提供关于肿块性质、范围，特别是周围神经侵犯的信息。

多形性腺瘤，又称良性混合瘤，包含间质及上皮细胞成分。这些肿瘤是儿童期最常见的良性唾液腺肿瘤，可发生在儿童所有年龄组（中位年龄15岁）。多数多形性腺瘤表现为单发、质硬的无痛肿块，生长缓慢。60%~90%起源于腮腺，其余10%~30%起源于下颌下腺。这些病变以多发肿块形式复发（1%~50%），很少进展为晚期转移灶。在超声图像上，病变呈分叶状，边界清晰，可表现为低回声或者等回声（相较于正常的唾液腺组织回声）（图2.18）。可见囊性灶及小钙化形成的伴声影的点状强回声。多形性腺瘤通常表现为以病灶周边为主的血流信号，而肿块中心区域血流信号较少。发生在腮腺内的多形性腺瘤，治疗方法主要是保留面神经的手术切除。

淋巴瘤性乳头状囊腺瘤或腺淋巴瘤，是一种罕见的儿童良性唾液腺肿瘤，仅发生于腮腺。病灶包含病理组织成分为双层上皮细胞和致密的淋巴间质，其发生被认为与腮腺淋巴结内的淋巴成分与异位导管上皮共同作用有关。由于淋巴瘤性乳头状

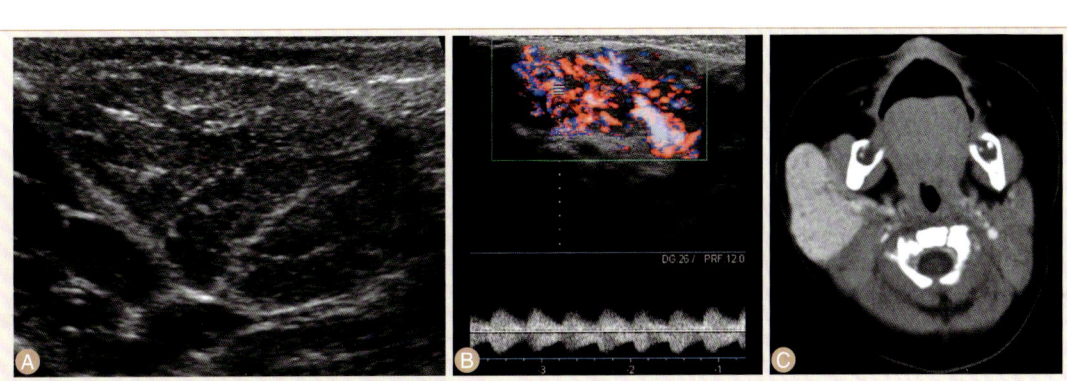

A.腮腺肿大，呈低回声，内见线状回声；B.CDFI显示病变血流信号丰富，动脉频谱呈低阻力；C.CT提示右侧腮腺内肿块明显强化。

图2.16 腮腺血管瘤

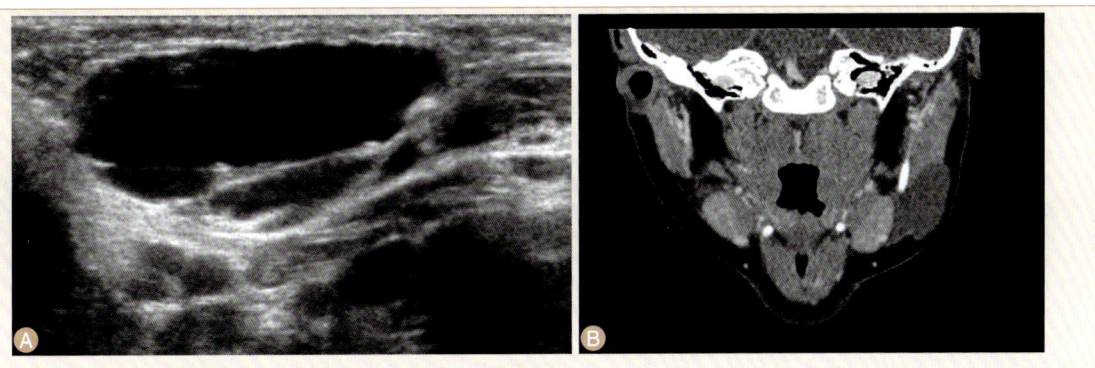

A.位于腮腺浅叶的分隔囊性肿块；B.CT冠状面显示左侧腮腺组织正常增强，其外侧可见与之分界不清的囊性病灶。

图2.17 腮腺淋巴管畸形

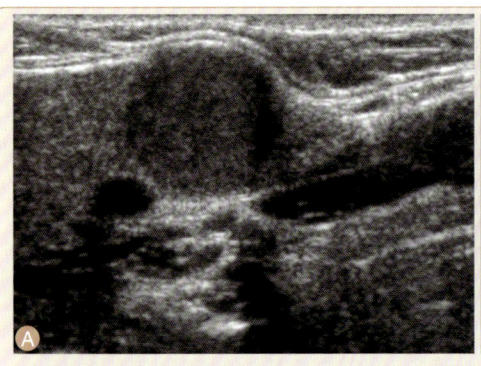
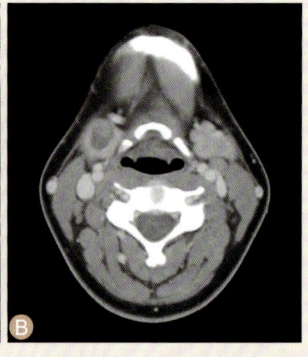

A.位于下颌下腺内的低回声肿块,边界清晰;B.CT示右侧下颌下腺内低密度影,位于腺体中央,边界清晰。

图2.18 下颌下腺多形性腺瘤

囊腺瘤发生囊性变的可能性很高,所以超声上肿瘤呈椭圆形低回声,边界清晰,内可见多个微小或小的无回声区。CDFI显示病变可见丰富血流信号。^{99m}TC核素显像提示肿瘤高摄取,但此方法很少用于儿童。淋巴瘤性乳头状囊腺瘤通常采取手术切除,但多灶性淋巴瘤性乳头状囊腺瘤术后有复发的可能。

黏液表皮样癌是儿童最常见的唾液腺恶性肿瘤,由鳞状细胞和黏液细胞排列的索状、片状或囊状结构组成。在所有的恶性唾液腺病变中,60%为黏液表皮样癌,其中约有50%起源于腮腺组织。临床表现可有压痛,生长速度可快可慢,可能导致面神经麻痹。多数(76%)的儿童黏液表皮样癌为低级别病变。黏液表皮样癌的超声特征取决于其组织学分级。如果肿瘤血管阻力指数增加,收缩期峰值流速升高(>60 cm/sec),应高度怀疑肿瘤恶变。此外,需对病变周围区域进行扫查,以评估其淋巴结转移情况。

腺泡细胞癌约占唾液腺恶性肿瘤的10%,其最常起源于腮腺,而在下颌下腺和小唾液腺中较少出现。在超声图像上,病灶常表现为边缘不连续、形态不规则的肿块,呈不均匀低回声,血流信号不丰富(图2.19)。病灶也可呈囊实混合性回声,并伴有后方回声增强。值得注意的是,这些病灶可能很难同其他良性肿块鉴别。对于腺泡细胞癌的治疗,通常采用广泛手术切除,当出现腺外浸润、淋巴结转移或肿瘤局部复发时应采取放疗。腺泡细胞癌在所有唾液腺恶性肿瘤中预后最好。

腺样囊性癌约占所有儿童恶性唾液腺肿瘤的9%,几乎全部发生在腮腺。腺样囊性癌生长缓慢,但在进展过程中容易出现神经浸润。腺样囊性癌在超声图像上的表现并无特殊性。约40%的患儿存在疼痛和麻木,这些症状与神经浸润密切相关。

涎腺母细胞瘤是一种罕见的新生儿唾液腺肿瘤,相关的文献报道少于50例。涎腺母细胞瘤由基底样上皮细胞和肌上皮细胞组成,与发育中的唾液腺原基有关。病变最常见于腮腺,在下颌下腺中较少出现。肿瘤常表现为婴幼儿或儿童期大的腮腺肿块,胎儿及成人中也可能出现本病。涎腺母细胞瘤是一种局灶性、侵袭性的肿瘤,可局部复发,远处转移少见。在超声图像上,涎腺母细胞瘤没有特征性表现,但可表现为多结节、边界清晰、以低回声为主的唾液腺肿块,伴多发分隔,无血流信号增加。磁共振上肿瘤为不均匀信号,伴出血和坏死。

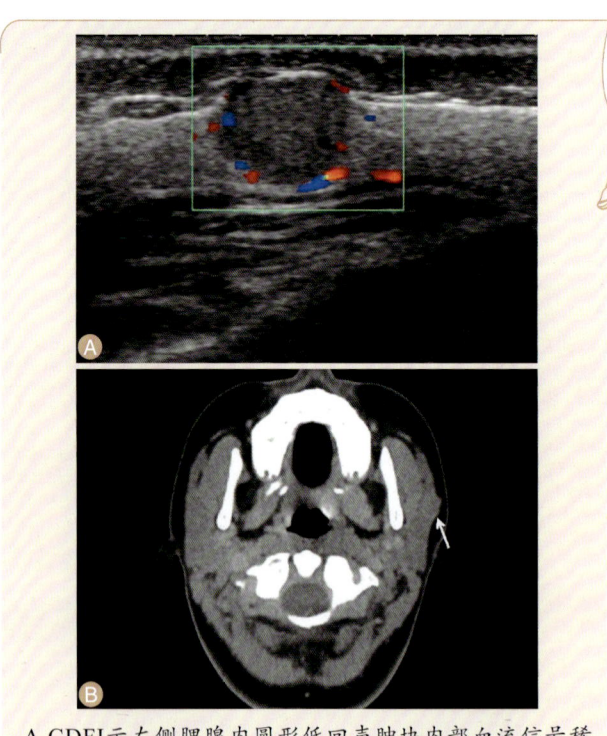

A.CDFI示左侧腮腺内圆形低回声肿块内部血流信号稀少,但周围血流信号丰富;B.CT示左侧腮腺内肿块呈中度强化,并与腮腺分界不清(箭头)。

图2.19 腮腺腺泡细胞癌

有少量涎腺母细胞瘤合并肝母细胞瘤的病例报道。

其他唾液腺病变：舌异位甲状腺可表现为舌背中线处的均匀实性肿块。70%的患者中，这种异位甲状腺是唯一有功能的甲状腺组织。

横纹肌肉瘤有40%发生于头颈部，并可起源于任意一块肌肉组织。其是儿童中第二常见的腮腺和下颌下腺区的恶性肿瘤。唾液腺受累通常为其直接侵犯的结果。

唾液腺的原发性淋巴瘤，又称为黏膜相关淋巴组织淋巴瘤，起源于黏膜相关的淋巴组织。干燥综合征和其他自身免疫性疾病（包括HIV）的患者，有罹患原发性淋巴瘤的风险。淋巴瘤很少出现继发性受累，但对腮腺的侵犯则相对更常见。腮腺淋巴瘤在超声上表现为局灶性的肿块或弥漫性的腺体浸润伴有腺体肿大。病灶可由多个小的、低回声的结节组成，或者表现为一个形状不规则、回声不均匀无钙化或者囊性变的肿块。有报道1例累及下颌下腺的唾液腺的原发性淋巴瘤超声表现为在低回声外间隔包绕线状高回声，形成龟甲状外观。肿瘤CDFI通常表现为丰富的血流信号。

脂肪瘤占腮腺肿瘤的1%；腮腺区域中57%的脂肪瘤发生在腮腺内。这些病灶呈边界清晰的椭圆形，可被压缩。超声图像显示脂肪瘤内部有条纹状或羽毛状的回声，无彩色多普勒血流信号。在年龄更小的儿童中，脂肪母细胞瘤更为常见。

白血病浸润唾液腺比较罕见，其在超声图像上的表现类似于淋巴瘤。

发生在唾液腺的转移性肿瘤在儿童中罕见，但神经母细胞瘤和甲状腺癌则可转移至此。

周围神经鞘瘤包括神经纤维瘤和神经鞘瘤，可发生于腮腺，常与面神经有关。多发性或丛状神经纤维瘤是Ⅰ型神经纤维瘤病的典型表现。超声表现为腺体内多发低回声区。

（二）舌骨上囊性病灶

在腮腺间隙，最常见的是Ⅰ型鳃裂囊肿，涎腺单纯性囊肿较为罕见。囊肿多半由黏液潴留引起，超声表现为边界清楚的无回声，后方回声增强，病灶内无血流。在耳前区腮腺浅侧，还可出现皮样囊肿和表皮样囊肿。

在两侧颌下间隙，于颌下腺后方可见Ⅱ型鳃裂囊肿。淋巴管畸形亦可延伸至颌下间隙。舌下囊肿是黏液潴留性囊肿，因舌下腺或腺管阻塞引起，常出现在中线两侧的舌下腺区，表现为口底的无痛性肿胀。当舌下囊肿较大时可延伸至下颌舌骨肌水平以下，称为潜突型舌下腺囊肿。双侧潜突型舌下腺囊肿可延伸至咽旁间隙，称为巨大潜突型舌下腺囊肿，比较罕见。单纯型舌下囊肿超声表现为单房囊肿，继发感染时，病变可表现为内部有散在小片状回声、边界不清，以及周围组织炎性改变（图2.20）。这些病变都可通过口内袋形缝合术或外科切除术进行治疗。

舌骨上囊性病变鉴别诊断
腮腺间隙
Ⅰ型鳃裂囊肿
腮腺黏液潴留囊肿
含囊性成分的肿瘤
腮腺脓肿
淋巴结坏死
淋巴管畸形
颌下间隙
Ⅱ型鳃裂囊肿
舌下囊肿
皮样囊肿或表皮样囊肿
甲状舌管囊肿
会厌谷囊肿
淋巴结坏死
淋巴管畸形

位于舌骨上区中线部位的病变包括皮样或表皮样肿物，以及甲状舌管囊肿。咽壁黏液腺的分泌物潴留可引起会厌谷囊肿。这些囊肿可以是先天性，也可以是获得性，并可引起上呼吸道阻塞，从而导致死亡。这些病变位于颈部中线，超声表现为位于舌后方及下方的低回声或无回声囊性肿物（图2.21）。

（三）咀嚼肌间隙

超声可诊断咀嚼肌间隙的病变，同时评估腮腺受累情况。咀嚼肌间隙最常见的软组织肿物是肉瘤和血管畸形。值得注意的是，静脉畸形常累及咬肌和翼肌，均质性肿物要排除咬肌的良性增生，但是白血病或淋巴瘤浸润肌肉时的表现可与增生相似，因此，结合临床至关重要（图2.22）。在有外伤的情况下，可见表现为低回声的血肿。当牙齿发生感染时，常可见继发性或原发性下颌骨的肌炎或骨髓炎，亦可伴有蜂窝织炎和软组织脓肿。

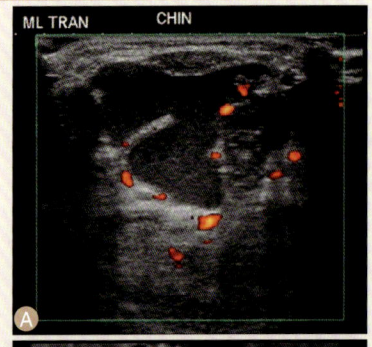
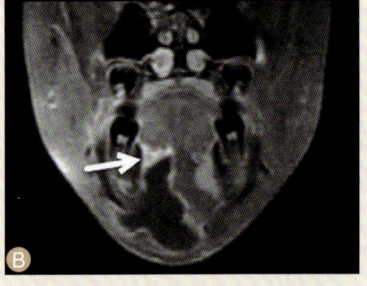

10岁患儿，颈部疼痛。A.病灶位于右侧舌下腺与口底之间，边界清晰呈分叶状、低回声，内有散在片状回声，后方回声增强，内部无血流信号；B.冠状面MRI T_1WI增强抑脂序列显示囊肿壁强化，并与舌下腺相连（箭头），延伸至舌下。

图 2.20　舌下囊肿

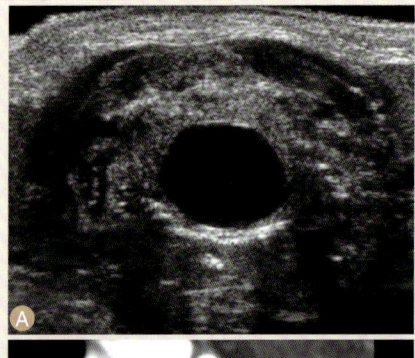
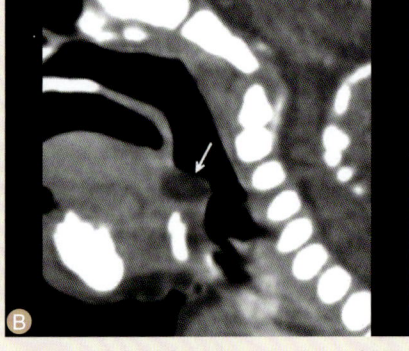

A.通过舌根部的灰阶超声成像显示一枚透声良好的单房囊肿；B.CT矢状面显示一枚单纯性囊肿（箭头），位于会厌谷水平舌根部。

图 2.21　会厌谷囊肿

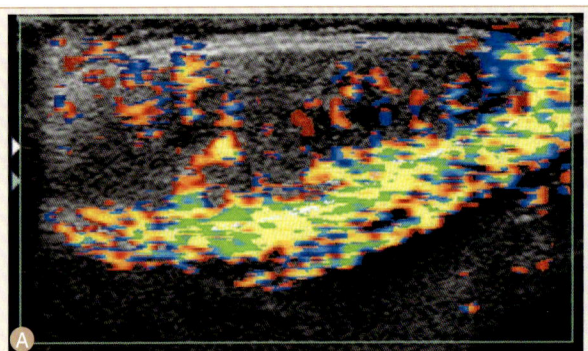
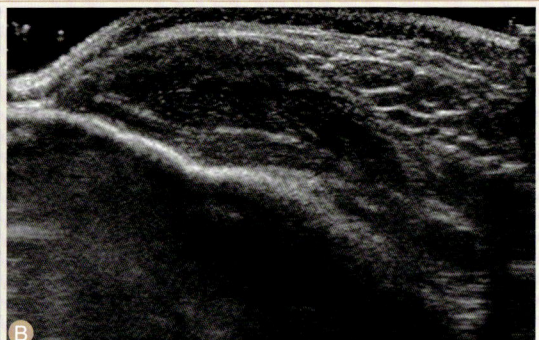
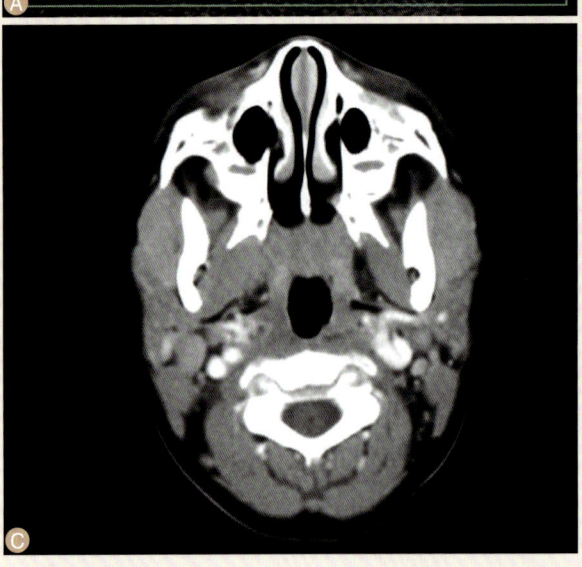

2岁患儿，双侧咬肌增大。A.面颊部超声显示咬肌增大，并伴有异常增多血流信号；B.颞肌异常增大，回声轻度不均匀；C.CT横断面扫查证实双侧咬肌肿物。

图 2.22　咬肌粒细胞肉瘤（绿色瘤）

三、舌骨下区

舌骨下间隙颈深筋膜分为浅层、中层和深层（图2.23）。浅层为胸骨上间隙，位于胸骨上方、胸骨甲状肌及胸骨舌骨肌前方。颈深筋膜中层为脏器间隙，其中包含甲状腺、甲状旁腺、气管、食管、食管旁淋巴结和喉返神经。

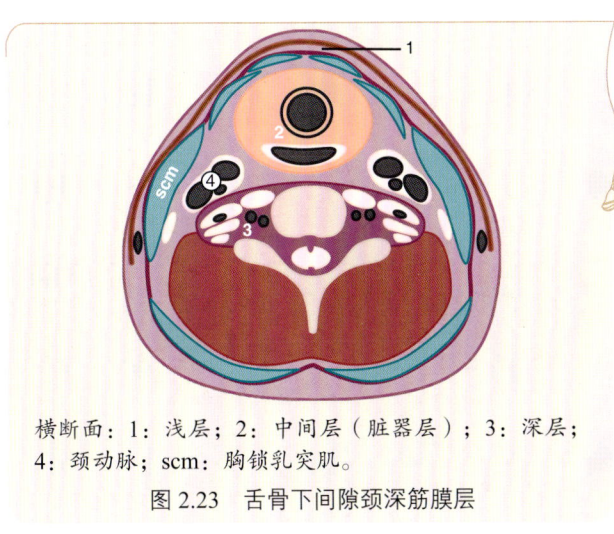

横断面：1：浅层；2：中间层（脏器层）；3：深层；4：颈动脉；scm：胸锁乳突肌。

图2.23　舌骨下间隙颈深筋膜层

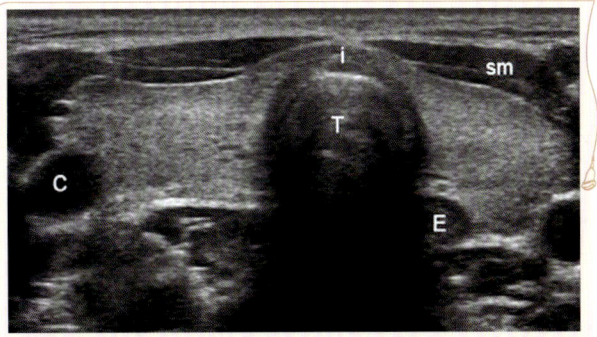

横切面显示甲状腺回声均匀，回声高于胸骨舌骨肌和胸骨甲状肌（sm），正常右叶、左叶及峡部（i），气管（T）位于中央，食管（E）位于左叶后方，颈总动脉（C）位于外部边缘。

图2.24　正常甲状腺

（一）甲状腺

1. 正常解剖结构

甲状腺起源于舌根部盲孔，于胚胎第7周下降至喉部和上部气管前方。颈总动脉和颈内静脉位于甲状腺外侧，颈段食管位于中线或气管左侧。甲状腺由两侧叶和峡部组成，约50%的人峡部向上延伸形成锥体叶。4个甲状旁腺位于甲状腺两侧叶的背侧。

在超声检查中，患者取仰卧位，颈部略呈过伸状态，选择高频线阵探头（10～15 MHz），也可使用垫枕辅助检查。对甲状腺进行纵切及横切扫查，当扫查肿物或结节时可使用多普勒成像，邻近的颈部结构也应进行扫查，尤其是颈部淋巴结和锁骨上淋巴结。

在声像图中，正常的甲状腺回声均匀一致，回声高于邻近肌肉组织（图2.24）。甲状腺两侧叶横断面显示为三角形，矢状面上为椭圆形。甲状腺的大小会随着年龄发生变化；表2.1和表2.2列出了甲状腺正常值。

2. 先天性甲状腺病变

一些原发性甲状腺病变虽可延伸至舌骨上、下间隙，但仍为甲状腺来源，因而在此进行阐述。

表2.1　正常甲状腺大小[a]

	研究对象人数（男女比例）	厚度（cm）[b]	宽度（cm）[b]
矫正孕周			
30～33	5（4∶1）	0.8±0.1	1.1±0.3
33～37	19（13∶6）	1.1±0.3[c]	1.4±0.3[d]
身高（cm）			
45～50	42（20∶22）	1.4±0.2[c]	1.7±0.2[c]
50～70	42（27∶15）	1.4±0.1	1.8±0.2
70～90	8（6∶2）	1.4±0.1	1.9±0.1
90～100	8（3∶5）	1.4±0.2	1.8±0.2
100～110	34（12∶22）	1.5±0.3	2.1±0.3
110～120	35（20∶15）	1.7±0.3	2.3±0.3
120～130	45（23∶22）	1.8±0.4	2.4±0.3
130～140	36（21∶15）	1.9±0.5	2.7±0.2
140～150	42（20∶22）	2.1±0.4	2.8±0.3
150～160	59（25∶34）	2.2±0.3	2.8±0.3
160～170	16（14∶2）	2.4±0.4	3.0±0.4

注：[a]根据早产儿的矫正孕周，以及从新生儿到青春期的身高。
[b]均值±1倍标准差。
[c]与30～33周相比：$p<0.01$。
[d]与30～33周相比：$p<0.05$。

来源：With permission from Ueda D, Mitamura R, Suzuki N, Yano K, Okuno A. Sonographic imaging of the thyroid gland in congenital hypothyroidism. Pediatr Radiol. 1992；22（2）：102-105.

甲状腺功能减退症若未经治疗，会导致严重的智力发育障碍及骨骼发育迟缓，因此，对新生儿甲状腺功能减退症的筛查在美国是一项常规检查的项目。先天性甲状腺功能减退症在新生儿中的发病率约为1/4000，女孩发病率为男孩的2倍。病因包括甲状腺缺如或发育障碍、先天性代谢异常引起的甲状腺肿、母体甲状腺毒症或母体碘摄取异常、抗甲状腺药物治疗或锂治疗，其中约85%是由甲状腺发育不全引起的（甲状腺结构缺陷），包括甲状腺发育不全或异位甲状腺。超声是先天性甲状腺功能减退症的首选影像学检查方法，超声能够明确诊断正常甲状腺、甲状腺增大、甲状腺减小或甲状腺缺如。甲状腺增大的常见原因是甲状腺肿。在儿童中，甲状腺大小正常的先天性甲状腺功能减退症一般见于伴有假性甲状旁腺功能减退症、唐氏综合征、垂体功能减退症、母体抗体诱导的甲状腺功能减退症，以及短暂性促甲状腺激素升高。甲状腺偏侧缺如症较为少见（占0.2%），表现为甲状腺任意一侧叶的发育障碍，其中左叶缺如占60%（图2.25）。异位甲状腺组织可位于胚胎时期下降径路的任何部位，因此在超声检查中，如果在正常部位没有找到甲状腺腺体，则应当沿中线向上扫查直至舌根。异位甲状腺组织来源于舌，因此90%的异位甲状腺在舌骨上方，靠近舌骨，深达舌肌。新生儿异位甲状腺的典型声像图表现为轮廓清楚的卵圆形结构，回声与正常甲状腺组织相一致，彩色多普勒显示血流丰富（图2.26）。对于接受甲状腺功能减退症治疗且伴有异位甲状腺的大龄儿童，异位腺体可表现为无血流的低回声。有些异位甲状腺儿童的甲状腺功能正常，如果在舌根部见一肿物，必须首先明确该肿物是否为甲状腺组织，否则切除可能会导致甲状腺功能减退。如果超声无法明确是否为异位甲状腺，可应用灵敏度更高的核医学检查。当超声检查明确了正常甲状腺组织时，也可应用核医学闪烁显像对甲状腺功能进行评估。

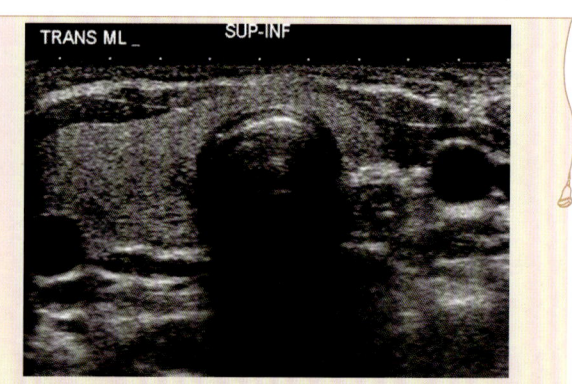

甲状腺右叶及峡部正常，但左叶缺失。注意左侧颈动脉位于左叶解剖区域。

图2.25　甲状腺偏侧缺如症

甲状舌管囊肿约占所有先天性颈部肿块的70%，是超声可明确诊断的最常见的中线处囊肿和发育异常。甲状舌管的解剖与胚胎发育有关，从舌盲孔开始，沿中线下降至舌骨的后面及下面直至甲状腺锥体叶。如果分泌上皮包绕的导管持续存在，则会形成囊肿或窦道。囊肿可以出现在下降路径上的任何部位，但典型的甲状舌管囊肿表现为位于舌骨旁的无症状性肿块。大多数的甲状舌管囊肿位于中线或矢状线旁，尤其是中线左侧。甲状舌管囊肿可随着吞咽动作发生移动，若病变位于舌骨上方，随着舌的运动病变会出现典型的上移运动。与甲状舌管囊肿相关的先天性瘘管罕见，但感染后可形成继发性瘘管。

只有不到一半的甲状舌管囊肿呈现典型的声像图表现，包括薄壁、无回声、单房囊肿（图2.27）。这些囊肿通常不是由炎症引发，而是由上皮细胞分泌的黏液或胶冻样的富含蛋白的物质沉积所形成，因此囊肿呈低回声或不均质回声，也有些表现为类实性样，与异位组织相似（图2.28）。大多数囊肿表现为后方回声增强，无血流信号。为排除异位甲状腺组织，建议在对甲状舌管囊肿进行扫查时显示出正常甲状腺腺体。在甲状舌管囊肿患者中有近1/3会反复感染，声像图表现为厚壁，内部出现分隔，以及由于散在片状回声而呈现的不均匀回声。本病患者癌症风险增加，主要是乳头状癌，当囊肿出现钙化或软组织肿物时要怀疑是恶性肿瘤。本病治疗采用Sistrunk术式切除，包括切除囊肿、残余管壁及部分舌骨。在Sistrunk术后，仍有约11%的患者会复发。

舌骨下间隙囊性病变的鉴别诊断包括甲状舌管囊肿、皮样囊肿、表皮样囊肿、鳃裂囊肿、淋巴管畸形、喉膨出、坏死性淋巴结炎、畸胎瘤及胸腺囊肿。

表2.2　甲状腺体积及各叶厚度[a]

身高（cm）	研究对象例数	体积（cm）	RLT（cm）[b]	LLT（cm）[b]
≤99	16	2.3±0.7	0.8±0.17	0.8±0.18
100～109	34	3.3±1.0	0.8±0.19	0.8±0.21
110～119	35	4.1±1.1	0.9±0.17	0.9±0.19
120～129	45	4.9±1.1	0.9±0.18	0.9±0.20
130～139	36	6.3±2.0	0.9±0.25	1.0±0.25
140～149	42	7.4±2.2	1.0±0.23	1.0±0.23
150～159	59	8.5±2.3	1.1±0.23	1.0±0.24
≥160	20	10.9±2.5	1.2±0.24	1.2±0.25

注：LLT：左叶厚度；RLT：右叶厚度。
[a]根据身高。
[b]均值±1倍标准差。
来源：With permission from Ueda D. Normal volume of the thyroid gland in children. J Clin Ultrasound. 1990；18（6）：455-462.

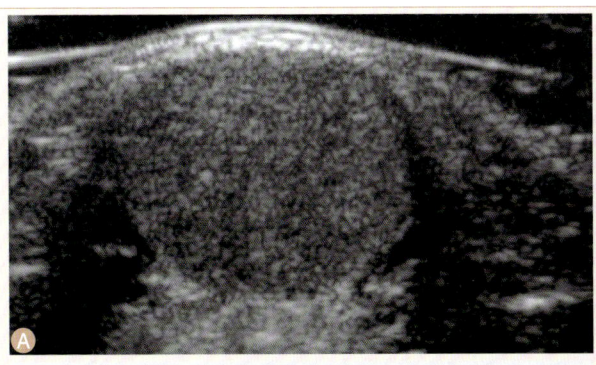
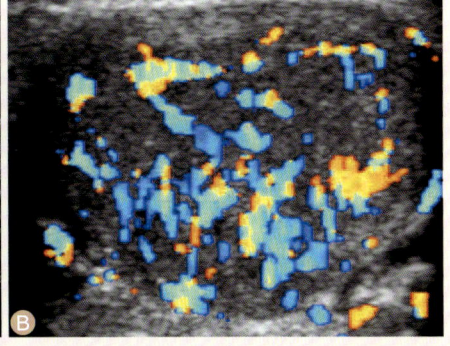

A.3个月婴儿，甲状腺功能减退，超声可见颏下肿块，肿块部位显示为回声均匀的软组织肿块，其回声同正常甲状腺回声；B.CDFI显示病灶血流丰富；C.99mTC-核医学前后位成像证实为舌甲状腺，正常解剖部位甲状腺组织缺如。

图 2.26　甲状腺异位症

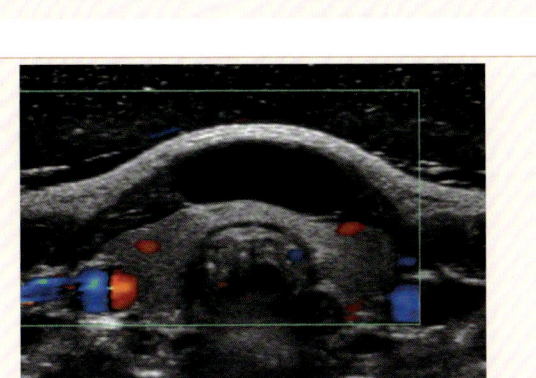

CDFI显示中线部位较大的无回声囊肿，位于甲状腺正前方，局部被带状肌包绕。

图 2.27　甲状舌管囊肿

舌骨下囊性病变鉴别诊断

中线

甲状舌管囊肿

皮样囊肿或表皮样囊肿

两侧

鳃裂囊肿

淋巴管畸形（可位于中线）

喉膨出

甲状舌管囊肿

坏死性淋巴结炎

畸胎瘤

胸腺囊肿

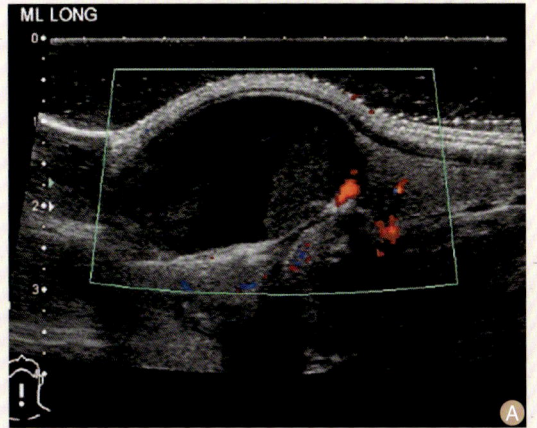
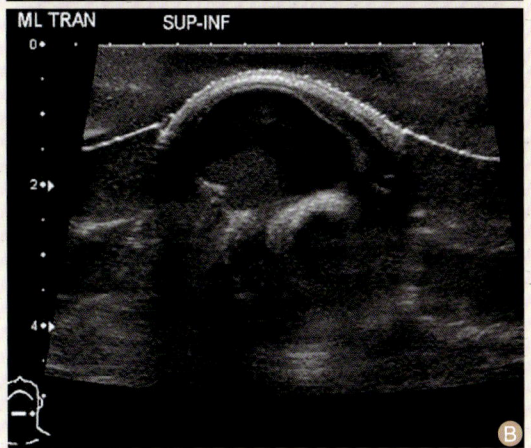

A.彩色多普勒超声矢状面扫查，于气管前方、甲状腺峡部上方可见一无血流信号的复杂性囊肿；B.灰阶超声横切面显示肿块回声不均匀，呈中低混合回声。

图 2.28　复杂性甲状舌管囊肿

3. 甲状腺炎症

甲状腺腺体内碘含量高，对感染具有高度抵抗力，因此甲状腺急性细菌性感染少见。若是发生了感染，通常由葡萄球菌、链球菌或厌氧菌所引起，在声像图中，腺体表现为回声不均匀，边界不清。如果甲状腺左叶出现异常，还应考虑先天性梨状窦、第Ⅲ或第Ⅳ鳃器残留（图2.29）。该类患者通常在2～12岁时出现发热、咽喉痛和下颈部肿胀。在声像图中，甲状腺左叶回声可不均匀，若形成脓肿，通常在左侧甲状腺周围区域会出现被充血组织包绕的中央呈低回声的病灶。

de Quervain甲状腺炎，又被称为局灶性甲状腺炎，是一种不常见的亚急性甲状腺炎，可能是由病毒感染所引起。甲状腺肉芽肿性炎会导致甲状腺明显肿大和回声不均匀。

桥本甲状腺炎是儿童和青少年甲状腺疾病最常见的病因，是一种由循环抗体引起的自身免疫性疾病。由于甲状腺腺体损伤，导致了弥漫性淋巴细胞和浆细胞浸润。本病女性比男性更常见，有1/4的病例有甲状腺疾病家族史。患者临床表现为甲状腺的无痛性肿大。虽然在急性期患者会出现甲状腺功能亢进，但是大部分患者在发现时表现为甲状腺功能减退。桥本甲状腺炎可与多种综合征相关（如特纳综合征、努南综合征和唐氏综合征），并且在青少年糖尿病患者中、接受苯妥英钠治疗及霍奇金病患者中均有报道。声像图表现为甲状腺增大，边缘呈分叶状，有粗糙分隔及多个直径为1～6 mm的低回声微小结节（图2.30）。彩色多普勒频谱可显示为血供正常、增加或减少，常伴有邻近的颈部淋巴结肿大。大多数患者的症状能自行缓解。在患有桥本甲状腺炎的基础上，若甲状腺超声检查时发现了可疑结节，通常恶性风险增高。

弥漫性毒性甲状腺肿是儿童甲状腺功能亢进症最常见的原因。它是一种自身免疫性疾病，由甲状腺刺激性免疫球蛋白与促甲状腺激素受体相结合后引起，患者甲状腺激素分泌增多，常有家族发病史。弥漫性毒性甲状腺肿女性好发（女孩与男孩患病比例为5:1），青春期11～15岁是发病高峰期。该疾病常通过临床表现即可诊断：患儿可出现甲状腺肿大、眼球突出和甲状腺功能亢进。受来自母体的甲状腺刺激性免疫球蛋白影响，患病母亲所生的婴儿在胎儿或新生儿时期，也可能会出现暂时性的甲状腺功能紊乱和甲状腺肿。弥漫性毒性甲状腺肿声像图可表现为甲状腺弥漫性肿大、回声不均匀及呈弥漫性低回声。CDFI示甲状腺内血流丰富，也称作"甲状腺火海"征（图2.31）。频谱多普勒示甲状腺动脉收缩期峰值流速增高，阻力指数降低。

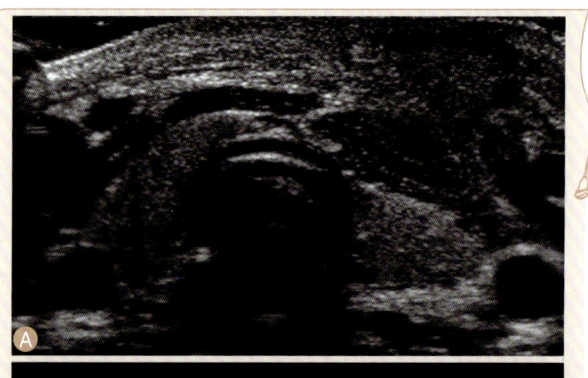

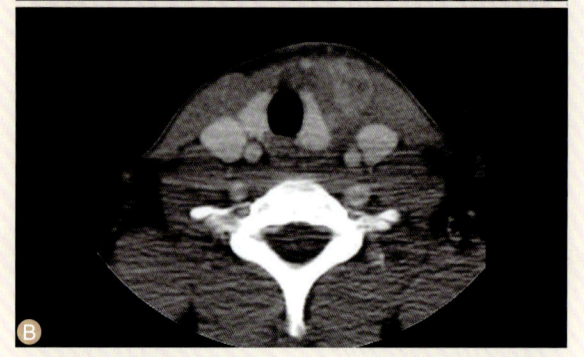

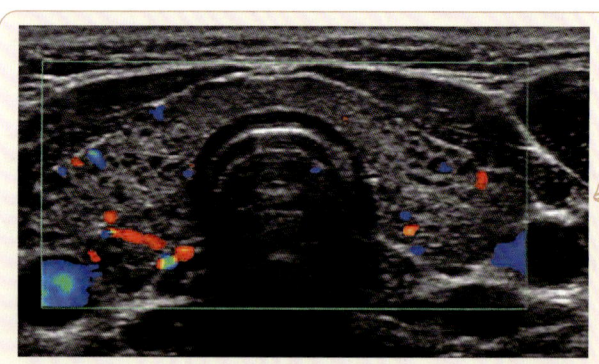

CDFI显示甲状腺内回声增粗、不均匀，内见多个低回声微小结节，甲状腺内血流稍丰富。

图2.30　桥本甲状腺炎

A.左颈前部低回声，边界模糊，邻近肌肉及软组织发生扭曲、变形，压迫甲状腺左叶；B.同一水平CT横切面显示甲状腺左叶旁蜂窝织炎，增强扫描强化不均匀。

图2.29　Ⅳ型鳃裂窦道脓肿

4. 甲状腺肿物

儿童中甲状腺结节较少见，发病率为1.5%。甲状腺结节多为偶尔触及，甲状腺功能检查往往正常。需引起重视的是，儿童或青少年甲状腺孤立性

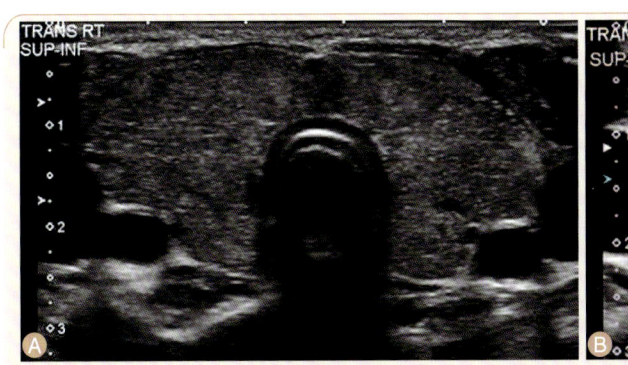
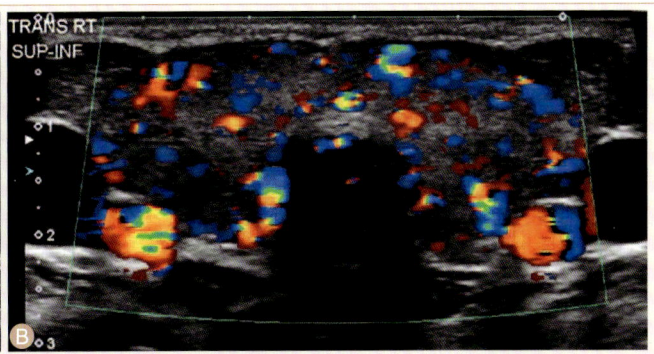

A.甲状腺弥漫性肿大，回声减低、不均匀；B.CDFI显示"甲状腺火海"征。

图2.31 弥漫性毒性甲状腺肿

结节中约33%为恶性。超声与放射性核素显像是甲状腺结节的主要成像方法。细针穿刺（FNA），尤其是超声引导下细针穿刺可帮助确定甲状腺结节的病理性质，准确率为80%~95%。FNA不能确定诊断的甲状腺结节建议行外科手术切除。纵切面图像上，位于甲状腺后方中部的环状软骨呈一等回声的圆形或椭圆形肿块样结构。未钙化的环状软骨在声像图上类似甲状腺内的假结节或甲状腺内结节的假象。

超声检查时，CDFI有助于评估甲状腺结节与邻近血管的关系。

儿童甲状腺内偶然发现的结节中最常见为甲状腺囊肿。这些甲状腺囊性肿块多由甲状腺良性结节坏死退变形成，很少是含有内衬上皮的真性囊肿。大部分囊肿内成分复杂，声像图表现为囊壁不规则增厚，囊内呈混合回声，有时可见陈旧性出血引起的液-液分层。囊内的胶质可形成点状强回声，部分伴彗尾伪像（图2.32）。囊性肿块发生退行性变时可出现钙化，声像图上呈强回声团块伴后方声影，有时在肿块周边形成蛋壳样钙化。CDFI可以观察肿块周边的血管结构，而核素甲状腺显像能够显示肿块不同程度的显像剂摄取。

甲状腺内并不常发生出血，出现多与外伤有关，因有时甲状腺出血可形成甲状腺肿瘤样结构，临床常须鉴别。声像图上血肿多呈不均匀低回声团块（图2.33）。多数甲状腺囊性肿块中的囊性部分是由于出血或坏死液化引起。核素甲状腺显像能够反映肿块显像剂摄取的不同，如部分滤泡性腺瘤表现为显像剂高摄取。甲状腺恶性肿瘤也可表现为囊性肿块，结节可疑时通常建议影像学检查密切随访或手术切除。

滤泡性腺瘤是最常见的儿童甲状腺良性肿瘤，由甲状腺滤泡细胞过度增殖（增生）而引起。病灶可单发或多发，呈圆形、边界清晰的低或高回声团块，内部可呈蜂窝状回声。声像图上，大约60%的腺瘤周边可见低回声晕环，宽为1~2 mm，晕环通常由肿块周边的纤维组织或血管包绕所形成，CDFI可清楚显示包绕血管（图2.34）。尽管甲状腺滤泡性腺瘤有典型的良性特征，但超声仍很难区分甲状腺滤泡性腺瘤和滤泡性癌。

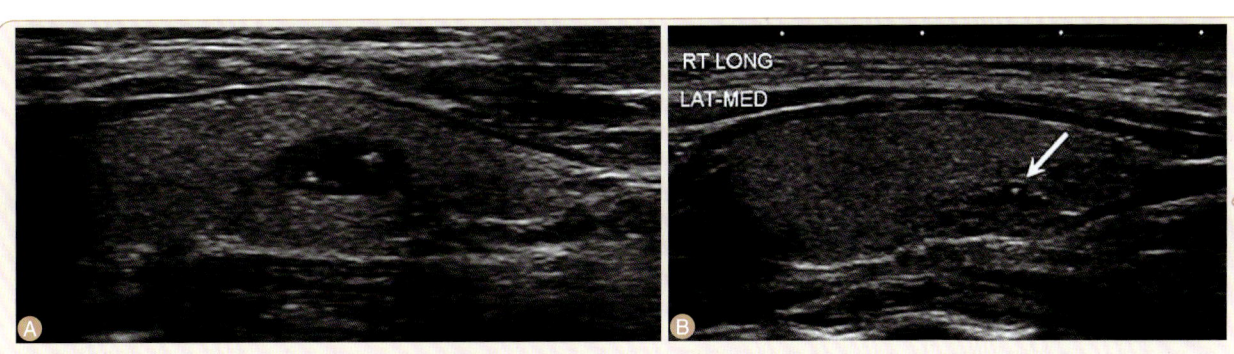

A.5岁儿童，甲状腺左叶可触及一肿块，声像图上见一椭圆形低回声团块，内回声不均匀，有局灶性高回声区，后证实为胶质囊肿，CDFI示肿块内无血流（未图示）；B.甲状腺右叶内见多个低回声小结节，其中一个可见彗尾伪像（箭头）。

图2.32 甲状腺退变（胶质）囊肿

结节性（腺瘤样）甲状腺肿在儿童中少见，一般发生在青春期或接近青春期女孩。成人患病则与碘缺乏有关。在儿童中，遗传易感性是常见致病原因，但与患儿自身免疫因素也有关系。在肾囊性病变、多指（趾）畸形、桥本甲状腺炎、多发性骨纤维营养不良及既往接受过放射治疗的患儿中都发现过合并存在多结节甲状腺肿的病例。患儿甲状腺功能一般正常，临床常因甲状腺内触及一个或多个结节而发现该病。患者超声表现为甲状腺内可见大小及回声不等的多个结节（图2.35，动图2.2）。一些结节因内部出血或坏死可呈囊性。多结节甲状腺肿患者发生甲状腺非髓样癌的风险可增高，所以对该类患者进行甲状腺的持续超声检测随访很有必要。

甲状腺癌在儿童中罕见。在15岁以下儿童发生的全部恶性肿瘤中，甲状腺癌仅占1.5%。然而，

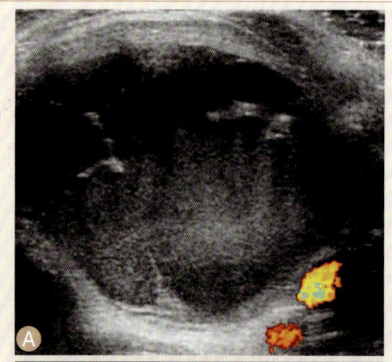

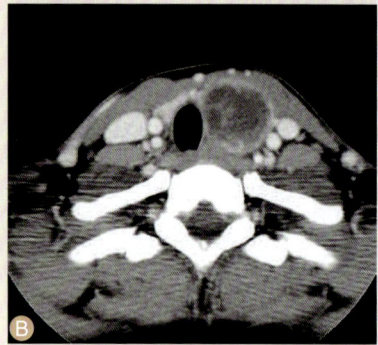

青少年女孩，左侧颈部被肘部撞击后出现一包块。A.甲状腺左叶可见一边界清晰、内部回声不均匀、圆形、无血流的团块；B.CT横断面显示血肿占据了甲状腺左叶大部分。

图 2.33　甲状腺血肿

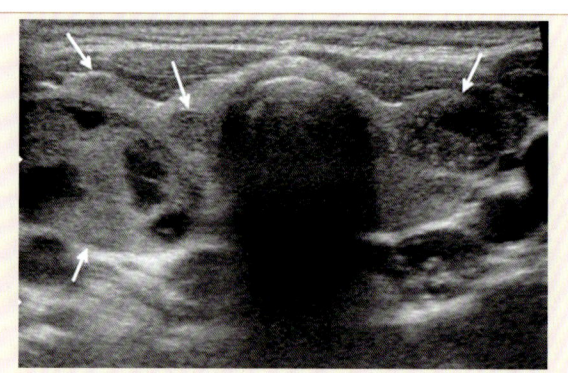

17岁患者，甲状腺肿大，声像图显示甲状腺双侧叶内多发结节，部分为低回声小结节，其他为混合回声大结节。

图 2.35　结节性甲状腺肿

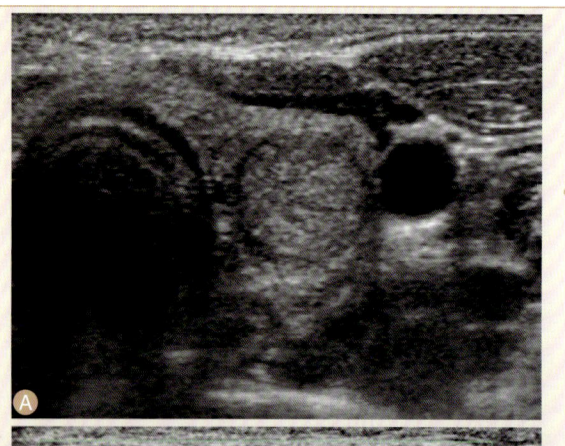

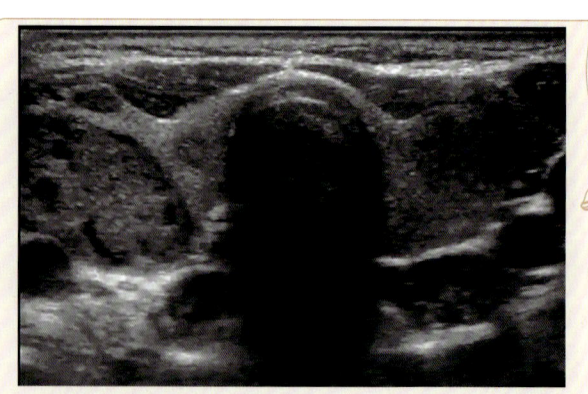

A.甲状腺左叶内可见一圆形、边界清晰的等回声团块，周边可见低回声晕环；B.CDFI显示肿块周边血管。

图 2.34　甲状腺滤泡性腺瘤

患者甲状腺双侧叶内可见多个大小及回声不等的结节，部分结节呈囊实性。

动图 2.2　结节性甲状腺肿

儿童甲状腺结节为恶性的概率是成人的1.5~5倍。在15~19岁女孩的常见恶性肿瘤中，甲状腺癌位居第二。包括甲状腺癌家族史、遗传易感人群、辐射暴露史等一些因素都会使甲状腺癌发生风险增高。尤其在接受过骨髓移植的患儿中，甲状腺癌发生风险增高。包括PTEN错构瘤肿瘤综合征（由PTEN肿瘤抑制基因的种系突变引起）、Cowden综合征和Bannayan-Riley-Ruvalcaba综合征、家族性腺瘤性息肉病、Gardner综合征、波伊茨-耶格综合征和黏液瘤综合征在内的多种综合征都与甲状腺结节及甲状腺癌有关。自身免疫性甲状腺炎也会增加甲状腺癌的发病率。甲状腺受辐照后可以出现囊肿、良性结节、恶性结节等一系列甲状腺异常。受辐照后，甲状腺癌发病率会增加20倍以上，平均潜伏期长达15年。受辐照危险因素包括：受辐照者为女性，受辐照时年龄较小，受辐照时间较长。甲状腺癌患者的甲状腺内常可触及结节，颈部可触及肿大淋巴结，少数患者出现声音嘶哑或诉颈部疼痛。儿童甲状腺恶性肿瘤中，甲状腺乳头状癌是最常见的病理类型，占80%。乳头状癌中20%为多发，主要通过淋巴管转移（图2.36）。儿童甲状腺癌中滤泡性癌占17%，主要通过血行转移。甲状腺髓样癌占2%~3%，患者有明显家族发病特点。甲状腺髓样癌可分泌降钙素，有Ⅱ型多发内分泌腺肿瘤（MEN Ⅱa和MEN Ⅱb）的特征。临床上，儿童甲状腺髓样癌常处于疾病晚期，50%~80%出现了淋巴结转移，6%~18%出现了肺转移。

儿童患有甲状腺癌时，较成人更容易出现颈部淋巴结转移和肺转移。儿童甲状腺癌恶性程度更高，也更易复发。然而，儿童甲状腺癌出现骨转移少见。超声有时很难鉴别甲状腺肿瘤的良恶性。提示甲状腺肿瘤为恶性的声像图特征包括：实性、出现钙化（特别是微钙化）、低回声、边缘不规则、高纵横比、无外周晕环、结节内有血管及颈部出现异常淋巴结。结节大小并不是区分甲状腺肿瘤良恶性的标准。由于儿童甲状腺结节有很高的恶性风险（25%~50%），所以当声像图表现或临床怀疑结节为恶性时，须对结节进行细针活检或手术切除。甲状腺滤泡性癌与甲状腺滤泡性腺瘤声像图表现相似。超声检查发现甲状腺癌时，需要注意观察周围淋巴结情况，当出现淋巴结肿大或其内见钙化时，要考虑到淋巴结转移可能。

甲状腺恶性肿瘤的声像图特征

实性为主的结节
出现钙化，特别是微钙化
低回声
边缘不规则
高纵横比
无外周晕环
结节内有血管
颈部出现异常淋巴结

核素显像（通常为碘-123和碘-131显像）可帮助诊断甲状腺结节良恶性从而指导后续治疗。"冷"结节多为恶性肿瘤，"热"结节多为良性肿瘤，但也有例外情况（图2.37）。一般而言，在经过甲状腺全切、颈部淋巴结清扫手术及术后碘-131放射治疗后，儿童甲状腺恶性肿瘤（髓样癌除外）预后较好，10年生存率>95%。

其他儿童甲状腺肿瘤还包括淋巴瘤及畸胎瘤。在桥本甲状腺炎患儿中，如果甲状腺内见到单个或多个低回声结节，要考虑到淋巴瘤的可能。

（二）甲状旁腺

甲状旁腺共有两对，是由第三及第四对鳃囊发育而成的内分泌腺。正常甲状旁腺组织回声与甲状腺基本相等，因而声像图上正常甲状旁腺不易发现。原发或继发甲状旁腺功能亢进时，可应用超声检查甲状旁腺。甲状旁腺腺瘤在儿童中罕见，但该病是原发性甲状旁腺功能亢进最常见的原因。慢性肾功能不全的患儿会出现继发性甲状旁腺功能亢进，致甲状旁腺增生。四个甲状旁腺都增生的情况在多发性内分泌肿瘤综合征Ⅰ型患者中多见。超声检查可发现甲状旁腺肿大及甲状旁腺肿瘤，敏感性为80%~90%。甲状旁腺增生与甲状旁腺腺瘤声像图相似，都可表现为位于甲状腺后方的、与甲状腺长轴平行的、椭圆形、低回声、边界清楚的实性团块（图2.38）。少数情况下可见甲状旁腺肿块巨大、呈分叶状，或其内出现液化、钙化。出现甲状旁腺腺瘤时，其旁扩张的甲状腺下动脉可被推挤形成一个血管弧，声像图上观察到这种血管弧有助于确诊甲状旁腺腺瘤。因为异位甲状旁腺占20%，当超声不能发现甲状腺旁腺病灶时，可建议患者行MRI检查。

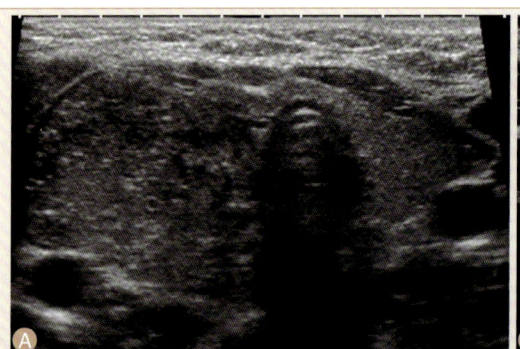
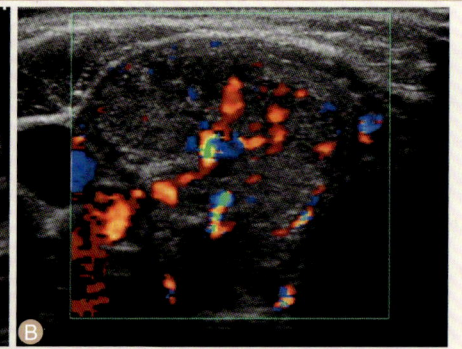
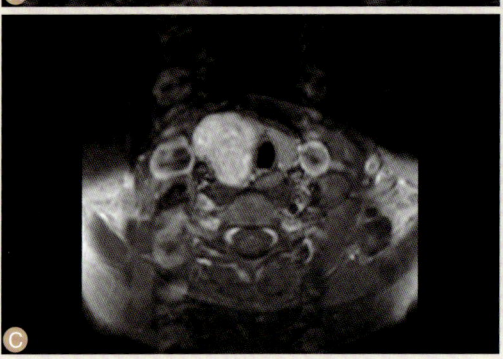

A.横切面显示甲状腺右侧叶内一较大肿块,回声不均匀,内有点状高回声,提示微钙化;B.CDFI显示肿块内血流信号增多;C.钆剂增强MRI T₁WI横断面显示甲状腺右叶肿块显著增强。

图 2.36　甲状腺乳头状癌(1)

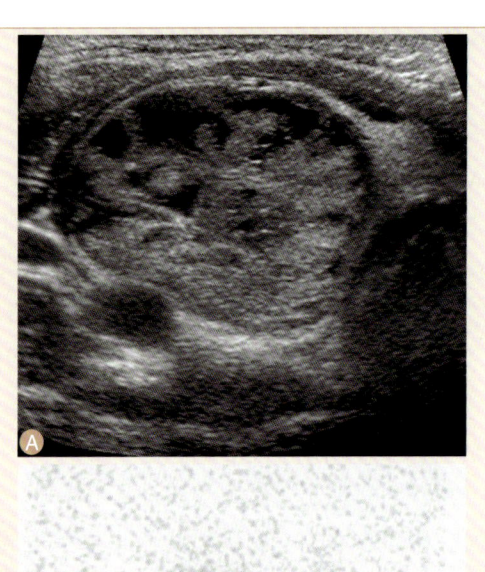
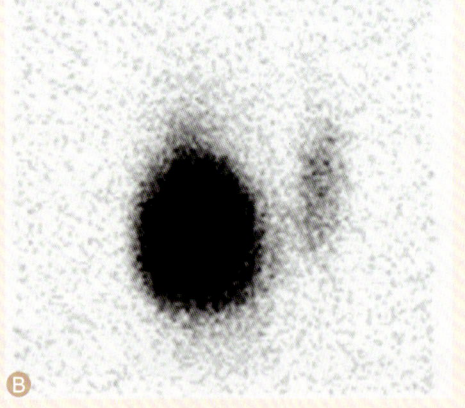

A.甲状腺右叶内可见一回声不均匀、边界清晰有外周晕的团块,倾向考虑为滤泡性腺瘤;B.$_{99m}$TC-高锝酸盐扫描显示肿块显像剂摄取增多,提示为高功能腺瘤,然而病理诊断是甲状腺癌。

图 2.37　甲状腺乳头状癌(2)

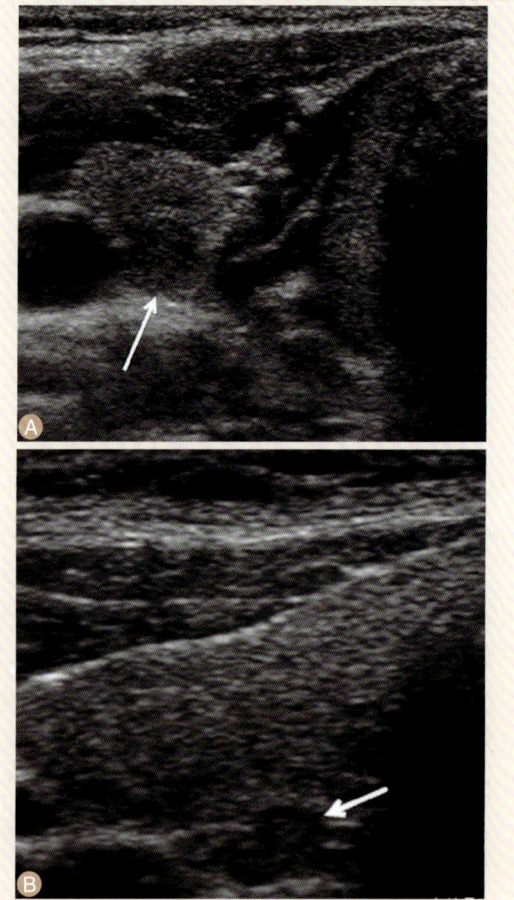

A.甲状旁腺功能亢进患者甲状腺后方可见一低回声结节(箭头);B.肾功能不全患者甲状腺后方可见一"扁豆状"低回声结节(箭头),符合甲状旁腺增生表现。

图 2.38　甲状旁腺腺瘤及甲状旁腺增生

（三）其他囊性病变

前肠囊肿是由于呼吸道及肠道的胚芽出现发育缺陷所致。支气管囊肿通常发生在纵隔，很少出现在下颈部。食管囊肿病灶一般紧贴食管壁。前肠囊肿常可被触及，病灶生长迅速时可导致患儿气道阻塞和吞咽困难。超声检查时，前肠囊肿一般呈单房表现，但并发出血和感染时，特别是当病灶与气道或食管相交通时，声像图表现复杂。

喉气囊肿是起源于喉室顶壁的喉球囊的异常扩张，内可含气体或液体。喉内型喉气囊肿病灶仍位于喉内；喉外型喉气囊肿病灶可通过甲状舌骨膜穿出。当喉球囊近端完全阻塞形成喉气囊肿时，声像图上呈一突向喉内及会厌前间隙的囊壁光滑的无回声团块。8%~10%的喉气囊肿可出现反复感染，其中15%与肿瘤发生有关。儿童喉气囊肿的临床表现有气道阻塞和喂食困难。

四、舌骨未定界区域

颈动脉间隙及颈深筋膜可分为舌骨上区和舌骨下区。颈动脉间隙由三层颈深筋膜包裹而成，范围上至颅底，下至主动脉弓，内部结构包括颈内动脉、颈静脉、Ⅸ~Ⅻ颅神经（Ⅹ迷走神经）和颈深淋巴结链。咽后间隙和椎前间隙范围从颅底延伸至第三胸椎平面。危险间隙位于咽后间隙内，咽后部感染可借此蔓延至后纵隔。咽后间隙内主要有淋巴结，而椎前间隙内包含有椎体、脊髓、椎旁肌、斜角肌、椎动脉和椎静脉结构。许多疾病，特别是淋巴结病变常同时累及多个颈部间隙，所以一般多个颈部间隙一起评估。需注意的是，超声对评价颈部浅表位置病变特别有优势，但对于咽后间隙和椎前间隙等颈部较深位置的病变诊断价值有限，通常需要CT或MRI检查进一步评估。

（一）先天性疾病

1. 鳃裂畸形

鳃（咽）器在怀孕第4~6周发育。该结构由6个成对的中胚层鳃弓组成，相邻鳃弓被5对内胚层咽囊和5对外胚层鳃裂（沟）隔开。这些鳃器发育异常可能导致囊肿、窦道或瘘管形成，大多数鳃裂病变表现为鳃裂囊肿。当咽囊或鳃裂不能闭合时，形成通向皮肤或上呼吸道黏膜的窦道；当咽囊和鳃裂同时不能闭合时，则形成皮肤与上呼吸道黏膜之间的瘘管。而当残留鳃裂的盲端含有内衬上皮时就构成了囊肿。在儿童，鳃裂畸形排在甲状舌骨囊肿之后，是第二常见的先天性头颈部病变，其中大多数为第二鳃裂畸形。鳃裂畸形，尤其是双侧鳃裂畸形，可能是鳃裂-耳-肾综合征的一种表现，该综合征可同时出现双侧耳前瘘管和肾畸形。声像图上，鳃裂畸形一般表现为单纯或复杂的透声囊肿。鳃裂畸形易发生出血及反复感染，是否容易恶变仍然存在争议。治疗方法为手术切除，约4%患者术后出现复发。

第一鳃裂畸形占所有鳃器畸形的8%~10%，表现为下颌骨水平以上包括腮腺区、外耳道、耳郭附近的囊肿或瘘管（图2.39）。病灶位置可浅可深，还可包埋于腮腺内，与面神经解剖关系密切且多变。部分病例表现为外耳道瘘管。

第二鳃裂畸形占所有鳃器畸形的90%。第二鳃裂囊肿是由于颈窦不能闭合导致。在鳃器发育过程中，第2鳃弓向尾部伸展与第5鳃弓融合，中间覆盖

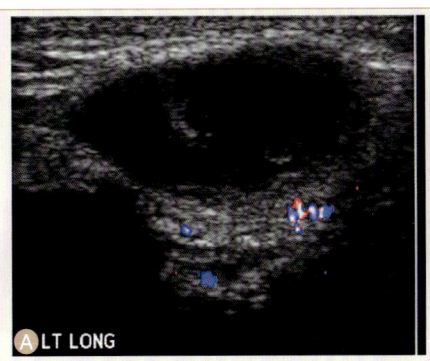 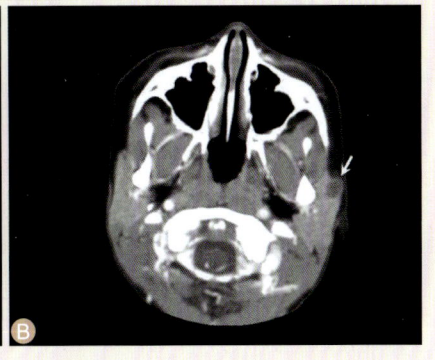

4岁患儿，左耳下方肿痛。A.纵切面显示一肿块位于腮腺表面且与腮腺分界不清，椭圆形、内呈不均匀低回声、无血流；B.抗生素治疗2个月后复查，横断面CT证实左侧腮腺的浅层有一边界清楚的囊性病灶（箭头）。

图2.39　第一鳃裂囊肿

第3和第4鳃弓，形成His颈窦。因为胚胎发育的这种特点，所以第二鳃裂囊肿常见。第二鳃裂囊肿又分为四型（Bailey分型）。Ⅰ型囊肿位于颈阔肌深面。Ⅱ型囊肿最常见，位于胸锁乳突肌浅面，颌下腺后方，颈动脉鞘外侧。Ⅲ型囊肿位于颈内与颈外动脉之间、胸锁乳突肌的后方内侧和咽外侧（图2.40）。Ⅳ型囊肿紧贴咽侧壁。

第三和第四鳃裂畸形罕见，第三鳃裂畸形发病率为2%~8%，第四鳃裂畸形为1%~2%。第三鳃裂畸形起源于梨状隐窝基底部，通过喉上神经上方走行（图2.41）；而第四鳃裂畸形起源于梨状隐窝顶部，穿越环甲膜，在喉上神经下方走行。第三和第四鳃裂畸形可表现为颈前下部囊肿，但以梨状隐窝窦道或瘘管更常见（图2.42）。左侧瘘管多见（89%），可从梨状隐窝穿通至颈前下部靠近甲状腺处。患者可出现反复的颈部感染、脓肿（39%）或化脓性甲状腺炎（33%）。声像图上，受附近组织炎症影响，甲状腺回声多不均匀。部分病例在甲状腺内部或周围可见一内含气体的囊性病灶，提示并发脓肿。超声不能明确诊断窦道或瘘管时，可建议钡餐检查或吞钡后CT检查。

2. 异位胸腺

胸腺在胚胎第6周发育，主要由第三咽囊及第四咽囊的一部分形成。胸腺咽囊尾端伸长形成管状结构，称为胸腺咽导管。胚胎发育至第9周时，随着导管的闭锁，胸腺由于附着于心包膜上，而从下颌角沿着颈动脉鞘迁移至上纵隔水平。在儿童和青少年中胸腺位于上颈部是正常现象，约66%异位于胸腺向下迁移的路径上，并可出现于该路径的任何

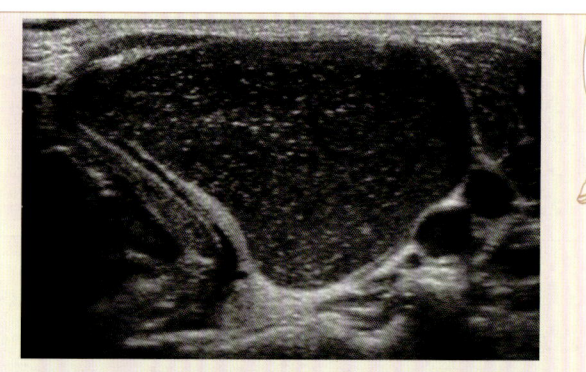

下颈部邻近甲状软骨处可见一单房低回声的复杂囊肿，提示囊肿出血或感染。CDFI示肿块无血流。

图2.41　第三鳃裂囊肿

一处位置。超声可用于鉴别异位胸腺和其他颈部肿块。异位胸腺多呈等回声，有锐利角状边缘，内有平行分隔回声，肿块质软、无占位效应，有时还可见肿块与正常胸腺相连；CDFI示异位胸腺并无中央门样血管（图2.43）。

当胸腺咽导管持续存在或胸腺组织出现囊性变时，可形成胸腺囊肿。大多数胸腺囊肿发生在10岁以下的儿童，男孩多见，左颈部好发。约50%的颈部囊肿都与纵隔肿块有关。声像图上，胸腺囊肿多较大，呈单房或多房，位于颈部间隙内，可推挤颈动脉及颈内静脉（图2.44）。当囊肿并发出血或感染时，囊内可见絮点状回声。虽然未见胸腺囊肿恶变的报道，但治疗选择仍是行外科手术切除。

3. 皮样囊肿和表皮样囊肿

皮样囊肿和表皮样囊肿占头颈部囊肿的7%，占发生在颈部中线位置囊肿的25%。皮样囊肿和表皮样囊肿是胚胎发育时期鳃弓融合时包含了外胚层组

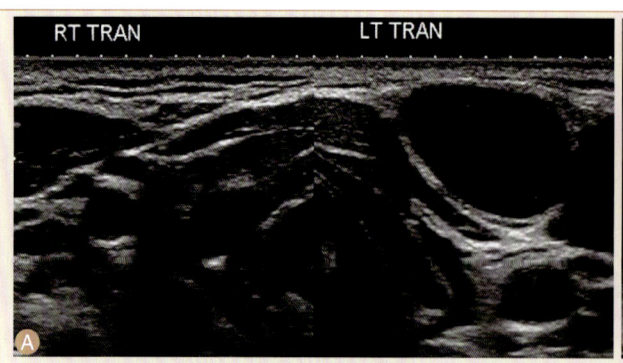 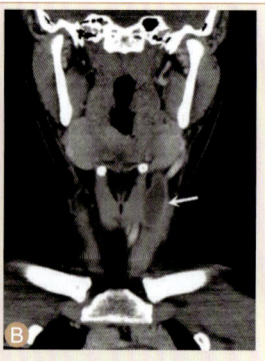

A.左侧、右侧颈部横切面并排声像图，左颈部胸锁乳突肌内侧可见一单房、无回声、有包膜的透声囊肿；B.冠状面CT显示该椭圆形囊性病灶位于胸锁乳突肌内侧和咽外侧（箭头），为第二鳃裂畸形的Ⅲ型囊肿。

图2.40　第二鳃裂囊肿

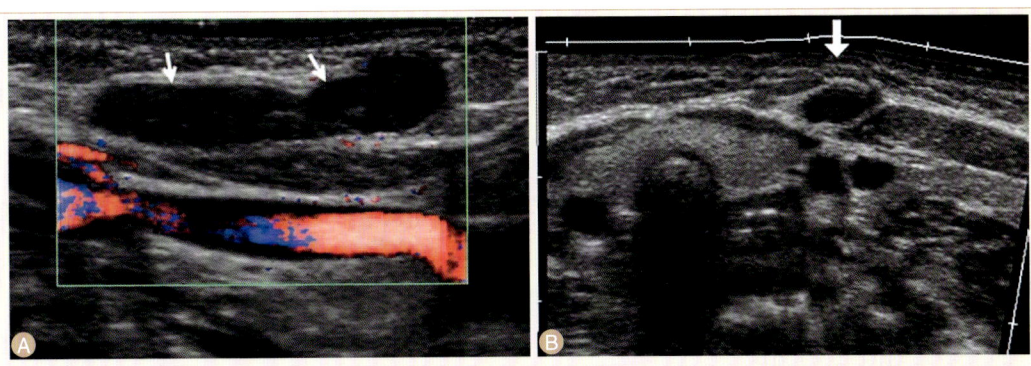

患儿1月龄，左侧颈部发现窦道。A.纵切面显示左侧颈部浅表软组织内可见一少血管的管状结构（箭头）；B.颈部全景成像显示该窦道（箭头）与甲状腺左叶的关系。

图2.42 鳃裂窦道

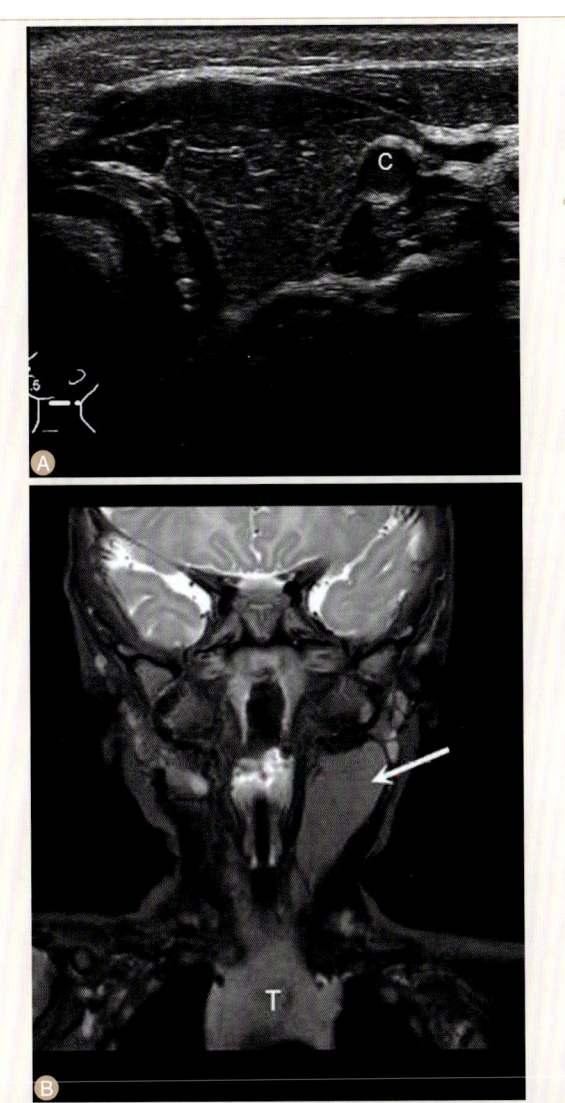

5月龄患儿，左颈部隆起。A.超声显示颈动脉（C）内侧可见一个边缘呈角状的软组织肿块，并有细的平行分隔回声；B.冠状面短反转时间反转恢复序列MRI显示软组织肿块位于左侧颈部（箭头），肿块信号与上纵隔胸腺（T）信号相同。

图2.43 异位胸腺组织

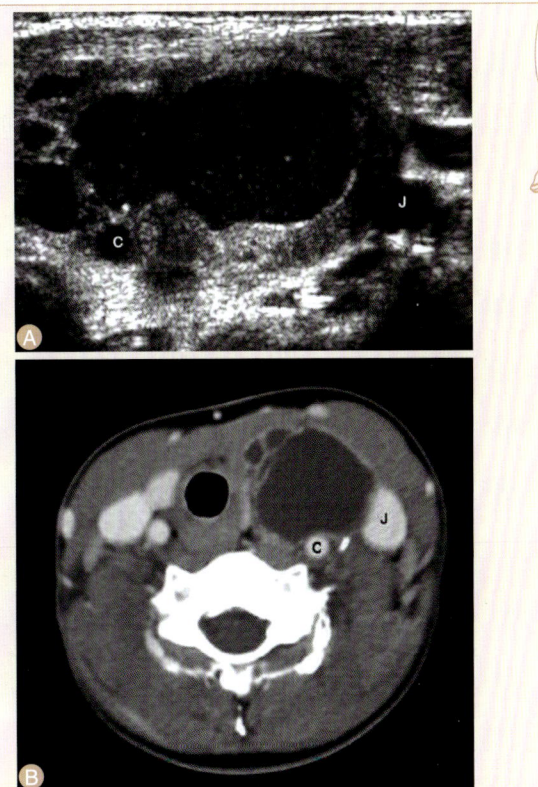

A.复杂囊肿周边见厚壁，囊内见分隔，肿块将颈动脉（C）和颈内静脉（J）推移撑开；B.横断面CT显示复杂囊肿位于胸部入口处，推挤了甲状腺和气道。

图2.44 复杂胸腺囊肿

织所致。皮样囊肿包含中胚层和外胚层两个胚层，而表皮样囊肿只包含外胚层。虽然大部分囊肿发生在眼眶周围或鼻子附近，但约11%发生在口底部颌下间隙。颈部影像学检查时，常可在颈中线口底部位发现生长缓慢的无痛性肿块，甲状腺处及胸骨以上区域也可见。皮样囊肿和表皮样囊肿声像图上可呈"假实性肿瘤征"，表现为肿块边界清楚、有薄壁、呈单房状，内部有细密点状回声，肿块后方回声稍增强（图2.45）。囊内有脂肪成分时肿块可呈混合回声。囊肿伴钙化时可见到后方声影。皮样囊肿和表皮样囊肿存在破裂和感染风险，5%可能会恶变为鳞状细胞癌，所以一旦发现，多建议外科手术切除。

4. 畸胎瘤

颈部畸胎瘤罕见，每4万名活产婴儿中会出现1例，但占新生儿全部畸胎瘤的5%~14%。畸胎瘤起源于2个或3个胚层的多潜能干细胞，其内的组织并非发现该肿瘤的解剖学部位应有的组织。大约90%的儿童畸胎瘤都由3个胚层组成，分化程度各不相同。75%~85%的头颈部畸胎瘤包含神经外胚层组织。大多数颈部畸胎瘤为良性，恶性罕见。临床上多以颈前部或后部发现一体积较大的囊实性团块为特征。颈部畸胎瘤导致的气道阻塞是导致新生儿死亡最常见的原因。因此，产前正确诊断该病有助于分娩决策。声像图为一包含囊性及实性成分的多房不均匀回声团块，50%的病例可出现钙化（图2.46）。颈部畸胎瘤发现后如果不立即进行手术切除等处理，患儿死亡率接近100%。

（二）血管性疾病

1. 血管异常

1982年，Mulliken和Glowacki根据血管病变的生长方式将血管异常分为血管瘤和脉管畸形两类，其中血管瘤是指生长迅速且可消退的血管肿块，而脉管畸形是指随患儿生长逐渐增大且不退化的血管病变。随着研究的深入，国际血管异常研究协会于1996年提出血管异常分类，并于2014年进行了更新。随着科学信息的发展，这种分类方法也将不断进行更新。

灰阶、彩色和频谱多普勒超声在鉴别囊实性病变、评估病灶内钙化或静脉石及检测高速血流方面都具有较好的优势。而对于无法镇静的患者，CT可能有助于确认病灶内钙化并评估相关骨骼变化。MRI具有软组织分辨率高、多平面成像和识别高速血流等功能，已成为诊断血管畸形的首选成像方式。

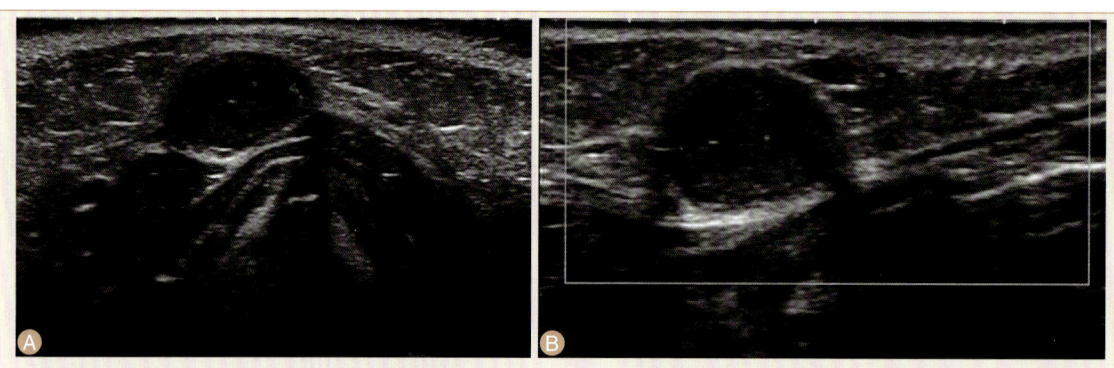

A、B.灰阶超声和CDFI的横切面显示颈部右侧旁正中线舌骨下方位置可见一边界清晰的无血管病灶，内有点状回声，后方回声增强，肿块位于颈部皮下深层，带状肌表面。

图2.45　皮样囊肿

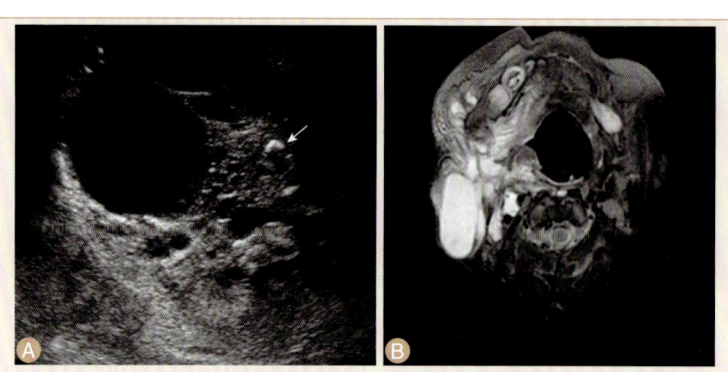

A.软组织内可见复杂的浸润生长的肿块，轮廓不清，内含囊性、实性和钙化区（箭头）；B.MRI T$_2$WI横断面显示一复杂的囊实性团块，侵犯了腮腺、咬肌、下颌下腺，以及咽旁间隙和颈动脉间隙的软组织。

图2.46　颈部畸胎瘤

血管异常

血管瘤
良性
局部侵袭性或交界性
恶性

脉管畸形
单纯性
混合性
特殊命名脉管畸形
与其他异常相关

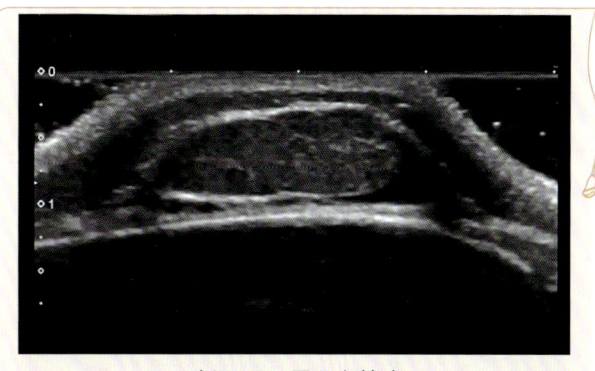

动图 2.3 婴儿血管瘤

2. 血管瘤

良性血管肿瘤包括婴儿血管瘤、先天性血管瘤、化脓性肉芽肿（小叶毛细血管瘤）、丛状血管瘤及其他罕见病变。Kaposi样血管内皮瘤常见于婴儿，是一种局部侵袭性血管肿瘤。血管肉瘤和上皮样血管内皮瘤是儿童期常见的恶性血管肿瘤。局部侵袭性或恶性血管病变极为罕见，通常以快速生长为特征。MRI是评估血管肿瘤的最佳检查方法。

婴儿血管瘤是婴儿期和儿童期最常见的良性血管病变，由增殖的内皮细胞组成，血流丰富。婴儿血管瘤占头颈部血管瘤的60%，男女比例约为1:3。大多数肿块无痛、可压缩且不断增长，约一半患儿在病变表面的皮肤可见蓝色或红色斑点。瘤体通常在数周内增长迅速，1岁以内长至最大限度，随后10年瘤体会自发缓慢地消退。超声表现为分叶状、边界清晰、回声不均匀的团块，位于浅表时可被压缩。肿瘤增殖期时，彩色多普勒可探及丰富的血流信号，血管密度高，每cm^2多于5条血管（图2.47，动图2.3）。团块内可探及低阻、丰富的动脉频谱和未动脉化的引流静脉频谱。根据临床和超声通常可明确诊断婴儿血管瘤，很少需要活检。肿瘤消退期，瘤体逐渐变小，血管减少，收缩期高速血流也逐渐减少。

血管瘤在早产儿中常见，通常在出生后不久即可显示，但95%的病变在前6个月表现明显。葡萄糖转运蛋白1是婴儿型血管瘤的诊断标志物。如果三叉神经皮肤分布区存在一个或多个血管瘤（通常为V1），临床医师应考虑PHACES综合征（后颅窝畸形、血管瘤、动脉异常、主动脉缩窄和心脏缺损、眼睛异常、胸骨裂）。大多数婴儿血管瘤无须治疗，只有在症状明显或危及重要脏器时才予以治疗，治疗方法包括普萘洛尔治疗、激光治疗和手术治疗。

先天性血管瘤比婴幼儿血管瘤少见，患儿在出生时即出现完整的血管瘤。葡萄糖转运蛋白1呈阴性，男女发病率相近，好发于头部和四肢关节，分为3型：1岁前逐渐消退（迅速消退型先天性血管瘤）、无变化（非消退型先天性血管瘤）和部分消退（部分消退型先天性血管瘤）。先天性血管瘤超

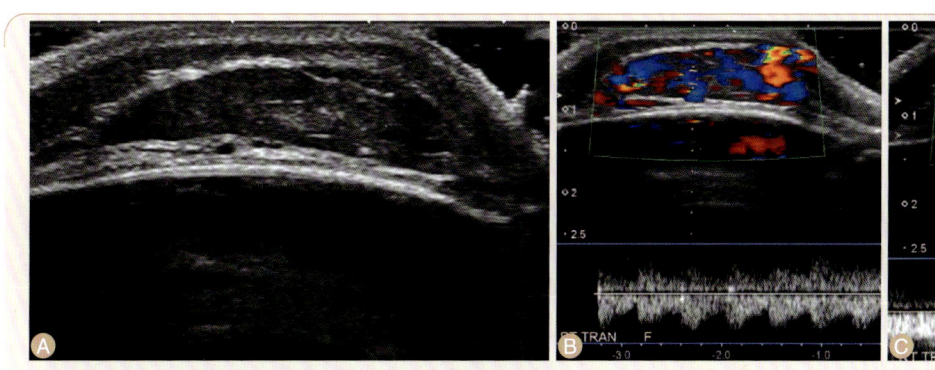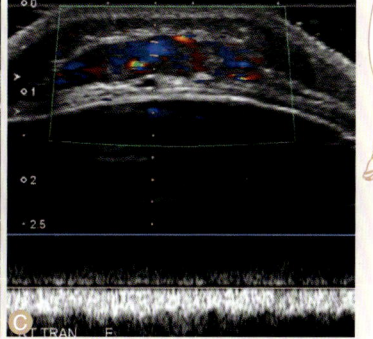

A.5个月婴儿右侧头皮下可见椭圆形不均匀回声团块；B.病变内血流丰富，探及低阻动脉频谱；C.病变内探及未动脉化的静脉血流频谱。

图 2.47 婴儿血管瘤

声表现为回声不均匀且血流丰富,多普勒超声可见高速低阻的动脉血流和静脉血流(图2.48)。迅速消退型先天性血管瘤和非消退型先天性血管瘤偶尔可见钙化,可与婴儿血管瘤进行鉴别。

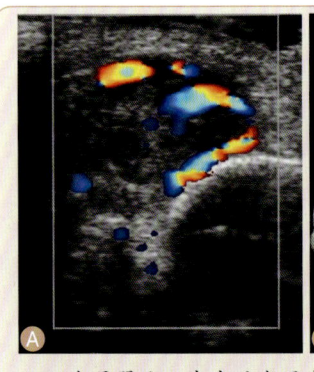
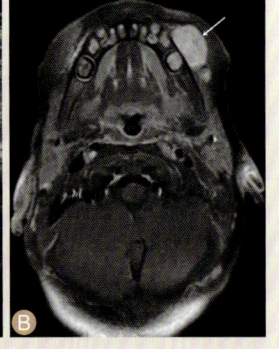

A.8个月婴儿,出生后发现左面颊部皮肤变色,超声显示不均匀低回声团块,内部血流丰富;B.增强MRI T_1WI 显示左面颊部肿块均匀增强(箭头)。

图2.48 非消退型先天性血管瘤

3. 脉管畸形

单纯性脉管畸形仅包含一种脉管类型,如毛细血管、淋巴管或静脉,而动静脉畸形或动静脉瘘则属于多种脉管混合型。单纯性毛细血管畸形常表现为皮肤病变,根据临床表现即可确诊,很少需要影像学检查。毛细血管畸形可与其他病变同时存在,如Sturge-Weber综合征伴面部皮肤毛细血管畸形(葡萄酒色斑),常见于三叉神经眼支的支配区域。

淋巴管畸形起源于胚胎期形成的原始淋巴囊,由结缔组织间质分隔的大小不等的原始淋巴管间隙组成。根据淋巴管囊腔的大小,可分为大囊型(以前称为囊状水瘤)、微囊型(以前称为淋巴管瘤)和混合型等三种类型。微囊型和大囊型淋巴管畸形之间没有具体的大小标准,但一般来说,如果囊肿的大小足以进行硬化治疗,则是大囊型。病变囊肿的大小可能是由基质环境而非病变生物学行为所引起的。一些淋巴管畸形在产前即可诊断,90%的患儿在2岁前出现病变。临床上皮肤通常正常,也可能出现蓝色、皱褶或小水泡。这些病变可呈弥漫性或局限性,往往侵犯多个区域。如并发出血或感染时,囊肿会迅速增大。邻近骨骼者(通常是下颌骨)可发生肥大和骨内侵犯。

约75%的淋巴管病变发生在颈部,大多数起源于颈后三角或口腔内,左侧发病率是右侧的两倍。患淋巴管畸形的婴儿中,3%~10%因呼吸道阻塞或纵隔扩张而导致气道损害。虽然大多数淋巴管畸形患儿的染色体正常,但也有一些综合征与其相关,如特纳综合征、唐氏综合征、努南综合征、Roberts综合征、13-三体综合征和18-三体综合征。大多数淋巴管畸形的超声表现为多房性囊性肿块,常伴有薄厚不均的分隔及实性成分(图2.49,动图2.4)。如病变发生出血或感染时,囊腔内会出现液平或细小的碎屑回声。MRI在手术前能提供最佳的组织特征和病变信息。手术切除是首选的治疗方法。但如果病变侵犯神经、血管和肌肉等组织时,手术可能比较困难;因此,硬化治疗、射频消融术和激光治疗可作为替代手术切除的备选方法。涉及淋巴系统的其他畸形还包括全身性淋巴结病变、Gorham-Stout综合征、通道型淋巴管畸形和原发性淋巴水肿等。

静脉畸形是触诊柔软、可压缩的病变,可随静脉压增高而扩张(Valsalva动作)。约40%的病变发生在头颈部,病变可累及多个筋膜平面及邻近的骨结构。这些病变在临床上表现为柔软、蓝色、可压缩的肿块,由薄壁、扩张、发育不良、缺乏平滑肌

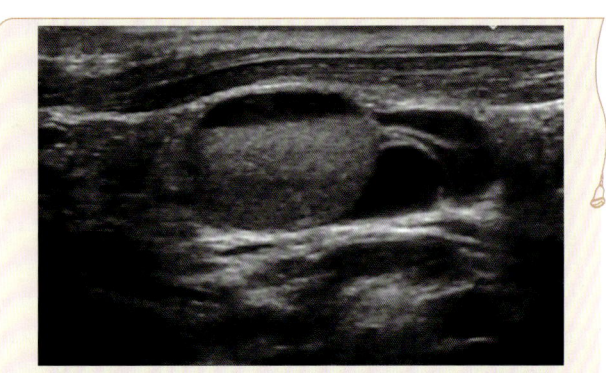

5岁患儿,多年前发现左颈部肿块,超声显示为多房性囊性病变,囊腔内有液-液平面,提示囊内出血。

图2.49 淋巴管畸形

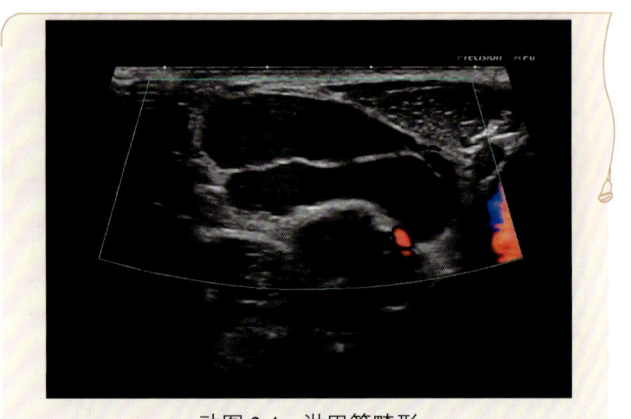

动图2.4 淋巴管畸形

组织的大小不等的静脉组成。继发静脉血栓时病变可迅速增大。多发性静脉畸形多见于Maffucci综合征、蓝色橡皮疱痣综合征、脑海绵状血管畸形和球形细胞静脉畸形。16%的病例存在静脉石，这些静脉石有助于确诊该病。超声表现为低回声病变，内部回声不均匀；可显示静脉石伴声影和液-液平面（图2.50）。多普勒超声可显示低速的静脉血流频谱。治疗方法包括弹力带压迫、血管内硬化和手术治疗。

动静脉畸形是指连接扩张的供血动脉和引流静脉的薄壁、异常弯曲的血管网。这些病变可能集中在皮肤、肌肉或骨组织内。临床表现为皮肤局部充血、震颤或杂音。动静脉畸形可因血流增加、阻塞或感染而急性扩大。病变累及范围较大时，可导致充血性心力衰竭。动静脉畸形也受到激素的影响，通常在青春期和怀孕期间体积会增大。头颈部动静脉畸形最常好发部位为面颊部，其次是耳、鼻和前额。二维灰阶超声显示不均匀的多条低回声管状结构，无明显边界及占位效应。多普勒超声显示丰富血流信号，可探及低阻的动脉频谱和动脉化的静脉频谱（图2.51）。主要治疗方法包括经导管栓塞、硬化治疗和手术切除。

动静脉瘘是指动脉和静脉之间直接相通，无中间异常血管网相连，常由外伤引起。在遗传性出血性毛细血管扩张症或毛细血管畸形-动静脉畸形综合征中，也可偶发动静脉畸形和动静脉瘘。

混合性脉管畸形是指同时存在两种或两种以上单纯血管畸形的混合类型。脉管畸形也可根据主要脉管受累程度进行分类，更需注意的是血管瘤和脉管畸形也可能合并其他的异常和综合征。

（三）其他先天性疾病

颈位主动脉弓是一种罕见的先天性异常，其主动脉弓位于锁骨上方，通常位于颈部右侧。这种发育变异是由于胚胎时第3对弓动脉的持续存在和第4对弓动脉的退化所致。患儿通常无症状，但可有搏动性无回声肿块、语言障碍和呼吸道症状。

颈内静脉扩张症是一种罕见的先天性颈内静脉囊状或梭形扩张。病变通常发生在右侧，无症状颈部肿胀病史，可有血栓形成和霍纳综合征等罕见并发症。彩色多普勒超声显示为无回声、血流缓慢的血管，管腔前后径＞15 mm，并随着Valsalva动作而增大（图2.52）。治疗方法通常以保守治疗为主。

（四）医源性损伤

彩色和双功能多普勒超声是一种非侵入性检查，可提供有关血管通畅性、大小和血流方向等信息。血管导管常通过锁骨下静脉或颈静脉进入上腔静脉。二维灰阶和彩色多普勒超声可以显示出动脉和静脉狭窄、血栓形成或假性动脉瘤，这些病变有可能是由中心导管放置或之前体外肺膜氧合治疗所引起的（图2.53）。超声引导下放置中心静脉导管和体外肺膜氧合导管可以有效防止这些医源性损伤。

（五）炎性病变

Lemierre综合征是一种通常见于青年的罕见疾病，男性更常见，常继发于原发性口-咽部感染。可能病因是扁桃体静脉的血栓性静脉炎传播到颈内静脉，导致坏死梭杆菌或链球菌败血症和败血症栓子，主要累及肺部。二维灰阶超声显示管腔内低弱回声，探头加压后管腔无明显塌陷，此时应考虑血栓形成。彩色多普勒超声显示管腔内无血流信号，

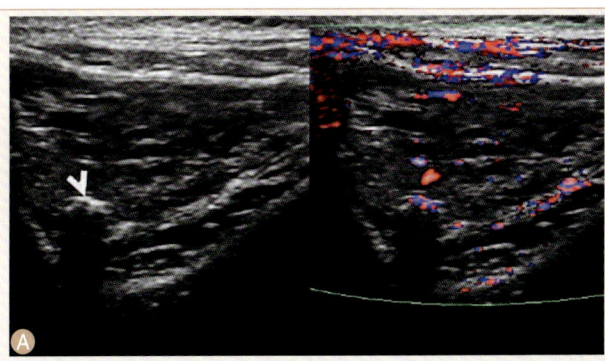 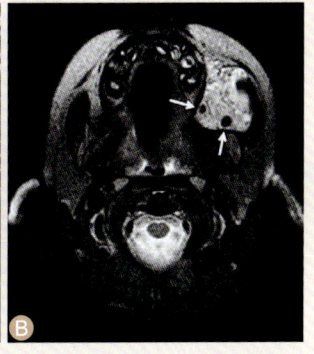

A.二维灰阶超声显示咬肌肿大，内部回声不均匀，可见低回声区及强回声团伴声影（箭头），即为静脉石，CDFI显示血流稍多；B.轴位MRI T$_2$WI显示高信号病变浸润咬肌及咽旁间隙，圆形低信号即为静脉石（箭头）。

图2.50　静脉畸形

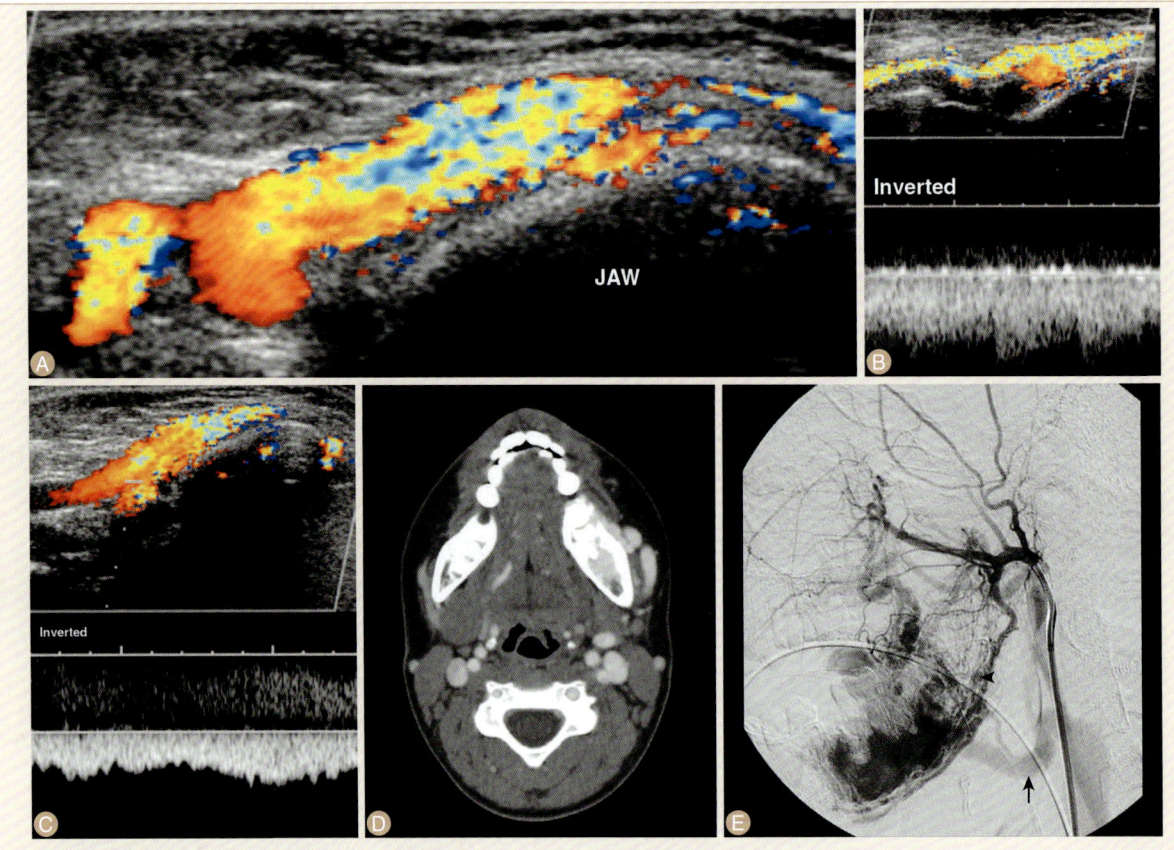

A.患儿因拔牙后大出血行超声检查,CDFI显示扩张血管内湍流;B.病变内可探及低阻的动脉血流频谱;C.病变内可探及搏动性静脉血流频谱;D.轴向对比增强CT显示异常动静脉连接,提示左下颌骨骨髓内的肿物和异常强化;E.颈外动脉循环血管造影显示动静脉分流通过下牙槽动脉(短箭头)进入大的引流静脉(长箭头)。JAW:颌骨。

图2.51 动静脉畸形

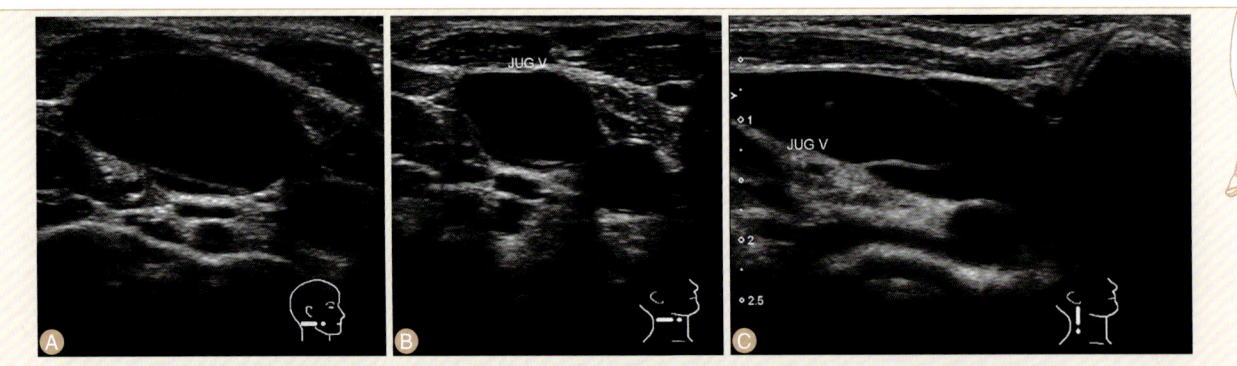

患儿因颈部皮下可见搏动性蓝色条形肿物就诊。A.颈动脉和颈内静脉横切面显示Valsalva动作时颈内静脉扩张;B.无Valsalva动作时,颈内静脉管径变小,但仍扩张;C.纵切面显示颈内静脉扩张。JUG V:颈内静脉。

图2.52 颈内静脉扩张症

Valsalva动作后血管无搏动(图2.54)。血培养、胸部X线和CT扫描可确诊,治疗方法主要是对症的抗生素治疗。

1. 淋巴结

淋巴结由淋巴滤泡的外层皮质和包含淋巴窦、结缔组织与血管的淋巴门组成。颈部淋巴结大约有300个,沿着颈部淋巴管分布,正常新生儿淋巴结直径<3 mm,在儿童期,淋巴结最大直径>1 cm,视为肿大。正常淋巴结超声表现为卵圆形低回声,中央血管结构回声稍高,构成淋巴门(图2.55),正常长径和短径之比>2∶1。

引起淋巴结肿大的常见原因是反应性增生、感染、炎症或恶性肿瘤。颈部淋巴结肿大在儿童中常见,通常是正常表现。47%~55%的各年龄段儿童

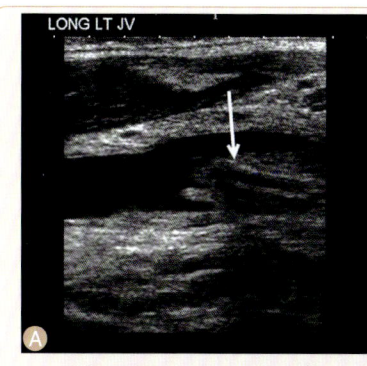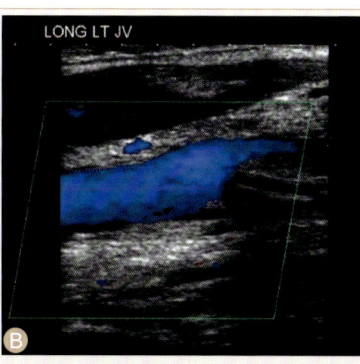

A.纵切面显示颈内静脉导管周围附着低回声血栓（箭头）；B.CDFI显示血栓部位管腔部分闭塞。

图2.53 中心静脉置管后导致的颈静脉血栓

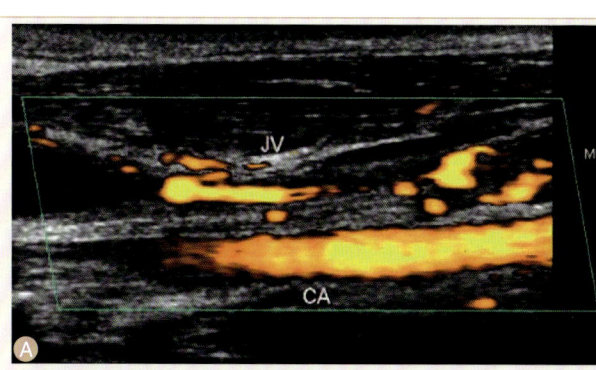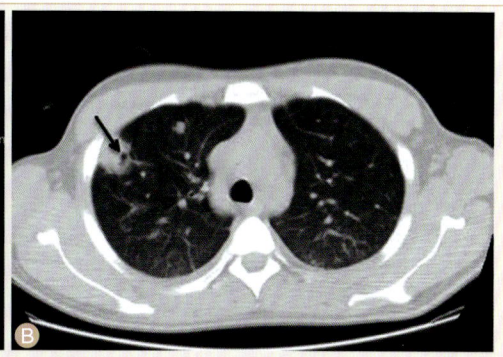

A.CDFI显示颈内静脉血栓致管腔近闭塞；B.轴向胸部CT显示右上肺两个实性结节，并伴有脓毒血症栓子引起的空洞（箭头）。

图2.54 Lemierre综合征

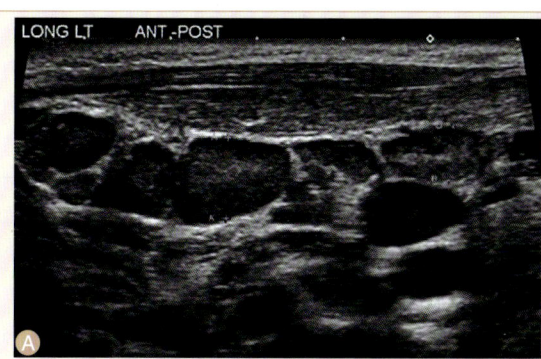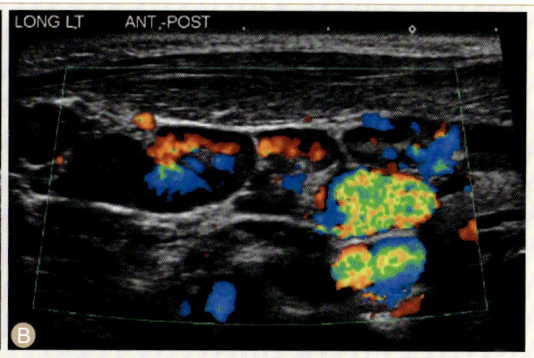

A.纵向扫查显示多个正常淋巴结，大小<1cm，卵圆形，呈低回声，有淋巴门；B.CDFI显示淋巴门血管。

图2.55 淋巴结形态

和80%～90%的4～8岁的儿童都可触及反应性增生的淋巴结，这些肿大的淋巴结并非由感染或全身性疾病引起。然而，婴儿可触及淋巴结并不正常，需要进一步评估。锁骨上淋巴结肿大必须引起注意，其可能与恶性肿瘤转移有关，需要进行细针穿刺和（或）活检。

淋巴结炎常是临床诊断，大多数病例并不复杂，因此，大部分患者直接接受药物治疗而无须进行影像学检查。如果需要影像学检查时，则要重点观察病灶发生的部位、蜂窝织炎的程度、肌炎的范围，以及是否存在脓肿和血管损伤。淋巴结炎超声上可见多个肿大的淋巴结，形态正常，但回声减低，中央和周围血流信号增多（图2.56）。随着淋巴结逐渐增大及蜂窝织炎的进展，受累淋巴结周围软组织模糊，部分见明显分隔，彩色多普勒显示血流信号增多（图2.57）。当脓肿形成时，淋巴结融合，中央血管消失，可见低回声区，可伴后方回声增强，周围被增厚的、高回声、血流丰富的不规则包膜包绕（图2.58）。超声可显示脓肿内的气-液平面、液体移动，以及伴彗星尾征的高回声灶（气体），这些征象均提示脓肿的诊断。严重者炎可扩散到颈深间隙，如咽后、咽旁或下颌下间隙。极少数情况下会出现窦道或瘘管,此时需要进行穿刺引流和手术治疗。

儿童急性淋巴结肿大可为单侧或双侧,颈前淋巴结是口腔和咽部淋巴液的引流区,最易受累。在80%的患儿中,急性单侧化脓性淋巴结炎由金黄色葡萄球菌或A组β-溶血性链球菌感染引起。许多患儿有呼吸道感染、咽炎、扁桃体炎或中耳炎病史,伴淋巴结肿痛、发热和红斑。急性细菌性淋巴结炎的一个少见原因是患者口腔卫生较差感染了放线菌病。

双侧颈部淋巴结肿大往往是由病毒引起的,包括鼻病毒、副流感病毒和流感病毒。EB病毒感染可能与渗出性扁桃体炎有关,所以很难与细菌感染区分。如患者出现弥漫性淋巴结肿大和肝脾肿大时,则有助于确诊EB病毒感染,了解患儿的年龄和所在地也能为诊断提供一些线索(表2.3,表2.4)。

亚急性或慢性颈部淋巴结炎,主要表现为淋巴结缓慢增大,仅有轻微压痛,没有淋巴结实质蜂

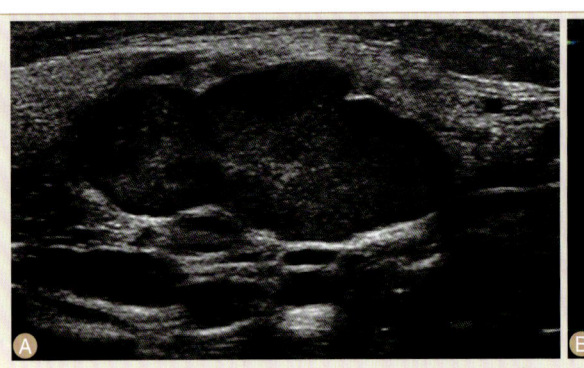
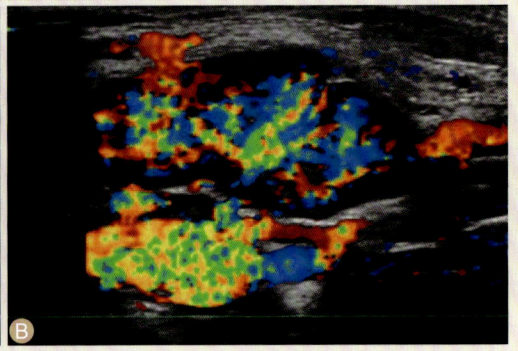

A.左侧颈前区显示低回声的肿大淋巴结;B.CDFI显示淋巴结中心血流增多。

图2.56　EB病毒相关淋巴结病

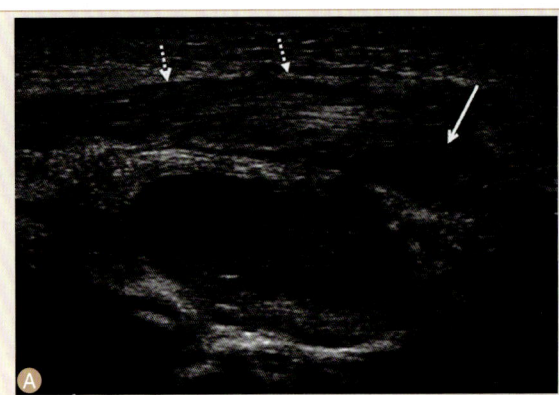
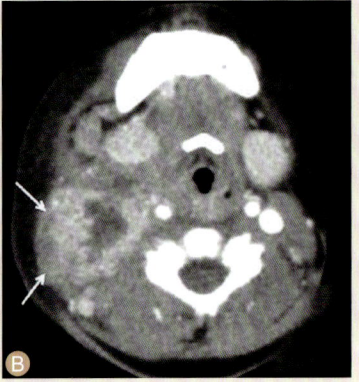

A.超声显示在胸锁乳突肌深处可见一低回声淋巴结,炎症延伸到肌肉中(长箭头),胸锁乳突肌(短箭头)呈不均质回声、肿胀,与肌炎一致;B.轴向增强CT扫描证实右上颈部存在脓肿,并伴有邻近蜂窝织炎和右侧胸锁乳突肌炎(箭头)。

图2.57　合并肌炎的复杂淋巴结炎

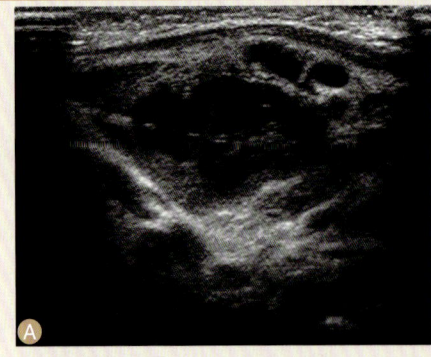
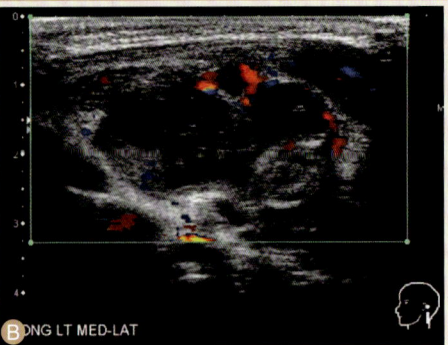

A.灰阶超声显示左侧上颈部多发分叶状的厚壁低回声区;B.CDFI显示淋巴结中心无血流,但周围血流丰富。

图2.58　伴脓肿的复杂淋巴结炎

窝织炎改变。鉴别诊断包括细菌性淋巴结炎，如非结核性分枝杆菌、结核分枝杆菌、诺卡氏菌或猫抓病；病毒感染；或真菌感染，如组织胞浆菌病。大多数分枝杆菌感染是由鸟-胞内分枝杆菌-结核分枝杆菌复合体的变异菌株引起的。感染通常是单侧的，好发于1～5岁的儿童。当结核分枝杆菌累及颈部淋巴结时，被认为是原发性肺部病变的蔓延或与获得性免疫缺陷综合征相关。在超声检查中，淋巴结出现中央区低回声和小钙化提示分枝杆菌感染。

表2.3 淋巴结肿大的年龄和病因

儿童类别	常见易感原因
新生儿	金黄色葡萄球菌（最常见） 晚发型B组链球菌（偶见）
＜5岁婴幼儿	A组链球菌和金黄色葡萄球菌 非结核分枝杆菌
学龄儿童和青少年	EB病毒，巨细胞病毒，结核 弓形虫病或传染性单核细胞增多症

表2.4 淋巴结肿大的分布和病因

淋巴结分布位置	常见原因
枕骨	玫瑰疹，风疹，头皮感染
耳郭周围	眼部感染，猫抓病
颈部	链球菌或葡萄球菌淋巴结炎或扁桃体炎，单核细胞增多症，弓形虫病，恶性肿瘤，川崎病
颌下	霍奇金或非霍奇金淋巴瘤，结核，组织胞浆菌病

诺卡氏菌感染通常发生在免疫功能低下的儿童中。猫抓病是由亨氏巴尔通体引起，在猫咪轻微抓伤（通常是小猫）2～4周后出现单侧淋巴结炎。组织胞浆菌病是一种流行于密西西比河谷和美国东北部的传染病，表现为颈部淋巴结炎和纵隔肿块，通常无症状，但如果是急性播散型感染，可能致命。细针穿刺细胞学检查和细胞培养可能有助于确诊该病；这些淋巴结通常可持续数月，很难与肿瘤区分。儿童淋巴结病的其他炎症原因包括胶原血管病、结节病、免疫缺陷病（艾滋病和慢性肉芽肿性疾病）和疫苗接种后综合征。川崎病是一种病因不明的多系统血管炎，50%～70%的患者会发生颈部淋巴结肿大。川崎病好发于5岁以下的婴幼儿，通常会出现单侧淋巴结肿大，直径常＞1.5 cm。

2. 纤维瘤病

纤维瘤病在儿童的发病率为0.3%～1.9%。其病因目前尚不清楚，可能与肌内出血、静脉闭塞、分娩创伤或宫内斜颈有关。在病理学上，纤维瘤病是由于胸锁乳突肌的纤维化和缩短而形成的软组织肿块。婴儿出生后的2～8周是发病高峰期，纤维瘤病通常影响臀位或者难产的头胎婴儿。大多数婴儿有同侧头部倾斜、对侧下巴偏斜和可触及的软组织肿块等表现。6%～20%的患者有相关的肌肉骨骼异常，包括髋关节发育不良和面部不对称。

超声是诊断纤维瘤病的最佳成像技术。正常胸锁乳突肌呈低回声，肌束沿肌肉长轴方向排列呈长细线状回声。在纤维瘤病中，胸锁乳突肌呈局灶性或弥漫性增大，通常表现为均匀或不均匀的回声增强；而混合性回声或低回声改变也有报道（图2.59）。局灶性病变往往累及肌肉的下1/3。在较大的肿块中，可出现结构紊乱伴有正常肌束中断、破坏。有些病例可以自愈。然而，物理治疗是首要的治疗方式，且对95%的儿童都有效。如果头部持续倾斜，可进行肌肉松解或肌腱切开术以防止严重的颅面不对称和脊柱侧弯。

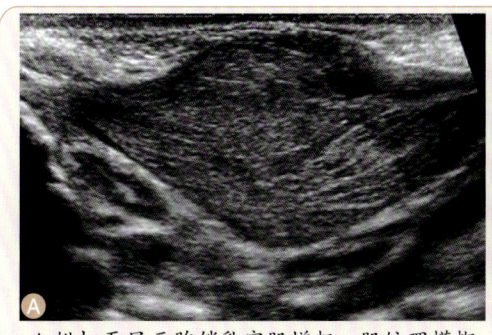
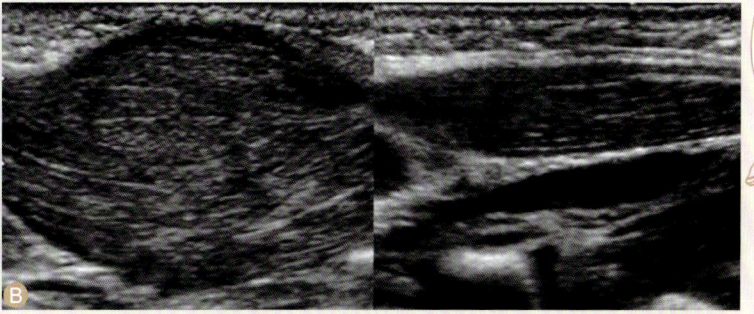

A.纵切面显示胸锁乳突肌增粗，肌纹理模糊，回声轻度增强；B.纵切面显示左侧异常胸锁乳突肌与右侧正常胸锁乳突肌的对比。

图2.59 纤维瘤病

（六）肿瘤

1. 钙化上皮瘤

钙化上皮瘤（曾称为"毛母质瘤"）是起源于毛囊的良性肿瘤。在儿童最常切除的头颈部肿块中，钙化上皮瘤排名第二，仅次于淋巴结。然而，由于钙化上皮瘤一般通过临床诊断，很少有专门对其影像学表现进行介绍。但是，当临床医师诊断不明确时或病变位于耳前区，需要排除腮腺内肿块或鳃裂囊肿时，通常需要进行影像学检查。钙化上皮瘤常发生在年龄<10岁的儿童，其次为60~70岁人群的头颈部。多发性钙化上皮瘤可见于Gardner综合征、肌强直性营养不良、Steinert综合征、特纳综合征和结节病。在临床上，病变表现为附着于皮肤的坚硬结节，皮下活动度较大。超声通常表现为边界清楚的低回声包块，其内部回声稍欠均匀，可见点状或团块状钙化，肿块边缘呈低回声。频谱多普勒显示病变内有血流信号（图2.60）。极少数情况下，当肿物破裂时，会呈现不规则、不均匀的超声表现，此时难以与其他皮下病变相鉴别。病灶周边有时可见低回声区，这可能与病灶周围炎症有关。钙化上皮瘤可通过手术切除完全治愈。

2. 先天性婴儿肌纤维瘤病

先天性婴儿肌纤维瘤病是一种罕见肿瘤，但在新生儿和婴儿中，其是最常见的纤维肿瘤。虽然有一些家族发病报道，但其病因目前尚不明确。组织学上，纤维瘤是由界限分明的、介于平滑肌细胞和成纤维细胞之间并具有染色特征的梭形细胞结节组成的。病灶常可见中央坏死，并伴有局灶性钙化，可发生于皮肤、肌肉、骨骼、脏器或颅内。婴儿肌纤维瘤病几乎只影响婴幼儿，其中88%发生在2岁之前。超过一半的病例发生在新生儿期，部分病例可在产前诊断。世界卫生组织将先天性婴儿肌纤维瘤病分为3种类型：孤立型，也称为婴儿肌纤维瘤病；不累及内脏的多中心型；累及内脏的多中心型。

孤立型婴儿肌纤维瘤病多见于男性（69%），并常发生于头部、颈部和躯干。多中心型则在女性中更为常见（63%）。婴儿肌纤维瘤病的孤立型和不累及内脏的多中心型通常预后良好，且很少复发。患者可以选择手术切除，对于不能手术的病例，可选择化疗。有些病例也可能自愈。

超声通常表现为边缘分叶的不均匀回声，中心可伴有无回声区和高回声区（图2.61），其内无回声区可见较厚的分隔。病变是典型的乏血供型。CT和MRI检查可用于评估疾病程度和骨骼、软组织受累情况，以及筛查其他病变等。

其他头颈部不常见的纤维瘤包括结节性筋膜炎和炎症性肌成纤维细胞瘤。这些软组织病变的影像学表现并不特异，需要其他的影像学检查和活检来确诊。

3. 恶性肿瘤

头颈部恶性肿瘤占所有儿童癌症的12%，其中约50%为淋巴瘤和肉瘤。青春期之后，淋巴瘤更为常见。

淋巴瘤是最常见的头颈部恶性肿瘤，占儿童头颈部恶性肿瘤的27%。霍奇金淋巴瘤和非霍奇金淋巴瘤分别占50%。儿童淋巴瘤与爱泼斯坦-巴尔病毒有较大的相关性，男女比例为2:1。在青春期，霍奇金淋巴瘤多见于上颈部，较少累及锁骨处。在2~12岁时，非霍奇金淋巴瘤通常表现为外周淋巴结肿大，弥漫性累及淋巴结，且生长迅速。由于淋巴结内脂肪减少和缺乏钙化，灰阶超声常见表现为边界清晰的低回声和"假囊样"外观（图2.62）。淋

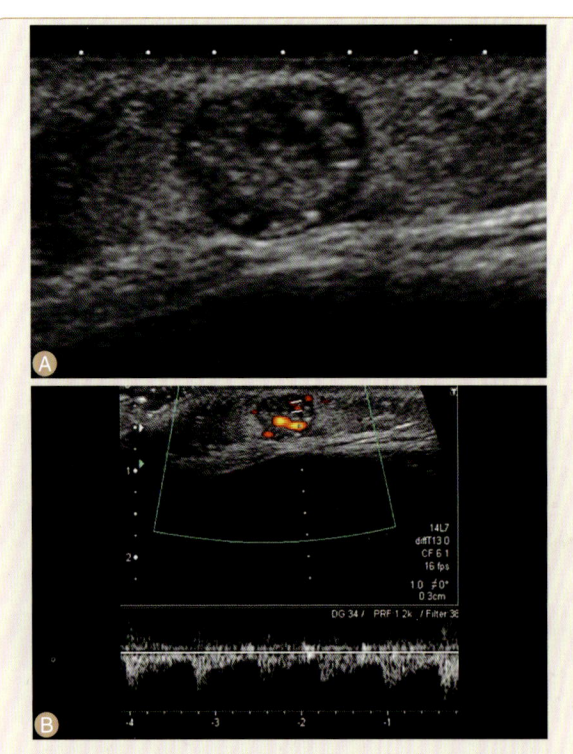

7岁女童，右侧头皮肿块4个月。A.灰阶超声显示边界清楚的内部伴有点状回声的不均匀低回声病灶；B.CDFI显示病变内部有血流。

图 2.60　钙化上皮瘤

次于肾母细胞瘤和神经母细胞瘤，其中40%的病例起源于头颈部。大约85%的横纹肌肉瘤患者年龄<15岁。发病高峰期在1~3岁和青春期早期。横纹肌肉瘤的两种主要的组织学类型是胚胎型和肺泡型，其中胚胎性横纹肌肉瘤占60%，最常见于幼儿，且多发生于头颈部。肺泡型横纹肌肉瘤占20%，在年龄较大的儿童中更为常见，且预后较差。横纹肌肉瘤最常见的发病部位为眼眶、鼻咽、中耳或乳突和鼻窦腔。肿瘤往往具有侵袭性，容易转移至淋巴结，并迅速侵入骨骼，常累及颅内。由于其侵袭性，MRI和CT扫描通常是评估病变范围和排除颅内侵袭的首选影像学检查方法。超声也可以用于初步评估，肿瘤一般血供较少且不均一，并伴有由坏死引起的界限不清的低回声区（图2.63）。

神经母细胞瘤是一种来源于交感神经嵴细胞的肿瘤，最常见的起源部位是肾上腺。原发性颈神经母细胞瘤可出现在咽后区，仅见于5%的病例，但通常预后良好。颈外原发肿块的转移性疾病更为常见，可发生在颈部淋巴结、颅骨和面骨。神经母细胞瘤的头颈部转移表现包括霍纳综合征、眼突、眼阵挛和眶周软组织肿块。超声检查时，软组织或淋

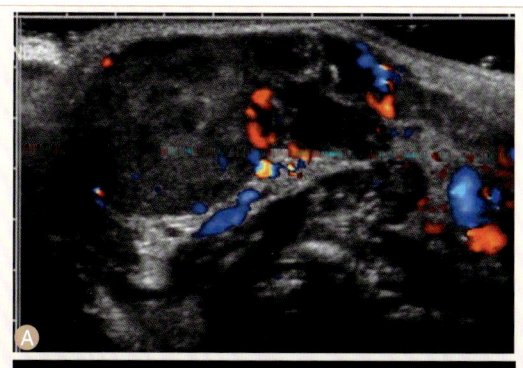

1个月婴儿，右颈部肿块1个月。A.超声显示分叶状不均匀肿块，有实性和囊性成分，血流主要分布于周边；B.MRI T₂WI抑脂成像显示一个不均匀的分叶状高信号肿物，提示表面为囊性成分。

图2.61　婴儿肌纤维瘤病

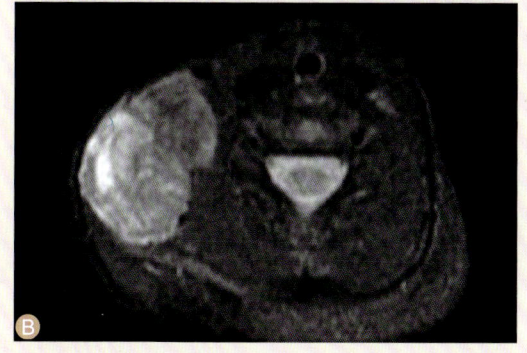

16岁患儿，右侧锁骨上区肿大，超声显示一较大的低回声"假囊样"淋巴结，失去正常结构，提示为恶性肿瘤。

图2.62　霍奇金淋巴瘤

巴瘤的血流信号可能与其他恶性肿瘤不同，常在淋巴门处出现异常粗大的血流信号，并包含大的中央分支血管。临床也可能会出现广泛的腋窝和纵隔淋巴瘤。患者还应进行包括颈部、胸部、腹部和骨盆的CT检查。镓-67柠檬酸闪烁技术和氟脱氧葡萄糖正电子发射断层扫描（FDG-PET）也有助于进一步评估疾病的程度。

横纹肌肉瘤是一种起源于骨骼肌细胞的恶性肿瘤，在儿童期最常见的软组织肿瘤中排名第三，仅

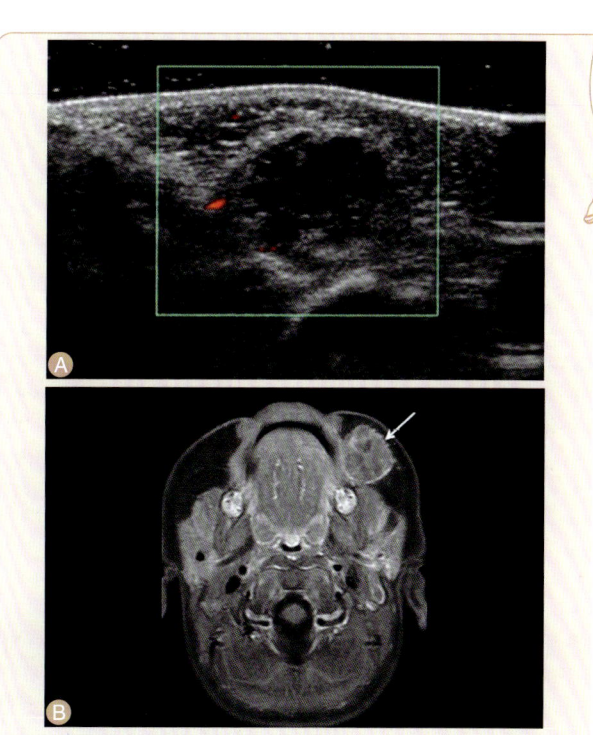

5个月患儿，左脸颊肿块。A.CDFI显示左脸颊一个低回声、乏血供、不规则、边缘欠清的肿块；B.MRI T₁WI显示左脸颊有一个不均匀增强的肿块（箭头），与3周前的超声检查相比，肿块体积增大。

图2.63　横纹肌肉瘤

巴结转移病变通常表现为实性，伴或不伴钙化，可累及颈部大血管，并可延伸至纵隔、脊柱或颅底。超声检查时，膨胀性骨病变也可表现为面部或颅骨肿块。神经母细胞瘤最常转移至眼眶，但其他面骨如上颌骨和下颌骨也可能发生转移。识别潜在的骨受累非常重要，影像学表现为反映侵袭性骨膜反应的放射性回声带（图2.64）。

其他肿瘤：儿童头颈部的不常见软组织肿物应引起注意。在白血病儿童中，应考虑白血病性软组织沉积或粒细胞肉瘤（曾称为绿瘤，图2.65）。其他较少见的恶性肿瘤主要包括罕见的软组织肉瘤，如婴儿纤维肉瘤、骨肉瘤或尤文氏肉瘤。临床表现和超声表现并不特异，通常需要活检及影像学检查才能确诊。

转移性疾病：转移性淋巴结肿瘤在儿科并不常见。神经母细胞瘤、横纹肌肉瘤和甲状腺癌是常见的病因。影像学检查通常不能区分反应性、炎症性或肿瘤性淋巴结肿大。值得临床关注的肿瘤特点包括：发病于新生儿期、生长快速、伴有皮肤溃疡、固定于皮肤和大而硬的肿块。应用超声检查，有助于该病的诊断。肿瘤侵袭通常从周边开始，因此正常的淋巴结形状从卵圆形变为圆形或不对称时应引起关注。其他的影像学提示包括淋巴结增大（>3 cm）、回声不均匀，无淋巴门及周围淋巴结浸润。淋巴结肿大和软组织水肿是感染性或炎症性疾病的常见表现，坏死和钙化则提示可能是恶性肿瘤，但在肉芽肿病变中也可发现类似的表现。甲状腺结节转移通常发生在下颈部和锁骨处。在超声检查时，肿大淋巴结可能表现为与甲状腺结节类似的回声增强和囊性变，其中超过50%的病例中可有内部钙化（图2.66）。

彩色多普勒超声显示淋巴结血流分为门型、外周型、混合型和无血流型4类。在超声检查时，良性病变的彩色多普勒表现为典型的乏血供型或门型血流，而恶性淋巴结肿大则表现为周边型血流或混合型血流。高频多普勒阻力指数和搏动指数在淋巴结诊断中可能具有一定的作用，但目前其准确性依然存在争议。超声在引导下FNA活检对疾病的诊断更有意义。

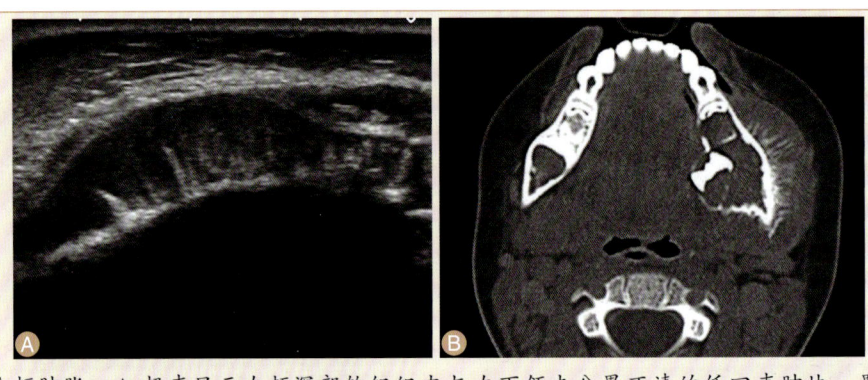

3岁患儿，左脸颊肿胀。A.超声显示左颊深部软组织内与左下颌支分界不清的低回声肿块，界限不清，含有与侵袭性骨膜炎相符的辐射性回声带；B.下颌骨CT显示左半下颌骨膨胀，且伴有骨膜反应和软组织肿块。

图 2.64　神经母细胞瘤

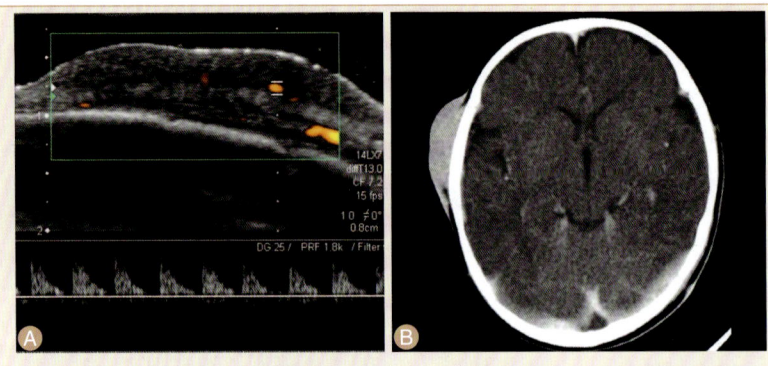

3个月患儿，右侧头皮肿块2周。A.超声显示一界限不清的肿块，非富血供型，但有动脉波形；B.头颅CT显示右侧头皮皮肤和软组织的明显强化，外周血涂片显示为母细胞，诊断为急性粒细胞性白血病的粒细胞肉瘤。

图 2.65　粒细胞肉瘤

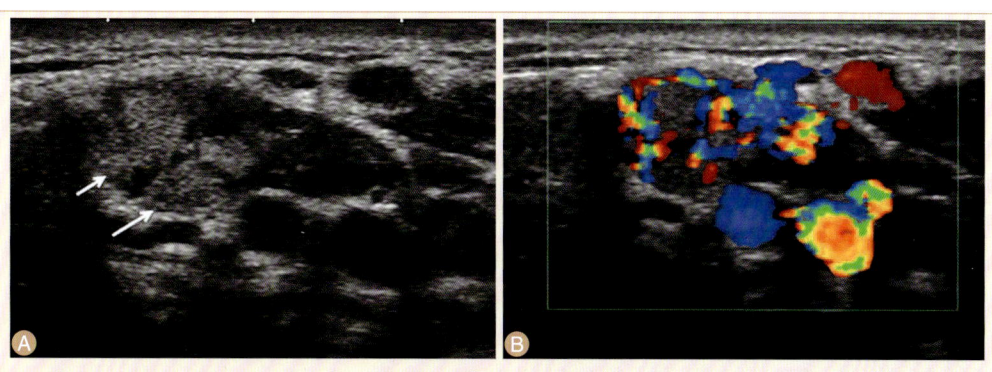

A.肿大淋巴结内可见片状高回声区（箭头），边界不清，形态不规则；B.CDFI显示异常回声区域内的血流不对称增多。

图 2.66　甲状腺癌淋巴结转移

（朱庆莉，陈曼，刘爽，韩红，杜国庆，宋庆飞，朱家安译）

参考文献

扫码观看

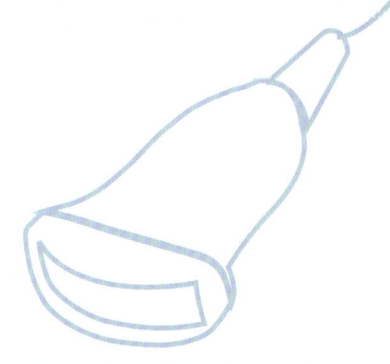

第三章 小儿椎管

Ilse Castro-Aragon, Deborah Levine, and Carol M. Rumack

章节大纲

一、胚胎学

二、超声技术和正常解剖

三、脊髓畸形

四、脊柱闭合不全

　　（一）开放性脊柱闭合不全

　　（二）伴皮下肿块的闭合性脊柱闭合不全

　　（三）不伴皮下肿块的闭合性脊柱闭合不全

五、肿瘤

六、出血和感染

七、蛛网膜囊肿

八、脊髓超声的术中应用和其他用途

关键点总结

- 对于新生儿和4个月以下的婴儿，脊柱超声可用于评估：具有高等或中等风险伴皮肤表现的闭合性脊柱裂、合并临床症状的脊髓栓系或其他常与脊柱闭合不全伴发的先天畸形。
- 脊柱超声其他适应证包括：腰椎穿刺失败后评估、腰椎穿刺引导和术中引导。
- 脊髓圆锥通常位于$L_1\sim L_2$水平，可延伸至L_3上缘。
- 神经管缺损可以表现为开放的（无皮肤覆盖）或闭合的（有皮肤覆盖）脊柱病变，可有/无皮下肿块或其他的皮肤病灶。
- 了解解剖学、胚胎学、正常变异及扫查技术对精准诊断具有重要意义。

在正常婴儿中，未骨化的脊柱神经弓后正中软骨联合为超声检查提供了一个良好的声窗，因此，超声扫查可以显示椎管及其内容物（图3.1）。在某些特定脊柱裂畸形的婴儿中，其椎体结构的异常可使其声窗增大。虽然MRI是评估儿童和成人脊柱疾病的首选检查方法，但对于新生儿，脊柱超声可以发现MRI难以显示的一些细节。对于6个月以内可疑脊柱异常的患儿，部分学者推荐超声检查作为首选影像学方法。也有学者建议对无临床症状但有皮肤异常的婴儿进行脊柱超声检查，而对有临床症状伴皮肤异常的婴儿进行MRI检查。脊柱超声可以清晰显示脂肪团块、脊髓位置、脊髓与病灶的关系，以及有无神经根脉冲搏动。

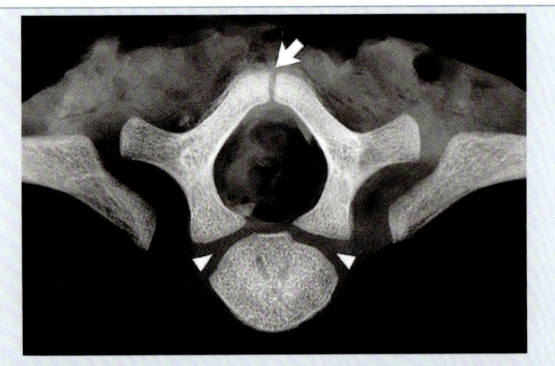

婴儿胸椎体标本的X线横切面显示椎弓后正中软骨联合（长箭头）和成对的椎弓神经中心软骨联合（三角箭头）。

图3.1 声束可经椎骨环上的软骨间隙穿透
（Courtesy of Dr. Paul Kleinman, Children's Hospital, Boston.）

一、胚胎学

了解脊髓和脊柱发育过程有助于更好地理解脊柱病理学。原肠胚形成之后，三胚层胚盘建立，紧接着颈段到S_5骶段的脊髓通过初级神经胚形成，而S_5段之后至脊髓末端（脊髓圆锥和终丝）是由胚胎尾端的细胞团通过空心化和退行性分化形成，即所谓次级神经胚形成。

在第2、第3周，双胚层胚盘（由内胚层和外胚层构成）通过原肠胚形成过程转变为三胚层。该过程从原条的出现开始，原条位于胚盘尾侧、靠近泄殖腔形成的部位，原条活化形成间充质细胞并最终发育形成中胚层。一部分间充质细胞在胚盘中线两侧迁移形成成对的脊索原基，并最终在中线愈合形成中空的脊索突（亦称脊索管）。神经肠管是脊索管的近端部分，通常在脊索发育完成时消失。

神经系统发生于神经板，由覆盖在脊索和轴旁中胚层上方的外胚层分化形成。神经板由神经外胚层构成，两侧与形成皮肤的表面外胚层相连续；二者交界处的细胞分化为神经嵴。初级神经胚形成（神经管闭合）开始于第22天和第23天。神经板侧缘增厚隆起形成神经褶，中线部分较薄，凹陷形成神经沟。神经褶向背侧弯曲，在中线处汇合并融合为神经管。神经管的闭合自颅颈交界区起始向头尾两侧延伸，形成多个融合位点，第27天后神经孔闭合。神经管闭合后，其背侧的外胚层与神经组织分离并在中线融合，形成覆盖神经系统结构的连续的外胚层组织，这一过程被称为"脱钩"。神经管闭合并与表面外胚层分离后，间充质向神经管背侧迁移，形成椎弓（神经弓）前体、脑脊膜和棘肌。与此同时，神经板侧缘的神经嵴细胞被"挤出"，迁移至神经管背侧并向两侧扩散，最终形成背根神经节（又称脊神经节）、自主神经系统和其他结构（图3.2）。

远端神经管通过次级神经胚形成。在后神经孔远端，原条中的未分化细胞构成尾细胞群（第30天），随后出现微小囊泡并相互融合，形成1个管状

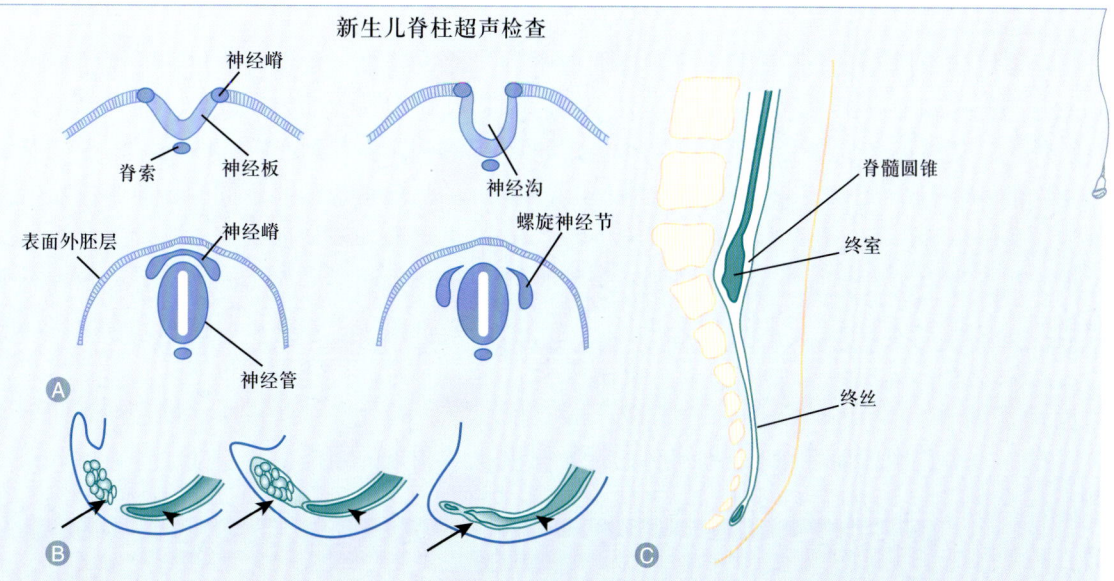

A.神经胚形成（神经管闭合）是从神经板至神经沟再到神经管的发育过程；B.空心化，尾细胞群中出现多个微囊并相互融合，形成管状结构（长箭头），随后与神经管远端融合（三角箭头），形成原始脊髓；C.退行性分化（程序性细胞死亡）是尾细胞群和神经管尾段退化缩小，形成胎儿脊髓圆锥、终室和终丝的过程。

图3.2 脊髓发育的3个阶段

（A with permission from Sadler T. Langman's medical embryology. 5th ed. Baltimore：Lippincott；1985；B and C with permission from Barkovich AJ. The nervous system. Pediatric neuroimaging. 3rd ed. Philadelphia：Lippincott Williams & Wilkins；2000.）

结构加入上述由初级神经胚形成的神经管尾端。第38天，这部分细胞发生退行性分化，尾端神经管的总体积和管腔缩小，最终形成终丝和马尾，并上升形成脊髓圆锥和终室。退行性分化过程一直持续到出生后并伴有少量的迁移，圆锥在出生后约3个月时达到成人的$L_1 \sim L_2$水平。

脊柱的发育与脊髓发育并行，从将来的枕骨区域开始，迅速向尾部扩展。神经管闭合的同时，其两侧的间充质形成体节。每一体节的背外侧部分形成骨骼肌和皮肤，而腹内侧部分则将形成脊椎的软骨、骨骼和韧带。而胚胎尾端的椎骨形成过程与其不同，其体节由混杂了脊索、间充质和神经组织的细胞团分裂形成。

显而易见，上述任一发育过程中的组织错误或异常终止都会导致脊髓形成异常。如果神经管闭合时神经外胚层和表面外胚层没有形成整体性"脱钩"，那么间充质细胞就不能迁移至神经管背侧，将导致无皮肤覆盖的后脊柱裂，如脊髓脊膜膨出。如果是局部未完成"脱钩"，则形成局灶性的外胚层-神经外胚层通道或皮肤窦道。如果二者在局部过早"脱钩"，神经管未完全闭合就与表面外胚层分离，将导致多余的间充质细胞迁移至神经沟内和室管膜表面，并分化形成脂肪组织，形成有皮肤覆盖的脊柱发育异常，如脂肪性脊髓脊膜膨出。终丝脂肪瘤很可能是由尾细胞群的异常发育导致。尾细胞群的形成部位非常靠近泄殖腔（泌尿生殖管道下段及肛门直肠结构的原基），基于此解剖关系腰骶发育不良和脊髓栓系多并发肛门直肠及泌尿生殖系统发育异常。原肠胚形成异常可干扰初级和（或）次级神经胚形成，被认为与脊髓分裂、神经肠管瘘、脊椎尾段发育不全和节段性脊髓发育不良相关。

二、超声技术和正常解剖

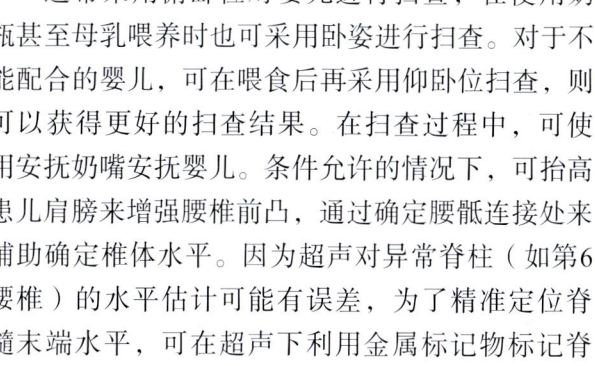

通常采用俯卧位对婴儿进行扫查，在使用奶瓶甚至母乳喂养时也可采用卧姿进行扫查。对于不能配合的婴儿，可在喂食后再采用仰卧位扫查，则可以获得更好的扫查结果。在扫查过程中，可使用安抚奶嘴安抚婴儿。条件允许的情况下，可抬高患儿肩膀来增强腰椎前凸，通过确定腰骶连接处来辅助确定椎体水平。因为超声对异常脊柱（如第6腰椎）的水平估计可能有误差，为了精准定位脊髓末端水平，可在超声下利用金属标记物标记脊髓末端水平，随后通过前后位（AP）和侧位脊柱X线片来帮助记录水平。此外，抬高上半身和头部可以使硬膜囊尾部进一步扩张。另一个较好的替代方法是采用俯卧位并在下腹放置一个卷起的毯子，通过分离脊柱棘突来扩大声窗。出生后脊椎的后部组织骨化（从尾部到头部），因此3~4个月时超声在腰椎的穿透性会减弱，6个月后大多数患儿的超声图像显示不佳。对于年龄较大的婴儿和儿童，旁矢状面扫查较中线矢状面扫查能更好地显示椎管内容物。

高频线阵探头可以更清晰地显示解剖细节，存储动态视频和宽景成像有助于计算脊椎节段（图3.3）。分割图像也可用于记录椎体的计数标识

和确定圆锥水平，脊髓和马尾随患儿哭泣、呼吸和心动周期的活动可通过实时图像显示，并通过视频文件保存（动图3.1）。正常的活动在新生儿即可观察到，但直到产后2个月左右才显著活跃。尽管不同的征象可能需要不同的切面图像显示，但最好采用纵切面和横切面扫查整个背部，横切面图像上需用体标标明左、右（因为俯卧位扫查时可能会造成左右混淆），这样可以彻底扫查椎体环的周围组织，评估脊髓的轮廓和位置，并探查棘旁肌肉和上覆皮肤。应用支架垫或厚涂耦合剂有助于评估皮下肿块或附近的结构。

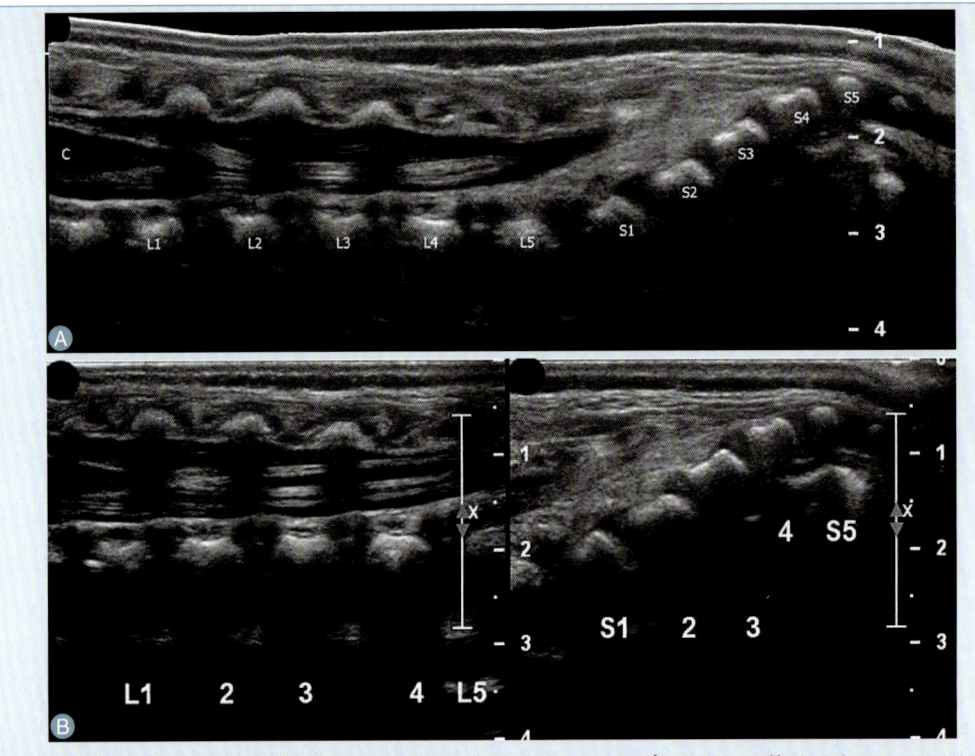

A.宽景成像显示腰骶椎走行和轮廓的解剖细节，脊髓（C）显示为低回声，腰和骶椎体见标识，S_1后倾处为腰骶连接；B.同一患者的分割图像，用腰骶椎标识在双幅图像上进行记录，这在技术上通常比宽景成像更简便。

图3.3　2周龄婴儿的腰骶椎

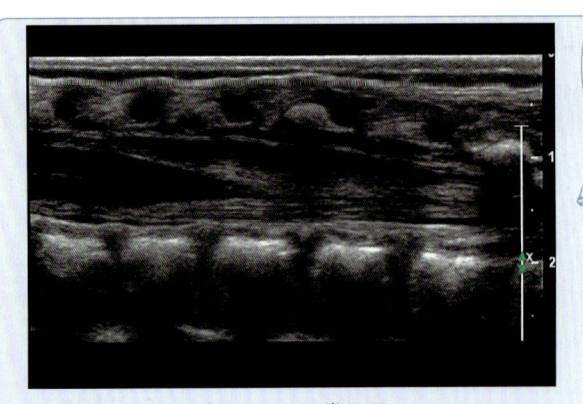

动图3.1　正常马尾

如果声窗很小，例如在评估颅颈交界区时，可以使用更小的凸阵探头、相控阵探头或小的线阵探头在颅底扫查及通过枕骨大孔扫查。通过这种扫查方式可观察到小脑延髓池、脑干、小脑下段及近端颈髓（图3.4）。

超声与解剖标本的相关研究已经证明了超声可显示解剖学的细微结构。图3.5展示了超声可见的标志性解剖结构。软骨棘突显示为低回声（图3.6），硬膜外腔内包含大量的脂肪，位于后硬脊膜的前方。后硬脊膜在纵切面上呈现为一条高回声线，蛛

网膜下腔呈无回声，位于后硬脊膜后方、脊髓前方，蛛网膜下腔与后硬脊膜并行。脊髓前方被前蛛网膜下腔和高回声的椎体包围。脊髓呈低回声，神经根由于扇形分布产生的界面而显示为高回声。

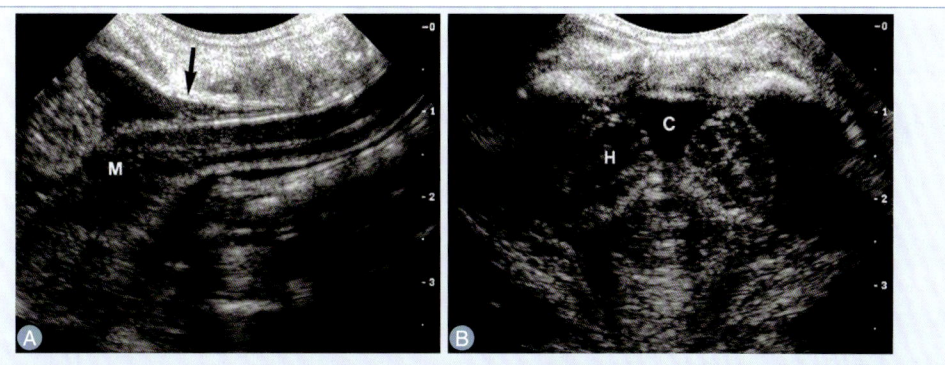

A.以枕骨大孔为声窗的颅颈交界矢状面声像图，箭头表示枕骨大孔的后缘，小脑和延髓（M）也可以在此切面图中显示；B.横切面显示小脑延髓池（C）和小脑半球（H）。

图 3.4 脑干、小脑延髓池和小脑半球

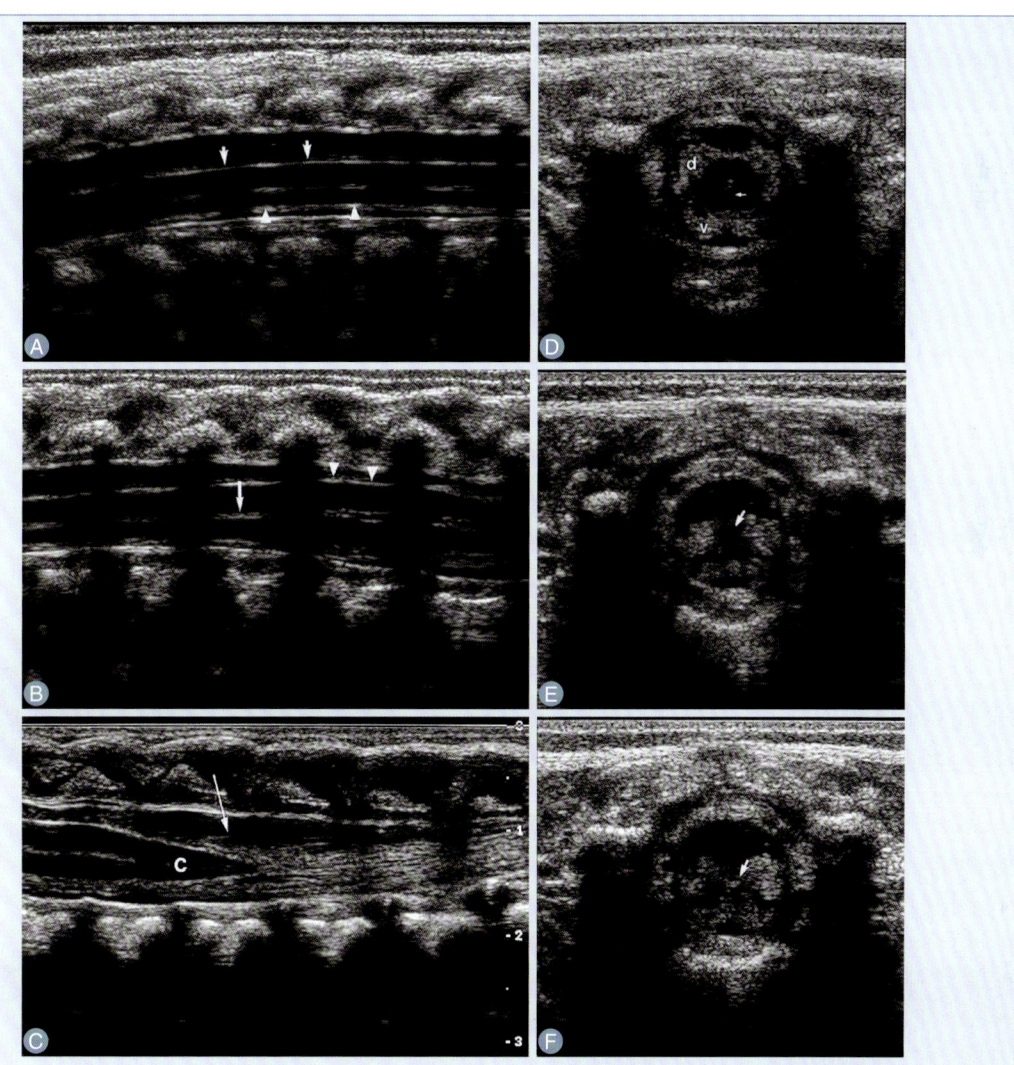

A.矢状面显示胸髓的后侧（箭头）和前侧（三角箭头），正常的胸髓在椎管内的位置比远端脊髓更靠前；B.正常增宽的腰髓（三角箭头），中央回声复合体显示为线样高回声（箭头）；C.脊髓圆锥的尖端（C）应逐渐变细，可见单条神经根（箭头）；D.腰髓横切面可见背侧（d）和腹侧（v）神经根，以及前正中裂（箭头）；E.近脊髓圆锥尖端的横切面显示低回声的脊髓（箭头）位于高回声的神经细根中央；F.横切面上终丝起点显示为中央一个稍高的点状回声（箭头）。

图 3.5 正常脊髓

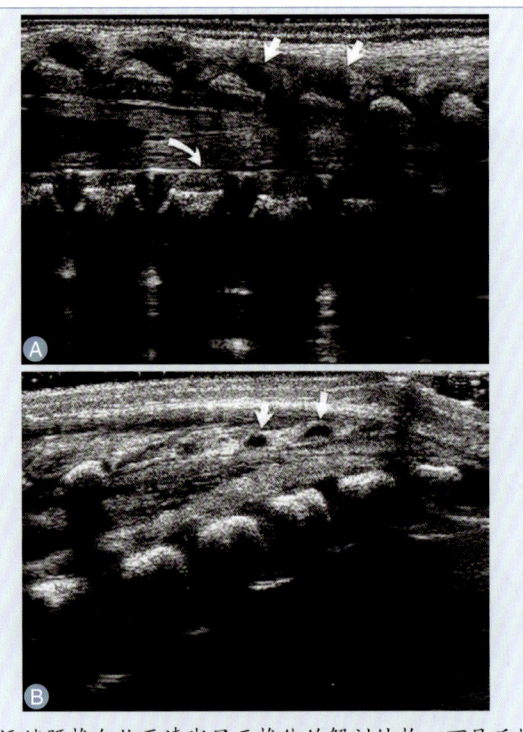

A.远端腰椎矢状面清晰显示椎体的解剖结构,可见后棘突的软骨尖端(直箭头),以及L_3椎体软骨部分的后缘(弯箭头);B.更远端的矢状面显示骶中棘后的软骨结构(箭头)。

图 3.6 正常椎体的超声解剖

超声表现与组织解剖学相关,低回声脊髓内的中央回声复合体是由有髓鞘腹侧白色连合与前正中裂的中央末端之间的界面产生。用高频探头有时在脊髓圆锥内的中央回声复合体中心可显示一柱状液性暗区。终室是胎儿终室的延续,表现为脊髓圆锥内中央回声复合体的平滑扩大,其常见于新生儿并在出生后迅速退化或消失(图3.7)。

正常的终丝可显示并随着脑脊液的搏动而活动。终丝的中心与外缘相比呈较低回声。终丝从圆锥尖延伸,穿过蛛网膜下腔附着在尾椎第一椎体上面。终丝被马尾包围,正常厚度为1~2 mm(图3.8,动图3.2)。有时终丝难以与马尾神经根分辨而影响测量的准确性。终丝囊肿(图3.9)可见于终丝和脊髓圆锥尾部内侧或上侧,如果没有其他异常症状,应考虑为正常发育变异。新生儿期终丝囊肿的发病率高达11.8%。6个月以下婴儿囊肿的检出与月龄呈负相关。大多数新生儿或成人MRI研究中未涉及这些囊肿,目前尚无证据解释其来源,可能包括真性囊肿、假性囊肿、胚胎残留或为随年龄发生的退化现象,不需要进一步的影像检查或随访。

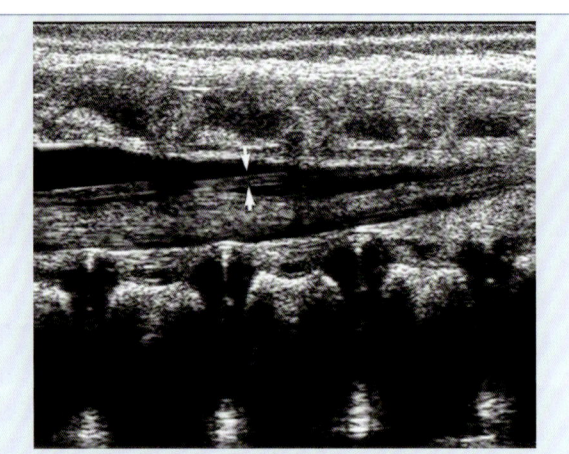

正常终丝明显区别于神经根,直径<2 mm(箭头),其外侧缘回声高于中央部分。

图 3.8 正常终丝

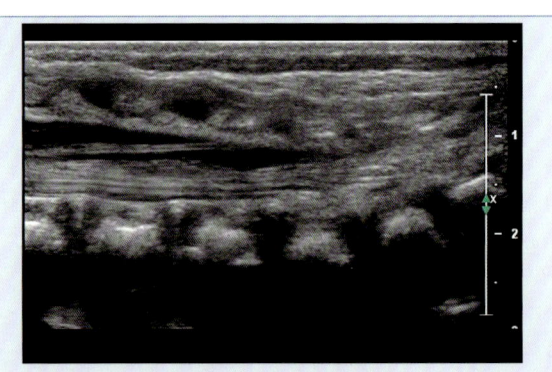

动图 3.2 正常终丝

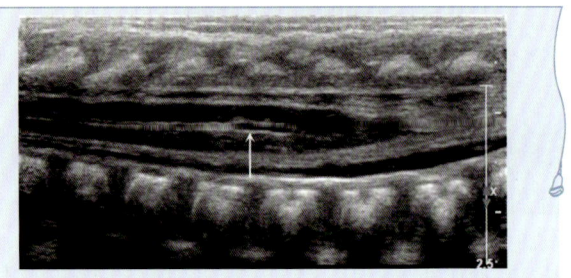

腰椎矢状面声像图,一种常见的正常变异(箭头),可以在许多婴儿中观察到。

图 3.7 中央管内液性暗区(终室)

一些婴儿硬膜外脂肪较为明显,也被认为是一种正常变异,除非有其他征象提示存在异常脂肪团块(图3.10)。彩色多普勒超声有助于定位硬膜外静脉丛、脊髓前动脉和成对的脊髓后动脉。这些血管的移位、受压或扩张可助于鉴别椎管内异常肿块与正常神经根或硬膜外脂肪。

确定脊髓圆锥尖端位置是最常用的脊柱超声参照点,应该包括在新生儿脊柱超声检查的内容中。在解剖正常情况下,确定其位置的方法包括:

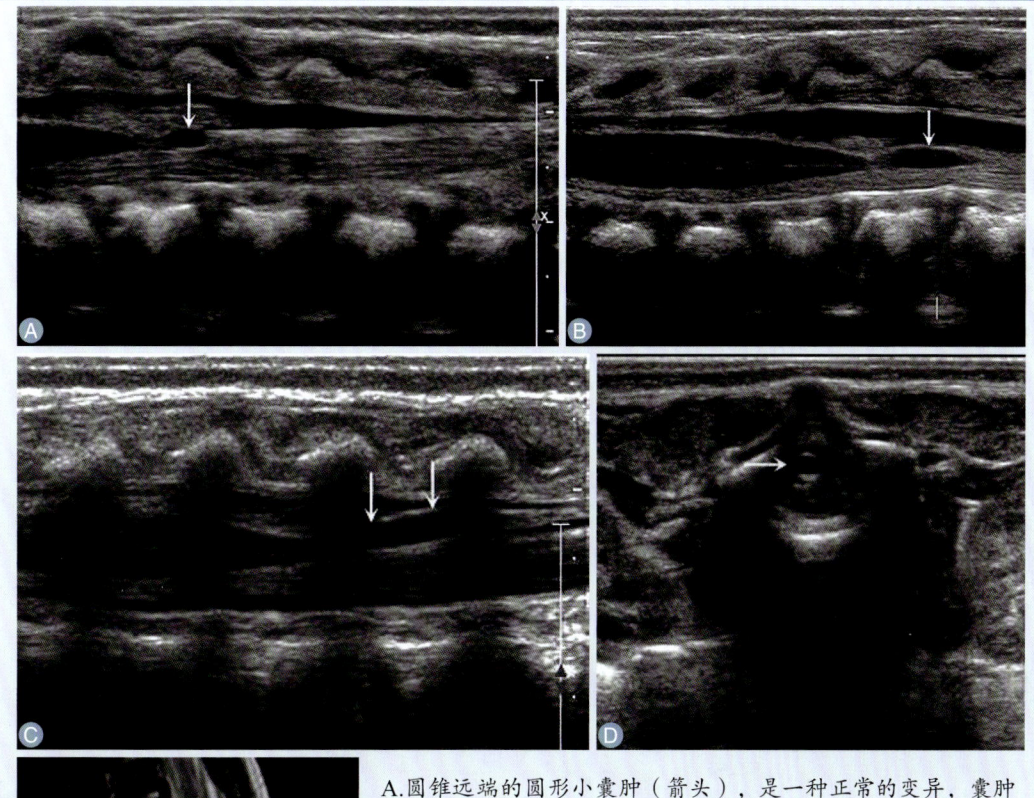

A. 圆锥远端的圆形小囊肿（箭头），是一种正常的变异，囊肿远端是终丝的其余部分，呈边缘稍高回声、中央低回声，可与马尾神经根区分开来；B.1例卵圆形终丝囊肿（箭头）的患儿；C～E.另一例患儿的脊柱矢状面、横切面和MRI T₂WI矢状面图像，显示终丝囊肿（箭头）。

图 3.9　终丝囊肿

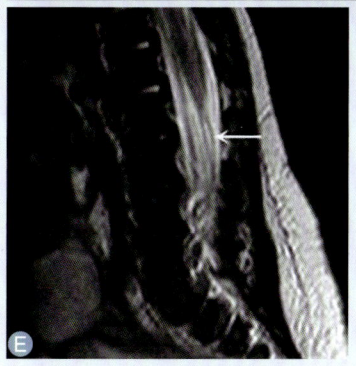

硬膜外脂肪层有时非常明显（箭头），注意末端脊髓（C）和马尾（CE）。

图 3.10　正常硬膜外脂肪

①在旁矢状面扫查寻找最低位肋骨（可能是第12肋骨），随后沿着椎体中线从该水平向下计数；②确定腰骶的纵向连接处，S₁是第一个向后倾斜的椎体（类似于脊柱侧位片），并以此作为参照；③确定硬膜囊的远端，通常在S₂水平；④从最后一个骨化的"骶骨"椎体向上计数。第4种方法可能不准确，因为尾椎体的骨化有很大的变异性。一般来说，骨化的尾椎体具有一个圆形的中央核，而骶骨骨化的中心则呈现一个方形的轮廓。如果至少两种方法提示椎体位置一致，可认为是计数准确。如果这些方法证实由于骨化变异或分离异常出现问题，可用超声探头定位的脊髓圆锥尖端并在皮肤上用不透X线的BB标记这一水平，并获得全脊柱的前后位和侧位片来确定相应的脊椎水平（图3.11）。此时，侧位片图像有助于诊断，因为射线角度造成的变形问题较小。前后位脊柱图像可精确计数肋骨和椎体，也可评估尾骨的骨化程度。随着超声医师扫查新生儿脊柱的经验积累，能看到更多的尾骨软骨形状的变异（图3.12，动图3.3）。

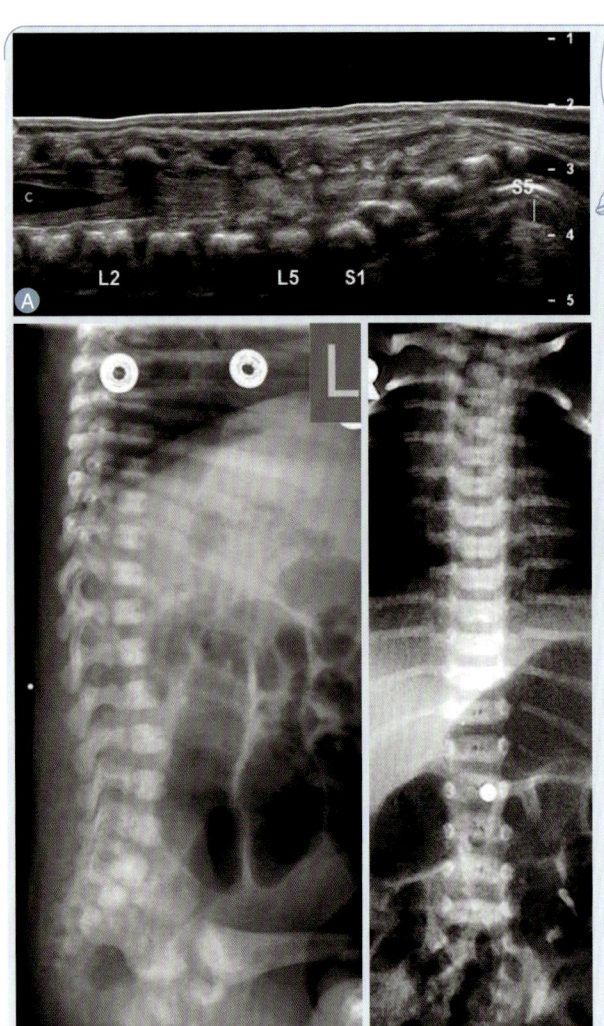

A.宽景成像显示S_5的圆形骨化中心，而其他骶骨椎体的边缘呈方形，在超声检查时BB置于婴儿L_2水平的皮肤上，即脊髓圆锥尖端的位置；B.下胸椎、腰椎和骶椎侧位片显示L_2处标记，证实超声的计数，需注意T_{12}水平的低位肋骨、正常的腰骶交界及S_5的圆形骨化；C.另一位患者的正位X线片，在超声检查时，在婴儿对应脊髓圆锥尖端的皮肤上放置一个BB，以帮助确定相应的椎体水平。

图3.11　确定脊髓圆锥水平

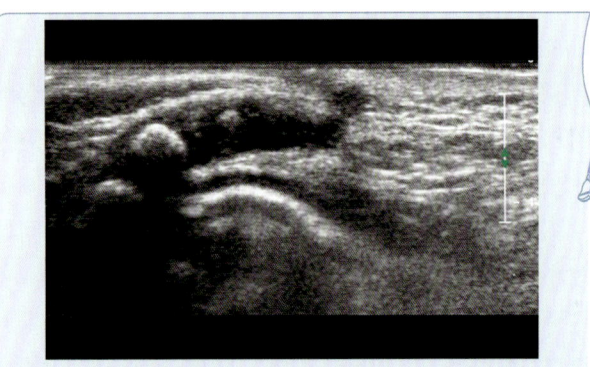

动图3.3　皮肤凹陷和皮下组织的低回声带延伸到正常尾骨

正常圆锥通常位于俯卧位的硬膜囊腹侧，L_1与L_2之间，偶尔延伸至L_3上缘。然而儿童的正常变异可从T_{10}～T_{11}到L_3上缘。在MRI图像上，圆锥的位置从20～38周逐渐上升。圆锥的位置在第21～25周为L_4水平，第26～30周为L_3～L_4水平，第31～35周为L_2～L_3水平，36周后为L_2水平，孕晚期（妊娠末3个月）开始时圆锥的位置在L_3或以上为正常，圆锥尖端在L_3～L_4椎间隙则为过低。因此，如果早产儿孕晚期圆锥的位置在L_3水平为可疑异常，需要随访，进一步MRI评估取决于是否有圆锥位置异常以外的其他因素。一个有经验的脊柱超声医师发现脊髓圆锥尖端位于L_3椎体上1/3且伴正常神经根椎体搏动，不伴有其他异常时不建议进一步影像检查。

如果超声检查结果显示可疑，是否进一步MRI检查也应慎重考虑，许多儿科神经放射专家认为应等到婴儿至少3个月后再评估，因为新生儿脊柱组织对比性较差（信噪比低），使用标准技术，MRI可以更好地显示较大婴儿的解剖结构细节。

随着椎体骨化的进展和婴儿活动增多，超声能显示的细节越来越少。

三、脊髓畸形

脊髓栓系综合征是由于各种病理因素造成脊髓圆锥低于正常的位置，进而引起神经系统、肌肉骨骼、泌尿系统或胃肠道系统出现异常的临床症候群（图3.13）。脊髓栓系综合征的临床症状和体征与年龄相关，其可以是开放性神经管修复术的并发症，也可以是闭合性脊柱畸形的一种表现。理论上，脊髓损伤是由神经纤维受到牵拉或张力过大引起的脊髓缺血所致。类似的症状和体征也可出现于脊髓圆锥位置正常的患者，但一般会伴有皮肤红斑、椎体异常或硬脊膜内脂肪瘤等改变。

对于有临床症状患者的治疗手段多采用外科松解术，可以根据硬膜囊的修复情况对栓系肿块实行全切除术或次全切除术。对于影像学异常的无症状患者或影像学正常的有症状患者，在治疗方面仍存在争议。

新生儿就诊时可能没有神经功能障碍，因此超声检查的作用是在具有高风险或中等风险皮肤病变的患儿中确定是否存在栓系病灶并评估脊髓圆锥的位置。高风险皮肤病变标志包括局灶性多毛症、婴儿血管瘤、闭锁性脑膜膨出、真皮窦道、皮下脂肪

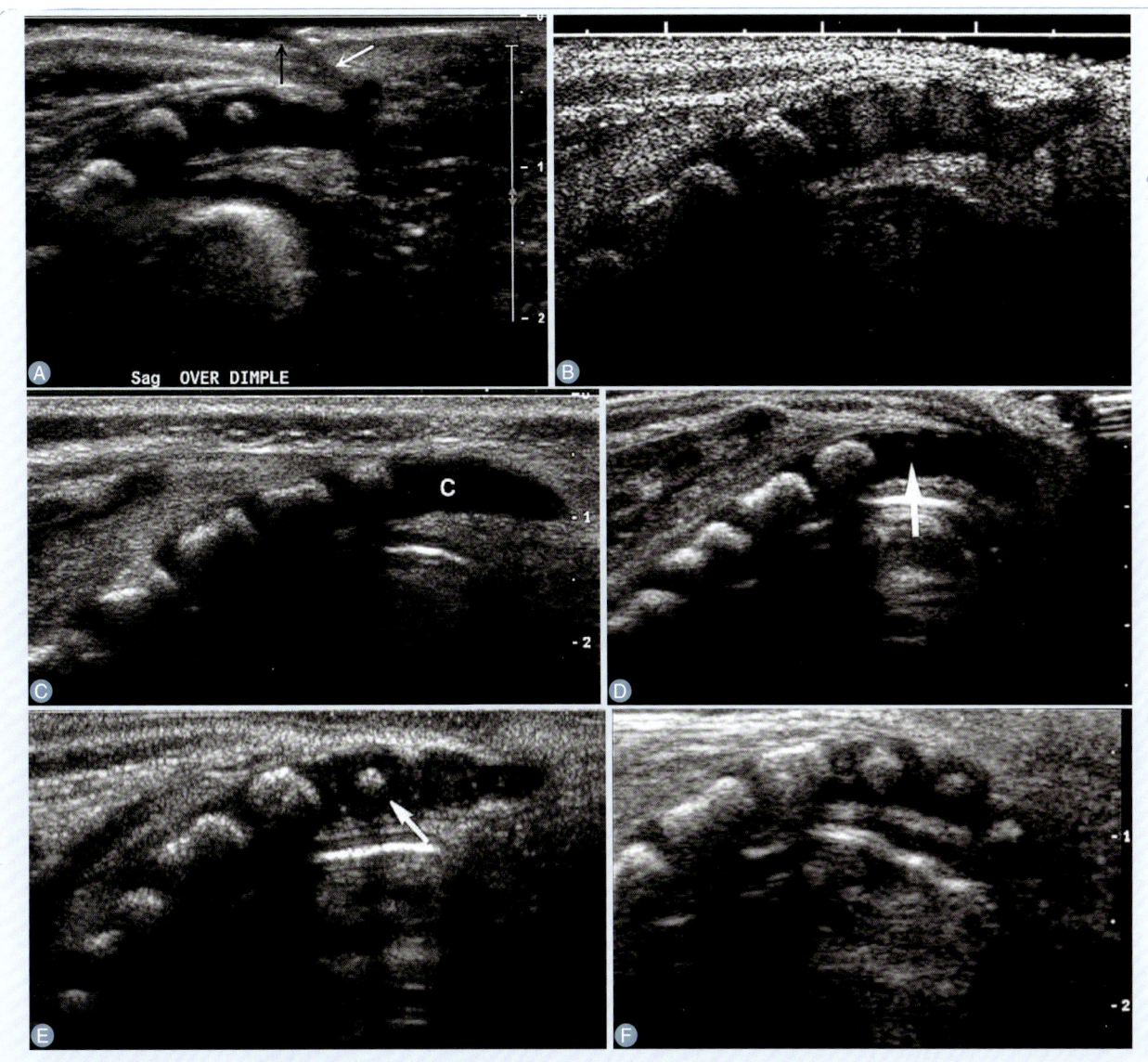

A.尾骨远端的背弯,注意尾骨皮肤凹陷(黑箭头)和皮下组织的低回声带(白箭头)延伸到尾骨尖端,参见动图3.3;B.尾骨弯曲度较小;C.尾椎软骨光滑、典型的曲线(C);D.C_1椎体可见微小的骨化中心(箭头);E.大的骨化中心(箭头);F.所有尾椎内可见骨化中心。

图3.12 6例婴儿尾骨发育的正常变异

瘤、尾部附件和与Lumbar综合征相关的节段性血管瘤(下半身血管瘤、泌尿生殖系统畸形、溃疡、脊髓病、骨缺损、肛门直肠畸形、动脉畸形和肾脏畸形)。中等风险的皮肤病变包括毛细血管畸形(橙红色斑或葡萄酒色斑)。低风险皮肤标志不需要常规的神经影像学检查或随访,包括尾骨窝、浅色头发、孤立的牛奶咖啡斑、蒙古斑、黑色素减少和黑色素增多的斑疹或丘疹,以及臀沟偏斜或分叉。

尾骨窝是位于肛门上方2.5 cm处靠近尾骨的软组织凹陷,在新生儿中的发生率为2%~4%。根据是否可见凹陷底部将其分为深浅两类。一项针对84例平均年龄1岁并具有深、浅尾骨凹陷婴儿的研究中,通过MRI检查发现16.7%的患儿存在终丝纤维脂肪瘤,并且在凹陷较深的患儿中更多见。此外,研究中还发现患儿低位脊髓圆锥(脊髓圆锥位于L_3椎体下方)的发生率为7%。一项对50例新生儿的超声及MRI检查显示,单纯尾骨窝和臀肌褶皱偏斜的婴儿并没有病理学改变。在一组109例患有单纯尾骨窝的婴儿中,超声检查并未发现具有手术指征的病理改变,但确实发现了20例低位皮毛窦,与椎管内结构没有连续性,也没有脊髓栓系。类似于这样的纤维窦管可以从凹陷向前和向下延伸到尾骨尖端(图3.12A)。在42例非软组织或骨性肿块引起的臀褶偏斜或分裂的婴儿中,超声并未发现任何病理改

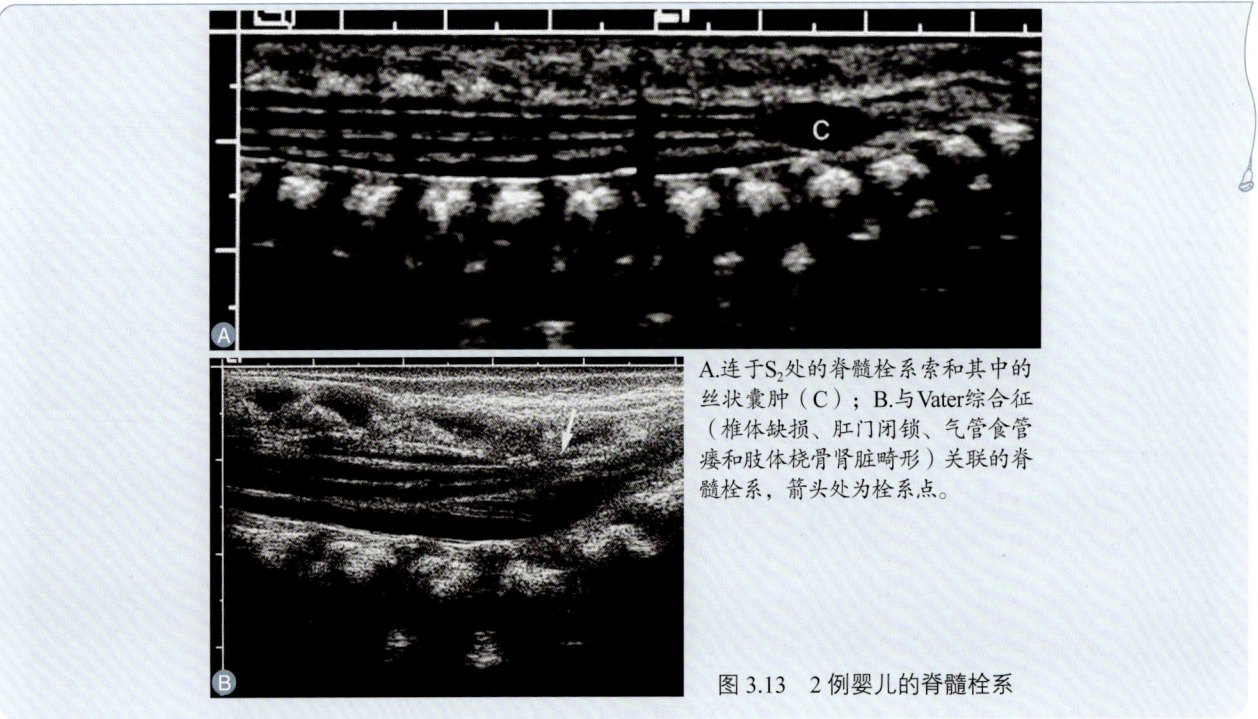

A.连于S_2处的脊髓栓系索和其中的丝状囊肿（C）；B.与Vater综合征（椎体缺损、肛门闭锁、气管食管瘘和肢体桡骨肾脏畸形）关联的脊髓栓系，箭头处为栓系点。

图3.13　2例婴儿的脊髓栓系

变。因此，在低风险患者中，如果确实需要影像学检查，超声可作为一种可靠的筛查手段。

四、脊柱闭合不全

脊柱闭合不全一词源于希腊语词根，意思是不良的接缝或缝合，由Tulpuis于1641年首次在文献中使用。目前，脊柱闭合不全是指一组较为广义的疾病，这类疾病可能是在成胚过程中，由于原肠胚形成过程、初级神经形成过程、分离、管化和（或）尾细胞团的退行性分化出现错误所导致。根据其临床特征分为两类：无皮肤覆盖的开放性脊柱病变；有皮肤覆盖的闭合性脊柱病变，可伴有或不伴皮下肿块或其他的皮肤病灶。

描述此类疾病的术语有多种分类，在使用中也存在不准确的情况，所以很容易产生混淆。这可能导致在文献解读、预后评估和疗效判断等方面出现混乱现象。后脊柱裂是指椎体后神经弓不完全闭合，可以孤立或偶然发生，一般无临床意义。正常情况下，L_5的椎弓至5~6岁才能融合。以往开放性脊柱闭合不全称为"显性脊柱裂"，闭合性脊柱闭合不全称为"隐性脊柱裂"，但目前这些术语已不再使用。

基板是一段非神经化的扁平胚胎神经组织，可位于脊髓的任何水平。基板可以是终端的，可位于脊髓的尾部；也可以是节段性的。基板可以是脊髓顶端，如果其涉及多节段，也可以是顶叶。

在Tortori Donati和Rossi提出的脊柱闭合不全临床神经影像学分类中，首先要确定畸形组织是暴露在外（开放性脊柱闭合不全）还是被完整的皮肤覆盖（闭合性脊柱闭合不全）（表3.1）。皮下肿块

表3.1　脊柱闭合不全的临床影像学分类系统

开放性脊柱闭合不全
脊髓脊膜膨出（或伴脊髓脊膜膨出）
脊髓膨出（脊椎裂）

闭合性脊柱闭合不全
伴皮下肿块
脂肪脊髓脊膜膨出
脂肪脊髓膨出
脊髓囊状膨出（终末部分或颈部）
脊膜膨出
颈椎脊髓脊膜膨出

不伴皮下肿块
单纯脊柱闭合不全
• 脊柱裂
• 永存终末脑室
• 椎管内脂肪瘤
• 脊髓终丝症候群
复杂脊柱闭合不全
• 背侧皮毛窦
• 尾椎退化综合征
• 脊索分裂综合征（背侧肠瘘和神经管原肠囊肿）
• 脊髓裂畸形（脊髓分裂）
• 节段性脊髓发育不全

来源：Modified from Barkovich AJ. Pediatric neuroimaging. 4th ed. Philadelphia：Lippincott Williams & Wilkins；2012.

是闭合性脊柱闭合不全的特征表现。肿块多由神经元、蛛网膜下腔积液或脂肪组成。

（一）开放性脊柱闭合不全

开放性脊柱闭合不全可以发生在脊柱的任何节段，但最常见于腰骶部。在孕期母体血液或羊水中发现甲胎蛋白水平升高应首先怀疑此病。产前超声检查对胎儿开放性脊柱闭合不全具有非常高的检出率。开放性的缺损一般在出生后的第1天或第2天采取手术修复，因为缺损较为明显，无须再进行术前影像学评估。术前MRI可用于检测是否合并其他畸形，如脊髓空洞、脊髓分裂和脑积水，了解基板和神经根之间的关系。术后也可以利用MRI检测相关异常情况。对于未修复缺损的新生儿，为了避免溃疡或感染的风险，超声不作为常规检查手段。在患儿的俯卧位行横切面超声检查，可以观察到背根外侧、腹根内侧和基板的后部。超声除了用于检测开放性脊柱畸形，还可用于检查其他脊柱异常，如脊髓空洞、胸腰髓萎缩、蛛网膜囊肿、脊髓分裂和硬膜内脂肪瘤。脑积水和Chiari Ⅱ畸形的患儿，在修复前后也通常需要进行脑部超声和MRI检查。

最常见的开放性脊柱闭合不全是脊髓脊膜膨出（占98%）。神经管缺陷的确切发病率难以估测，大约是每1000名活产儿中有2名患病，具有显著的地理和种族差异，并且在某些高危人群中发病率也会增加。由于孕前叶酸的补充、环境因素改变和（或）终止妊娠等原因，近年来该病的发病率逐年下降。基板被扩张的蛛网膜下腔推移向背侧移位并通过中线的骨缺损暴露在外，就形成了脊髓脊膜膨出（图3.14）。脊髓膨出是指患儿一段神经基板呈平板式自背部皮肤缺损处暴露于外界。该病与脊髓脊膜膨出的区别是不存在蛛网膜下腔的扩张（图3.15）。

半脊髓脊膜膨出和半脊髓膨出是开放性神经管

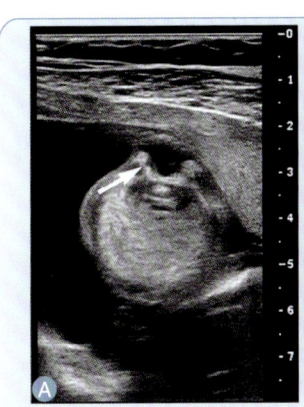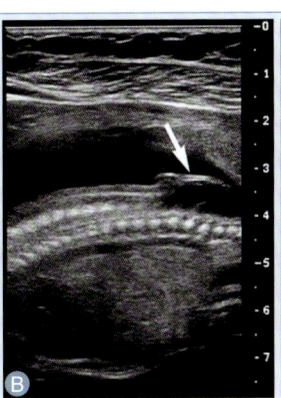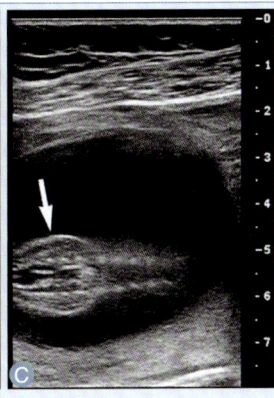

A.横切面显示椎弓后部的缺损（箭头）；B.矢状面显示突出的脊膜和神经基板（箭头）；C.冠状面显示薄的囊壁（箭头）。

图3.14 18周龄胎儿腰骶部脊髓脊膜膨出

开放性神经管缺陷

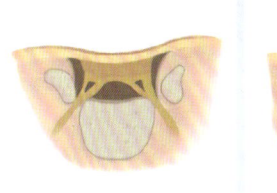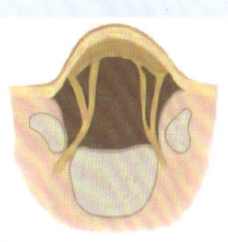

A.脊髓膨出；B.脊髓脊膜膨出；C.椎管内脂肪瘤；D.脂肪脊髓膨出；E.脂肪脊髓脊膜膨出。图示均为俯卧位。

图3.15 开放性神经管缺陷（图A，图B）和不伴皮下肿块（图C）或伴皮下肿块（图D，图E）的闭合性脊柱闭合不全示意

闭合性脊柱闭合不全

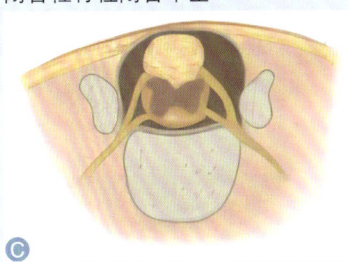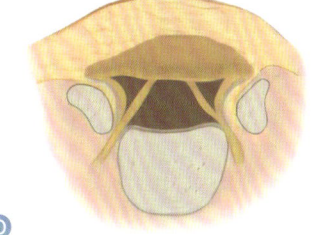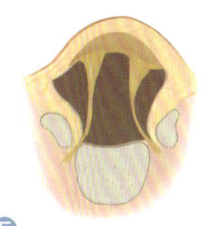

缺损的罕见类型，若脊髓分裂的一侧脊髓无法进行神经化，则会出现这种缺损。这可能与原肠胚形成后的神经形成过程失败有关。

开放性脊柱闭合不全常伴有Chiari Ⅱ畸形。可能的机制是开放性缺损引起的脑脊液渗漏使胚胎心室系统塌陷，进而破坏了正常的大脑发育。Chiari Ⅱ畸形在妊娠早期可以有轻微的后脑疝，尽管后脑疝可以随孕期进展，但后脑畸形的严重程度却因人而异。如果患儿脊柱异常未被发现，该畸形很可能漏诊。除了大的脊髓囊肿以外，闭合性脊柱闭合不全的所有类型均不合并Chiari Ⅱ畸形。Chiari Ⅱ畸形存在一个狭小的后颅窝，挤压脑组织向上经切迹、向下经枕骨大孔疝出，导致脑干组织受压和扭曲。超声可以通过颅骨的前囟和颅颈交界处的枕骨大孔观察到这种后颅窝的改变。脑积水可以在妊娠中期出现，但通常发生在出生以后，尤其是在皮肤缺损修复后，因为脑脊液渗漏被阻断，脑积水就更为常见。超声在脊髓脊膜膨出患儿修复后的脊髓评估也具有非常重要的作用。具体来说，通过超声实时成像、视频回放或M型超声与MRI相结合，如发现术后患儿神经根搏动减弱，可能提示脊髓栓系综合征的再发生。新生儿很少出现尾部脊髓与硬脑膜之间的粘连瘢痕。脊髓应位于椎管中央，呼吸时脊髓和神经根应向前后方移动，颈部屈曲时应向头尾方向移动。

（二）伴皮下肿块的闭合性脊柱闭合不全

闭合性脊柱闭合不全是指脊柱缺损的部位由皮肤完整覆盖的一组疾病，该病不能由甲胎蛋白筛查发现。许多患儿通过体格检查发现，但一些患儿在出生时缺陷并不明显，在之后的婴儿期（6个月左右）表现为脊髓栓系综合征。以腰椎皮下肿块为表现的闭合性脊柱闭合不全，常见的包括伴有硬脑膜缺损的脂肪瘤（脂肪脊髓膨出和脂肪脊髓脊膜膨出），罕见的包括脊膜膨出和末端脊髓囊状膨出。腰椎肿块主要与骶尾部畸胎瘤和尾部退化后过度生长的脂肪组织进行鉴别。闭合性脊柱闭合不全合并颈部肿块是罕见的，包括颈部脊髓脊膜膨出、脊髓囊状膨出和脊膜膨出。其鉴别诊断包括枕颈部脑膨出和皮下淋巴管畸形。

在脂肪脊髓膨出（脂肪脊髓裂；图3.16，动图3.4，动图3.5和动图3.6）中，神经-脂肪瘤的界面位于椎管内或椎管边缘，脂肪瘤通过后神经弓缺损与皮

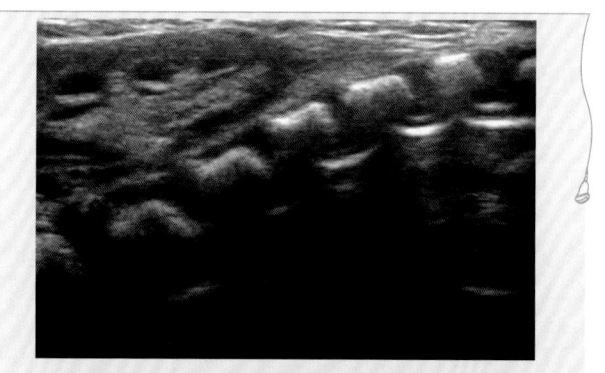

动图3.4　矢状面显示脂肪脊髓膨出（1）

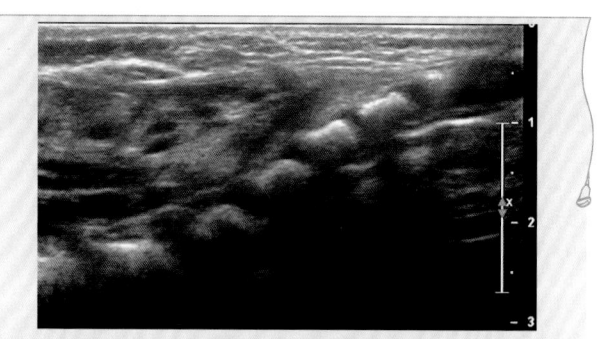

动图3.5　矢状面显示脂肪脊髓膨出（2）

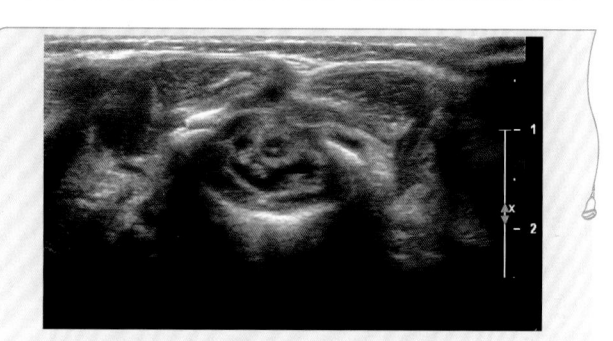

动图3.6　横切面显示脂肪脊髓膨出

下脂肪相连；其表面覆盖的皮肤往往存在异常。皮下脂肪瘤位于臀间皱褶上方，通常延伸到单侧臀部。基板位于终端（顶端或顶叶）并且可不对称，包含神经板的一侧边缘。神经-脂肪瘤界面可以延伸到多个椎骨节段。随着脂肪瘤的增大，椎管的管径也会增加，但位于脊髓腹侧的蛛网膜下腔管径不会增加。

在脂肪脊髓脊膜膨出中，位于脊髓腹侧的蛛网膜下腔扩大，神经-脂肪瘤的界面位于椎管外，脂肪瘤通过骨缺损与皮下脂肪相连（图3.17，动图3.7和动图3.8）。基板通常呈节段性，其可以被扭曲、拉伸及旋转而位于脂肪瘤的一侧，同时合并对侧脊膜膨出；因此，两侧的脊神经根的长度可能不对称。此时基板下方的脊髓是正常的，位于椎管内。

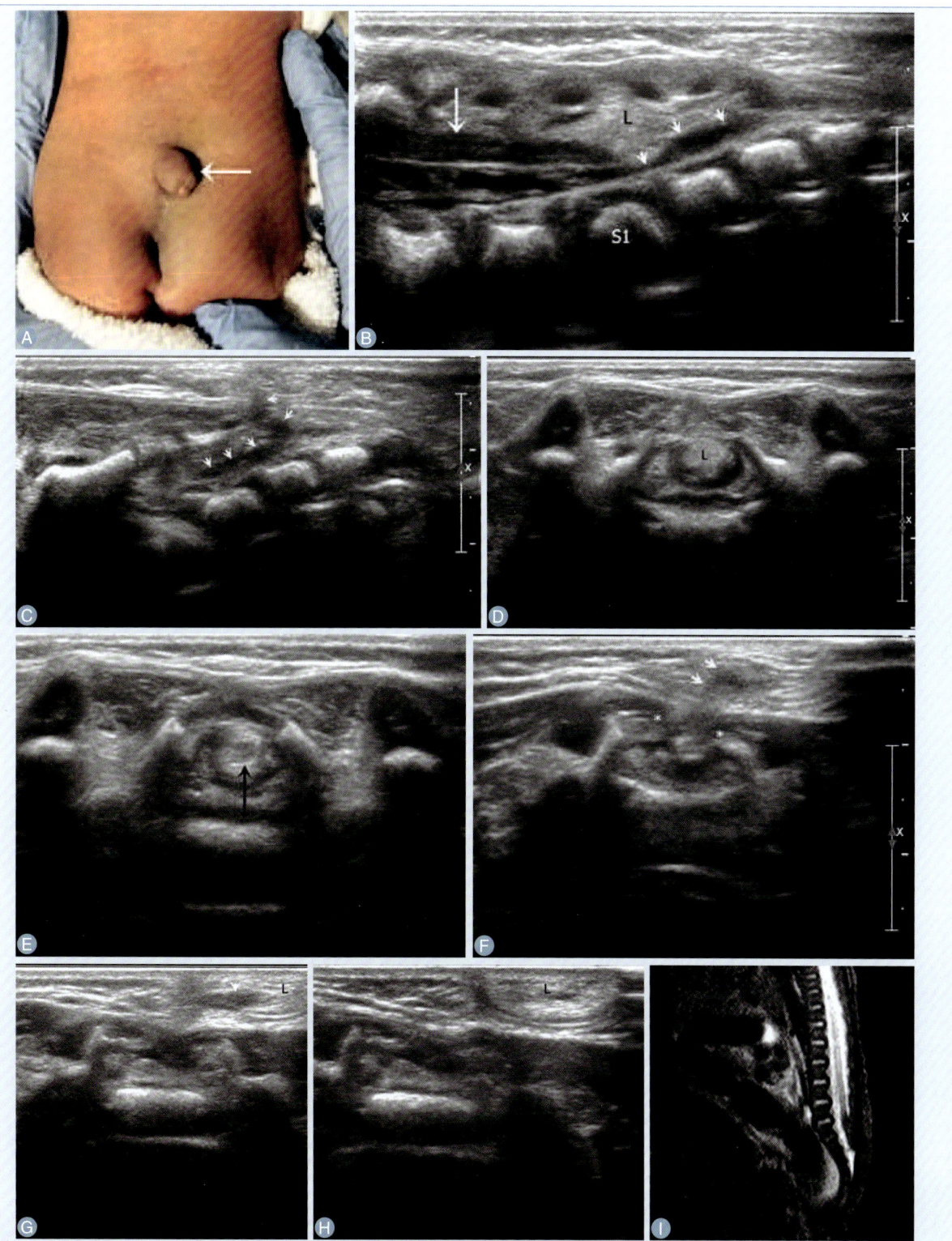

A.新生儿骶骨右侧皮下肿块（箭头）和偏斜的臀裂；B.矢状面显示止于S_1的低位脊髓栓系（长箭头指向栓系），终端基板，神经-脂肪瘤（L）界面位于椎管内，脂肪瘤和终末纤维脂肪丝在切面中无法区分，脂肪瘤腹侧有少量液体（短箭头）；C.矢状面显示液体（箭头）通过S_2右侧后部的缺损延伸到皮下脂肪瘤；D.横切面显示硬膜内脂肪瘤（L）延伸到脊髓圆锥的背侧和下方；E.脂肪瘤横切面可显示中央区与纤维脂肪丝相连的管状低回声，其边缘回声增强（箭头），要关注软骨后部结构的完整性；F.S_2右侧后部小缺损水平的横切面（*），发现少量液体延伸至皮下肿块的中央区域（箭头），横切图将患者右侧的图像显示于屏幕左侧，以保持与第一张照片上皮下肿块的位置一致；G.皮下肿块横切面显示中央区的低回声液体（三角箭头）和皮下脂肪瘤（L）；H.皮下脂肪瘤横切面（L）；I.矢状面MRI T_2WI抑脂成像显示在腰骶交界处的圆锥尖端，以及与终丝相邻的低信号的末端脂肪瘤，该切面未显示位于中线右侧的皮下肿块。

图3.16　脂肪脊髓膨出

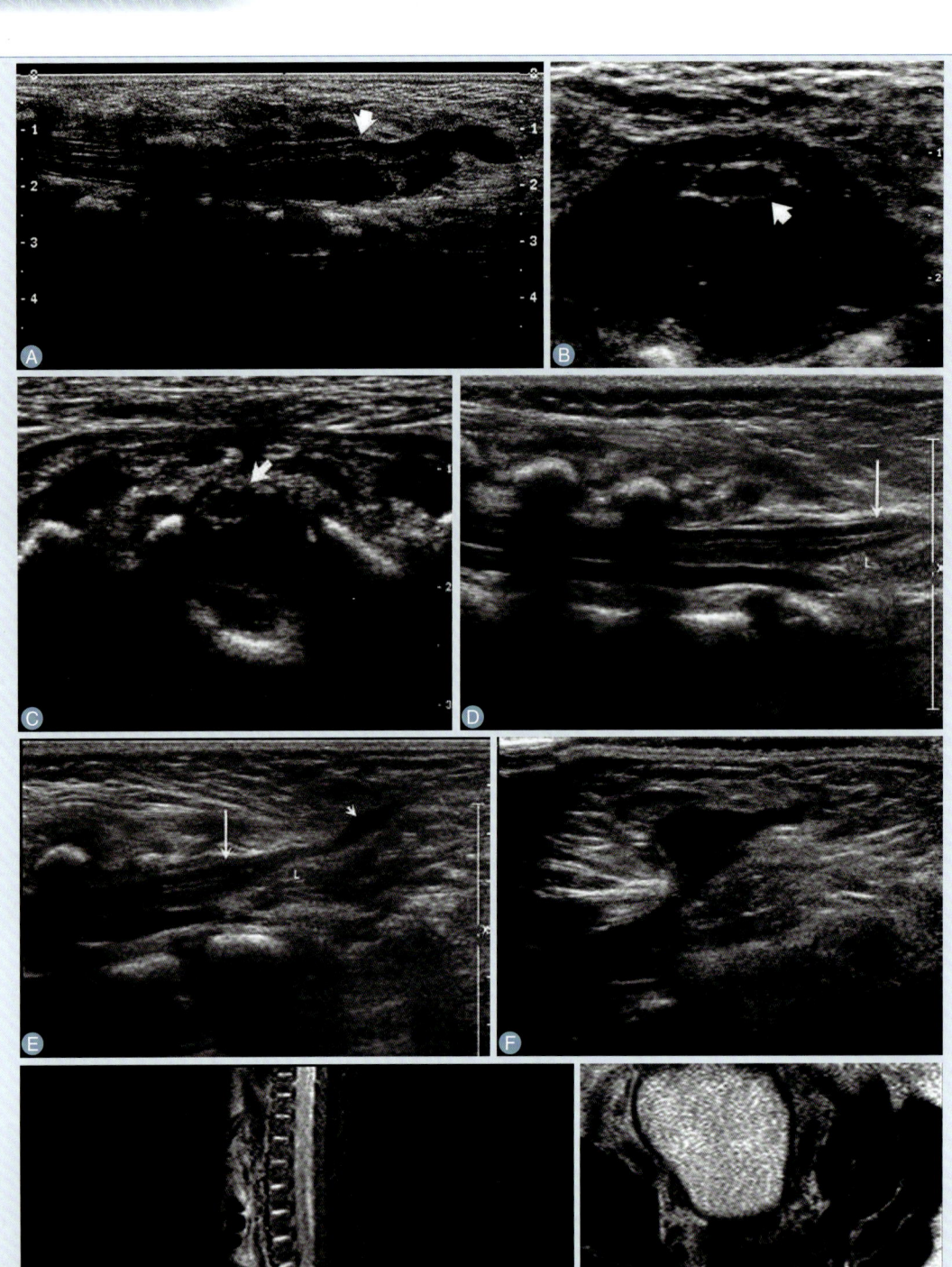

A.低位脊髓矢状面的拼接图（箭头）；B.横切面显示神经基板后移（箭头）和富含脑脊液的脊髓脊膜膨出包绕基板；C.在另一名患者中，脊髓栓系的远端已融入脂肪瘤（箭头）；D.矢状面显示脊髓栓系（箭头）和位于腹侧延伸到末端基板的脂肪瘤（L），注意末端的小腔室；E.脊柱矢状面显示低位的脊髓栓系（长箭头），延伸至椎管外的基板，与皮下肿块相连续的液性暗区（短箭头），以及位于腹侧延伸至基板的大脂肪瘤（L）；F.皮下肿块的矢状面可显示皮下脂肪组织和其中央区的大量积液；G.矢状面MRI T_2WI抑脂成像可以显示皮下脂肪内的液体、基板及位于腹侧延伸到椎管外呈低信号的脂肪瘤；H.骨盆T_2轴位显示位于皮下的脂液混合性肿块通过骶骨后部的缺损延伸至椎管外。

图 3.17　脂肪脊髓脊膜膨出

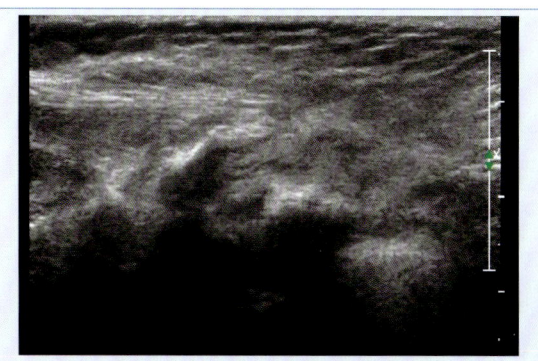

动图 3.7 脂肪性脊髓脊膜突出

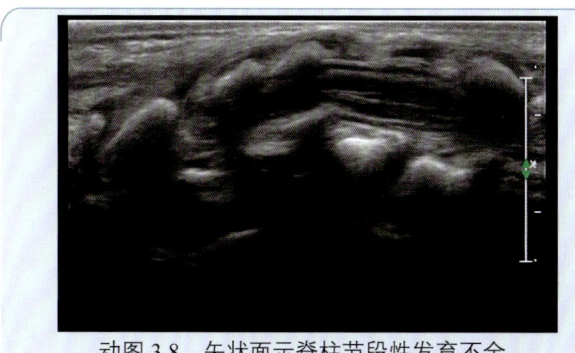

动图 3.8 矢状面示脊柱节段性发育不全

见。当低位脊髓末端止于与脊髓中央管相通的囊肿（脊髓空洞膨出）时，可以通过超声或MRI明确诊断。扩张的蛛网膜下腔（脊膜膨出）围绕远端脊髓和末端的囊肿，终丝囊肿内的液体与扩张的蛛网膜下腔不相通，这与泄殖腔外翻高度相关。

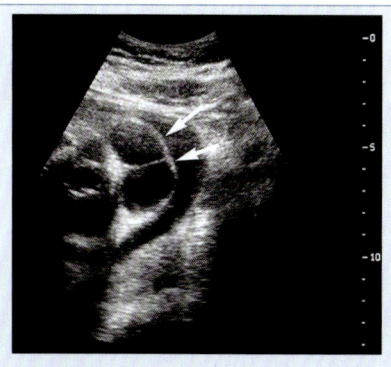

超声斜冠状面显示终丝囊肿界限清晰、表面被皮肤覆盖等特征（箭头）。

图 3.18 妊娠 31 周胎儿的终丝囊肿

脂肪脊髓膨出和脂肪脊髓脊膜膨出形成的实性肿块多由被胶原分隔的成熟脂肪细胞组成。其他组织，如异常的神经胶质、软骨、骨骼、纤维、肌肉或血管结构也可能存在并形成"神经管错构瘤"。脂肪瘤可侵入硬膜外间隙（硬脑膜脂肪瘤）引起脊髓积水。皮下和椎管内脂肪瘤中的脂肪组织可以在儿童、肥胖或怀孕的人群中和正常组织一起增长。

后脊膜膨出比脂肪脊髓膨出和脂肪脊髓脊膜膨出少见，其是硬脑膜和蛛网膜穿过骨缺损形成的充满脑脊液的囊腔。神经根或部分终丝可在囊中走行，但囊中不含脊髓。脊髓本身是正常的，但可以拴系在骶骨脊膜膨出的颈部。最常发生的位置是腰椎或骶椎，也可以见于胸椎或颈椎。超声上显示充满脑脊液的囊与鞘囊连续并有一窄颈。囊内可见由软脑膜、蛛网膜或硬脑膜形成的小分隔，但不含神经。闭锁性脊膜膨出是指异常的神经附着在脊膜膨出颈部，可导致无明显栓系原因的低位圆锥。闭锁性脑膜膨出类似于香烟灼伤的中线瘢痕。

脊髓囊状膨出是一种罕见的畸形，是指脊髓中扩张的中央管通过骨缺损向背侧突出，可发生在颈部、胸部或腰骶部。与脊髓脊膜膨出有所不同，脊髓囊状膨出有皮肤覆盖。当脊髓囊状膨出发生在腰骶部时，被称为终丝囊肿（图3.18），终丝囊肿罕

（三）不伴皮下肿块的闭合性脊柱闭合不全

1. 单纯神经管闭合不全

终丝脂肪瘤的特点为终丝的纤维脂肪瘤样增厚。终丝的硬膜内和硬膜外部分均可受累，但脂肪的浸润量不同。终丝纤维在横断面影像上常轻微偏离中线，在这类疾病中，因脂肪组织的浸润，终丝直径可大于2 mm。超声表现为终丝增厚，回声稍增高，有时边界呈波浪状（图3.19）。在0.2%~4%无脊髓栓系症状的成人患者中偶尔可以发现终丝纤维的脂肪浸润，此时认为是一种正常变异。

异常长脊髓属于一种变异，脊髓圆锥不变细并在骶骨水平与硬膜囊下端相连，可并发硬膜内脂肪瘤或脂肪脊髓脊膜膨出。

持续性终室（第五室）是脊髓圆锥部位内衬室管膜的小腔，通常被认为是正常变异。如果体积较大，可能引起腰痛、坐骨神经痛或膀胱功能紊乱等症状，但病灶大小稳定，可借此与脊髓内肿瘤相鉴别。

硬膜内脂肪瘤（图3.20）可发生在椎管的任何部位，多见于腰骶部。其胚胎学和病理学与合并硬脊膜缺损的脂肪瘤相似，不同的是包含在完整的硬膜囊内，位于基板背侧表面的中线位置。病变一般位于软膜下，可向后凸出压迫蛛网膜下腔。肿块可以多发，大小不一，如体积较大，可横向推移脊髓。髓内脂肪瘤是指脊髓内脂肪浸润，但范围不超过软脊膜。

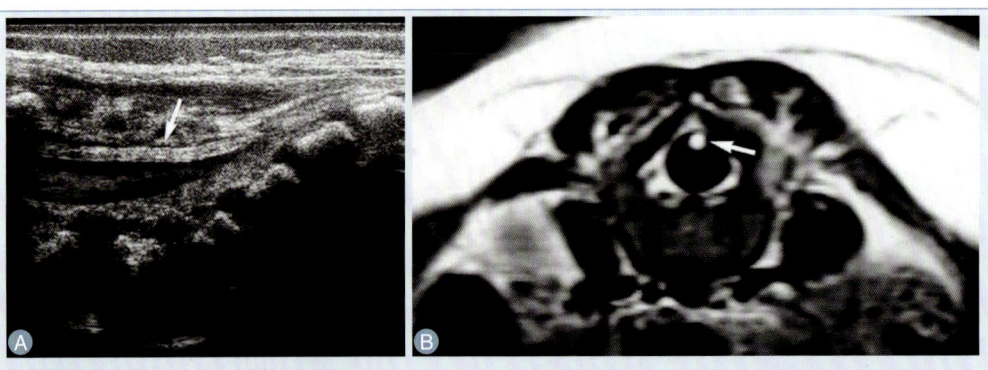

A、B. 超声矢状面和MRI T₁WI横轴位显示终丝异常增厚回声增高（箭头），MRI显示终丝内高信号（箭头）。

图3.19　终丝纤维脂肪瘤

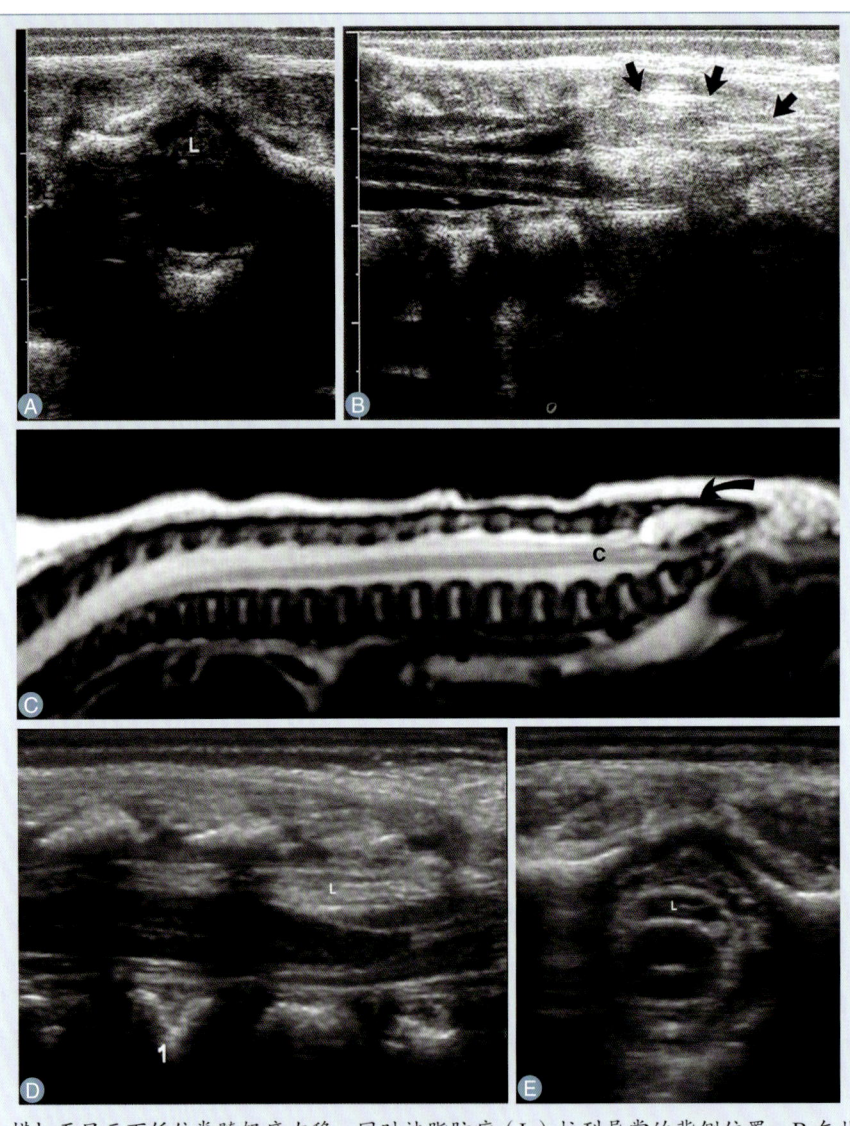

A.2周龄的女孩，横切面显示下低位脊髓轻度右移，同时被脂肪瘤（L）拉到异常的背侧位置；B.矢状面清晰显示低位脊髓被脂肪瘤栓系（箭头）；C.另一个新生儿的相关矢状面MRI T₂WI，方向与超声相匹配，显示异常低位脊髓（C）和脂肪瘤（箭头）；D、E.脊柱超声的矢状面和横切面显示背侧硬膜内脂肪瘤栓系脊髓，脊髓尖端在L₃中部水平终止。1：第一腰椎椎体；L：脂肪瘤。

图3.20　硬膜内脂肪瘤

（D and E courtesy of Dr. Kathy McCarten.）

背部皮毛窦（图3.21）是内衬上皮的瘘管，连接皮肤、中枢神经系统和脑脊膜，被认为是皮肤外胚层与神经外胚层局灶性不完全分离的结果。如查体时发现臀裂上方中线部位、高于肛门上方2.5 cm位置有凹陷或开口，同时并发毛痣、毛细血管瘤、色素沉着斑块时，则应怀疑此病。该窦道呈管道状低回声，穿过皮下组织，另一端通过缺损的骨质，进入脊管，到达硬膜囊，止于蛛网膜下腔、脊髓圆锥、终丝、神经根，或形成皮样囊肿或表皮样囊肿。脊髓通常位置较低并有栓系。如果窦管开口在蛛网膜下腔会引起脑脊液漏。这种情况下进行超声检查应使用无菌凝胶和探头套。皮毛窦可起源于覆盖在脂肪脊髓膨出上的皮肤，皮样囊肿多见（11%）。皮毛窦可以发生感染，感染多发于马尾或脊髓圆锥部位。皮毛窦最常见于腰骶部，如果存在皮肤开口，往往位于窦道与硬脊膜接触定位点的头侧。超声在中线矢状面上比横切面更易于识别这种窦道，表现为皮下脂肪中的"菌柄状"低回声。病变也可发生于枕部、颈部和胸部，但比较少见。未经确诊的背部皮毛窦的主要风险是感染、破入蛛网膜下腔引起的化学性脑（脊）膜炎及相关硬膜内肿块造成的压迫性损伤。

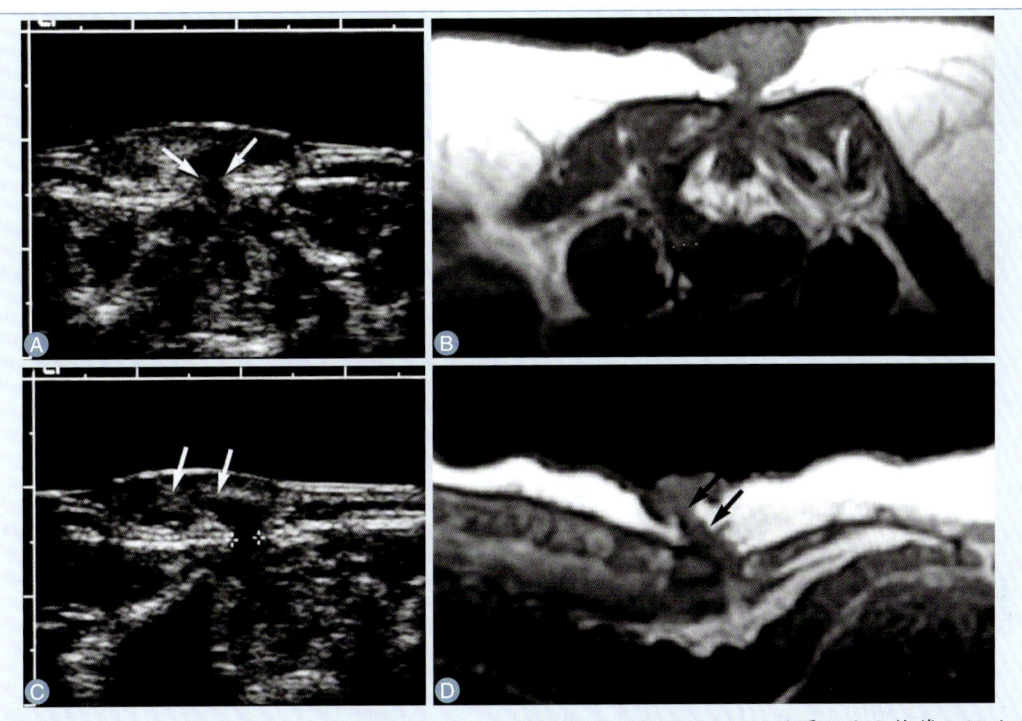

横切面和矢状面视图，超声和MRI T₁WI配对成像。A、B.横切面显示皮下脂肪层、被覆肌肉和椎管之间的开放连接（箭头）；C、D.矢状面显示窦道连接的倾斜度（箭头），典型的表现为皮肤侧的开口高于窦道与硬脊膜连接点的水平。

图3.21 背部皮毛窦

2. 复杂的神经管闭合不全状态（原肠胚形成障碍）

中线脊索整合障碍：脊索发育异常会导致涉及脊髓和其他器官的复杂畸形。除了罕见的半脊髓膨出和半脊髓脊膜膨出，脊索整合障碍这类疾病都没有皮下肿块。中线脊索整合障碍导致中线无法融合形成单一的脊索突，从而导致脊索纵向分裂。

其中最罕见和最严重的病变是背侧肠瘘，由一条异常的神经肠管连接皮肤和肠道，并穿过重复的脊柱和脊髓之间的空隙。神经管原肠囊肿位于椎管内，可夹在分裂的脊索之间，囊肿内衬消化道上皮，内容物多变，但通常与脑脊液相似。典型病变发生在硬脑脊膜内，位于颈胸段脊柱（腰椎或颅后窝中不常见），常位于脊柱前方并远低于相关的异常椎体水平。

脊髓分裂或脊髓分裂畸形是脊髓呈矢状分裂的一系列畸形（图3.22）。在Ⅰ型脊髓分裂中，两条半脊髓分别包含在单独的硬膜管中，其间还有从椎体延伸至椎弓的硬膜外骨或骨软骨骨刺把它们分隔开来，骨刺可完整或不完整，通常出现在分裂脊髓的尾端。半脊髓可以在尾部裂隙重新联合或延伸到圆锥，50%的病例会发生脊髓积水。有关的椎体异常包括椎板裂、椎弓根间距增宽、半椎体、椎体融合、节段间椎板融合（限制透声窗）和脊柱侧凸。

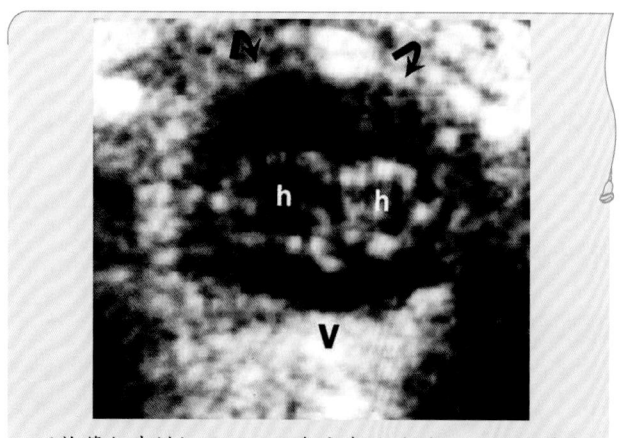

腰椎管超声横切面显示两条半脊髓（h），MRI和手术证实。V：椎体；弯箭头：背侧硬脊膜。

图3.22　3岁女孩脊髓分裂

在Ⅱ型脊髓分裂中，有两条半脊髓只有一根硬膜管。共有三种类型的变异包括隔膜缺失、纤维间隔和部分脊髓分裂，最常见的是隔膜缺失，最少见的是部分分裂和不完全分裂，横切面扫查显示得最为清楚。在轴位高分辨率磁共振图像上可观察到纤维间隔。可能存在脊髓积水，圆锥位置通常较低，该病变与终丝脂肪瘤和终丝牵拉密切相关。Ⅱ型脊髓分裂通常比Ⅰ型脊髓分裂更轻微。

新生儿期可使用超声诊断脊髓分裂。约1/2的脊髓分裂患者在深部畸形的体表有一些痕迹，如藏毛窦、色素痣、脂肪瘤、凹陷或血管病变。尽管如此，一部分患儿直到儿童期出现脊柱侧凸或其他特征性的神经或骨科症状后才被诊断。新生儿期后需要行MRI检查确诊。明确软骨或骨分隔是制定手术方案的重要部分，但超声难以显示这些结构，有时需要脊柱CT帮助诊断。

脊髓分裂可单独发生也可并发其他畸形，如脊髓脊膜膨出、脂肪瘤、皮毛窦、皮样囊肿或畸胎瘤。

脊索中线形成障碍：脊索诱导脊髓、脊椎和其他器官的发育，如果脊索节段发育异常，则可能发生脊椎畸形和节段性神经发育异常，最常见的是尾段受累而发生尾侧发育不全，如中间节段受累则导致节段性脊柱发育不全。

尾侧发育不全是指一系列异质性尾侧异常，包括脊柱完全或部分发育不全（主要涉及骶尾椎）、肛门闭锁、生殖器异常、肾发育不良、肺发育不全和下肢异常。骶尾椎发育不全可能是多个综合征相互关联的一部分，包括Currarino三联征（部分骶骨发育不全、肛门直肠畸形、骶前畸胎瘤或骶前脊膜膨出）、Oeis综合征（脐膨出、泄殖腔外翻、肛门闭锁、脊柱缺损）和Vacterl综合征（椎体异常、肛门闭锁、心脏畸形、气管食管瘘、肾脏和肢体畸形）。高达20%的患者可见脂肪脊髓脊膜膨出和末端脊髓囊状突出。尾部发育不全与母体糖尿病有关，在患有未控制的Ⅰ型糖尿病母亲所生的婴儿中，约1%出现该病；16%的病例与母亲糖尿病有关。

根据脊髓圆锥的位置和形状，尾侧发育不全分为两种类型。Ⅰ型为高位尾侧发育不全（T_{12}或L_1）由于缺少前角细胞和骶神经根细小，脊髓圆锥轮廓呈楔形或钝形。椎体发育不全从尾椎到下胸椎的缺失程度不等，最常见的最后一个锥体是$L_5 \sim S_2$，硬膜囊高位终止。临床上，最常见的临床表现为神经功能缺失。骶椎缺失时髂骨内翼紧密靠近，通常伴有髋关节脱位（图3.23）。

Ⅱ型为尾侧发育不全伴低位脊髓圆锥栓系和轻度椎体发育不良（最后一个锥体可至S_4）。因圆锥被牵拉并拴系在紧张的终丝纤维、脂肪瘤或前位脊膜膨出上，圆锥部分发育不良可能无法识别，该类患者临床表现为脊髓栓系综合征。

节段性脊柱发育不良是指临床和放射学综合征，包括节段性发育不良或发育不全的腰椎或胸腰椎，节段性深部脊髓和神经根异常，先天性截瘫或轻截瘫，以及先天性下肢畸形。脊柱和脊髓可形成脊柱锐角后凸，椎管狭窄或中断。远端脊髓低位并增粗，可能发育不全或中断（图3.24，动图3.8，动图3.9）。典型病例合并马蹄肾和马蹄内翻足。

有几种异常与脊柱闭合不全的高发病率有关。约1/3的婴儿伴发高位肛门闭锁，一半伴有泄殖腔畸形，基本上所有泄殖腔外翻患者均伴有脊髓异常。有学者认为泄殖腔外翻患者应该放弃超声检查直接行MRI检查，如果新生儿期超声显示脊柱正常，则大部分其他组患者可以避免使用需要镇静的MRI。脊柱闭合不全患者常伴有肾脏异常，因此应同时检查肾脏和脊柱。

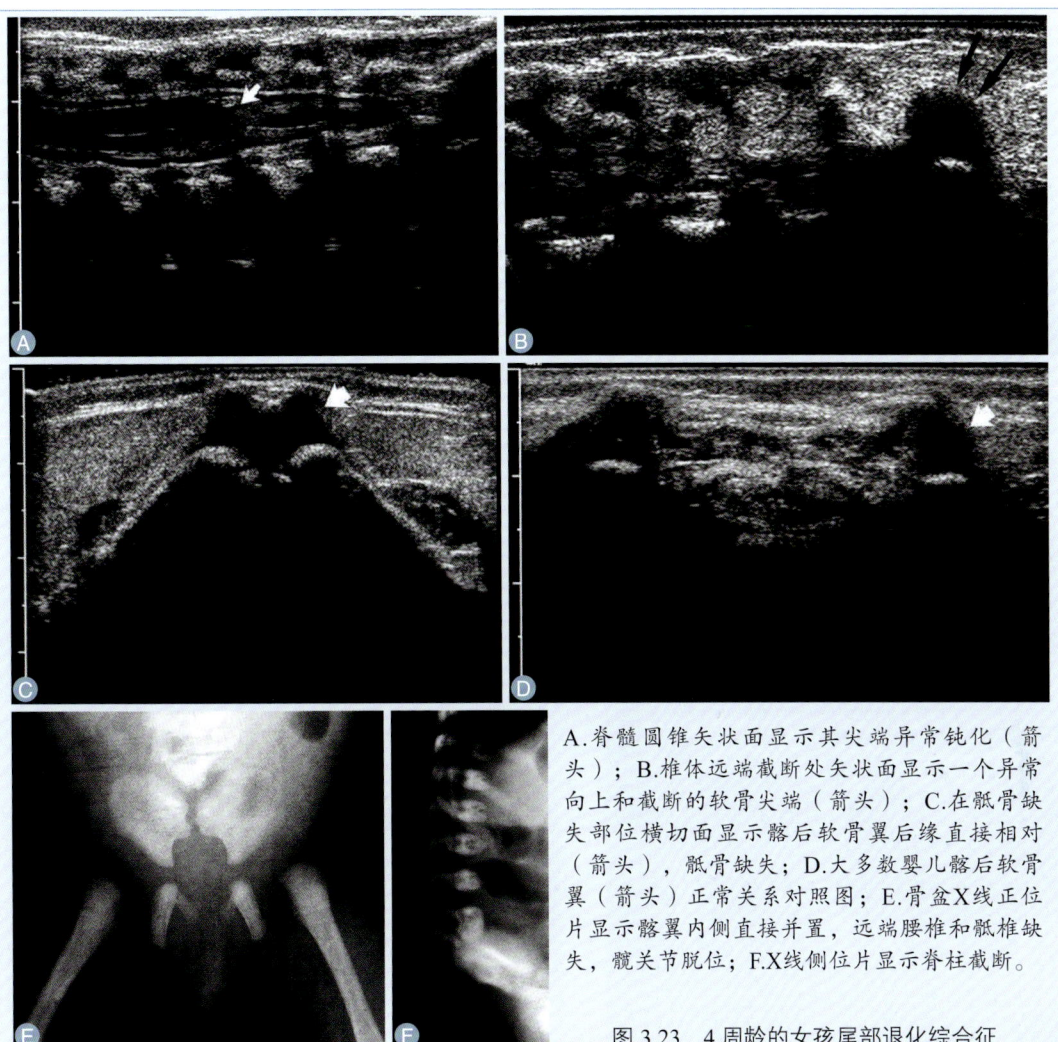

A.脊髓圆锥矢状面显示其尖端异常钝化（箭头）；B.椎体远端截断处矢状面显示一个异常向上和截断的软骨尖端（箭头）；C.在骶骨缺失部位横切面显示髂后软骨翼后缘直接相对（箭头），骶骨缺失；D.大多数婴儿髂后软骨翼（箭头）正常关系对照图；E.骨盆X线正位片显示髂翼内侧直接并置，远端腰椎和骶椎缺失，髋关节脱位；F.X线侧位片显示脊柱截断。

图3.23 4周龄的女孩尾部退化综合征

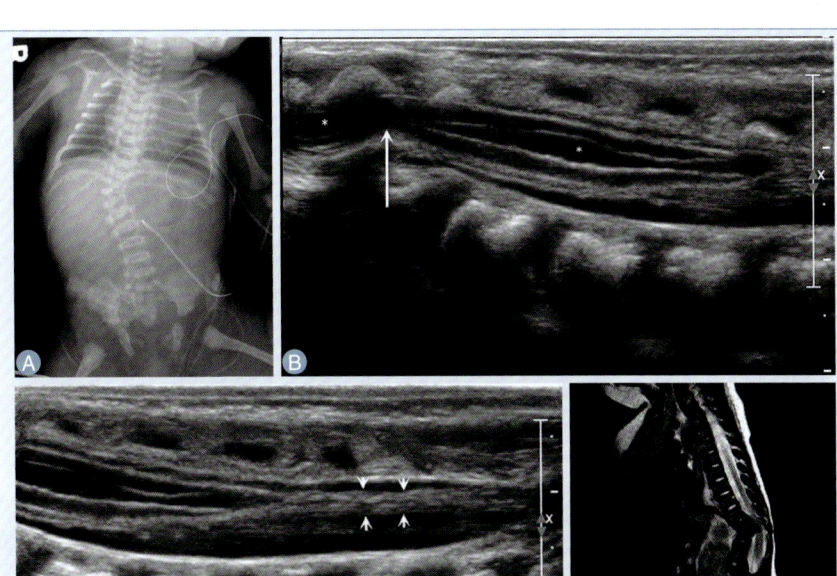

A.X线正位片显示胸腰椎交界处脊柱侧凸伴多个半椎体，骶椎融合；B.胸腰椎椎体异常水平矢状面显示脊髓变细，狭窄区域（箭头）上方和下方的脊髓空洞症（*），以及脊髓圆锥低位；C.脊柱矢状面显示低位脊髓圆锥终止于L_4，注意中央管扩张，终丝增厚回声增加（箭头），很少随呼吸运动；D.胸腰椎MRI T_1WI矢状位显示椎体异常和明显的后凸，有明显的脊髓节段性变细和椎管节段性闭塞。

图3.24 新生儿节段性脊柱发育不良伴肛门闭锁、马蹄内翻足和驼背畸形

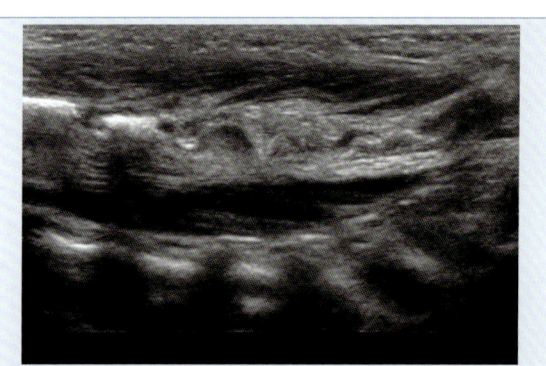

动图3.9 脊柱节段性发育不全患者伴终丝纤维脂肪化

半椎体是由于初级骨化中心的破坏和受累生骨节的配对缺陷造成的。椎体分节不良包括阻滞椎和单侧不分节骨桥（图3.25，图3.26）。融合可发生在很多部位，包括脊柱前后部或关节突关节。超声可以发现多种椎体形成异常的特征性改变，可能是一种未被充分利用的诊断工具。在骨化不全的新生儿期，如X线片怀疑有轻微的脊椎异常，可以利用脊柱超声检查证实或排除。

以下疾病容易并发脊柱闭合不全
泄殖腔外翻（100%）
泄殖腔畸形（50%）
高位肛门闭锁（30%）
异位或低位肛门闭锁

五、肿瘤

位于椎管内和椎管周围的肿瘤较为罕见。在新生儿期发现的肿瘤中，最常见的肿瘤为椎管内神经母细胞瘤。该肿瘤易出现钙化并从腹膜后延伸至椎管生长。钙化和病变延伸的范围都能通过超声来进行观察（图3.27）。这类患儿腹部可触及肿块或有脊髓受压的表现。其他沿椎管内扩散生长的肿瘤需要鉴别的有血管瘤和横纹肌瘤。还有一些关于原发性髓内肿瘤的报道，如胶质纤维瘤。

大多数骶尾部畸胎瘤（图3.28～图3.30）通常在胎儿期或新生儿时期被发现，也是该年龄段最常见的骶前肿瘤。这些异质性畸胎瘤容易复发，通常被描述为成熟或不成熟畸胎瘤。Altman法骶尾部畸胎瘤的分型有助于术前计划并描述肿块的范围，肿块可以是大且为外生性，也可以是小且为内生性（表3.2）。超声表现倾向于多样性，包括实性、囊性、脂肪回声或钙化灶。骶尾部畸胎瘤通常不进入椎管内，鲜见有关其延伸至椎管的报道。

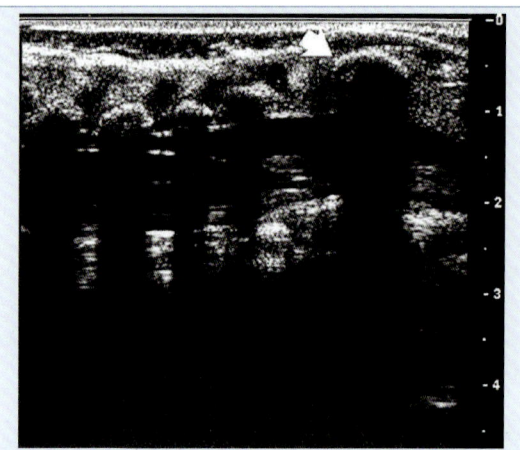

椎体后部组织异常融合（箭头）导致触诊时出现坚硬肿块。

图3.26 9周龄男孩的异常融合

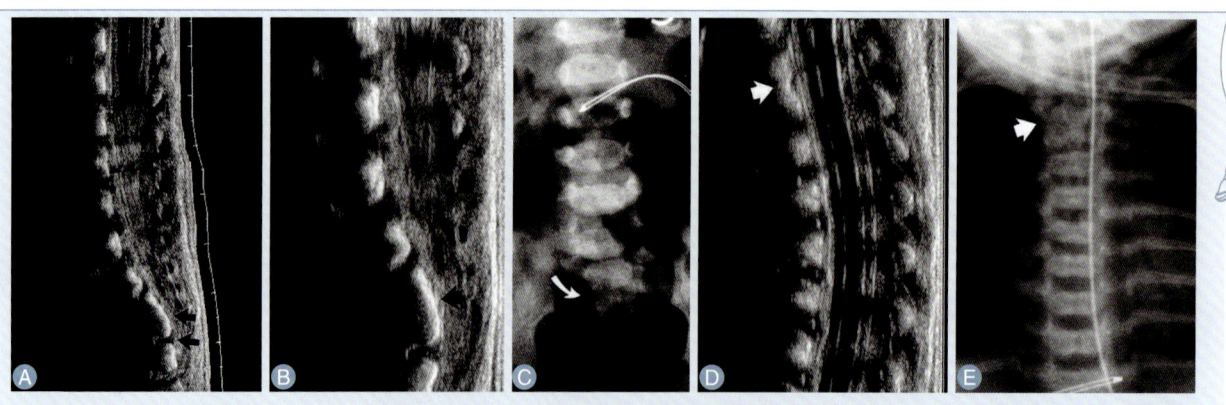

A.宽景成像显示骶骨异常截断和阻滞椎（箭头）；B.同一区域的放大视图；C.X线片显示椎体融合区域（弯箭头）；D、E.胸椎超声矢状面和X线正位片显示另一个阻滞椎（箭头）。

图3.25 肛门闭锁伴阻滞椎

表 3.2 Altman 法骶尾部畸胎瘤分型

类型	描述
Ⅰ型	肿瘤主要向体外生长，只有一小部分扩散至骶前区域
Ⅱ型	肿瘤同时向外及向内生长
Ⅲ型	肿瘤主要向体内生长，体外部分很少
Ⅳ型	完全的骶前区内部肿瘤，体外未见肿块

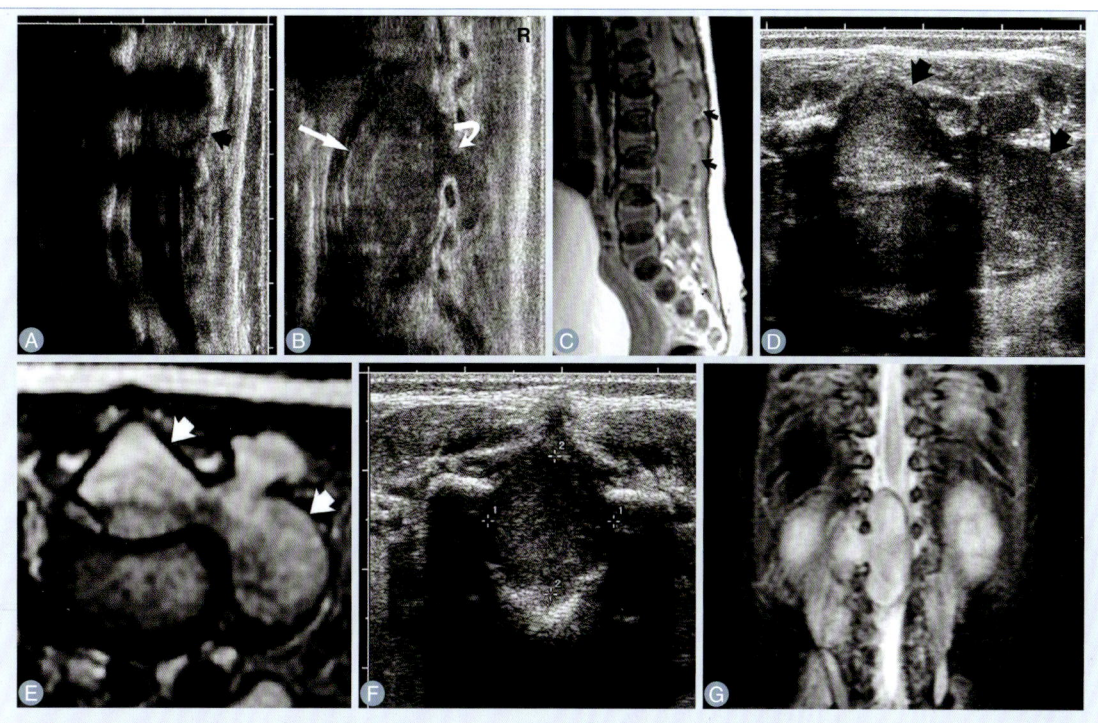

1例4周龄女童的直肠脱垂，首次影像学检查包括了脊柱超声。A、B.在矢状面（定向匹配MRI）上，腰椎管内显示一均匀回声的肿块（箭头）并通过神经孔向外突出（弯箭头）；C.相应的MRI T₂WI显示低信号的椎管内腰椎肿块（箭头）；D、E.相应的横切面超声和MRI显示"哑铃状"肿块，同时具有椎管内成分和向椎旁/腹膜后延伸（箭头）；F.轴向超声显示肿块椎管内成分（标尺）；G.冠状位MRI T₂WI显示椎管内肿块压迫脊髓圆锥并延伸至腹膜后。

图 3.27 向椎管内延伸的神经母细胞瘤

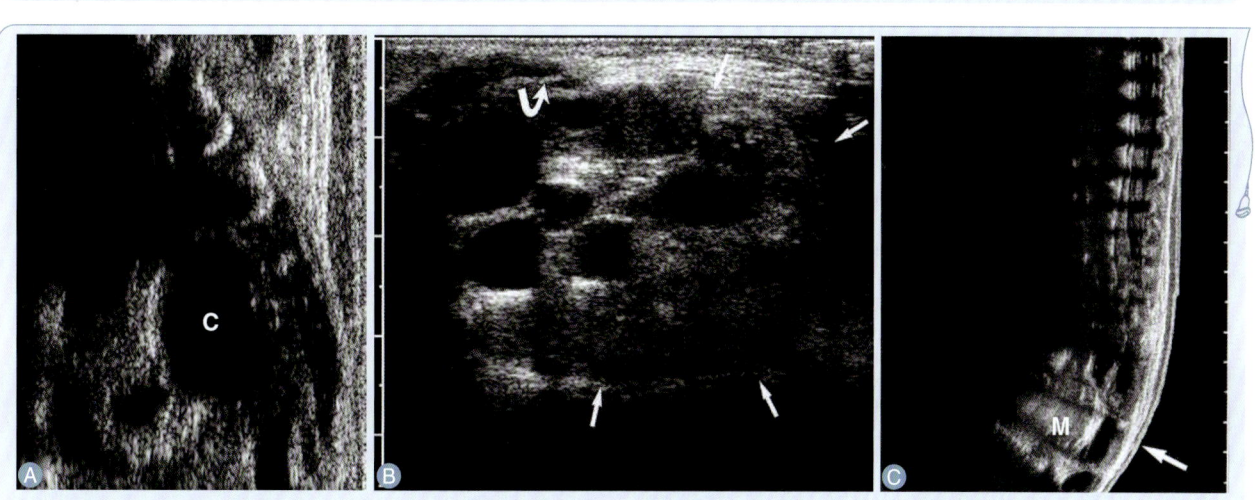

出生3天的女婴，臀部出现"胀气"。A.超声矢状面扫查，可见一囊实性肿块（C，囊性成分），紧邻尾骨软骨；B.远端图像可见尾骨尖端（弯箭头），巨大的肿块甚至延伸到尾骨末端以下（箭头）；C.宽景图像可见肿块（M）的另一部分并与脊柱其他部分（箭头，尾骨末端）相比，臀部皮肤的轮廓未见异常。

图 3.28 骶尾部畸胎瘤

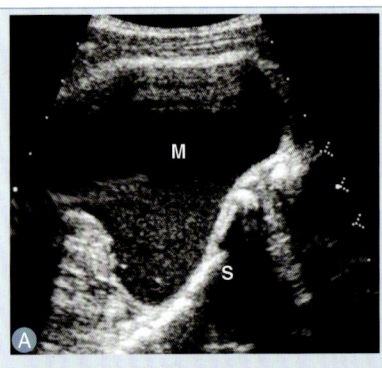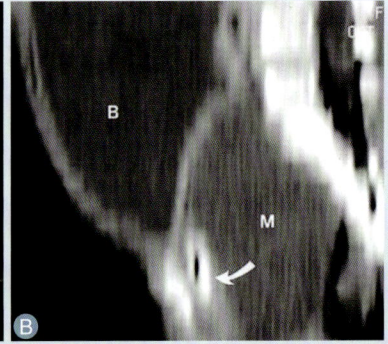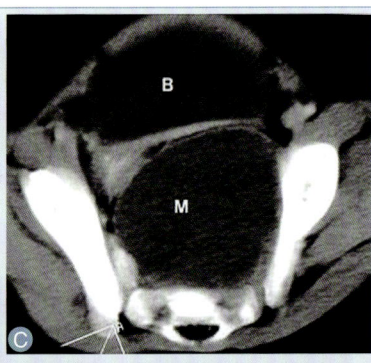

3岁女童患有膀胱出口梗阻。A.骨盆矢状面显示可能被误认为膀胱的一个复杂囊性肿块（M），肿块几乎紧贴骶骨前壁（S）；B、C.重建的矢状位和轴位CT显示肿块（M）和充盈的膀胱（B）。在前移的直肠内显示的高密度影为钡剂（箭头）。

图 3.29 盆腔内骶尾部畸胎瘤

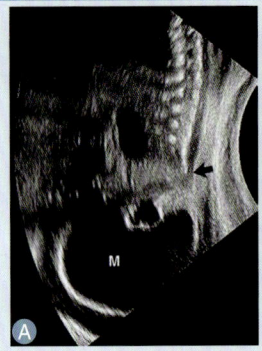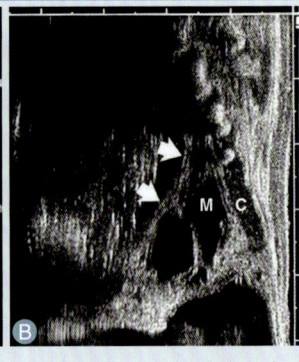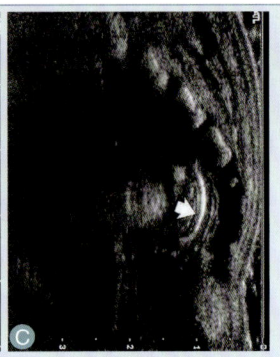

妊娠25周的胎儿。A.超声显示钙化脊柱的远端（箭头）和肿块的囊性部分（M）；B.产后超声显示肿块（M）位于尾骨（C）的正前方，并且紧贴直肠后壁的后方（箭头），肿块大部分在外部，小部分延伸到骶前、直肠后方；C.正常婴儿的矢状面显示直肠内的空气（箭头）紧贴尾骨的前部。

图 3.30 囊性骶尾部畸胎瘤

六、出血和感染

新生儿椎管内出血与创伤相关，如出生损伤；与侵入性手术有关，如腰椎穿刺失败（"血穿刺"）。出生损伤引起的出血可以发生于任何椎体水平。与腰椎穿刺相关的出血最初发生在置针点，但可以上下延伸一段距离。这些最初位于硬膜外的出血急性期声像图表现为不均质的液性回声区，继而表现为无回声区，并在2~4天被吸收（图3.31）。脊髓本身急性期的损伤也可以表现为超声下的高回声区。腰椎穿刺后，有时可在超声下探及蛛网膜下腔内的碎片样回声（图3.32）。这可能是腰椎穿刺过程中的创伤引起的出血，也可能是已发生脑室内出血的患儿血液顺脑脊液流动至蛛网膜下腔。

超声有助于引导经皮腰椎穿刺和指导麻醉师进行婴儿和新生儿的脊柱尾侧麻醉。在高分辨率探头下，医师可以通过对新生儿和幼儿的中线矢状面扫查，年龄较大的婴儿和儿童行旁矢状面扫查，追踪从皮肤到鞘囊内的腰椎穿刺针。

文献中也报道过及时识别和治疗硬膜外脓肿的重要性。在新生儿和婴儿时期，超声有助于脓肿的检测。如果婴儿生命体征不稳定，进行MRI检查风险太大，这时超声检查的应用更显重要。在检查过程中，扫查的完整性尤为重要，包括扫查患儿的整个脊柱并特别注意椎体的完整性。

七、蛛网膜囊肿

蛛网膜囊肿在婴儿、儿童和年轻人中较少见。蛛网膜囊肿可能没有临床症状，仅仅是偶然间发现，也可能引起脊髓病和神经根病。该病可能是先天性的，也可能与创伤、手术、蛛网膜炎、神经管缺陷或神经性皮肤黑素病有关。

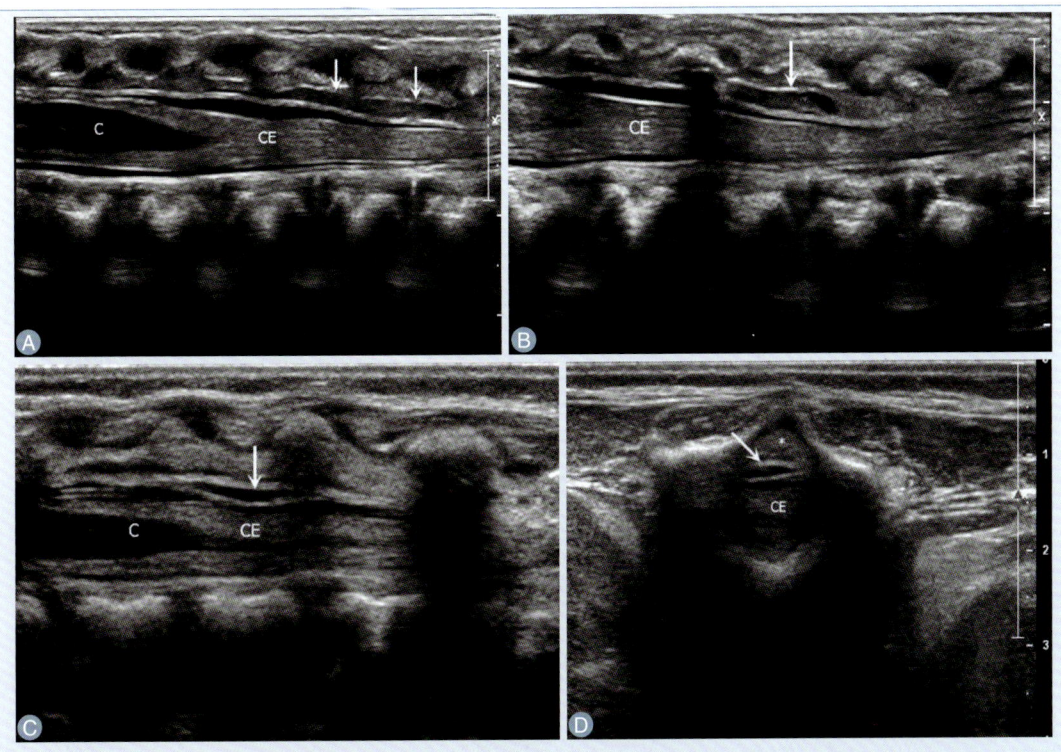

硬膜外回声：A、B.腰椎矢状面的远端脊髓（C），箭头所指部位显示了位于硬膜外一较大的低回声区，其深侧的强回声线是硬脑膜回声，马尾神经（CE）的神经根周围有少量蛛网膜下腔液。硬膜下回声：C.腰椎矢状面显示远端脊髓（C）和马尾神经（CE）在硬脑膜和蛛网膜之间有少量的硬膜下积液（箭头）；D.横切面显示积液（箭头）位于硬脑膜下方，注意硬膜外腔的脂肪（*）和马尾神经（CE）的神经根。

图 3.31　腰椎穿刺失败后异常回声区

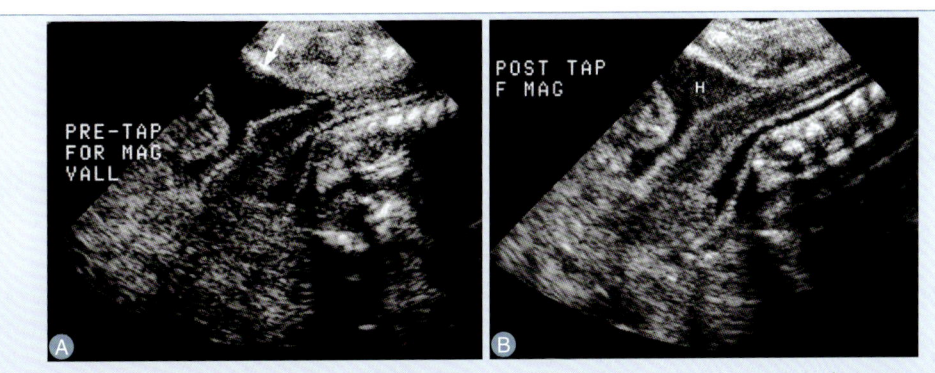

A.进行腰椎穿刺前的颅颈交界处矢状面视图，使用枕骨大孔作为声窗显示小脑延髓池内无回声液体性暗区（箭头）；B.进行腰椎穿刺后同一区域视图可见无回声区变为不均质回声区，表明腰椎穿刺后发生出血（H）。

图 3.32　腰椎穿刺后小脑延髓池出血

蛛网膜囊肿位于硬膜内，少见位于硬膜外。硬膜内囊肿是由蛛网膜小梁的改变引起的，硬膜外囊肿则来自硬脑膜缺损，导致硬膜下腔疝出。它们可能发生在既往手术导致的蛛网膜粘连区域，也可能发生在脑脊液流动异常的部位，最常见于胸椎（图3.33）。当出现脊髓受压症状时，应采用手术切除囊肿壁进行治疗。蛛网膜囊肿可伴发椎管拓宽、骨侵蚀、硬膜外脂肪移位、硬膜囊移位和脊髓前侧受压。当囊肿位于脊髓的后外侧时，则囊壁难以与周围组织分开。

八、脊髓超声的术中应用和其他用途

在脊柱手术中，实时超声引导可以有价值地辅助神经外科医师手术操作和评估狭窄术区的手术效果。目前已有很多学者证实了术中脊柱超声检查可

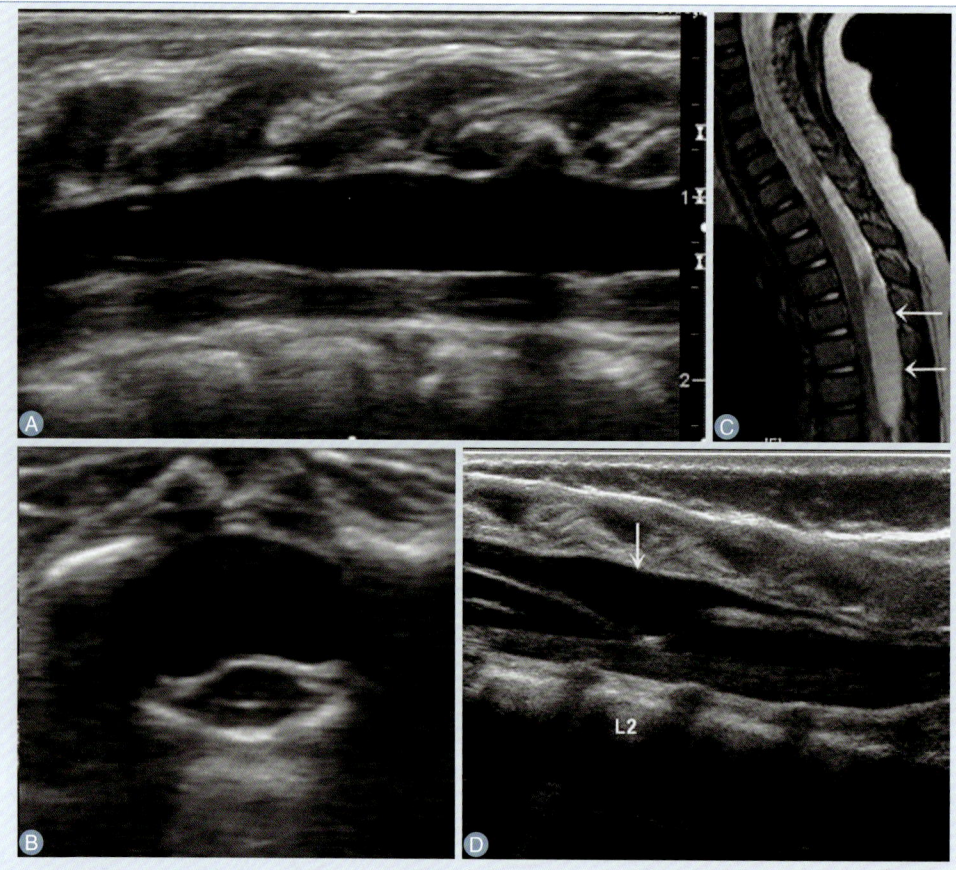

A、B.1月龄婴儿的胸椎矢状面和横切面声像图，可见胸椎背侧有1个较大的蛛网膜囊肿，导致脊髓腹侧移位和受压；C.胸椎矢状面MRI T_2WI证实为蛛网膜囊肿（箭头），位于脊髓腹侧，压迫脊髓，导致其移位和变薄；D.另一名新生儿患者的矢状面显示脊髓圆锥和近端终丝旁有1个小的硬膜内蛛网膜囊肿（箭头）。

图 3.33 蛛网膜囊肿

(C and D courtesy of Dr. Kathy McCarten.)

以减少对脆弱脊髓的损伤，以及分析正常和异常的脊髓运动。一旦进行椎板切除术，即使是在老年患者中，脊柱超声检查也可以通过扩展椎管窗口得到精细的成像。如果在枕下颅骨切除术后的手术床上安一个水囊，就可以通过超声来评估Chiari Ⅰ型畸形颅后窝减压术的效果。充分的小脑扁桃体运动和脑脊液脉动可以用于确定是否需要硬脑膜切口，这样也不会影响减压术的效果。此外，脊柱超声可以对肿块进行精确定位，可以在颈椎融合前确定颈椎段脊髓的最佳位置。超声引导下可以成功地进行溶骨性疾病和椎旁肿块细针穿刺活检。脊柱超声也可用于术后对异常回声区进行诊断（图3.34）。一般来说，超声可以清晰地检查背部浅表软组织。背部浅表血管瘤通常可以使用脊柱超声进行详细的描述（图3.35）。

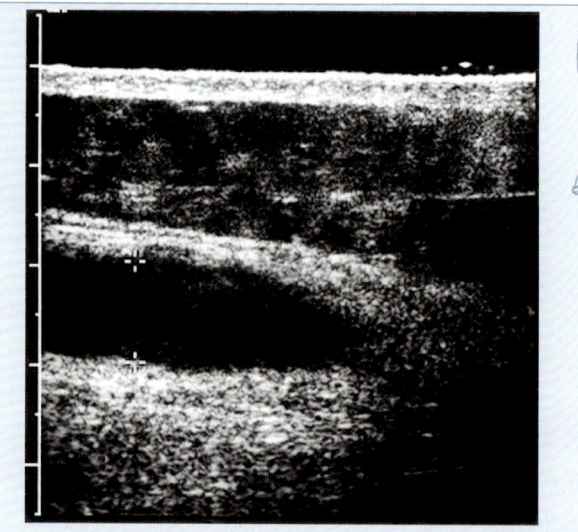

6岁儿童在脊柱侧弯后路脊柱融合术后的背部横切面声像图，标尺显示存在血肿。

图 3.34 血肿

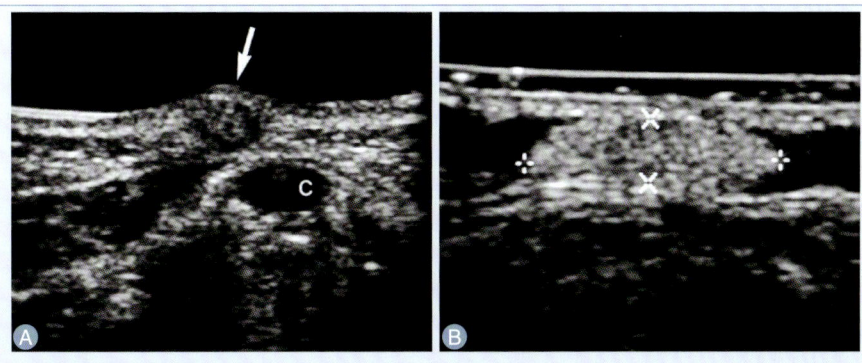

A.横切面显示在新生儿尾骨（C）附近有1个可触及的红色肿块，肿块未延伸至椎管，下方的脊髓（箭头）正常；B.另一婴儿的矢状面显示一高回声病灶（标尺），病灶没有造成皮肤表面的扭曲，超声导声垫有助于演示或排除皮肤轮廓的改变。

图 3.35　皮下血管瘤

（杨红，许祥丽，黎新艳，高泳，周琦译）

参考文献

扫码观看

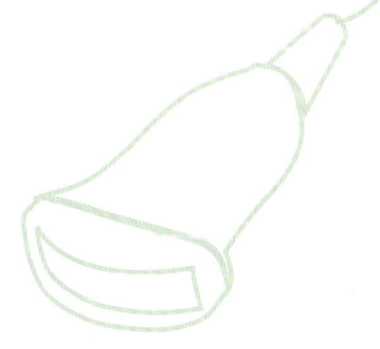

第四章　小儿胸部超声检查

Chetan Chandulal Shah and S. Bruce Greenberg

章节大纲

一、超声技术
二、胸腔积液及脓胸
　（一）胸腔积液的超声征象
　（二）超声和CT
　（三）肿块和积液
　（四）类肺炎性胸腔积液和脓胸
　（五）肺脓肿和脓胸
三、肺实质病变
　（一）肺炎
　（二）肺不张
　（三）先天性肺气道畸形
　（四）支气管肺前肠畸形

四、膈肌疾病
五、血管疾病
　（一）血栓形成
　（二）淋巴管畸形
六、纵隔肿块
　（一）胸腺指数
　（二）胸腺位置异常
　（三）前纵隔肿块
　（四）淋巴结病变
　（五）后纵隔肿块
七、超声引导介入治疗
八、其他不确定的适应证

关键点总结

- 胸部超声检查在胸腔积液和脓胸的诊断和治疗中具有重要作用。
- 实时超声检查在评估膈肌运动障碍方面非常实用。
- 超声可以确定肿瘤性病变的性质（实性或囊性）。
- 多普勒及彩色超声可以评估病变的血管状况和血栓形成。
- 胸部超声有助于鉴别：①胸部X线片显示的单侧胸腔完全或部分实变影为实性肿块，还是大量或持续的胸腔积液；②球形肺炎与纵隔肿块；③正常胸腺与纵隔肿块。
- 超声引导有助于胸部介入治疗。

心脏以外的胸部超声检查会受到肺气和胸腔骨骼的影响。超声对于评估胸壁与肺之间的异常液体及实性肿块具有重要价值。尤其适用于评估胸腔积液和脓胸。胸腺、肝脏和脾脏可作为胸部超声检查的声窗。放射线显示实变的病变均可通过超声检查来进一步评估，以确定是否存在胸腔积液、胸部肿块、肺不张、肺实变或肺发育不全。超声检查能够显示肺周围的肿块，但可能无法提供特异性诊断，需要行CT检查来评估肿块范围，甚至需要活检获得明确诊断。

超声可引导胸腔穿刺术、胸腔置管术，以及胸膜、肺、纵隔肿块的活检。胸部超声检查指征见右表。乳腺、心脏和心包病变不在本章节的讨论范围之内。

一、超声技术

胸部超声采用频率为5～15 MHz的线阵探头。通过实时超声比较左、右两侧的膈肌运动，是评估膈肌运动的最佳方式。彩色多普勒超声有助于显示血供，在肺隔离症的诊断中尤其重要。探头频率的选择与患者的体型成反比，婴儿使用较高频率的探头，青少年使用较低频率的探头。

胸部超声检查可采用相控阵探头或凸阵探头进行肋间和胸骨上窝切面扫查，也可以使用线阵探头平行于肋间隙扫查。相较于使用凸阵探头进行经肋间扫查，使用体型更小的新型线阵探头可以获得更高的分辨率（图4.1）。新技术的应用增加了超声设备的便携性，一些超声探头可以直接连接平板电脑或智能手机。但目前分辨率仍是重要的限制因素。

1岁以下儿童的胸骨骨化中心尚未融合，骨骼和软骨的矿物质含量较大龄儿童更低，且胸腺相对

胸部超声检查的适应证

胸腔积水
胸腔积液
脓胸

肺部疾病
肺炎
肺不张
肺隔离症
先天性囊性腺瘤样畸形
支气管肺前肠畸形

膈肌疾病
膈肌麻痹
膈疝或缺损
膈肌破裂

血管疾病
血栓形成
血管畸形

肿块
纵隔，胸壁，肺部肿块

介入适应证
胸腔穿刺术
胸部肿块活检
淋巴管畸形硬化疗法
血管通路

其他适应证
血管中的导管定位
气胸
肋骨骨折
肋骨骨髓炎
细支气管炎

于其他结构要大得多,因此,可通过胸骨、肋软骨和胸腺声窗对纵隔结构进行超声评估。对于年龄较大的儿童,可通过肝脏、脾脏或充满液体的胃作为声窗行经腹超声检查,对下胸部包括膈肌进行评估。相控阵、凸阵或线阵探头均可用于此类检查。

游离性胸腔积液可随患者体位改变而变化。游离性胸腔积液会因重力作用积于胸腔低位,可通过对低位区域的超声扫查发现,包裹性积液可随位置改变而移动。

下列三个纵切面常用于纵隔的评估(图4.2):经上腔静脉的右旁矢状面、经主动脉根部的矢状面及经肺动脉流出道的左旁矢状面。两个清晰的经纵隔横切面也常规应用(图4.3):高位的头臂静脉和上腔静脉汇合处的横切面及可同时观察到上腔静脉、主动脉和肺动脉流出道的低位横切面。

二、胸腔积液及脓胸

胸部超声最常用于评估放射线显示的胸腔完全(图4.4)或部分实变的病变(图4.5)。超声可鉴别病变来源于胸膜或肺。在检测少量胸腔积液时,胸部超声比卧位X线片敏感性更高(图4.6)。儿童正常的生理性胸腔积液深度<4 mm,左侧卧位5分

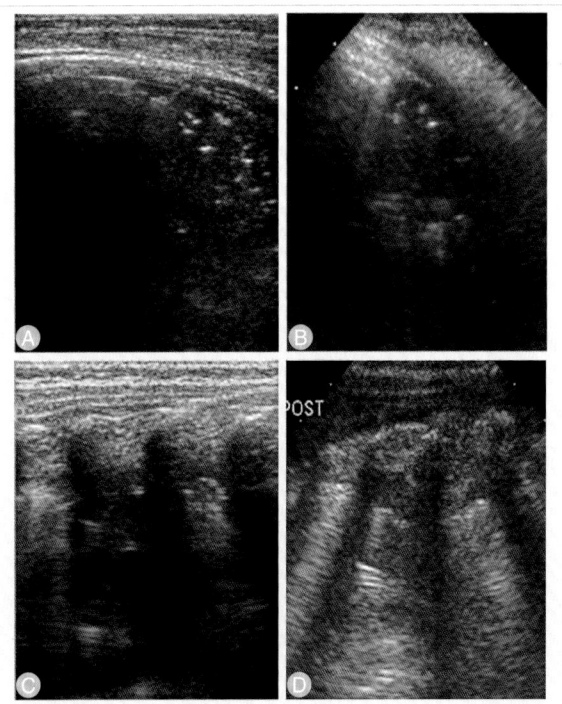

A.线阵探头;B.凸阵探头,相比凸阵探头,线阵探头可以更好地观察肺炎的支气管充气征,尤其是支气管充气征更接近胸壁且没有积液干扰时;C、D.另一例球形肺炎患儿,相比凸阵探头(图D),尽管中间存在肋骨声影干扰,线阵探头(图C)能更好地显示支气管充气征。

图4.1 肺炎的胸部超声表现

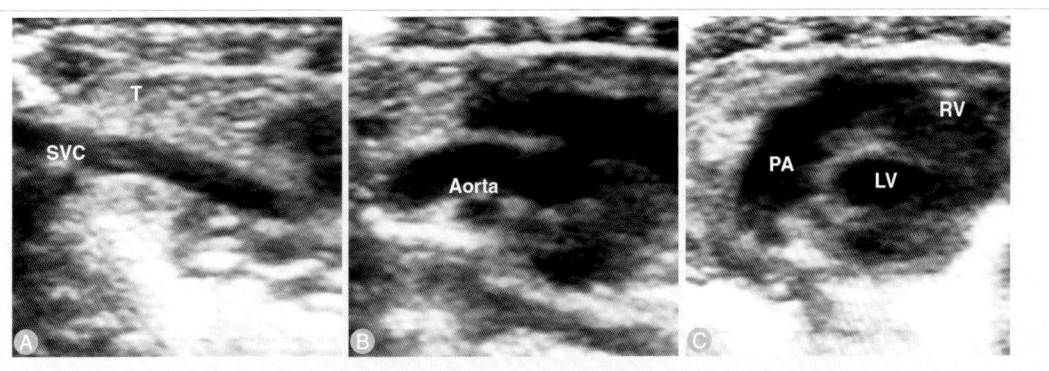

经胸腺(T)的纵切面。A.经上腔静脉(SVC)的右侧切面;B.经主动脉的正中切面;C.经肺动脉流出道的左侧切面。LV:左心室;PA:肺动脉;RV:右心室。

图4.2 正常纵隔

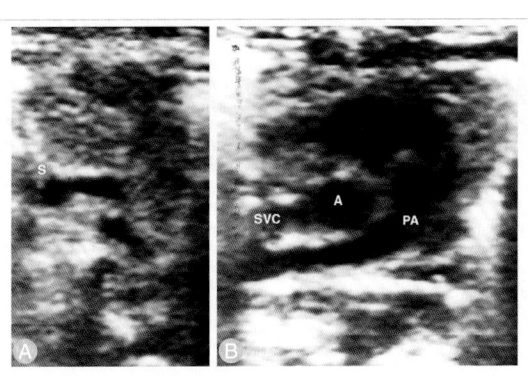

A.上界切面无名静脉穿过胸腺汇入上腔静脉处(S);B.下界切面显示上腔静脉(SVC)、主动脉(A)和肺动脉(PA)。

图4.3 正常纵隔(横切面)

钟后较容易检测到积液。由于胸腔积液能够传播声波，因此，可通过其作为声窗观察到胸膜深处通常无法识别的结构。

肋间及膈下声窗可用于扫查胸膜腔。脾脏和肝脏是相对均质的实质性器官，具有良好的透声性，是探查胸腔的良好声窗（图4.7，图4.8）。漏出性胸腔积液的典型超声表现是呈无回声或低回声，短时间内不会出现深达胸壁的分隔。但渗出性胸腔积液也可表现为无回声，且仅有45%的患者的漏出性胸腔积液表现为典型的无回声并无分隔。因此，仅凭胸膜腔内积液的回声并不能排除渗出液的诊断。

渗出液通常具有复杂的内部回声和纤维性分隔，可表现为蜂窝样多房。渗出液与胸膜增厚及潜在的实质病变有关。复杂性胸腔积液，如血胸（图4.9）或脓胸（图4.10），可表现为伴分隔的黏稠液体（图4.11）。肺实变或肺不张的回声比积液的回声强。复杂性胸腔积液的特征是胸膜与邻近肺组织的边界不规则或模糊。胸膜纤维化时增厚的壁层胸膜表现为高回声。肺内多个高回声病灶是支气管和肺泡内残留空气，称为支气管充气征（图4.12）。

（一）胸腔积液的超声征象

> **胸腔积液的超声征象**
>
> 积液聚集到胸部深处和（或）横膈上方
> 积液后方可见后胸壁
> 游离积液随呼吸运动
> 如果积液为包裹性，分隔会移动
> 脏层胸膜和壁层胸膜之间和（或）肋膈角处的彩色多普勒信号
> 横膈征（横膈外或周围的积液）
> 膈脚移位征
> 裸区征

1. 随呼吸运动的游离性液体

游离积液的位置随着患者体位的变化而改变。患者处于仰卧位时，液体向肝脏和肺部的后方移动（图4.13）。患者直立时，液体在肺和横膈之间移动。游离液体的形状随呼吸运动发生改变，有时胸腔积液中存在由纤维蛋白构成的漂浮分隔（动图4.1）。

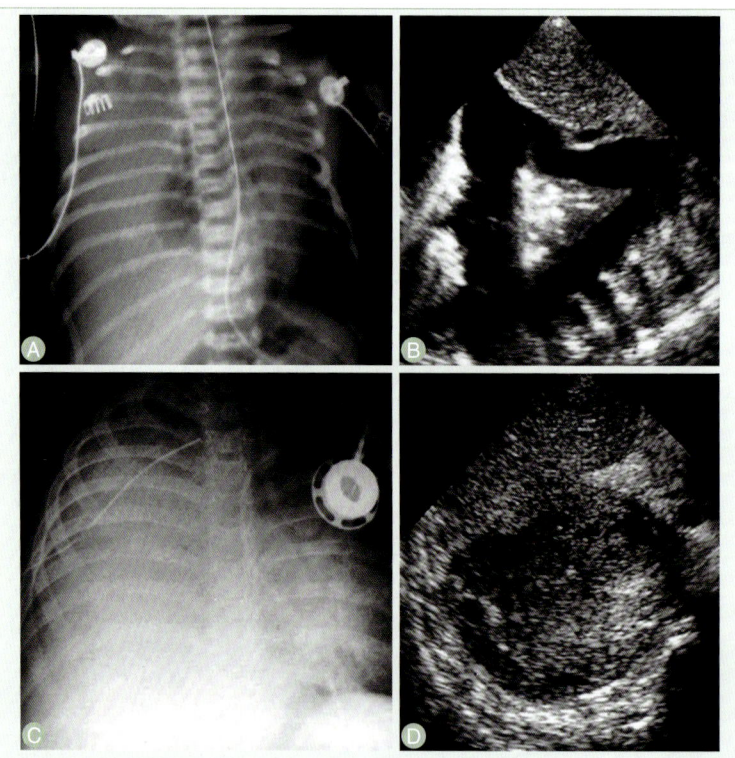

A.2周龄婴儿的正位X线片显示右胸实变影，心脏和纵隔向左移位；B.经肝超声显示实变影像为塌陷肺组织周围的大量积液；C.右胸实变影，心脏向左侧移位，提示右侧胸腔积液，胸腔置管术后无引流液流出；D.经肝超声显示右侧胸腔内实性占位，为术中感染了源于肝脏的曲霉菌病变。

图 4.4　单侧胸部实变：新生儿乳糜胸

[With permission from Seibert RW, Seibert JJ, Williamson SL. The opaque chest: when to suspect a bronchial foreign body. Pediatr Radiol.1986; 16（3）: 193-196.]

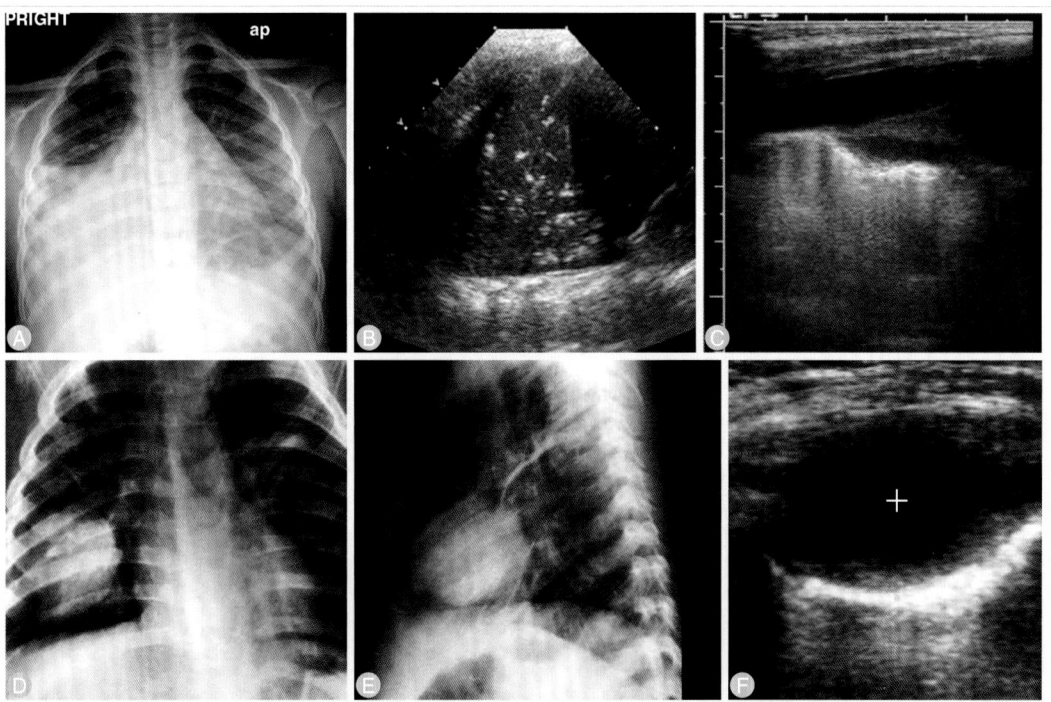

A.X线片；B、C.超声显示左上叶肺炎伴左侧胸腔积液；D~F.另一患者右胸部分实变影，正位（图D）和侧位（图E）X线片，超声（图F）显示实变影的部位为肺小叶间裂的低回声和局限性积液（+）。

图 4.5　单侧胸腔部分实变影的病变

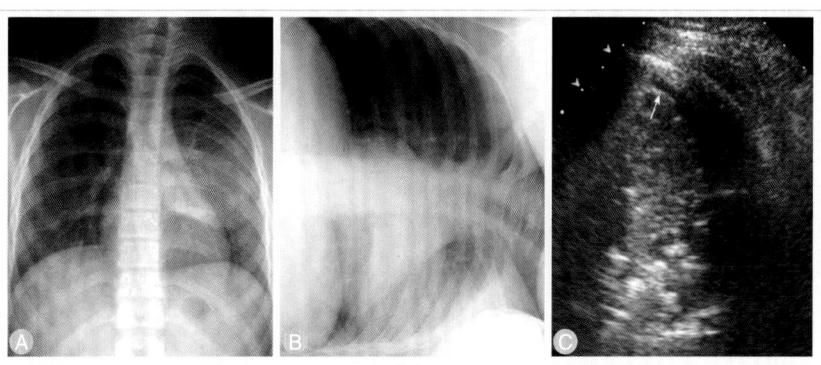

A、B.后前位和左侧卧位X线片未显示胸腔积液；C.站立位时超声显示重力依赖区存在少量的胸腔积液（箭头），实变肺内的支气管充气征证实存在胸膜下肺炎。

图 4.6　肺炎伴少量胸腔积液

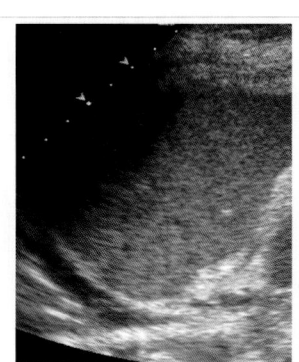

纵切面显示左侧胸腔存在少量积液。

图 4.7　经脾窗显示胸腔积液

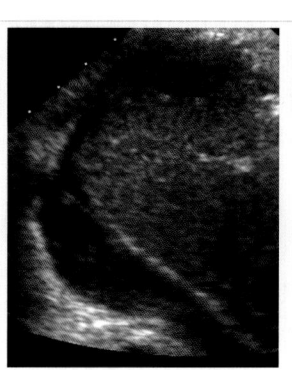

经肝窗的胸部超声显示右侧胸腔内液体回声。

图 4.8　经肝窗显示脓胸

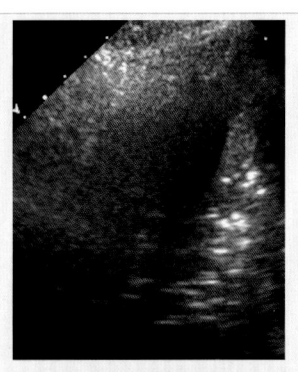

在发生车祸外伤后,右侧胸腔出现中等量等回声积液。右下肺不张,可见一些强回声的支气管充气征。

图4.9 血胸

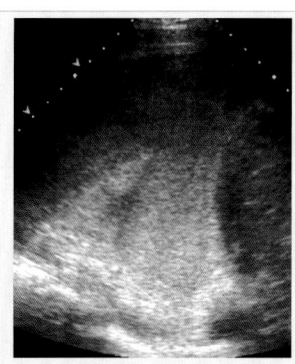

纵切面显示膈肌上方的右侧胸腔积液。引流脓液中含有革兰阳性菌和革兰阴性菌,以及革兰阳性球菌。

图4.10 肺炎引起的脓胸

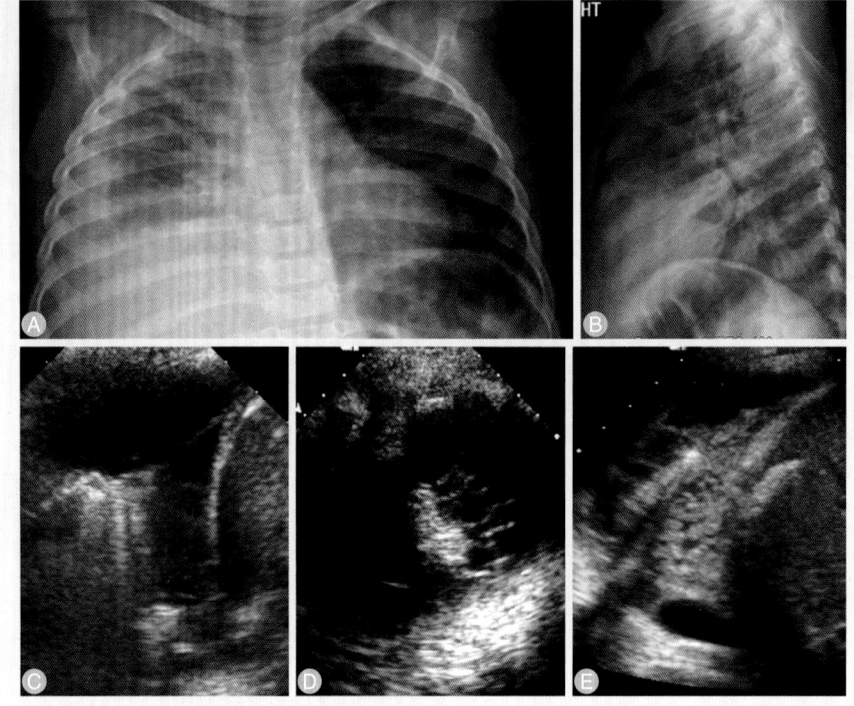

A、B.后前位和侧位X线片显示右侧胸腔积液伴右半膈肌影消失;C.纵切面显示胸腔积液伴分隔;D、E.另外两名患者胸腔积液伴分隔的横切面和纵切面声像图。

图4.11 胸腔积液有分隔

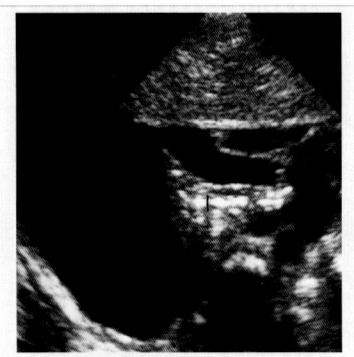

肺炎患儿实变肺(I)内可见多个高回声的线性气体影,称为支气管充气征。

图4.12 肺炎支气管充气征

2. 液体的彩色多普勒信号

彩色多普勒超声有助于鉴别胸腔积液和胸膜增厚。脏层胸膜和壁层胸膜之间存在积液时,随呼吸运动可观察到彩色多普勒信号。细胞运动、碎片和纤维蛋白散射超声波,胸腔积液中产生彩色多普勒信号(图4.14)。胸膜组织增厚表现为无彩色多普勒信号的胸膜病变。彩色多普勒信号在确定是否可以抽吸积液时具有很高的灵敏度和特异性。彩色多普勒信号在判断少量的、包裹性积液能否抽吸方面具有重要的指导作用。

3. 横膈征

当以肝脏或脾脏作为声窗，且在这些器官附近观察到液体时，应根据膈肌确定液体的位置。如果液体位于膈肌下方且靠近中央，则为腹水。如果液体位于横膈上方且偏向周围，则位于胸膜腔（图4.7）。

4. 膈脚移位征

如果肋膈角和脊柱之间存在积液，使肋膈角远离脊柱，则胸膜腔中有积液。

5. 裸区征

肝右叶后部直接与膈肌后部相连，无腹膜覆盖。因此，肝下或脾下间隙中的腹水不会在裸区水平延伸到肝后。而胸腔积液可在裸区水平延伸至肝脏后方（图4.13）。

（二）超声和CT

与CT不同，超声是一项可便携式床旁检查的技术，非常适合评估危重婴幼儿常规X线检测到的胸部模糊影，以鉴别肺部疾病和胸膜疾病（图4.15）。与CT相比，超声能更好地显示分隔（图4.16）。CT能更好地识别肺实质异常，但这并不能改善脓胸的治疗效果。

（三）肿块和积液

胸部超声检查的局限性在于均匀、实性、低回声的病变可能被误诊为积液。积液的诊断标准是：①内部呈无回声；②尖锐的后壁；③积液后方回声增强。无回声是一种相对现象，可通过周围结构的回声来判断。无论胸腔积液的性质如何，胸腔积液与深处含气的肺具有强回声界面。胸腔积液会导致回声增强，但由于缺乏可供参考的胸部实性或囊性结构，因此难以判断胸内回声增强。

观察呼吸过程中胸腔积液形状的变化、回声颗粒的移动和液体彩色多普勒信号有助于鉴别黏稠胸腔积液和实性肿块。含气肺表面的实变部分回声较其增强，并可通过支气管充气或充液征来识别肺实质。肺不张或实变表现为类似肝脏或脾脏的回声。持续性胸腔积液引流无效的患者可通过超声评估潜在肿瘤的可能（图4.17）。

胸部超声评估的另一局限性在于肋骨声影，缺乏经验的超声医师可能会将其误诊为无回声肿块。超声探头应放置在肋骨之间以避免肋骨声影的遮挡。肿块或胸膜病变的回声可与肝脏的回声相比较。

（四）类肺炎性胸腔积液和脓胸

高达40%的细菌性肺炎患儿会出现类肺炎性胸腔积液，尤其多见于4岁以下儿童。大多数为无菌性积液，但许多可演变成脓胸。超声检测到可作为肺炎患儿的预后指标。复杂性积液患儿住院时间更长，是由于积液内的分隔需进行胸腔内纤溶治疗或外科手术。

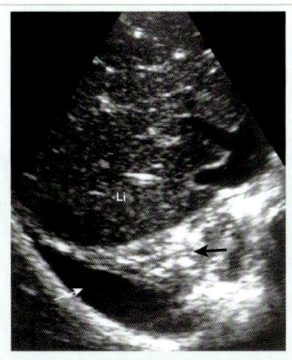

患者仰卧位的肝脏横切面显示三角形肺实变，肝脏（Li）后方可见支气管充气征（黑箭头），液体（白箭头）位于肺后方及肝脏裸区的后方，因此积液位于胸腔内。

图4.13　肝脏裸区后方的胸腔积液

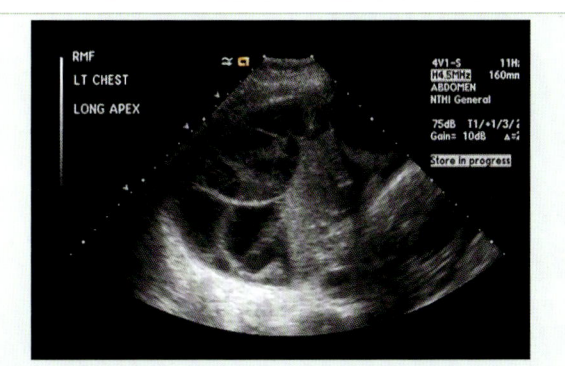

动图4.1　胸膜腔内的移动性分隔

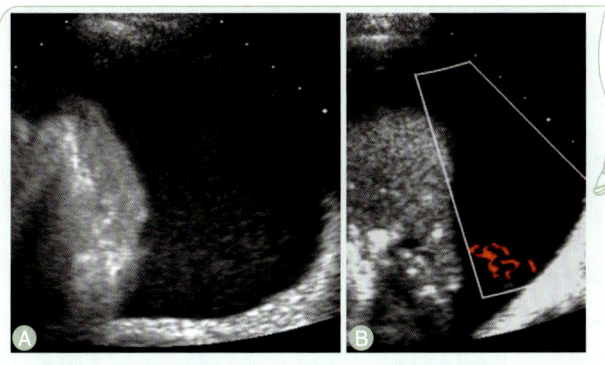

A.灰度超声显示左侧胸腔积液伴大量碎屑；B.彩色多普勒信号。

图4.14　胸腔积液伴碎屑的彩色多普勒信号

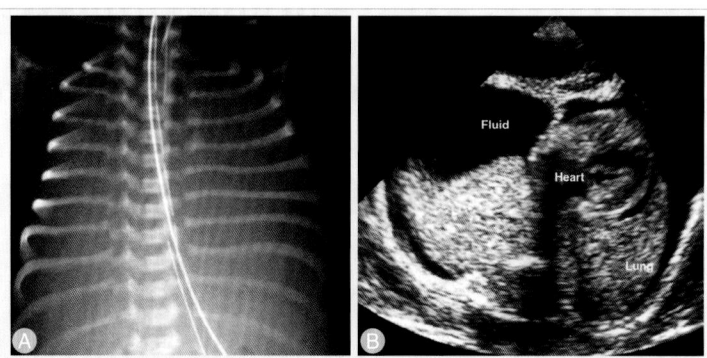

A.接受体外膜肺氧合治疗的婴儿X线片显示全肺模糊;B.横切面声像图显示双肺不张,其周围存在胸腔积液和少量心包积液。

图 4.15　危重患者的双侧胸腔积液和心包积液

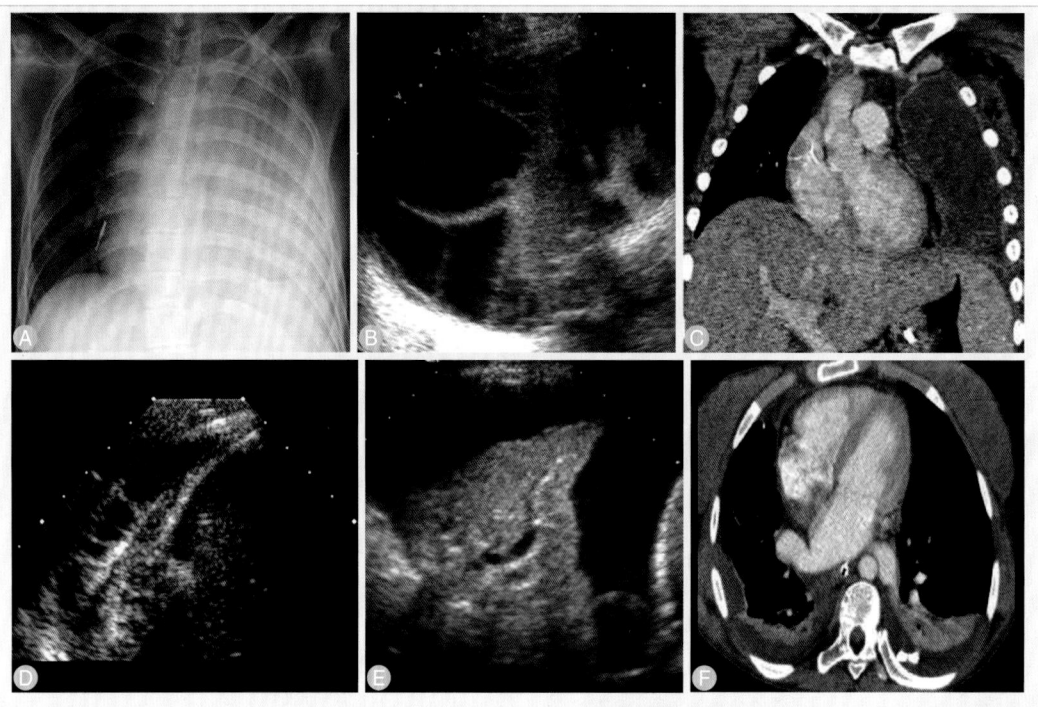

A.X线片显示左侧胸实变影;B.声像图显示胸腔积液伴分隔;C.CT显示胸腔积液,无分隔;D.另一名患囊性纤维化和肺移植的患儿,声像图显示右侧胸腔积液伴分隔;E.左侧伴少量分隔的胸腔积液;F.CT显示双侧胸腔积液,但右侧底部的分隔显示不清。

图 4.16　超声比CT更易显示胸腔的分隔

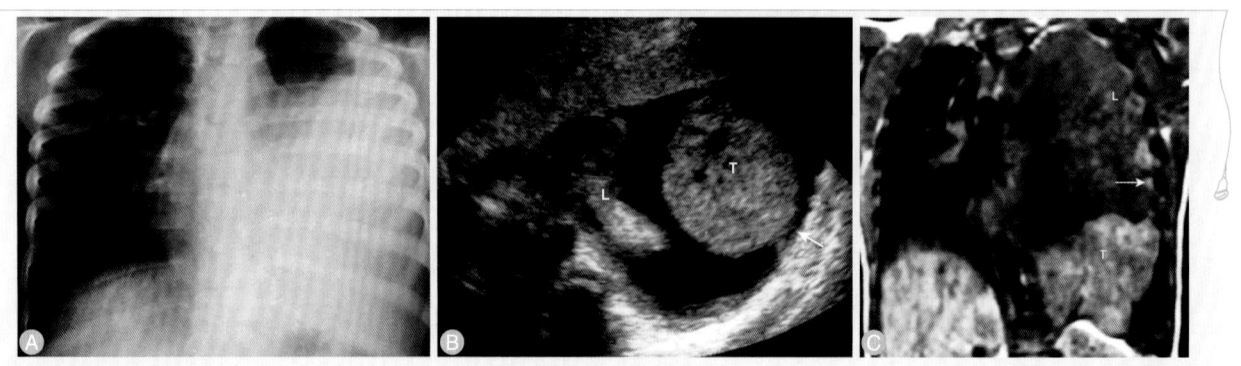

A.女童X线片左胸部实变;B.超声显示积液伴多发等回声胸膜结节(箭头);C.冠状面重建胸部CT显示肿块延伸到膈肌下方,箭头指向胸膜结节。L:肺;T:肿瘤。

图 4.17　间皮瘤

（五）肺脓肿和脓胸

肺脓肿靠近胸壁或声窗（如肝脏或脾脏）通常表现如脓胸一样具有液体碎片和分隔的复杂混合结构。实时超声检查时，脓肿和脓胸通常表现出不同类型的运动方式。脓肿表现为吸气时周围扩张，而脓胸只有与肺相邻的内壁显示轻微的运动。当脓胸含有由胸腔穿刺引起的多发局限性积气时，肺脓肿可能很难与脓胸相鉴别。含气液体随着患者体位而移动，这有助于区分脓胸和脓肿（图4.18，图4.19）。

三、肺实质病变

（一）肺炎

相对于强回声反射、周围正常的含气肺，肺实变表现为低回声。实变肺回声与肝脏相似（图4.20），可通过超声支气管充气征鉴别。支气管充气征由气管、支气管产生的强回声、无搏动、分枝状、线性回声向肺根汇聚。当平行支气管长轴扫查时，可观察到线性高回声（图4.21）。以锐角

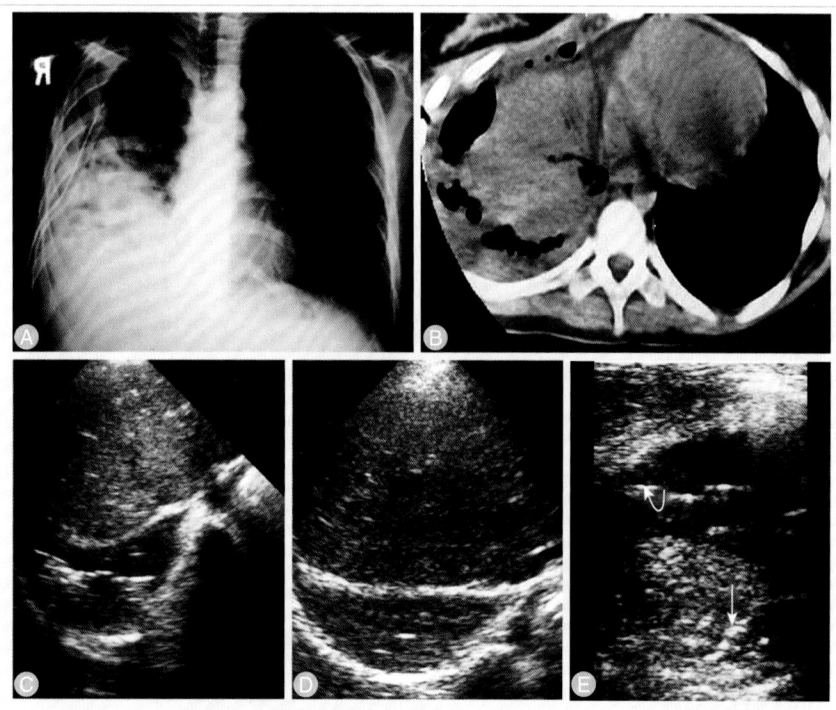

A、B.胸部X线片和CT图像；C.患者仰卧位可扫查到液-气平面；D.患者直立位时于低位积液平面中无法扫查到液-气平面；E.患者仰卧位时经前侧胸壁进行肋间横切面扫查，可观察到随机分布的线状支气管强回声（直箭头）及位于胸腔积液中的线状气体强回声（弯箭头）。

图4.18　复杂性脓胸中的液-气平面

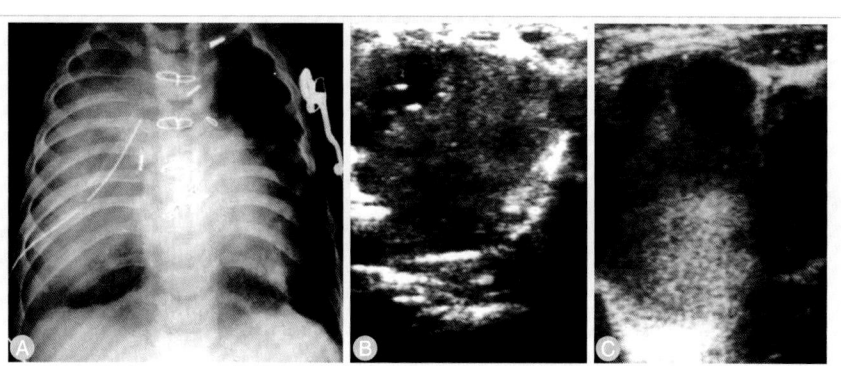

A.胸部X线片显示经胸置管引流不畅的胸腔积液；B.肋间横切面超声扫查显示积液稠厚，未见支气管充气征；C.胸腔积液内出现分层现象。

图4.19　胸腔积液稠厚时的脓胸表现

进行扫查时，可观察到由支气管充气征产生的不同长度的散射回声（图4.22）。如果周边有胸腔积液，超声支气管充气征可用于鉴别低回声实变肺与低至无回声的胸腔积液。

1. 球形肺炎

球形肺炎在8岁以下的儿童中更为常见，但15%发生在8～12岁。幼儿尚未形成良好的用于侧支气体循环的肺泡孔和Lambert通道。纤维蛋白通常在肺炎红色肝样变阶段通过肺泡孔和Lambert通道以离心方式传播。由于这些侧支循环不发达，病变前缘与未受影响的肺实质界限分明，形成类似肺炎的局灶性圆形肿块，在胸片上表现为后纵隔肿块。大多数球形肺炎位于肺下叶后部。

与成人不同，儿童可能没有典型的肺炎体征和症状。球形肺炎常见病原体是肺炎球菌（肺炎链球菌）。如果几天后复查胸片，诊断会更明确。抗生素治疗后的胸片随访，大多数球形肺炎没有进展为大叶性肺炎而自行消退。

就诊当天超声显示支气管充气征可确认是球形肺炎（图4.23），避免胸部CT检查。但仍需要进行后续胸部X线检查以排除肿块或先天性异常。

2. 胸部X线或超声

最近许多研究报告认为肺炎可通过超声诊断。某些情况下，超声可作为胸部X线的补充，如区分球形肺炎和纵隔肿块（图4.23）。然而，在许多医疗机构中，疑似肺炎病例用超声代替胸部X线是不切实际的。在2008—2014年进行的8项研究的Meta分析表明，在大多数研究中，超声检查是由技术娴熟的内科医师或超声医师操作。这些研究未具体说明进行超声检查和得出结果所需的时间。显然，超声检查和结果分析所需要的时间比胸部X线检查的时间要长。超声检查依赖于操作者，且尚未研究操作者间的变异性。最近一项研究表明，经胸部X线确诊的76例肺炎儿童中，超声检查漏诊了5例。为避免胸部X线产生最小电离辐射，而漏诊6.6%的病例，可能违背了ALARA的"合理可实现"部分（尽可能低的合理可实现）原则。儿童后前位胸部X线片曝光设置的标准辐射剂量低于0.1 mSv，小于10天的自然本底辐射，被认为是相对最小风险。

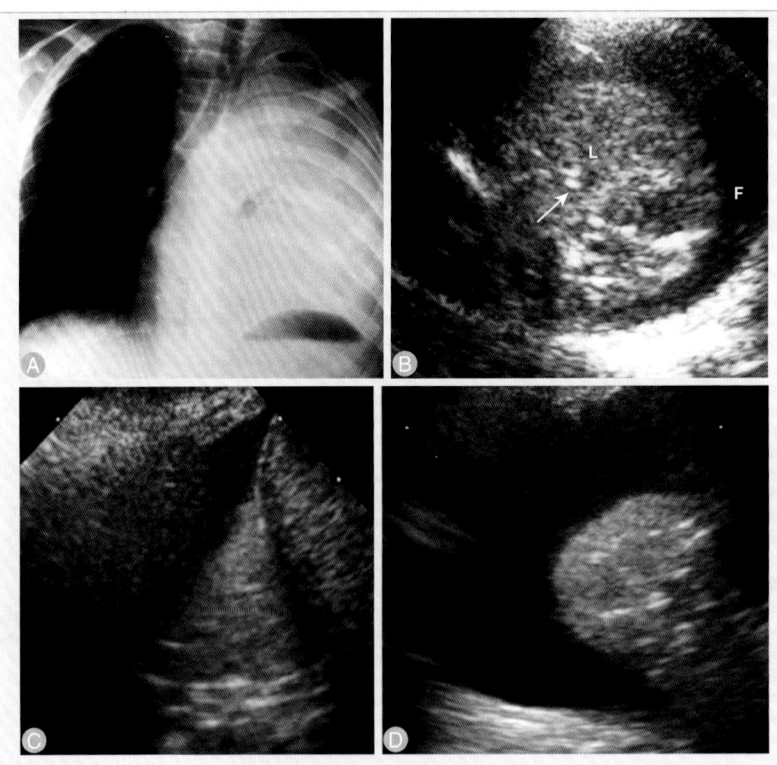

A.胸部X线片显示左肺呈大片致密影，内可见支气管充气征；B.超声经肋间横切面显示肺实变（L），回声类似肝脏，周围可见积液（F）包绕，实变肺组织内可见支气管充气征（箭头）；C、D.另1例肺实变患者，超声可见支气管充气征及周围包绕的液性暗区。

图4.20　实变肺组织内的支气管充气征

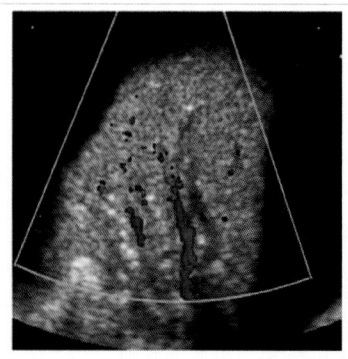

CDFI显示实变肺组织周围包绕液性暗区，其内可见分枝状支气管充气征，血流丰富，亦呈分枝状。

图 4.21 肺炎-管状支气管充气征

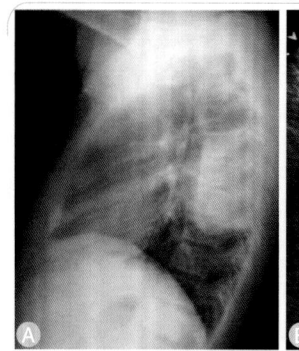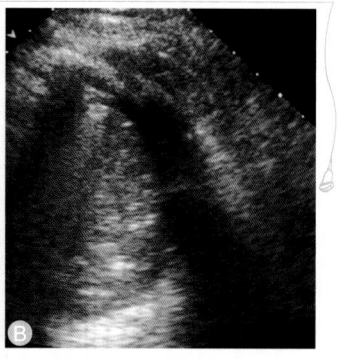

A.12岁患儿的侧位胸部X线片显示胸部后侧圆形致密影；B.超声肋间横切面扫查可显示病灶肺组织内的支气管充气征，实变组织周围可见少量胸腔积液，经证实为球形肺炎，超声诊断有助于避免CT扫查产生的电离辐射。

图 4.23 球形肺炎

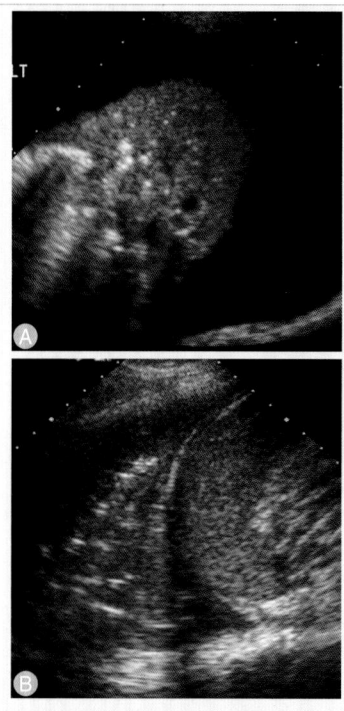

A、B.两例患者在同一水平的横切面和纵切面声像图，均与支气管长轴不平行，其上可见长短不一的散在充气支气管回声，肺实变周围包绕液性暗区。

图 4.22 肺炎-散在支气管充气征

（二）肺不张

超声肺不张的回声与肝脏相似（图4.24）。肺不张也可表现为支气管充气征，但由于肺体积缩小，与肺炎相比充气支气管更为紧凑。支气管可由分泌物填充，显示为支气管充液征。平行的支气管内充满了低回声液体，气体常见的声影及混响伪像消失。由于支气管内液体缺乏流动性，可使用彩色多普勒血流成像区分支气管内液体与小血管。

（三）先天性肺气道畸形

先天性肺气道畸形包含一系列疾病，包括肺支

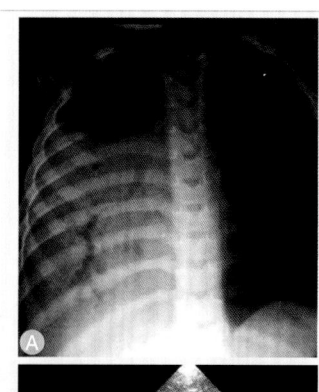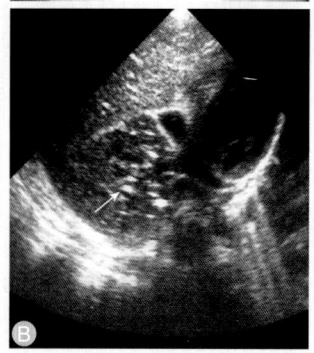

A.胸部X线片显示右侧肺阴影内支气管充气征，心脏右移，患侧肺体积缩小；B.经肝脏横切面显示胸腔内无积液，在塌陷的肺组织内可见多个充气的支气管（箭头），支气管内镜检查发现右主支气管内有异物。

图 4.24 异物引起的肺不张

[With permission from Seibert RW, Seibert JJ, Williamson SL. The opaque chest: when to suspect a bronchial foreign body. Pediatr Radiol. 1986; 16 (3): 193-196.]

气管畸形、混合性病变（先天性肺气道畸形和肺隔离症）和先天性肺叶气肿。

肺支气管畸形可合并全身性和（或）肺血管畸形与肺气道囊肿。当只有肺气道囊肿且不存在全身性血管畸形时，既往称为先天性囊性腺瘤样畸形。Ⅰ型为1个或多个直径>2 cm的大囊肿。Ⅱ型为多个

直径<2 cm的小囊肿。Ⅲ型为多个微小囊肿，在超声和大体检查时病灶呈实质性团块。

肺隔离症分为叶外型和叶内型，隔离肺由体循环供应。叶外型肺隔离症为先天性疾病，隔离肺具有独立胸膜，婴儿期可有典型表现。叶内型肺隔离症常表现为反复感染后支气管阻塞和炎症所致肺动脉供应受损。通常情况下，下肺韧带动脉和膈动脉分别供应下内侧和膈上的脏层胸膜。如果正常的肺动脉供应受损，这些正常的供血动脉可能会寄生于供应下叶感染的部分。叶内型隔离肺通常位于肺下叶，与正常肺有共同的脏层胸膜。超声可显示肺下叶内低回声肿块（图4.25）。不论叶外型或叶内型肺隔离症，CDFI均提示为体循环动脉供血。

（四）支气管肺前肠畸形

支气管源性囊肿或支气管肺前肠畸形如果与胸壁相邻，则可以通过胸部超声识别（图4.26）。

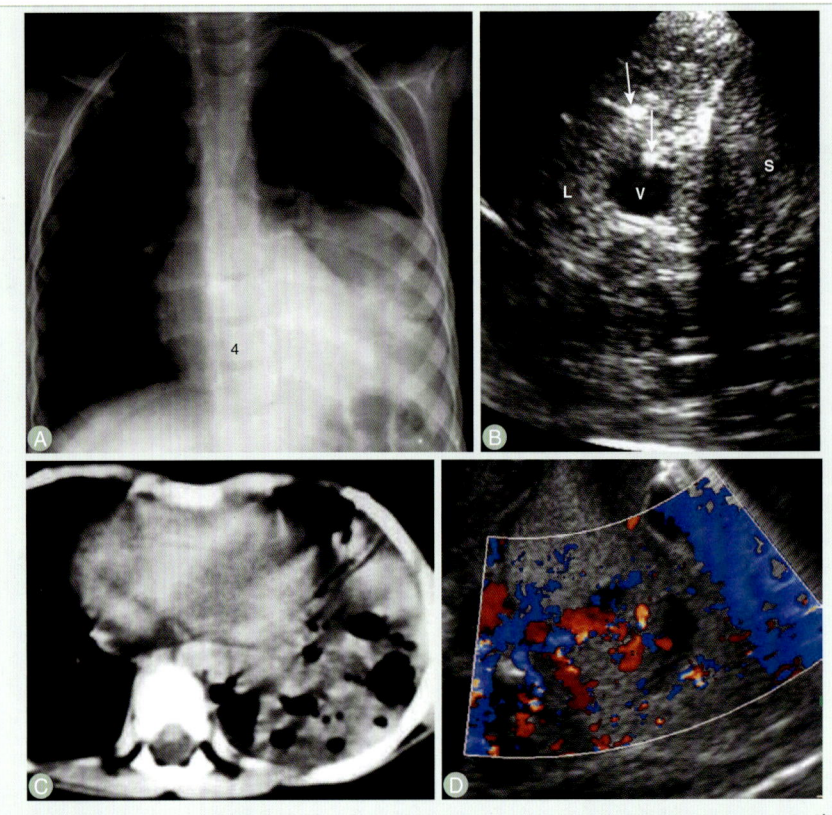

A.4岁患儿，胸部X线片显示左下胸部巨大肿块；B.左侧胸部纵切面扫查显示实性肿块，可见支气管充气征（箭头）和脾脏（S）上方的肺（L），V：肿块内血管；C.CT显示弥漫性支气管扩张区遍布整个肿块；D.另一位患者的CDFI显示主动脉发出供血动脉到隔离肺。

图 4.25 肺隔离症
（Courtesy of Carol M. Rumack, MD.）

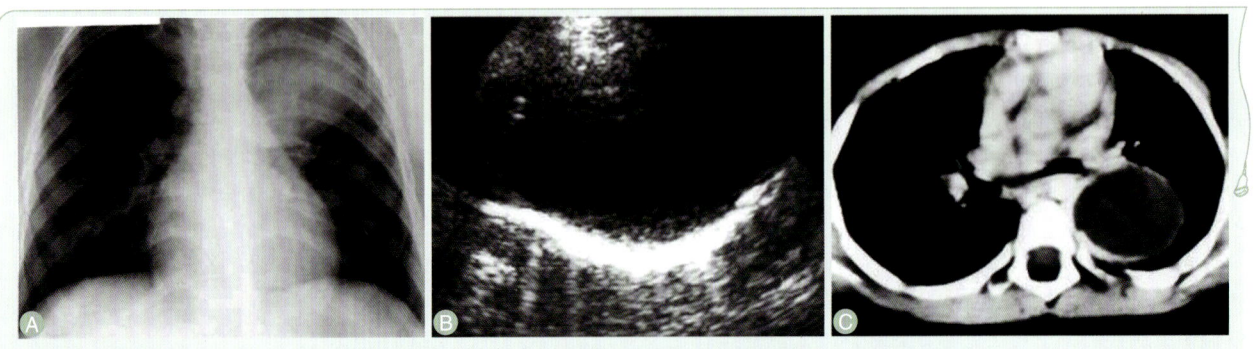

A.胸部后前位X线片显示左上肺圆形肿块；B.经后侧胸壁超声检查显示为囊肿，充满液性暗区，后方回声增强；C.CT扫查显示为胸部肿块，其内充满液体。

图 4.26 支气管肺前肠畸形（重复囊肿）

四、膈肌疾病

超声评估膈肌相关疾病非常重要，包括膈膨升、膈疝（图4.27）、膈下脓肿或胸内肾。由于患者通常合并呼吸功能受损，床旁便携式超声成为首选检查方式。超声检查发现的少见膈肌肿物包括血管瘤、原始神经外胚层肿瘤和原发性胚胎性横纹肌肉瘤。

在可疑膈肌运动异常时，超声是首选的床旁检查方法。将探头横向放置于剑突下，角度向上朝向膈肌后侧，可观察和比较两侧膈肌运动情况。对于婴儿可通过横切面扫查（动图4.2）来进行比较，而对于年龄较大的儿童（动图4.3），还须扫查每侧横膈的矢状面。与X线片相比，实时超声可以更好地观察膈肌运动异常时每侧膈肌的最大运动幅度。人工通气的患者必须断开呼吸机5~10秒才能在没有辅助的情况下观察其自主呼吸。当出现膈肌麻痹时，一侧膈肌运动消失或出现矛盾运动，而另一侧膈肌运动幅度增大。膈肌麻痹通常出现在心脏术后（动图4.4）。严重的膈膨升和膈疝也可能表现为矛盾运动。可采用M型超声实时评估膈肌运动功能（图4.28，图4.29）。超声检查也可以显示膈肌破裂（图4.30）。

五、血管疾病

（一）血栓形成

正常胸腺是观察正常纵隔结构和纵隔肿物的绝佳声窗。胸腺位于大血管前方，向下延伸至心脏上

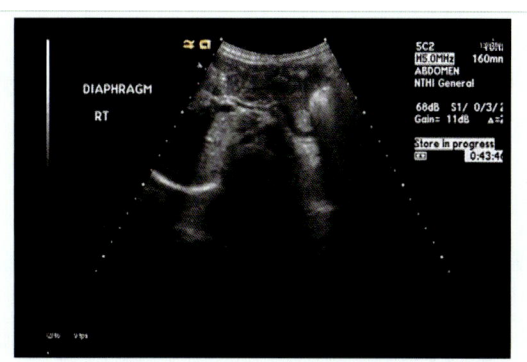

动图4.2　婴儿单侧膈肌运动

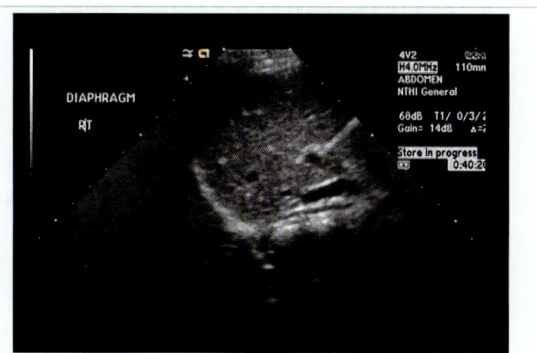

动图4.3　31月龄幼儿单侧膈肌运动

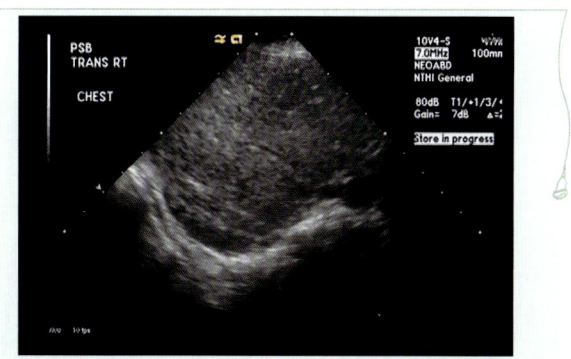

动图4.4　婴儿心脏术后单侧膈肌麻痹

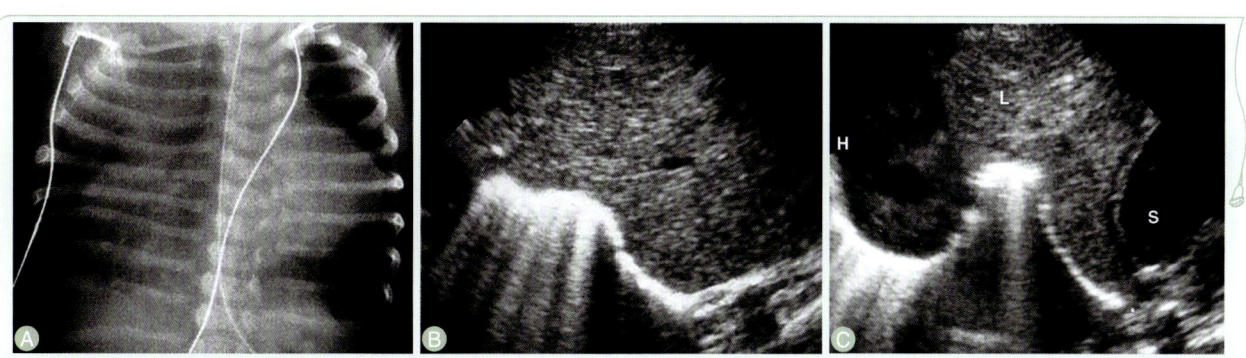

A.胸部后前位X线片显示肿块紧邻心脏右侧；B.纵切面显示肝脏凸入胸腔；C.经中线横切面扫查胸腹交界区显示肝脏（L）凸入胸腔，在心脏（H）和胃部（S）之间。

图4.27　先天性胸骨后膈疝

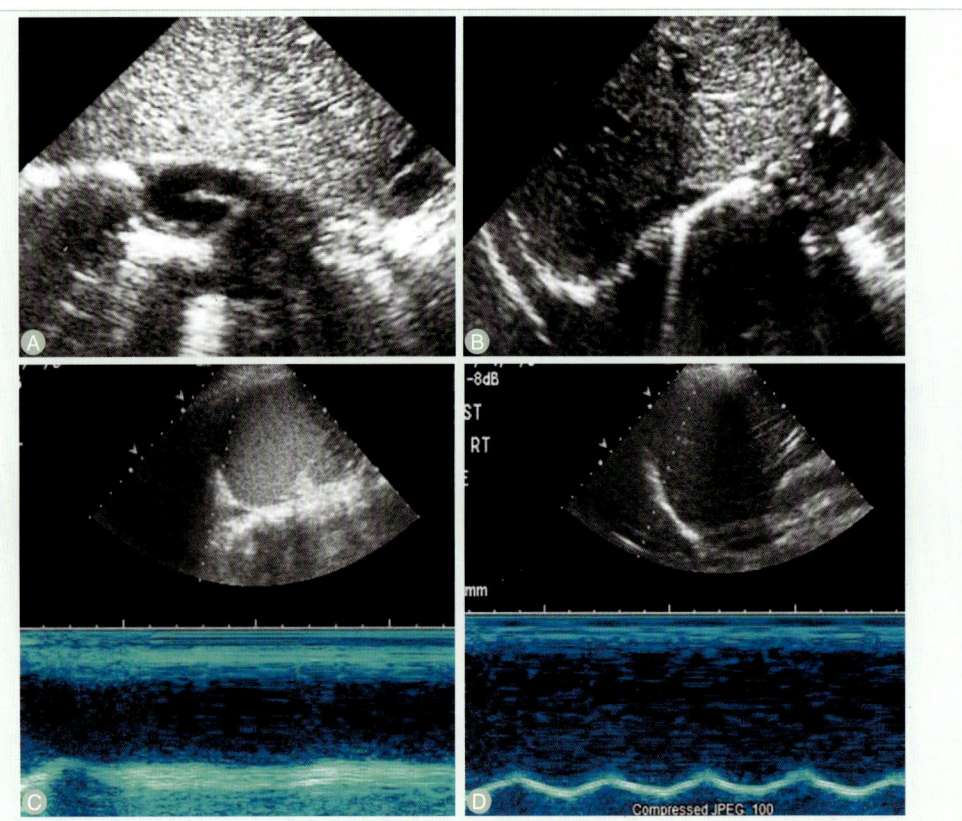

A.二维超声显示左侧膈肌；B.二维超声显示右侧膈肌；C.M型超声显示左侧膈肌麻痹；D.M型超声显示右侧正常膈肌的运动位移。

图 4.28　左侧膈肌麻痹与右侧正常膈肌比较

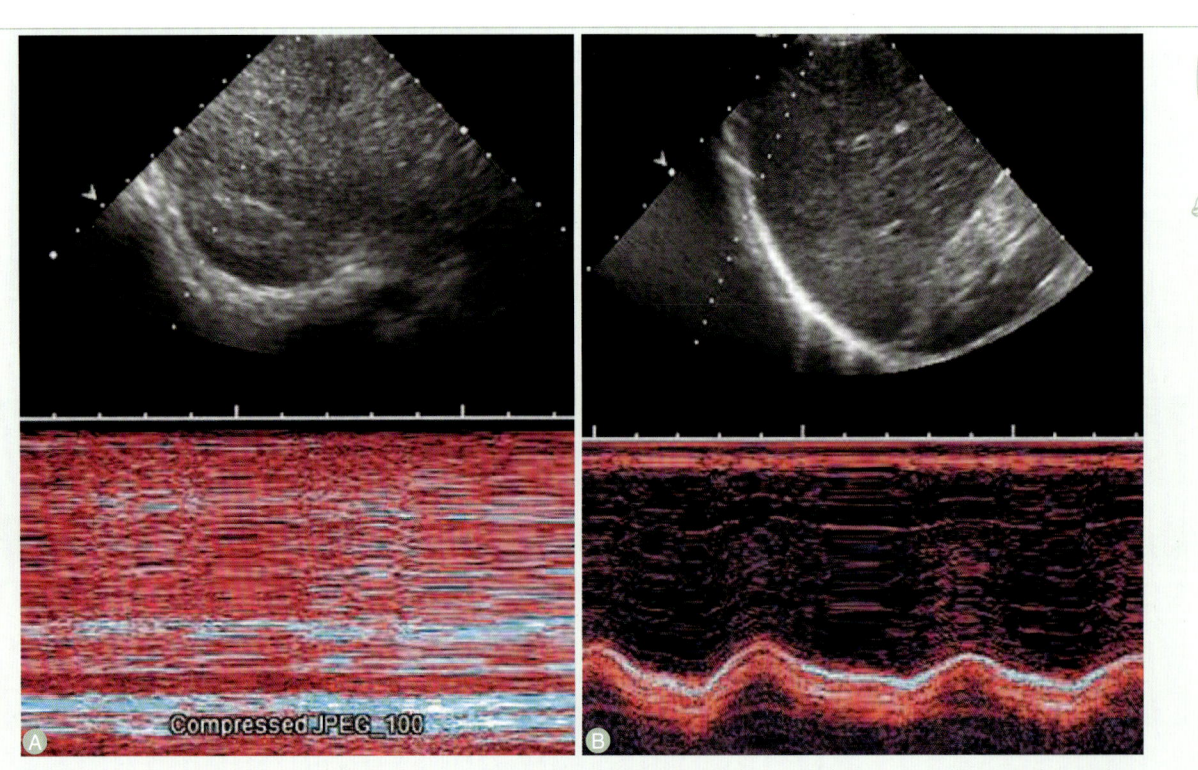

实时灰阶超声和M型超声。A.患有复杂先天性心脏病的儿童左侧膈肌麻痹；B.超声随访发现左侧膈肌自发恢复。

图 4.29　膈肌麻痹的随访

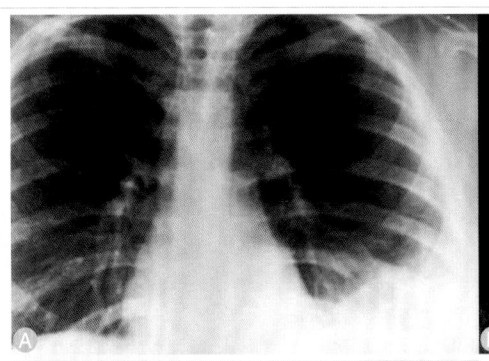
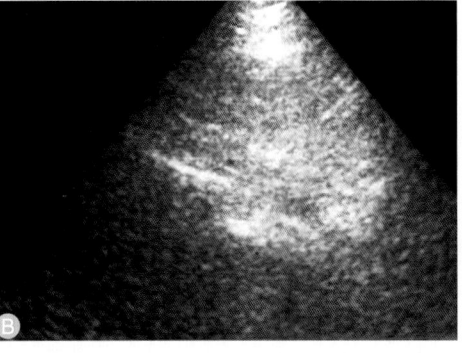
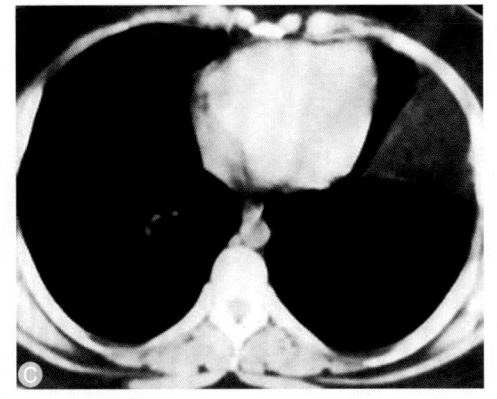

A.胸部X线片显示左下肺靠近左心膈缘的圆形肿块影；B.横切面扫查可见肿块回声；C.CT显示脂肪密度肿块影，患者4年前行脓胸引流术，手术时胸管穿破膈肌，网膜脂肪填充缺损。

图4.30 创伤性膈肌破裂合并胸内脂肪

方。通过胸腺可以很好地对大血管进行成像，包括上腔静脉、主动脉和肺动脉。彩色多普勒血流成像可以明显地显示这些血管（图4.31）。

左头臂静脉从左向右横向走行，在胸腺后方汇入上腔静脉。当患儿使用中心静脉导管时，左头臂静脉可用于判断导管位置（图4.32）及导管内是否存在血栓。

多普勒超声检查有助于识别锁骨下静脉、上腔静脉和肺动脉内的血栓（图4.33）。Paget-Schroetter综合征患者多伴有胸廓出口综合征（图4.34），对其行多普勒超声检查时可发现腋静脉或锁骨下静脉血栓形成，而形成原因多为第一肋骨外侧的肋锁韧带插入点异常，以及前斜角肌肥大。

当上腔静脉内血栓形成或梗阻时，多普勒波形可见异常。多普勒超声检查结果显示：①上腔静脉双相波形消失；②连续正向血流，收缩期和舒张期的波峰消失；③湍流血流频谱；④远心端流速增加；⑤近心端流速减低。在接受体外膜肺氧合治疗的患儿中20%合并静脉血栓形成。因接受体外膜肺氧合治疗的患者血流阻力指数低，多普勒波形可能不同。据报道，在1例活化蛋白C抵抗的儿童中，在上腔静脉内可见复发性血栓形成。

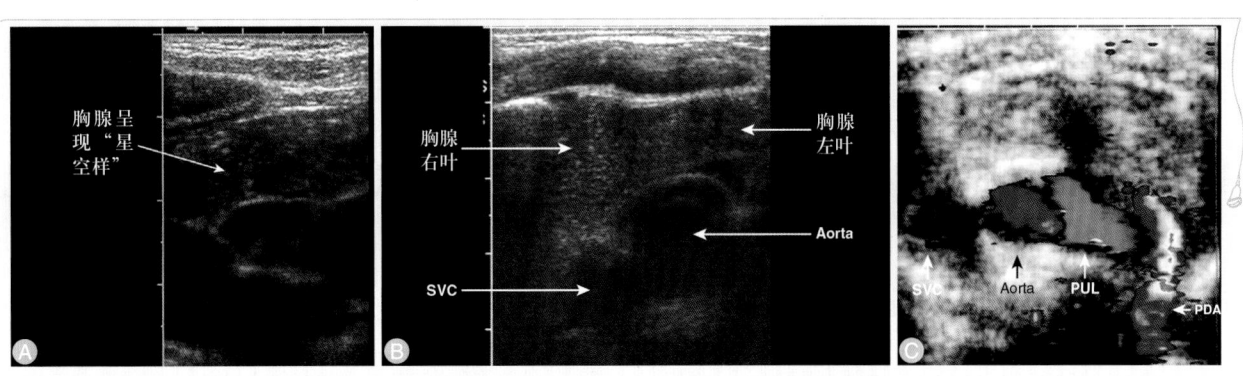

A、B.超声纵切面和横切面显示31个月男童的正常胸腺回声，通过胸腺可以观察到上腔静脉（SVC）和主动脉（Aorta）；C.另一名儿童胸部横切面扫查，彩色多普勒成像显示胸部正常大血管。PDA：后侧降主动脉；PUL：肺动脉。

图4.31 正常胸腺和胸部大血管

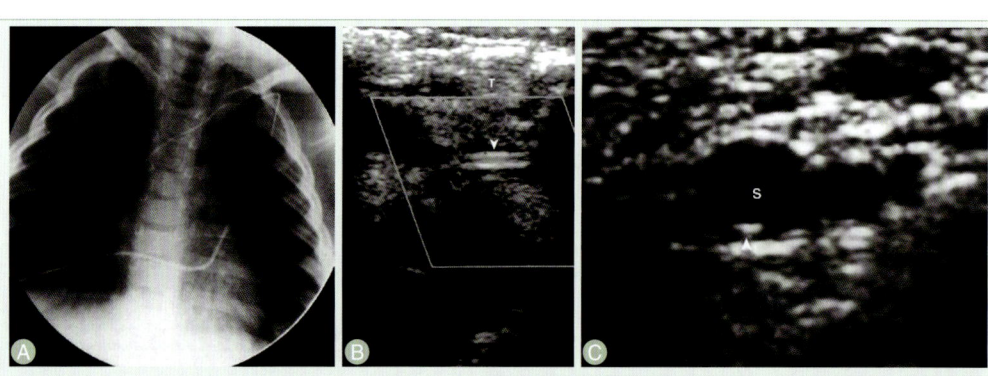

A.注射造影剂后胸部X线片显示腔静脉内导管；B、C.导管长轴和短轴超声成像（箭头）内未见血栓，以胸腺（T）为声窗。S：上腔静脉。

图4.32　正常中心静脉营养导管

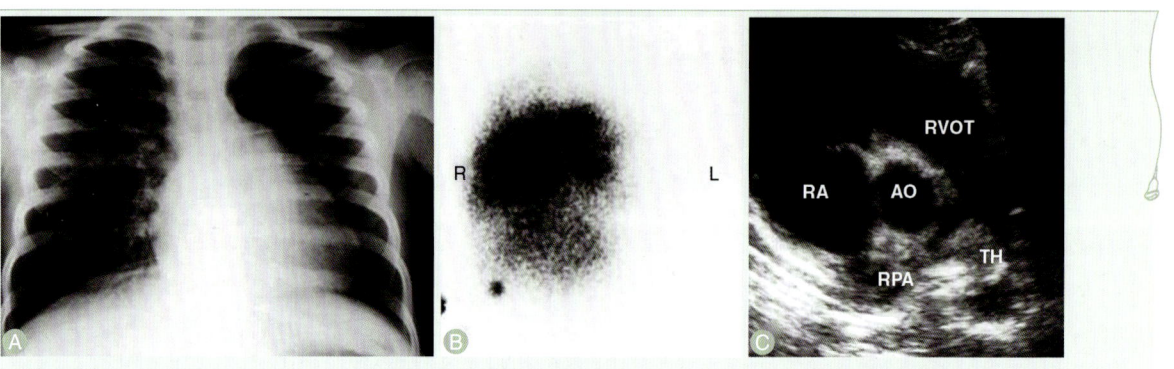

A.患儿4岁，胸部X线片显示左肺透亮度增高；B.肺灌注核素显像显示左肺无灌注；C.心脏超声短轴切面显示主肺动脉内马鞍型血栓形成。AO：主动脉；RA：右心房；RPA：右肺动脉；RVOT：右室流出道；TH：血栓。

图4.33　肺栓塞

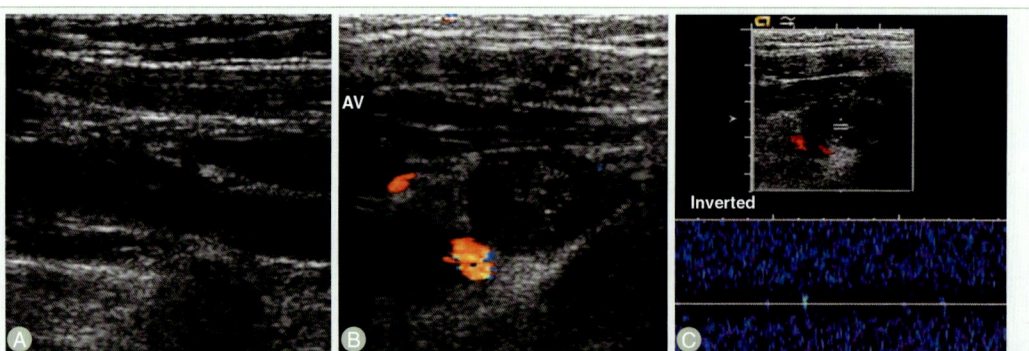

A～C.灰阶图像、彩色血流和频谱多普勒显示锁骨下静脉血栓形成，无彩色血流信号及多普勒血流信号，该患者为一位17岁患胸廓出口综合征的女性马术骑手。

图4.34　Paget-Schroetter 综合征

(Courtesy of Dr. Charles A. James, Arkansas Children's Hospital, Little Rock, AK)

上腔静脉血栓：多普勒超声结果

双相波形消失

连续正向血流（收缩期和舒张期的波峰消失）

湍流

远心端流速增加

近心端流速减低

（二）淋巴管畸形

淋巴管畸形（图4.35）由扩张的淋巴囊组成，可单发或多发，囊腔大小不一。淋巴管畸形可伴出血，病变部位可表现为回声均匀的团块，或多发囊腔内含散在强回声点。与CT或MRI相比，超声可更好地探查囊腔内分隔。

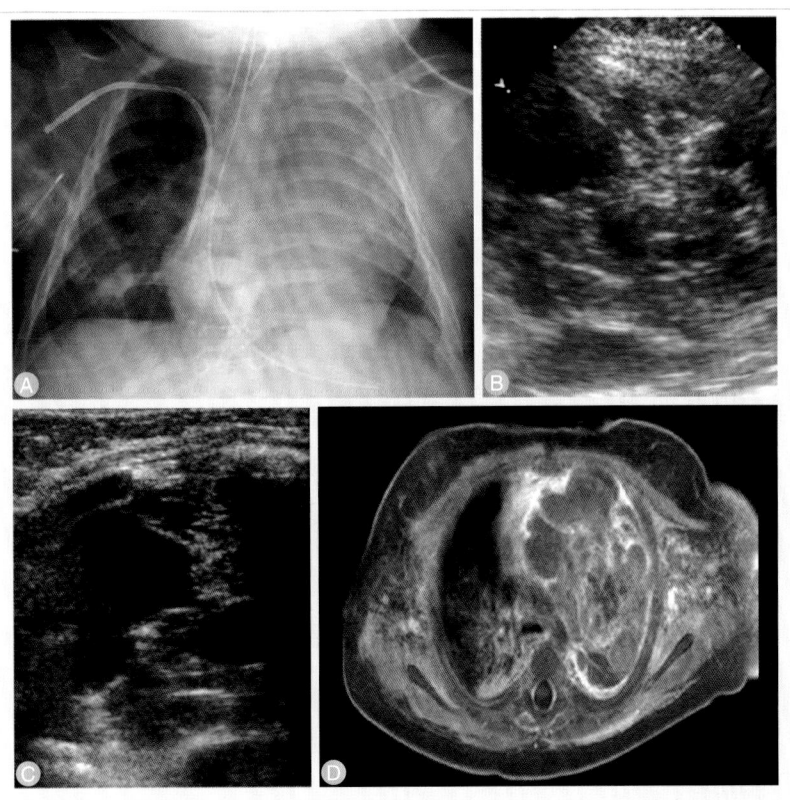

A.胸部X线片显示左上胸部及颈部实变；B、C.超声显示多囊结构；D.强化后轴位MRI T_1WI显示病变范围。

图 4.35　7月龄女童患大囊型淋巴管畸形

六、纵隔肿块

经胸部X线片发现纵隔肿块后通常先采用CT或MRI予以评估。胸骨上窝超声有助于探查纵隔肿块，尤其是淋巴瘤。纵隔肿块超声检查应包括心脏及大血管扫查，以便直观地对包块与血管关系进行评估。避免由于检查者为了减低邻近肺组织的强回声而降低增益所致的漏诊，因为降低增益可使实性团块表现为无回声。椎旁幕状膈肿块可经剑突下或横膈进行探查。

纵隔超声可探查胸部肿块是否累及颈部。通过超声探查胸骨后甲状腺肿块延伸范围有助于手术决策。超声可定性团块为囊性或实性。多普勒超声成像可评估胸部肿块是否来源于血管。胸腔恶性肿瘤显示为舒张期高速、低阻血流。在经皮穿刺活检前行彩色多普勒超声检查可避免因血管损伤导致活检失败。

胸片显示上纵隔增宽可先行超声检查。探查到明显的正常胸腺而非纵隔肿块可避免做CT检查。通常情况下胸腺位于上纵隔内大血管前方，从胸骨柄上缘至第4肋软骨。胸腺回声较肝、脾及甲状腺略低，可见少许条带状回声。胸腺通常表现为"星空样"细密点状回声（图4.31），其外包裹纤维囊则表现为边缘光滑、边界清晰。

（一）胸腺指数

胸腺指数由横断面胸腺宽度和纵切面最大腺叶的面积计算得出（表4.1）。胸腺指数与腺体的实际重量和体积相关。其测量应在呼气末进行，以便获取标准化尺寸。处于活动期过敏性皮炎的患儿，胸腺指数较正常人增大（图4.36）。出生时胸腺指数增大与婴儿死亡率减低相关。胸腺大小随年龄变化而不同。目前已建立胸腺指数正常参考值（表4.2）。

表 4.1　胸腺指数计算公式

胸腺指数(cm^3) = 最大腺叶面积(cm^2) × 胸腺右缘至左缘横断面径线(cm)

腺叶面积(cm^2) = 上下径(cm) × 前后径(cm)

（二）胸腺位置异常

胸腺向上疝入颈部可表现为罕见实体包块，其内为大部分正常胸腺腺体间歇性由胸腔迁移入胸骨上区域。实时超声表现为瓦氏动作时随着胸腔压力增加而进入颈部的包块，包块具有典型的胸腺

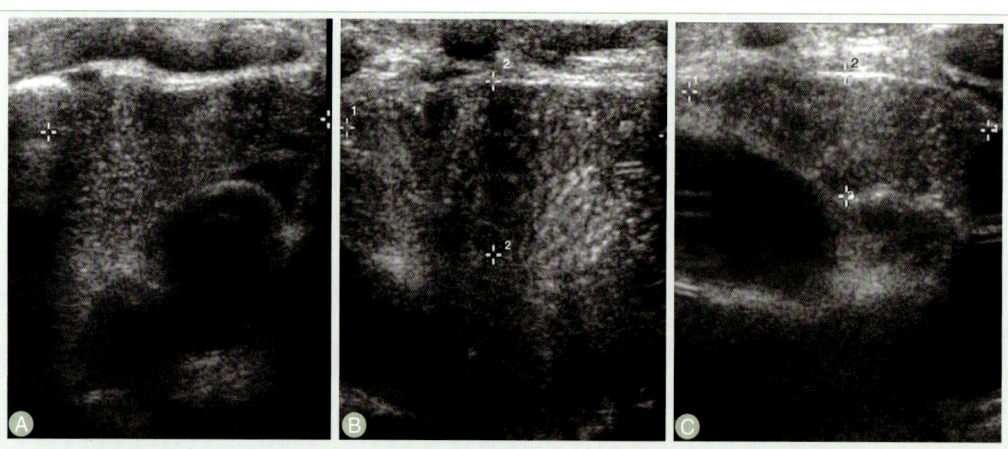

A.胸腺右缘至左缘横断面径线；B、C.胸腺右叶及左叶的纵切面，每叶的面积由上下径与前后径乘积所得。图像于呼气相获取，右叶面积（5.9 cm²）较左叶（3.5 cm²）更大。胸腺指数（9.5 cm³）由较大的腺叶面积（5.9 cm²）与胸腺横径（3.3 cm）乘积所得。

图4.36　18月龄健康幼儿的胸腺指数测量

表4.2　2岁以下儿童胸腺指数正常值

月龄（月）	胸腺指数（cm³）	
	平均值	标准差（SD）
早产	11.9	3.9
0~1	18.1	6.7
1~2	25.4	9.4
2~3	22.3	6.9
3~4	26.8	10.3
4~5	29.7	17.6
5~6	24.2	9.3
6~8	22.2	8.9
8~10	21.5	6.8
10~12	23.2	7.2
12~18	17.2	6.4
18~24	15.4	5.6

来源：Modified from Yekeler E, Tambag A, Tunaci A, et al. Analysis of the thymus in 151 healthy infants from 0 to 2 years of age. J Ultrasound Med. 2004；23（10）：1321-1326.

回声，借此可避免不必要的活检术或外科手术。颈部胸腺异位并不常见。胸腺咽管延伸出包含典型胸腺回声的低回声包块常为此病。由于先天性胸骨缺陷，胸腺亦可突入胸壁，表现为胸壁隆起包块，实时超声可显示为随呼吸周期而移动的胸腺疝。

（三）前纵隔肿块

儿童时期良性的胸腺异常表现包括胸腺囊肿、胸腺内出血、胸腺脂肪瘤和胸腺瘤。胸腺亦可发生血管瘤、淋巴管畸形或朗格汉斯细胞组织细胞增生症。胸腺组织恶性浸润包括淋巴瘤及白血病。胸腺囊肿呈无回声。胸腺的其他异常表现为边缘不规则或者呈小叶状、内部回声不均且质地粗糙。生殖细胞瘤表现各异。畸胎瘤为不均质回声团块，内含脂肪、骨骼、钙化及囊性结构。

（四）淋巴结病变

大龄儿童最常见的纵隔肿块为来自白血病或淋巴瘤的淋巴结病变。淋巴结病变表现为低回声淋巴结。淋巴瘤的淋巴结较炎性淋巴结回声更低且更乏血管化。

（五）后纵隔肿块

后纵隔肿块，包括神经源性肿瘤，占幼儿纵隔肿瘤的大部分。神经源性肿瘤表现为分叶状或边界完整的低回声肿块，内含点状或片状钙化。神经肠源囊肿为边界清晰、壁薄的无回声区。当合并炎症或出血时，囊内可因蛋白质、黏液或血液而出现回声碎片。

七、超声引导介入治疗

超声技术可作为术后液体引流、胸腔积液引流、纵隔肿块活检及胸壁病变活检的理想引导手段（图4.37）。超声可直接体表定位液体引流部位，亦可直视下进针穿刺（图4.37）。超声在判别胸腔积液是否仅需引流还是需要外科剥脱术方面非常有用。如果积液呈无回声，透声良好，单纯胸腔穿刺引流或者置管引流即可。若积液较为黏稠、内含较多分隔，且患者对抗生素治疗无效，常需去皮治疗或者行胸腔镜辅助外科手术。通过小孔径胸腔管注入组织纤溶酶原激活剂能有效治疗93%的复杂肺炎旁积液或者积脓患儿。

肺包裹性积脓在超声上可表现为肺脓肿。改变患者体位及超声切面可对积脓及肺脓肿进行鉴别（图4.38）。可行超声引导下穿刺引流术对复杂肺炎进行病因学诊断，也可用于坏死性肺炎微脓肿的穿刺诊断。

超声可探查胸腔穿刺术并发的气胸。在胸腔穿刺术前后，应可探查到同侧肺尖及其相邻的肺组织在站立位时随正常呼吸运动而运动。如果该呼吸运动消失，应怀疑有气胸发生。

超声引导下可行中心静脉置管，超声可确定其头端位置。超声引导下对大囊型淋巴管畸形进行硬化治疗时，其优势在于可动态观察治疗产生的大囊腔闭塞（图4.39）。与X线引导不同，超声引导很容

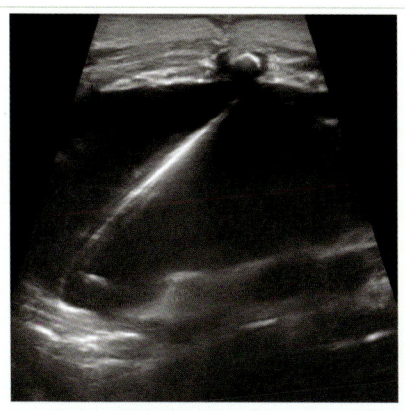

7周龄女性患儿，超声显示胸骨后区域内探及无回声区。该患儿5周前因室间隔缺损和主动脉弓发育不良行外科手术。超声引导积液抽吸时可显示穿刺针。

图4.37　胸骨后血肿

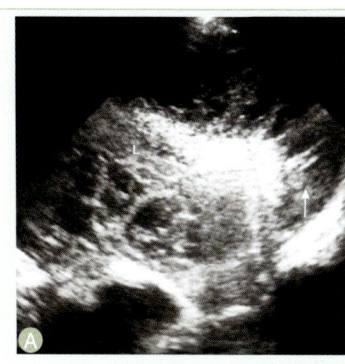 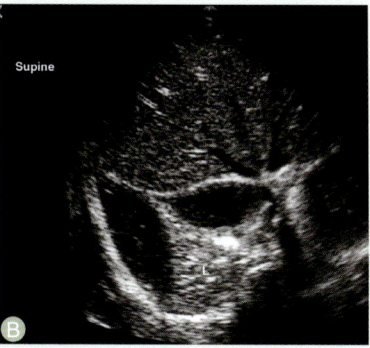

A.黏稠积液（黑箭头）包裹肺（L）并多发囊腔，术中呈现厚实腻子皮样，站立位横切面扫查时可能为实质内脓肿（白箭头）；B.仰卧位通过肝切面扫查时，仅发现积脓包裹肺（L），未见脓肿。

图4.38　镰状细胞贫血患者积脓需行手术剥除

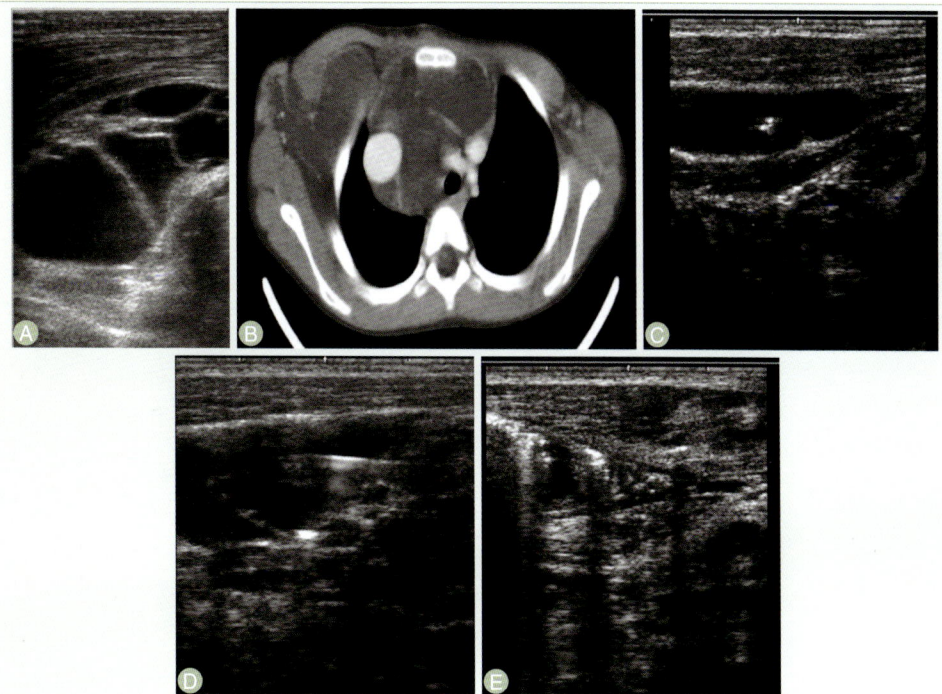

A.超声显示右侧胸壁及腋窝多发囊腔并累及纵隔；B.CT显示病变范围；C、D.超声显示病变部位的穿刺针及扩张器；E.硬化剂注入治疗后即刻超声显示疗效显著。

图4.39　超声引导下对大囊型淋巴管畸形进行硬化治疗

易发现残存囊腔并进行进一步硬化治疗。

囊性纤维恶化引起的急性肋骨痛已可行超声引导下胸部椎旁置管进行处理。

八、其他不确定的适应证

气胸、骨裂和细支气管炎可通过超声进行检测。与现行常用的检查手段相比，超声检查可能并不适用，因为胸部X线片较超声快速且价格低廉，放射剂量也很低。而超声检查需要更多时间，且有操作者依赖性，在危重患儿及幼小儿童中可能不适用。

超声可能将纵隔积气误诊为气胸。在可疑肋骨骨折患者中，仍需行胸部X线检查其是否有其他骨裂。细支气管炎严重程度可通过超声评估。但临床上可通过计算呼吸频率、呼气困难、辅助呼吸机的启用及听诊等进行评分从而轻松对其进行判断。中-重度患者需要辅助吸氧。在这些情况下，价格更高的超声可能并不能提供更多的获益，那就没必要非要用超声代替常规的听诊器啦！

（张鹏飞，陶国伟，郑敏，徐铭俊译）

• 参考文献 •

扫码观看

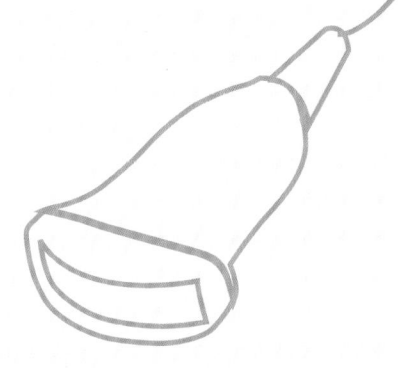

第五章　小儿肝脏与脾脏

Sara M. O'Hara

章节大纲

- 一、解剖学
  - 门静脉解剖学
- 二、新生儿黄疸
  - （一）胆总管囊肿
  - （二）自发性胆管破裂
  - （三）小叶间胆管缺乏和Alagille综合征
  - （四）胆道闭锁
  - （五）新生儿肝炎
  - （六）新生儿黄疸和尿路感染或脓毒症
  - （七）先天性代谢异常
- 三、脂肪变性
- 四、肝硬化
- 五、胆石症
- 六、肝肿瘤
  - （一）鉴别
  - （二）肝脏良性肿瘤
  - （三）肝脏恶性肿瘤
  - （四）肿瘤血管生成检测
- 七、肝脓肿和肉芽肿
  - （一）化脓性肝脓肿
  - （二）寄生虫性脓肿
  - （三）肝脏肉芽肿
- 八、儿童肝脏疾病和门静脉高压症的多普勒评估
  - （一）基本原则
  - （二）内脏血管正常血流模式
  - （三）可能和陷阱
  - （四）超声技术
  - （五）肝病患儿：门静脉高压症的多普勒检查
  - （六）门静脉系统内的异常血流
  - （七）门静脉高压症
  - （八）肝前型门静脉高压症
  - （九）肝内型门静脉高压症
  - （十）肝后型门静脉高压症
  - （十一）外科门体分流术
  - （十二）肝剪切波弹性成像
- 九、儿童肝移植的多普勒超声检查
  - （一）移植术前评估
  - （二）移植术后评估
  - （三）多器官移植
- 十、脾脏

关键点总结

- 新生儿黄疸患儿应在出生后两个月内进行影像检查,如存在胆道闭锁,可优化外科治疗。
- 脂肪变性和肝硬化均会造成超声波束的衰减,使超声检查具有挑战性,但超声检查对于确定疾病的潜在病因仍十分重要。
- 儿童肝脏肿瘤中约40%为良性,其中以血管瘤最为常见。
- 肝母细胞瘤是最为常见的儿童肝脏恶性肿瘤。
- 肝脏的多普勒超声评估可为区分多种肝病病因提供关键信息。
- 了解常见的自发性门体侧支通路有助于超声检查和寻找肝硬化的根本原因。
- 对肝段移植前患儿进行有效检查时,需要熟悉其肝脏解剖结构的显著变化。

一、解剖学

超声可以从多个平面上探查肝脏的解剖结构,并追踪正常或变异的肝内血管走行。本文中使用以法国外科医师Couinaud命名的简易解剖性肝脏分段法,其根据门静脉和肝静脉的分布来划分肝段。每个肝段的中心是门静脉的一个分支(或一组分支),外围是肝静脉。肝左叶与肝右叶由连接胆囊颈和下腔静脉左缘的主肝裂隙分隔(图5.1)。

门静脉节段分支(每个分支形成一个肝段)形成两个横卧的H,一个在肝左叶(1~4段),一个在肝右叶(5~8段)(图5.2)。

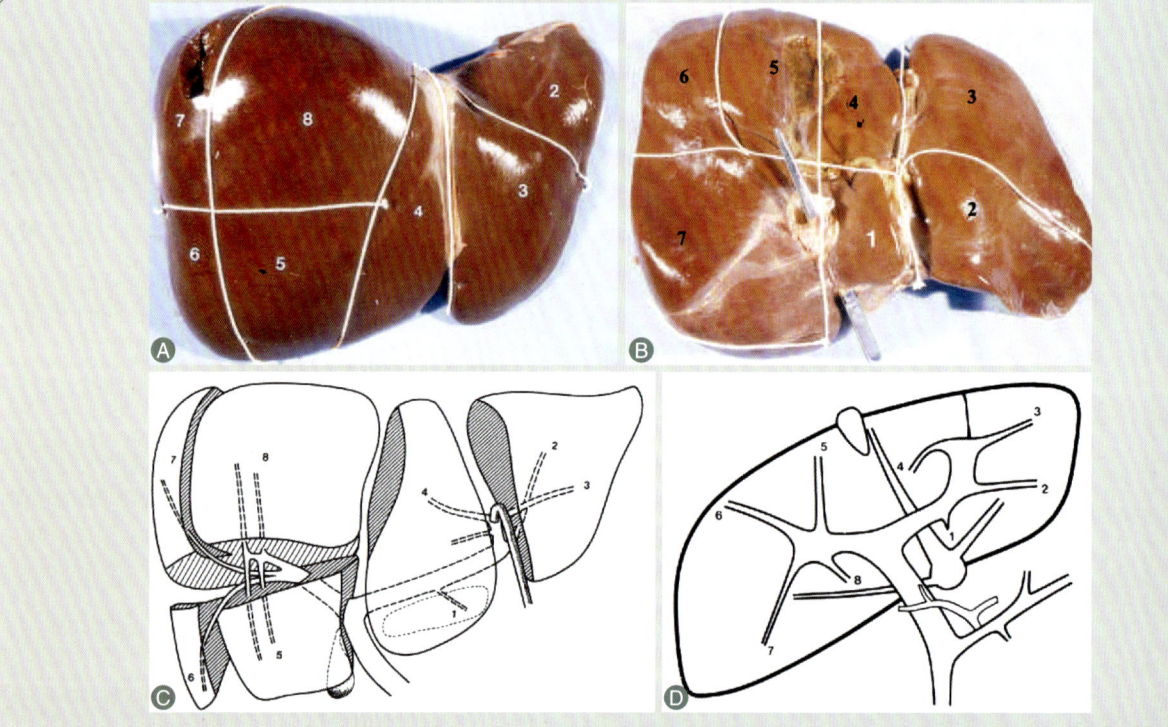

分段按逆时针方向编号,肝段边缘用细绳标记。A.肝脏前上侧图,分隔第3、第4肝段的为白色的镰状韧带;B.肝脏下侧图,外科镊位于门静脉主干内,胆囊已从胆囊床移除,其将第4、第5肝段分隔,分隔第4、第5肝段和第1、第7肝段的垂线连接着胆囊和肝中静脉轴线,标志着主肝裂隙,即肝左右叶之间的分界,第1肝段,即尾状叶,位于镊子的右侧,第3、第4肝段由镰状韧带分隔,第1、第2肝段由静脉韧带分隔;C.肝段及其门静脉分支的图式(肝前上侧,如A所示);D.门静脉和肝静脉及其与各段的关系图(肝下侧,如图B所示)。

图5.1 肝脏的外部节段性解剖

[With permission from Ikeda S, Sera Y, Yamamoto H, Ogawa M. Effect of phenobarbital on serial ultrasonic examination in the evaluation of neonatal jaundice. Clin Imaging. 1994; 18(2): 146-148.]

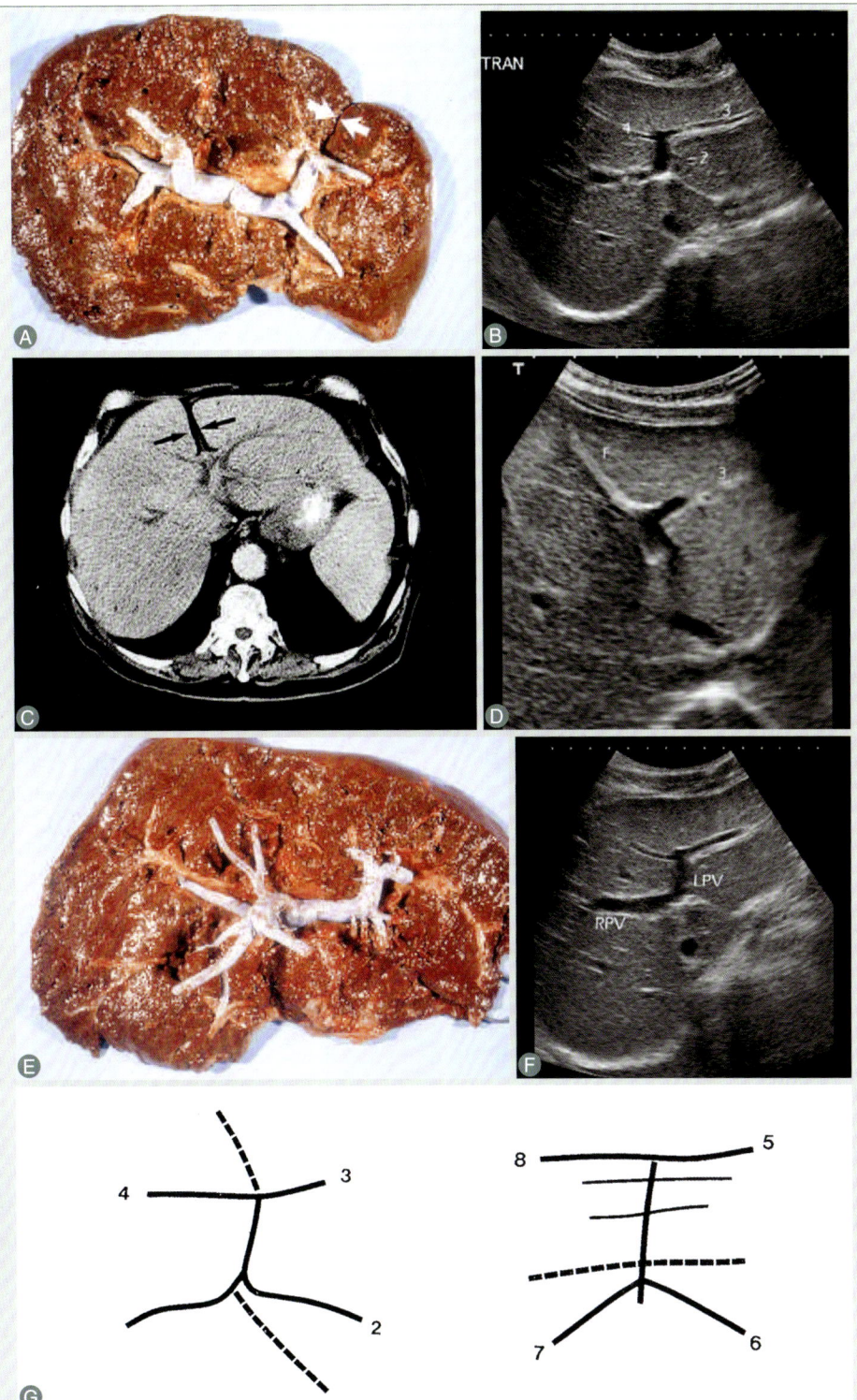

A.肝左叶解剖标本（门静脉呈淡蓝色染色）；B.剑突下横切面声像图；C.CT图像；D.近头侧横断面声像图，门静脉左支与第2、第3、第4段的分支形成一个水平位的H，门静脉左支的矢状部形成H的横杆，镰状韧带（图A和图C中的箭头，图D中的F）是门静脉左支矢状部的延伸；E.肝右叶的解剖标本；F.在门静脉主干的分支点获得的横向声像图，门静脉主干分为右分支和左分支；G.左右门静脉在左叶和右叶的分支图，第5、第8肝段门静脉分支和第6、第7肝段门静脉分支形成H的主支，门静脉右支形成其横杆，H形位于水平位。

图 5.2　门静脉节段性解剖

[With permission from Bismuth H. Surgical anatomy and anatomical surgery of the liver. World J Surg. 1982; 6（1）: 3-9.]

门静脉解剖学

1. 肝左叶

肝左叶的门静脉H形可由向上倾斜的剑突下扫查获得。H形由门静脉左支、进入第2肝段的分支、门静脉矢状部及进入第3、第4肝段的分支所组成。在横卧的H上有两条韧带,一条是静脉韧带,也被称为"小网膜"或"肝胃韧带",另一条是镰状韧带。静脉韧带将第1、第2肝段分隔。在门静脉左支矢状部和肝脏表面之间可见镰状韧带,其将第3、第4肝段分隔。

作为第1肝段的尾状叶,其后方与下腔静脉毗邻,外侧与静脉韧带毗邻,前方与门静脉毗邻。与肝脏的其他段不同,第1肝段可以接受来自门静脉左支和门静脉右支的分支。第1肝段的门静脉通常较小,在超声影像上很难被观察到。尾状叶中有一条或多条静脉与三支主要肝静脉分开,直接汇入下腔静脉。这种特殊的血管走行是第1肝段的显著特征。

通向第2肝段的门静脉是门静脉左支的线性延续,构成了H形的低位水平支。通向第3、第4肝段的分支组成了H形的其余水平支。因此,第2、第3肝段位于门静脉左支矢状部、静脉韧带、镰状韧带的左侧。方叶作为第4肝段,位于门静脉H形的右前支附近,门静脉左支矢状部和镰状韧带的右侧。第4、第5肝段之间由主肝裂隙分隔,第4肝段与第5、第8肝段之间由肝中静脉分隔。方叶与第1肝段之间由门静脉左支分隔。

2. 肝右叶

采用矢状面或斜位腋下肋间入路可清楚显示门静脉右支及其分支。在一些患者中,肋下入路同样可行。门静脉右支沿斜行或垂直方向向前走行。

通向肝右叶各肝段的分支也呈H形状分布。门静脉右支组成H形的横支。通向第5、第8肝段的分支组成H形的上支,通向第6、第7肝段的分支组成H形的下支。通向第6、第7肝段的分支较为倾斜,观察第7肝段时探头应稍向上旋转,而观察第6肝段时探头应沿着右肾的方向向下旋转。

肝中静脉将第5、第8肝段与第4肝段分开,肝右静脉将第5、第8肝段与第6、第7肝段分开(图5.3)。第5肝段内侧与胆囊和肝中静脉毗邻,外侧与肝右静脉毗邻。门静脉右支是第5肝段与第8肝段分隔的标志。第8肝段与第7肝段由肝右静脉分隔,而与第4肝段由肝中静脉分隔。第6、第7肝段与第5、第8肝段由肝右静脉分隔。第6肝段是肝脏最靠近肾脏的部分,其侧缘是胸腔。第7肝段与第8肝段之间由肝右静脉分隔,外侧与胸腔毗邻,顶侧与膈顶相邻。

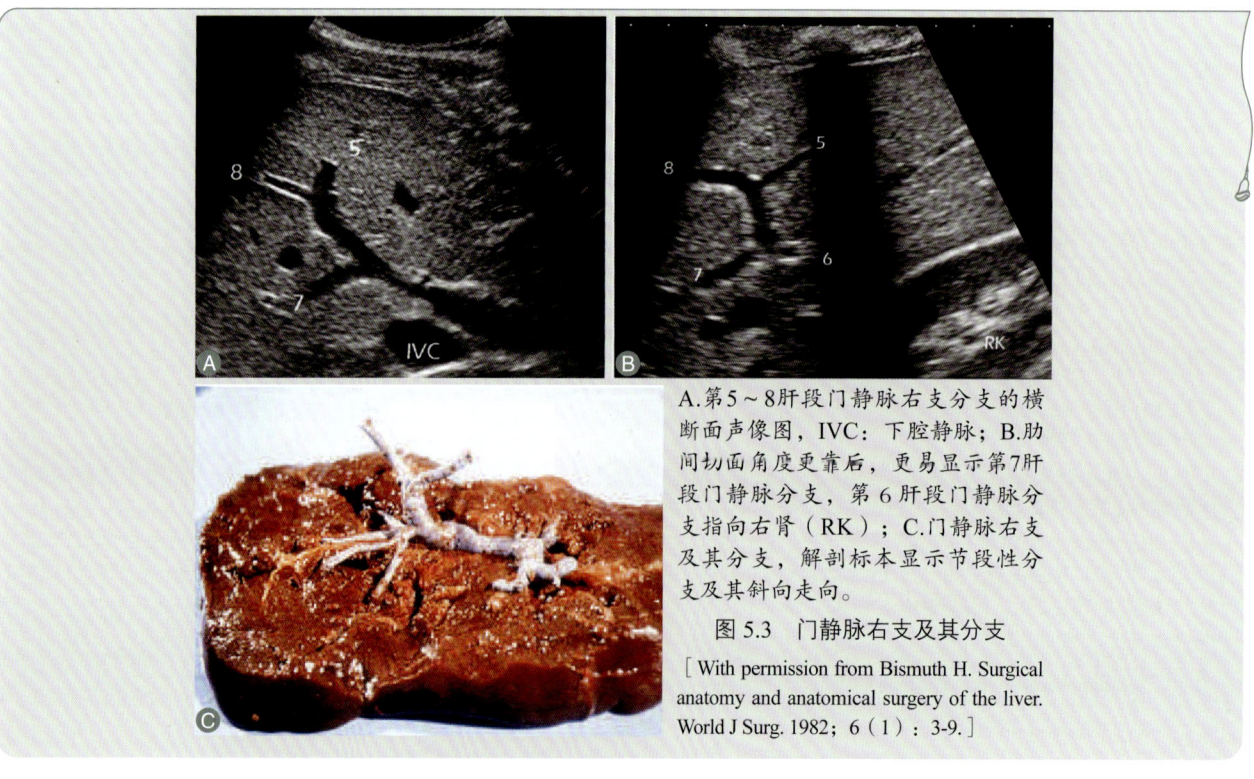

A.第5~8肝段门静脉右支分支的横断面声像图,IVC:下腔静脉;B.肋间切面角度更靠后,更易显示第7肝段门静脉分支,第6肝段门静脉分支指向右肾(RK);C.门静脉右支及其分支,解剖标本显示节段性分支及其斜向走向。

图5.3 门静脉右支及其分支

[With permission from Bismuth H. Surgical anatomy and anatomical surgery of the liver. World J Surg. 1982;6(1):3-9.]

3. 肝静脉解剖学

在冠状面通过剑突下斜切面可以观察到三条肝静脉呈W形，其基底部连接在下腔静脉上。肝左静脉和肝中静脉连接在下腔静脉的左前部分（图5.4）。如下各肝段由肝静脉分隔：肝左静脉将第2肝段与第3肝段分隔，肝中静脉将第4肝段与第5、第8肝段分隔，肝右静脉将第5、第8肝段与第6、第7肝段分隔。剑突下斜切面可见门静脉右支，有助于将较浅的第5肝段与位置较深的第8肝段分开。

小儿肝脏的超声检查应包括门静脉左支、右支及其节段分支，以及肝静脉的全面扫查。这样不仅可以识别局灶性病变并准确定位，还可以显示出血栓形成、肿瘤压迫或侵袭血管。当需要评估这些静脉内的血流和方向时，应增加多普勒超声检查。通过肝脏的血管标志来探查肝脏是确保超声检查完整的良好方法，而不是随意地观察这个除静脉外几乎没有标志性固定轮廓的均匀器官。由于肝动脉的分支和胆管紧邻门静脉，因此对各肝叶和肝段门静脉分支的检查也确保了对肝动脉和胆管的完整评估。

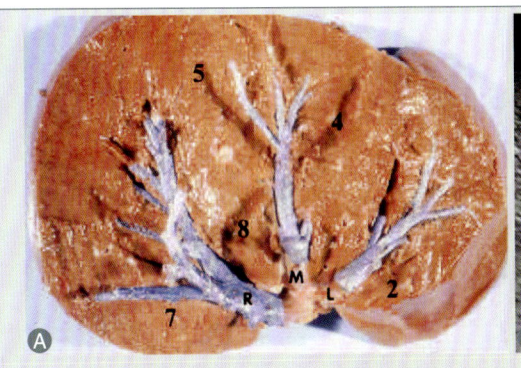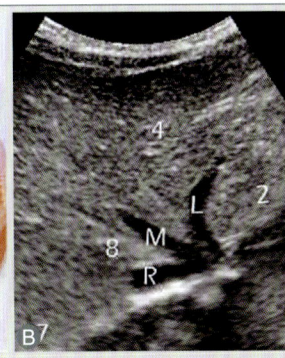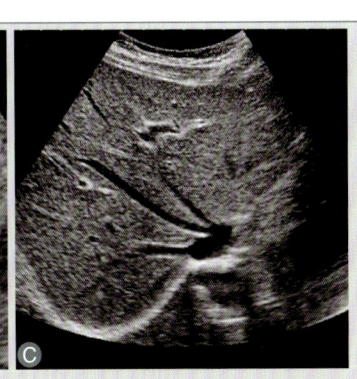

A.解剖标本显示肝左静脉（L）、肝中静脉（M）和肝右静脉（R），各肝段位置用数字表示；B、C.剑突下斜切面声像图，与图A平面类似，超声显示3条肝静脉。

图5.4　肝段的边界：肝静脉

[With permission from Bismuth H. Surgical anatomy and anatomical surgery of the liver. World J Surg. 1982; 6 (1): 3-9.]

二、新生儿黄疸

由于肝细胞性黄疸和梗阻性黄疸的临床及实验室特征相似，因此新生儿持续性黄疸的原因通常很难确定。当胆道梗阻、胆道闭锁或代谢性疾病（如半乳糖血症和酪氨酸血症）要通过手术或特定的饮食和药物进行有效的治疗时，须在病程早期的最初2～3个月进行诊断，以避免不可逆转的肝硬化发生。

超声检查在确定肝外胆道梗阻的病因上起着重要作用，这些病因可能通过早期手术得到有效治疗，包括胆总管囊肿、胆道闭锁和自发性胆管穿孔（其他胆道梗阻的原因通常出现在儿童晚期，如胆结石、胆管或胰腺肿瘤、先天性胆总管狭窄）。新生儿黄疸的肝内原因包括肝炎（细菌、病毒或寄生虫）和代谢性疾病（如半乳糖血症、酪氨酸血症、果糖不耐受、α_1-抗胰蛋白酶缺乏症、囊性纤维化、小叶间胆管缺乏），同时系统性疾病如心力衰竭、休克、败血症、新生儿红斑狼疮、组织细胞增多症和严重溶血性疾病也会引起胆汁淤积。

出现黄疸的婴儿通常需要进行超声检查。当发现胆管扩张时，如果梗阻原因和解剖情况不能明确，可行经皮胆管造影或胆囊造影术。如果超声检查不能明确解剖异常，而肝细胞未受到广泛的损害，可行肝胆核素扫描以确定胆总管的畅通性。如果放射性核素不能到达肠道，通常需进一步行肝脏活检。在检查前3～5天给予苯巴比妥刺激胆汁分泌可增强核素扫描和超声对胆囊的检查效能。三角条索征，即在纵向或横向扫描中门静脉分叉处的锥形密度回声，是胆道闭锁的高预测性特征。无胆囊或小胆囊症（长度<1.5 cm）结合三角条索征，对胆道闭锁的诊断更具特异性。

（一）胆总管囊肿

胆总管不同长度和严重程度的扩张被称为胆总管囊肿，通常表现为婴儿时期的黄疸，临床表现类似新生儿肝炎和胆道闭锁（图5.5）。Todani分类将胆总管囊肿分为5种类型。Ⅰ型胆总管囊肿作为最常

新生儿黄疸的原因
胆管梗阻
胆总管囊肿
胆道闭锁
自发性胆管穿孔
小叶间胆管缺乏（Alagille综合征）
肝细胞受损（胆汁淤积症）
肝源性
细菌性
梅毒
李斯特菌
葡萄球菌
病毒性
乙型肝炎病毒
丙型肝炎病毒
巨细胞病毒
人类免疫缺陷病毒
风疹病毒
疱疹病毒
Epstein-Barr病毒
寄生虫
弓形虫
系统性疾病
休克
败血症
心力衰竭
新生儿红斑狼疮
组织细胞增多症
溶血性疾病
代谢性肝病
半乳糖血症
酪氨酸血症
果糖不耐受
α_1-抗胰蛋白酶缺乏症
囊性纤维化

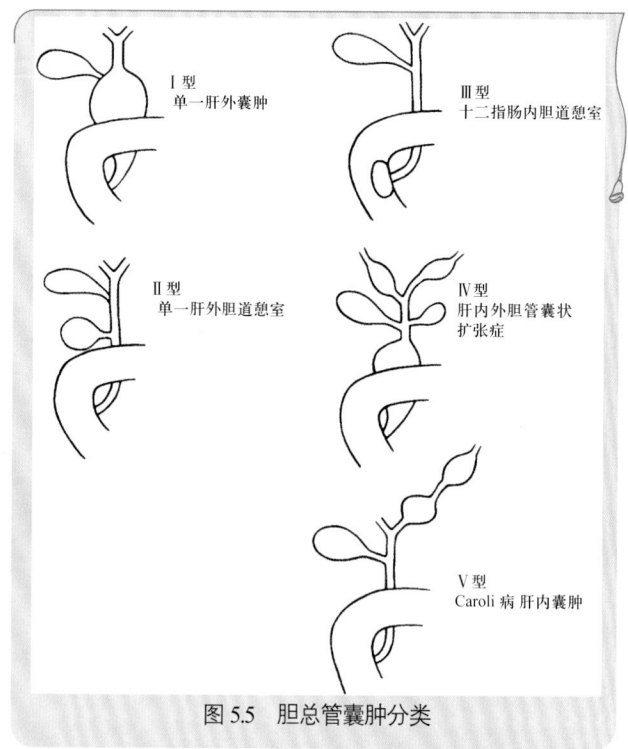

图5.5　胆总管囊肿分类

见的类型（80%~90%），表现为胆总管呈圆柱状或囊状扩张，通常认为是由于胆总管异常汇入胰管形成共同管道，导致胰液回流进入胆总管并进一步引起炎症。由于胆总管囊肿已在15周胎龄的胎儿中被发现，而在此发育阶段淀粉酶尚不存在，且手术治疗的新生儿期胆总管囊肿被发现炎症程度很低，因此除了共同管道理论外，仍存在其他未被发现的致病因素。新生儿胆总管囊肿有两种罕见但有文献记载的病因，一种为局限性胆总管闭锁；另一种为多发性肠道闭锁时胆总管将胆汁排入其中的盲袋。在儿童晚期出现的胆总管囊肿可能有不同的发病机制，通常合并胆管炎并引起腹痛、梗阻性黄疸和发热的典型症状。同时，在一些病理情况下胆总管囊肿可扪及肿块。

Ⅱ型胆总管囊肿表现为单个或多个胆总管憩室（2%）。Ⅲ型胆总管囊肿表现为胆总管十二指肠内段的扩张（1%~5%）。肝内外多个囊肿者被认定为Ⅳ型胆总管囊肿（10%），可分为肝内外囊肿的Ⅳa型和仅有肝外囊肿的Ⅳb型。Ⅴ型胆总管囊肿指Caroli病引起的肝内胆管扩张。

如图所示，对黄疸婴儿的超声检查显示在肝门或肝脏内有单个或多个薄壁囊肿（Ⅰ型胆总管囊肿，图5.6）。胆囊被确定单独存在。胆汁淤积和胆管炎可进一步导致肝内胆管扩张和结石。核素扫描用于记录胆汁流入囊内的情况，如果手术前认为有必要对胆汁体系进行详细的标测，则进一步行经皮胆囊造影术/胆管造影术或内窥镜逆行胰胆管造影术。

Caroli病（Ⅴ型胆总管囊肿）由胆管胚胎学重塑停止或紊乱导致节段性胆管扩张引起，表现为肝

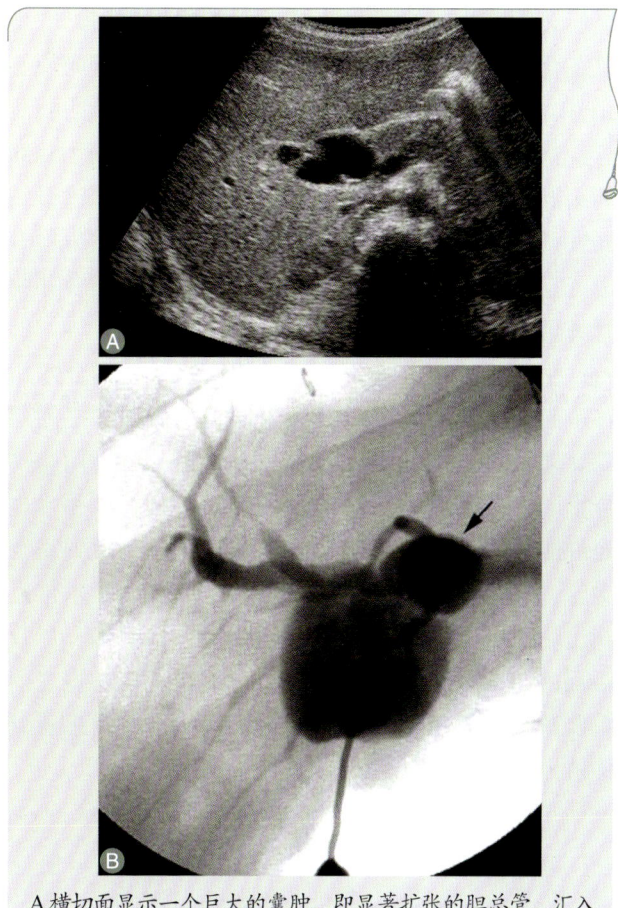

A.横切面显示一个巨大的囊肿,即显著扩张的胆总管,汇入胰头;B.术中胆道造影显示造影剂注入胆囊并充盈胆总管囊肿(箭头)。

图5.6 黄疸患儿的Ⅰ型胆总管囊肿

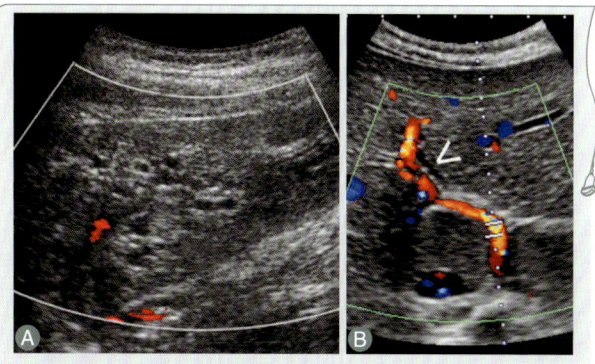

A.Caroli病(Ⅴ型胆总管囊肿),肝左叶纵切面CDFI显示胆管囊状扩张,壁回声增厚,肝脏深层血流信号稀少,胆管炎由胆管梗阻或上行感染引起,导致肝内胆管和胆总管扩张;B.另1例患者横断面显示中央胆管扩张,远端胆总管梗阻引起肝内主胆管(箭头)向心性扩张。

图5.7 胆管扩张

内胆管的非梗阻性扩张,常与先天性肝纤维化和常染色体隐性遗传性多囊肾有关。Caroli病患者常比其他类型的胆总管囊肿患者更晚就医,通常在儿童时期胆管炎和结石形成之后(图5.7)。Caroli病在超声检查中表现为扩张的胆管围绕门静脉分支分布,扩张的胆管内常可见胆泥和结石。胆管炎并发脓肿表现为厚壁空洞,其中充满异质物。Caroli病和常染色体隐性遗传性多囊肾病可能同时发生,因为二者都与*PKHD1*基因突变有关,因此多囊肾是诊断Caroli病的另一线索。

(二)自发性胆管破裂

胆管破裂是一种罕见的疾病。新生儿胆管破裂会导致黄疸、腹胀和严重并发症。由于破裂的部位通常是胆囊管和胆总管的交界处,因此目前认为该部位的发育不良会导致胆管破裂。该病胆道系统没有扩张表现,但存在腹腔积液及胆囊周边积液。在过去常主张通过手术治疗胆管破裂,近期治疗趋势逐渐转为经皮引流和保守治疗。

(三)小叶间胆管缺乏和Alagille综合征

小叶间胆管缺乏患儿通常在出生后3个月内表现为慢性胆汁淤积,组织学上通过小叶间胆管数量与门脉区总数相比减少可诊断胆管缺乏和肝动脉发育不良[Alagille综合征(ALGS)]。由于胆汁淤积,胆囊可能非常小(无功能)。胆总管正常(动图5.1)。肝脏通常增大,尤其是左叶。随后进一步发展为合并脾肿大、食道静脉曲张的门静脉高压症。在Alagille综合征的患儿中,胆管缺乏与一些特征相关联,包括肺动脉狭窄、蝶形椎骨、椎体分割异常,以及罕见的肾脏异常(肾小管性酸中毒)。Alagille综合征是一种常染色体显性遗传病,具有可变的外显性,最常见的是*JAG1*突变(ALGS 1型),但也有一小部分病例是由*NOTCH2*突变(ALGS 2型)引起。

(四)胆道闭锁

胆道闭锁的发病率为1/10000~1/8000。男婴和女婴的发病率相当。胆道闭锁患者发生胆汁性肝硬化较早,通常发生在出生后第1周。胆道闭锁的特征是肝内外胆管腔的缺失或闭塞(图5.8)。大约20%的患者会出现多脾综合征(胆道闭锁、内脏异位、多脾、对称肝、下腔静脉中断、十二指肠前门静脉),此外,17-三体综合征或18-三体综合征的患者也与之相关。由于这种疾病罕见,且此类患儿中,与胆管一起发育的胰管是正常的,因此胆道闭锁可能在胆管形成后发生。胆道闭锁的病因目前

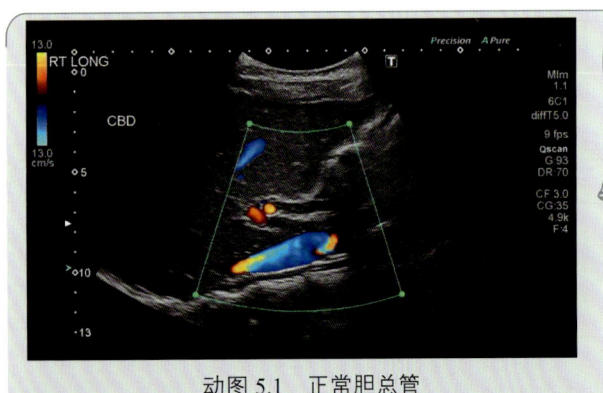

动图5.1　正常胆总管

尚不清楚,但有证据指向病毒、中毒和多种遗传因素。胎儿期肝胆系统受损可能导致肝内外胆管进行性硬化。此外,某些药物(如卡马西平)也与胆道闭锁有关。

胆道闭锁引起的黄疸通常在出生后2～3周逐渐进展。若有多脾综合征的放射学或超声征象可较易诊断为胆道闭锁(图5.8C～图5.8G)。由于胆道闭锁时胆汁流动中断,通常情况下,胆囊会非常小(20%)或缺如(80%)。婴儿禁食4～6小时后,用高频超声探头进行特定检查,在约20%的患者中可发现非常小的胆囊(微胆囊)。当胆囊可见时,"幽灵三合征"被报道有助于正确诊断胆道闭锁。"幽灵三合征"包括胆囊长度<1.9 cm,黏膜不规则或不完整,轮廓不规则或呈分叶状。邻近门静脉的胆总管残留纤维状回声征称为三角条索征。长度<1.5 cm的小胆囊与三角条索征相结合可对胆道闭锁进行特异性诊断。肝内残留胆管可发生扩张,在超声检查中可见胆管扩张或小囊肿。此外,胆道闭锁合并胆管炎可能导致肝脏内囊性变。

手术治疗是在空肠环(在Roux-en-Y吻合术后移位到肝脏)和肝门处任何未闭合的微胆管之间建立交通。这是Kasai在1959年描述的经典的肝门肠吻合术。即使肠和胆管之间没有黏膜接触,该手术也允许胆汁引流,术后30%的患儿临床症状得到完全缓解,30%的患儿得到部分引流。当Kasai手术推迟到出生后60天以上时,预后则变得更不明确。尽管Kasai手术十分成功,但仍有75%的患者在20岁之前需要进行肝移植。目前胆道闭锁仍然是儿童患者肝移植最常见的原因。

(五)新生儿肝炎

新生儿肝炎定义为出生3个月内发生的肝脏感染,目前认为其对新生儿的影响有别于中毒性或代

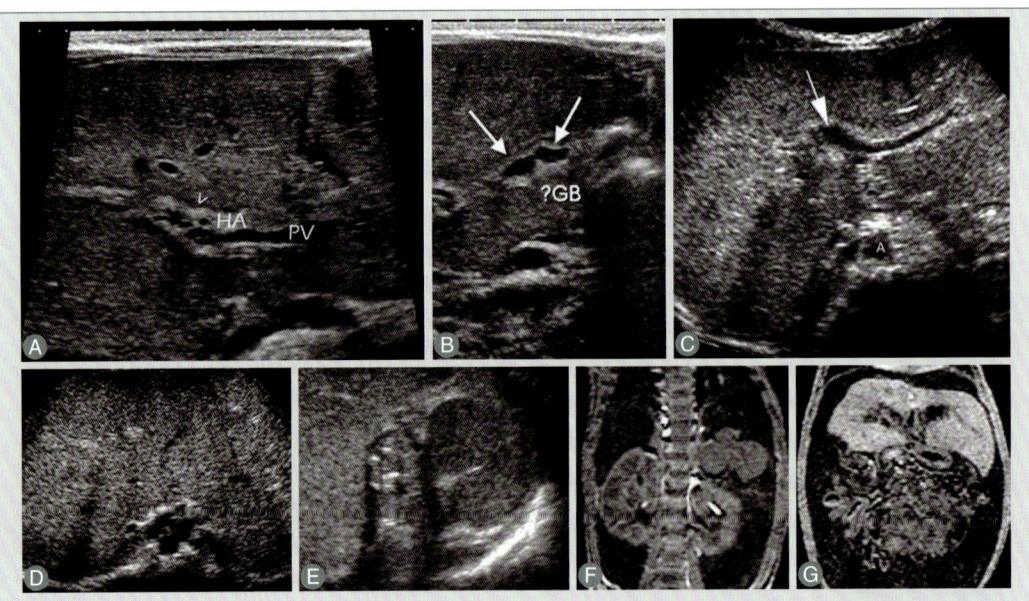

A.肝门部横切面示意图,三角条索征是位于正常门静脉(PV)和肝动脉(HA)前方的线性纤维组织回声(箭头),黄疸新生儿的胆总管无法显示,强烈提示胆道闭锁。B.胆囊"幽灵三合征":小胆囊(箭头)、不规则和不完整的黏膜和模糊的外壁,胆道闭锁的高度特异性表现。C～G.不同患者的多脾综合征伴十二指肠前门静脉和下腔静脉中断:肝脏横切面(图C)显示女性新生儿的主动脉(A)位于脊柱的左前侧,门静脉分叉(箭头)较正常位置前移;右横切面(图D)显示肝脏横跨整个上腹部,下腔静脉在两个切面都缺失;左上腹(图E)显示几个小脾脏,该胆道闭锁的患者未探及胆囊;因腹腔积液和肝酶升高而进行的冠状位MR扰相梯度回波序列(图F)显示多脾;Kasai手术后数月肝脏横切面(图G)显示门静脉前移。

图5.8　胆道闭锁

谢性疾病。病原体（细菌、病毒或寄生虫）通过胎盘、受感染的产妇经阴道、导管或输血等途径进入肝脏。胎盘感染最易发生在妊娠晚期，梅毒、弓形虫、风疹和巨细胞病毒是最常见的病原体（图5.9，动图5.2）。

新生儿细菌性肝炎通常继发于病原体经阴道上行传播，感染子宫内膜、胎盘和羊水。在双胎妊娠中，更接近宫颈的胎儿更容易受到感染，李斯特菌和大肠杆菌是常见的病原体。在阴道分娩期间，直接接触疱疹病毒、巨细胞病毒、HIV和李斯特菌均可能导致肝炎。输血可能含有B型肝炎病毒或C型肝炎病毒、巨细胞病毒、Epstein-Barr病毒和HIV。经脐静脉置管感染通常会导致细菌性肝炎或脓肿。

除弥漫性肝肿大外，新生儿肝炎没有特殊的超声征象，除非出现脓肿（通常为细菌性）。胆囊壁可增厚，可能是低蛋白血症所致。肝实质内可见营养不良性钙化。

（六）新生儿黄疸和尿路感染或脓毒症

在男性新生儿中，黄疸和败血症并伴有尿路感染比女性新生儿中更常见，常见的临床症状是黄疸、肝肿大和呕吐，休克、发热和尿路症状少见。因此，对患有黄疸的婴儿进行肝脏超声检查时，应同时行全面的肾脏、输尿管和膀胱检查，同样，还应进一步检查横膈肌和肺底，以明确是否存在伴随新生儿黄疸及败血症的胸腔积液和肺炎。

（七）先天性代谢异常

先天性代谢异常疾病会导致新生儿肝脏损伤，部分疾病如果得不到治疗会迅速摧毁肝脏，部分疾病往往可以通过饮食或药物有效地治疗，因此儿科和放射科医师应当熟悉先天性代谢异常疾病。肝脏损伤是由于肝脏毒性代谢物的蓄积或关键酶缺乏导致肝脏解毒过程被破坏所造成的。

先天性代谢异常
肝细胞持续损伤
Ⅳ型糖原贮积症
半乳糖血症
果糖不耐受
酪氨酸血症
酸性脂酶缺乏症
脑肝肾综合征
新生儿铁贮积症
威尔逊氏症
肝细胞间歇性损伤
α_1-抗胰蛋白酶缺乏症
囊性纤维化
糖原贮积症（Ⅰ型和Ⅲ型）
无肝细胞损伤（代谢物蓄积）
黏多糖病
戈谢病

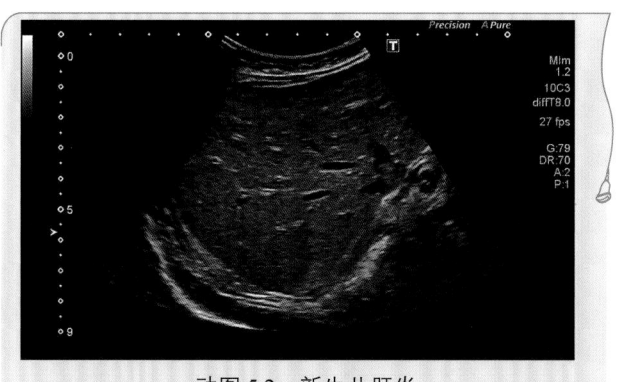

动图5.2　新生儿肝炎

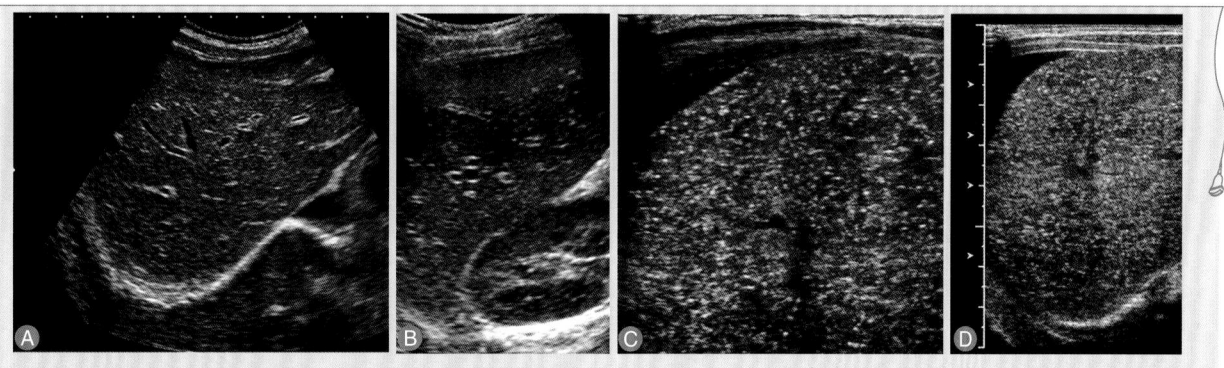

A.青少年急性肝炎患者的横切面声像图显示门脉三联征回声和实质低回声；B.同一患者的纵切面声像图显示与邻近右肾相似的肝脏低回声结构；C、D.放大的横切面和常规超声显示婴儿先天性疱疹感染伴发遍及肝脏的营养不良性钙化。

图5.9　肝炎

脂肪变性在糖原贮积症、半乳糖血症、酪氨酸血症和囊性纤维化中尤为突出。所有导致肝脏损伤的疾病最终都会发展为肝硬化，随后会出现门静脉高压。在 α_1-抗胰蛋白酶缺乏症、酪氨酸血症和Ⅰ型糖原贮积症中，肝细胞癌的风险显著增加。此外，酪氨酸血症、Ⅰ型糖原贮积症还可能导致肝脏腺瘤和以酸中毒和肾钙质沉着为特征的肾小管疾病发生。

目前对酪氨酸血症最好的治疗方法是肝移植。急性酪氨酸血症患儿出现急性神经危象之前使用药物治疗，一旦手术可行，移植作为一种挽救生命的方法进行。目前认为一旦出现肝脏结节就应进行移植，因为在新生儿期存活的酪氨酸血症患儿中，约有30%发生肝细胞癌。观察肝移植时解剖的肝脏发现，术前超声、CT和甲胎蛋白分析在区分再生结节、腺瘤和癌方面并不准确。对可能患有代谢性疾病的儿童进行超声检查时应注意以下几点：仔细分析肝脏的大小和结构，观察有无脂肪变性、肝硬化和再生结节；分析肾脏结构，观察有无体积增大和肾脏钙化；以及腹部的多普勒检查，观察有无门静脉高压的征象（图5.10）。

三、脂肪变性

脂肪变性指细胞受损后脂肪在肝细胞中积累，通常由于正常肝细胞因脂肪进入过多导致脂肪超载（脂肪渗透）或某些酶缺乏综合征导致脂肪不能被运出肝脏而在肝细胞中积累。药物（阿司匹林、四环素、丙戊酸钠、华法林）、毒素（黄曲霉毒素、低甘氨酸）和酗酒会导致肝细胞脂肪变性。脂肪变性还可见于代谢性肝病，如半乳糖血症、果糖不耐受和瑞氏综合征。肥胖症（动图5.3）、皮质类固醇治疗、高脂血症和糖尿病都是脂肪产生增加并进入肝脏的原因。在营养不良、肾病综合征和囊性纤维化中，不仅有过多脂肪进入肝脏，且从肝细胞中动员脂肪的能力也不足。当肠外营养不包括脂类时，脂肪变性是由于缺乏必需脂肪酸造成的。前文提及的大多数遗传性肝脏疾病都与酶缺乏有关，并可导致脂肪变性。

脂肪变性是可逆的，可为弥漫性或局灶性，通常在临床怀疑前就已经在超声检查中发现。在超声检查中，脂肪变性区域表现为高回声伴血管壁模糊，邻近的肾皮质回声较弱。当局灶性脂肪变性时，病变区通常有光滑、几何形状或指状边界（图5.11）。介于中间的正常肝脏可能表现为低回声并类似肿块病变（转移或脓肿），特别是当脂肪区作为正常参照来调整超声增益时。第4、第5肝段通常不会出现脂肪变性，可能是因为胆囊及其血管的良好供血。脂肪变性结节在CT检查中可能与转移瘤相似，而超声检查有助于进一步评估异常回声区域，此时这两种检查方法是互补的。脂肪变性的超声分级是主观的，而MRI可以可靠的量化脂肪含量。MRI序列和各种MRI造影剂可以表征肝脏的局灶性病变。同时，尽管有多种影像学检查为诊疗提供参考，但有时也需要进行活检以进一步明确。

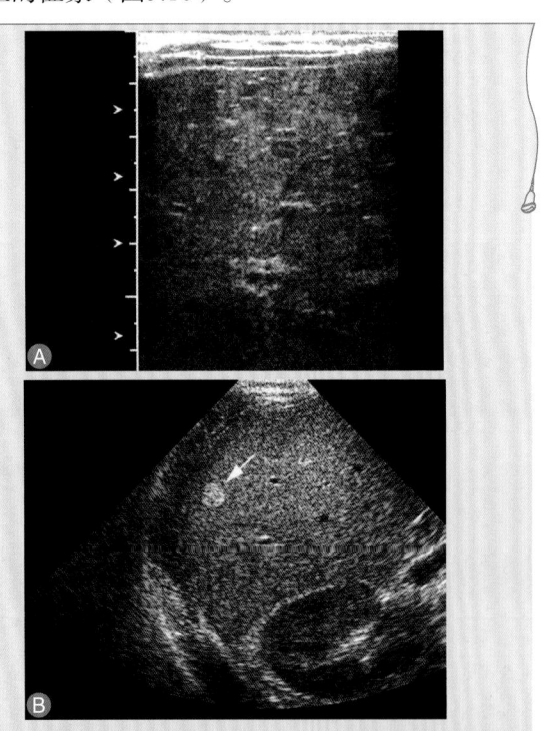

A.在等待肝移植的酪氨酸血症患者中，纵向声像图显示出不同的回声纹理，可能为再生结节和腺瘤的组合；
B.另一名患有Ⅰ型糖原贮积症的儿童的肝脏腺瘤回声（箭头），由于该患儿患肝细胞癌的风险增加，因此进行了随访。

图5.10　酪氨酸血症和糖原贮积症（Ⅰ型，von Gierke病）

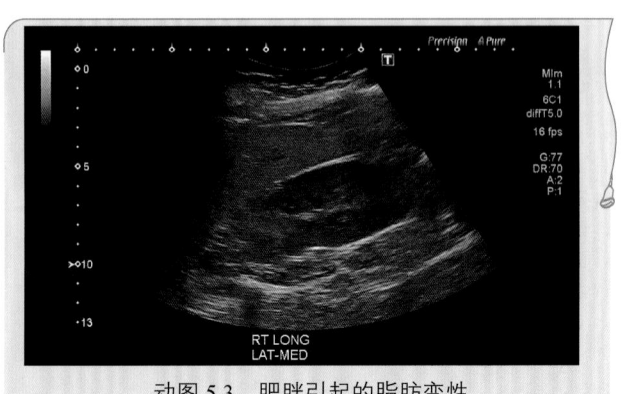

动图5.3　肥胖引起的脂肪变性

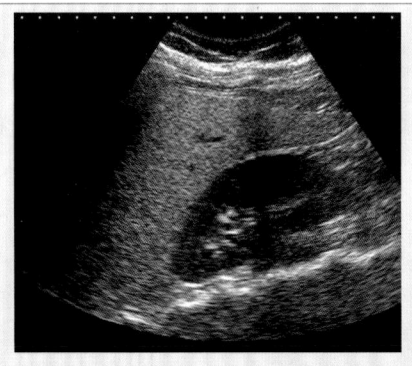

矢状面显示肝脏回声增高，后方回声缺失。与脂肪肝相比，右肾皮质的回声明显更低。

图5.11 囊性纤维化患者的肝脏脂肪浸润（脂肪变性）

四、肝硬化

儿童时期常见的肝硬化为胆汁性和坏死性肝硬化。形态上，肝硬化由无中心静脉的再生结节组成，周围有数量不等的结缔组织，肝脏结构严重扭曲，扰乱肝脏血液循环和肝细胞功能，肝脏血流阻力增加导致门静脉高压。

肝脏的超声表现取决于肝硬化的严重程度，随着肝细胞逐渐被纤维组织取代，肝脏回声逐渐减弱，即使使用低频（2 MHz或3 MHz）探头，也很难穿透肝脏。超声显示晚期肝硬化的大结节在肝脏表面（若存在邻近的小网膜、腹膜或腹腔积液可形成对比）或其实质内（结节结构，门静脉分支和圆韧带周围的高回声纤维组织增加）可见。尾状叶通常增大（图5.12）。在疾病晚期，肝右叶第Ⅳ段可能部分萎缩。

脂肪变性的原因

药物
    阿司匹林
    四环素
    丙戊酸钠（及其他抗癫痫药物）
    华法林（香豆素）
    毒素
    黄曲霉毒素
    低甘氨酸
酗酒
代谢性肝病
    半乳糖血症
    果糖不耐受
    瑞氏综合征
肥胖症
皮质类固醇治疗
高脂血症
糖尿病
营养不良
肾病综合征
囊性纤维化

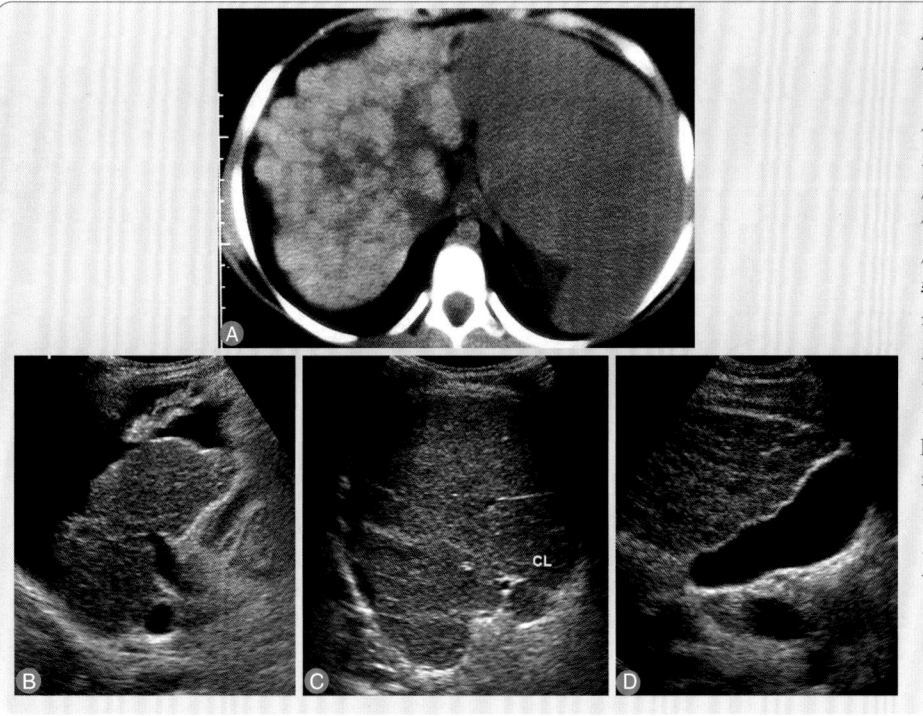

A.6岁儿童的上腹部CT显示小肝脏的表面和肝脏内均可见多个结节，移植术后通过显微镜观察自体肝脏可见再生结节和严重的肝硬化（门静脉高压）；B.另一名儿童的声像图显示肝硬化大结节，腹腔积液在肝脏表面勾勒出其轮廓；C.一名患有囊性坏死和肝硬化的青少年的声像图显示肝脏弥漫性回声纹理增强，并可见肝脏结节状侧表面和较大的尾状叶（CL）；D.在没有腹腔积液的患者中，结节状表面轮廓也可通过胆囊边缘的液体来勾勒，该17岁患者患有自身免疫性肝炎并发展为肝硬化。

图5.12 肝硬化

五、胆石症

儿童胆结石的发病率低于成人，通常与相关疾病有关。胆结石的成分通常为胆红素钙或混合成分。除了患有囊性纤维化的儿童，"成人"胆固醇结石是罕见的。胆结石在超声下表现为可移动的高回声，只有当它们具有适当的大小和成分时才会产生声影。

在一些儿童中，特别是接受完全肠外营养的儿童中，当连续几周进行超声检查时，可观察到胆汁淤积形成的厚厚的胆泥，疏松的"胆泥球"或"凝胶状胆泥"，最后演变到结石（图5.13）。胆汁淤积可能是胆泥和结石形成的原因，也可见于胎儿或早产儿，通常自发消退。急性肝炎、低蛋白血症、肝静脉回流受阻和腹腔积液的儿童可出现胆囊壁增厚。成人急性胆囊炎的典型征象是结石嵌顿、胆囊壁增厚和胆囊周围积液，但这在儿童中很少见。禁食儿童（特别是接受完全肠外营养的婴儿）、败血症儿童（特别是链球菌感染）和川崎病急性期儿童的胆囊会扩张为圆形（而不是正常的椭圆形）。当胆囊扩张时会出现压痛和疼痛，随疾病恢复而消失。儿童非结石性胆囊炎十分少见，仅在未发现存在引起胆囊肿胀和胆囊壁水肿的疾病时才可诊断。

儿童胆结石相关疾病
造血性
溶血性贫血或溶血（人工心脏瓣膜）
Rh血型不合
输血
镰状细胞性贫血
胃肠道
囊性纤维化
胆管畸形
回肠功能紊乱（克罗恩病，短肠综合征）
完全肠外营养
代谢性肝病
其他
制动（脊柱侧弯手术）
脱水
肥胖症
败血症
口服避孕药

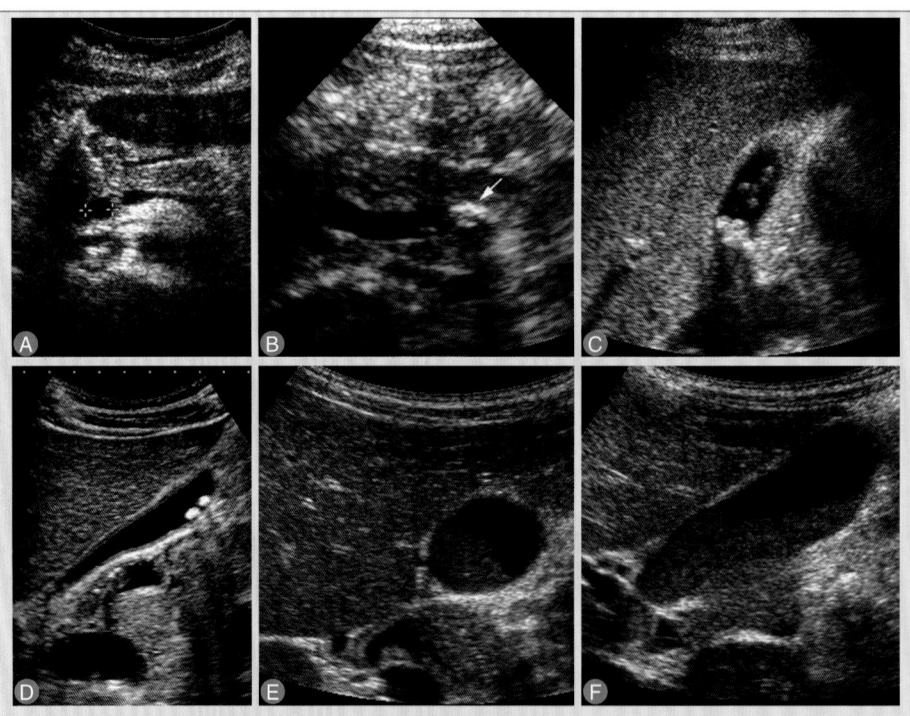

A、B.急性右上腹疼痛的青少年的横切面和纵切面显示其扩张的胆总管（图A标尺）内一个伴声影的结石（图B箭头）；C、D.另外2例伴有溶血性贫血的患者，多发回声影的胆结石，这些胆结石显示出不同程度的声影，可能与其矿物成分有关；E、F.接受完全肠外营养的患者显示出无结石或胆囊壁增厚和胆泥淤积。

图5.13　胆石症

六、肝肿瘤

（一）鉴别

腹部肿块有时很难确定其确切来源，尤其当肿块很大时。以下几个问题有助于定位肿块来源于肝脏。

血管解剖：多普勒超声能否识别到肝脏发出的肿瘤滋养血管？肝段门脉分支是否被肿瘤推移或侵犯？涉及哪些肝脏段叶？肝动脉主干是否扩张？（这通常表明存在富血管的血管内皮瘤）

胆道解剖：胆管正常吗？能否识别胆囊？

腹部解剖：呼吸时肿瘤和肝脏同步运动吗？肝脏实质是正常还是肝硬化？是否有可用于细胞学检查的腹腔积液？是否存在其他可能是原发性肿瘤的腹部、腹膜后、腹主动脉周围或盆腔的肿块？

（二）肝脏良性肿瘤

儿童中大约40%的原发性肝肿瘤是良性的。血管瘤是最常见的良性肿瘤，间叶性错构瘤、腺瘤和局灶性结节增生三者约占儿童良性肝肿瘤的一半。

1. 血管瘤

血管瘤是血管间质来源的肿瘤，可为局灶性（孤立性）、多灶性或弥漫性。所有血管瘤最初都以活跃的内皮生长（血管生成）为特征。在此过程中，肿瘤血管丰富，可能形成大量的动静脉瘘分流，导致高输出量心力衰竭。当与水肿、充血性心力衰竭或血小板减少症相关时，该病可被称为新生儿血管瘤病。肝血管瘤通常与皮肤血管瘤有关（图5.14，动图5.4和动图5.5）。孤立性血管瘤现在被认为是皮肤迅速消退型先天性血管瘤的肝脏形式，其在出生时已完全形成，而在出生后的一年内快速消退。多灶性和弥漫性血管瘤，也称为婴儿血管瘤，其仍然是活跃的增殖性病变。弥漫性血管瘤更容易发生出血、心脏损害、肝功能衰竭、甲状腺功能减退或凝血功能障碍等并发症，可采用普萘洛尔、栓塞、切除或移植治疗，而类固醇或化疗则较少使用。随着典型的孤立性血管瘤逐渐成熟，其内部血管生长逐渐减慢，现有的血管扩张并形成几乎没有血液流动的"血池"，这是海绵状血管瘤在成人中的典型表现，儿童中罕见。

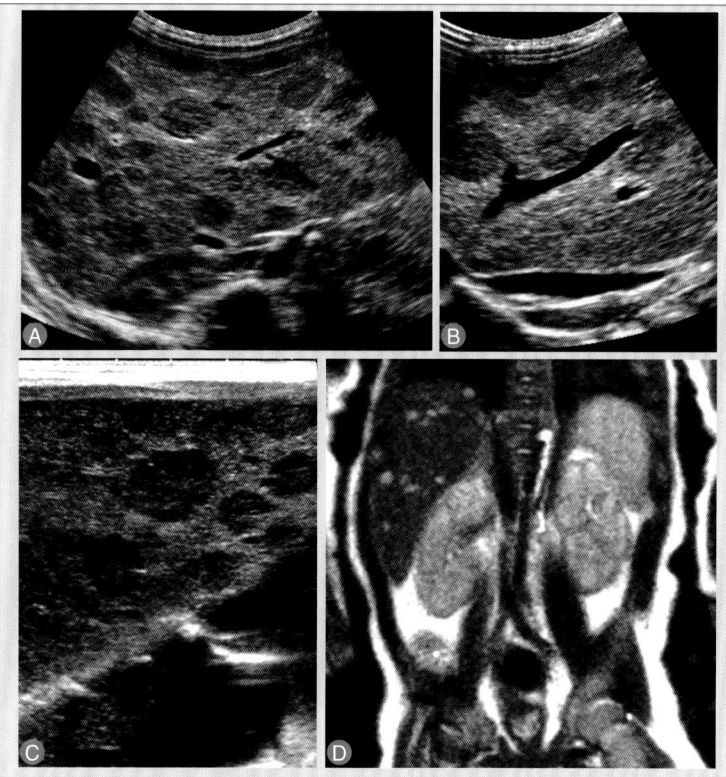

新生儿内脏和皮肤多发血管瘤伴肝脏肿大。A.横切面显示大量的低回声血管瘤并导致肝脏肿大；B.纵切面显示1枚血管瘤造成邻近肝静脉变形；C.横切面线阵探头声像图更详细地显示病灶情况；D.冠状位磁共振单次激发快速自旋回波序列显示，经过数月治疗后肝内仅有少量残留血管瘤。

图 5.14　肝血管瘤

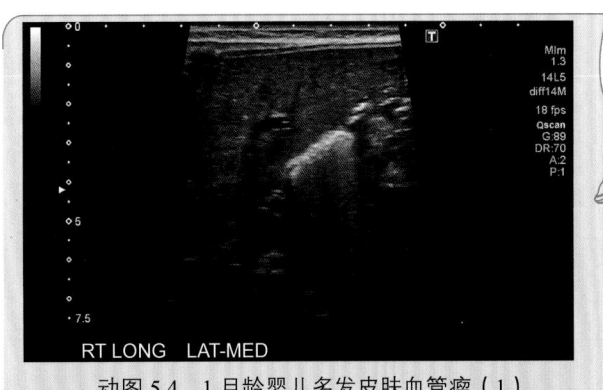

动图5.4　1月龄婴儿多发皮肤血管瘤（1）

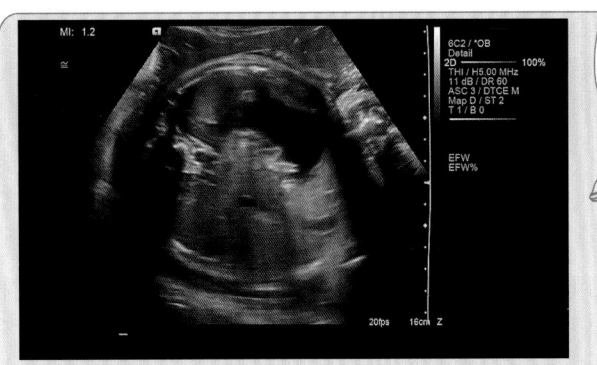

动图5.5　1月龄婴儿多发皮肤血管瘤（2）

儿童肝肿瘤

实质性

血管内皮瘤（单发或多发）

腺瘤，错构瘤

局灶性结节增生

肝硬化再生结节

肝母细胞瘤

肝细胞癌

胆道横纹肌肉瘤（可为囊性）

淋巴瘤

转移瘤

肝内或肝周囊肿

先天性囊肿

先天性肝纤维化

胆总管囊肿

十二指肠重复囊肿

包虫囊肿（"囊沙"，子囊）

Caroli病

错构瘤

2. 婴儿肝血管内皮瘤

婴儿肝血管内皮瘤是一种具有不同回声表现的单发或多发实质性肿瘤，通常含有细小的线状钙化斑。彩色多普勒超声显示肿块内部和周围多条扭曲血管中的血流（图5.15），多普勒频移显示病灶内流速超过正常肝内动脉。当动静脉瘘分流严重时，腹腔干、肝动脉和静脉扩张，下腹部腹主动脉变细。血管内皮瘤血流频谱多普勒形态可类似于恶性肿瘤，呈舒张期高速的低阻血流。该病变的血管特征通过增强CT中肿块"快进快出"得到证实。考虑行栓塞治疗的患者通常需行血管造影检查。

3. 间叶性错构瘤

肝间叶性错构瘤是一种罕见的多房囊性肿瘤，起源于门脉周围的间叶组织，很少发生钙化，通常表现为2岁以下儿童肝右叶的无症状肿块。

4. 腺瘤

肝腺瘤很罕见，一般与代谢性肝病尤其是Ⅰ型糖原贮积症、口服避孕药及范科尼贫血激素治疗相关，其可能导致肝细胞癌的发展。血清甲胎蛋白水平正常，超声表现从高回声到低回声不等，恶变很少见。由于腺瘤影像学表现多变且无特异性，超声、CT和MRI很难对腺瘤和恶性肿瘤进行区分。范科尼贫血患者在骨髓移植后发生脓毒血症时，腺瘤与肝脓肿相似且难以鉴别。

5. 局灶性结节增生

局灶性结节增生是一种良性肿瘤，常由化疗后血管异常的过度增生反应引起。其典型表现有一中央瘢痕，可在超声、CT或MRI上显示，CT和MRI显示特征性的造影剂摄取和清除模式。

（三）肝脏恶性肿瘤

大多数儿童实质性肝肿瘤都是起源于上皮细胞并且是恶性的，当肿瘤局部累及范围较大时应考虑肝移植。

1. 肝母细胞瘤

肝母细胞瘤是儿童期最常见的原发性肝肿瘤，多发生于3岁以下的儿童，可认为是婴儿型肝细胞癌，与11p部分三体综合征、偏身肥大症和11p13缺失综合征有关。血清甲胎蛋白水平几乎总是升高，部分肿瘤分泌促性腺激素并导致性早熟。

肿瘤通常为单发、实性、巨大的混合回声团块，边界不清，伴有小囊肿和圆形或不规则的钙化斑（图5.16），这些钙化与血管内皮瘤中细小的线状钙化斑有很大不同。其余肝脏通常是正常的，但诊断时有20%的病例出现转移，肿块造成肝内正常血管的移位和中断。瘤栓较肝细胞癌少见，彩色多普勒超声有助于诊断血管侵犯和肿瘤新生血管的检出。完整切除肿瘤的治愈率可达83%～95%，能否切除取决于肿瘤累及的肝段和血管的数量，最好术前通过MRI来明确。

2. 肝细胞癌

肝细胞癌是儿童第二常见的原发性恶性肝肿瘤，其发病率有两个高峰，分别为4～5岁和12～14岁。大约1/2的患儿先前患有肝病，尤其是酪氨酸血症、Ⅰ型糖原贮积症、α_1-抗胰蛋白酶缺乏症、致死性肝内胆汁淤积综合征和Alagille综合征。大约1/3的患者患有慢性乙型病毒性肝炎、丙型肝炎肝硬化或与胆道闭锁相关的胆汁性肝硬化。血清甲胎蛋白水平通

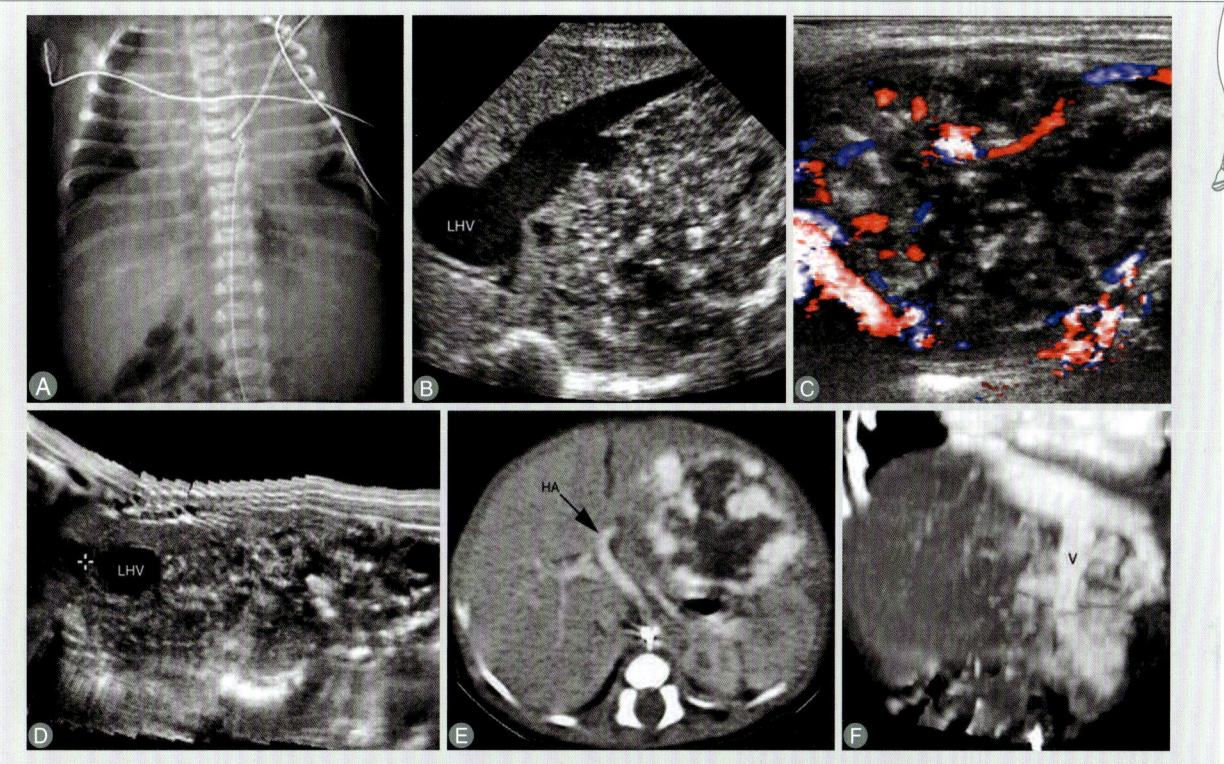

A. 新生儿胸腹部X线片显示左上腹软组织肿块和充血性心力衰竭；B. 肝左静脉灰阶纵切面声像图；C. 彩色多普勒声像图；D. 纵切面扩展声像图；E. 增强CT横断面声像图；F. CT显示滋养肿块的肝动脉扩张（图E所示HA），回流入右心房的肿瘤引流静脉（V）也扩张，造成左向右分流和心力衰竭。LHV：肝左静脉；HA：肝动脉；V：肝静脉。

图5.15 婴儿肝血管内皮瘤

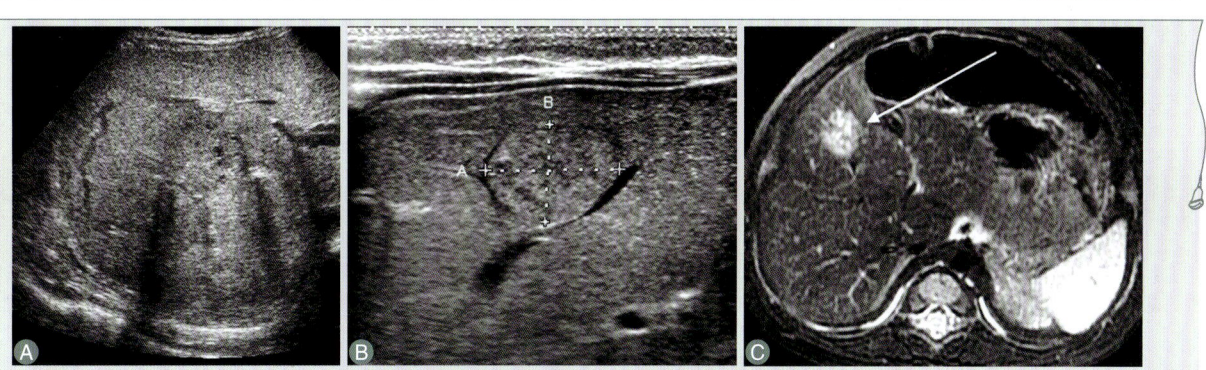

A. 1月龄女童，腹部触及肿块，肝脏右叶有一巨大不均质肿块，散在分布多发钙化斑伴后方声影；B、C. 不同新生儿的声像图，产前诊断为肝脏肿块，纵切面线阵图像（图B）显示一个相对较小的肿块（标尺）造成邻近血管变形，轴向快速自旋回波MRI T_2WI显示肝内高信号病变（箭头），后经手术证实为肝母细胞瘤。

图5.16 肝母细胞瘤

常升高。肿瘤常为多发，肿块呈实性，很少钙化，回声不一，门静脉受侵较常见，彩色多普勒超声很容易检测门静脉侵犯和瘤周新生血管的高速血流。

3. 未分化胚胎性肉瘤

未分化胚胎性肉瘤（恶性间叶瘤）被认为是错构瘤的恶性类型。属罕见病，发生于6～10岁的儿童，发病年龄大于错构瘤患者。肿瘤生长迅速，导致出现中央坏死和囊性变。血清甲胎蛋白水平正常。肿瘤通常较大且不均匀（图5.17）。

4. 胆道横纹肌肉瘤

胆道不是原发性横纹肌肉瘤的常见好发部位。胆道横纹肌肉瘤通常发生于幼儿，平均年龄为3.5岁。肿瘤可起源于肝内外胆管、胆囊、胆囊管或壶腹部。儿童通常有间歇性阻塞性黄疸、肝肿大、腹胀腹痛、体重减轻、尿色深和陶土样便。病灶位于胆管内是诊断这种异质性、偶尔呈囊性肿块的最佳影像线索（图5.18）。肿瘤可局部扩散并转移至肺和骨。

5. 转移瘤

神经母细胞瘤（图5.19）、肾母细胞瘤、白血病或淋巴瘤常引起肝转移。4S期新生儿神经母细胞瘤肝脏呈弥漫性浸润（或多发结节），预后非常好。

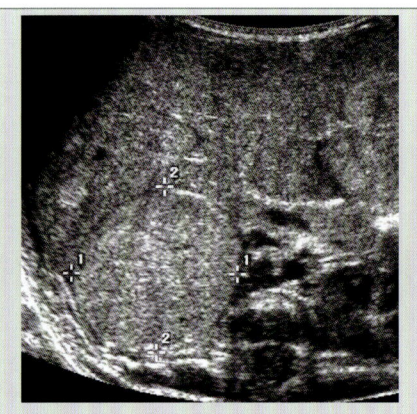

右上腹横切面显示右肾上腺神经母细胞瘤（标尺）和多发性肝转移瘤。

图5.19　4岁儿童转移性肝肿瘤

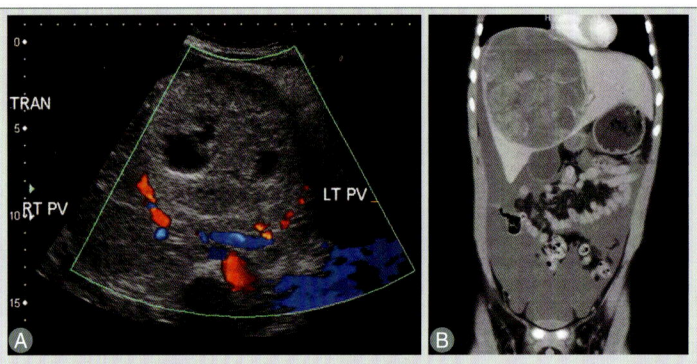

A.10岁儿童，CDFI横切面显示肝脏门静脉左右支内一巨大不均匀回声结构肿块；B.冠状面CT扫描重建显示巨大肿块占据了大部分右叶，内见不同程度的增强，大量腹腔积液可能与活检或自发性出血有关。TRAN：横切面；RT PV：门脉右支；LT PV：门脉左支。

图5.17　未分化胚胎性肉瘤

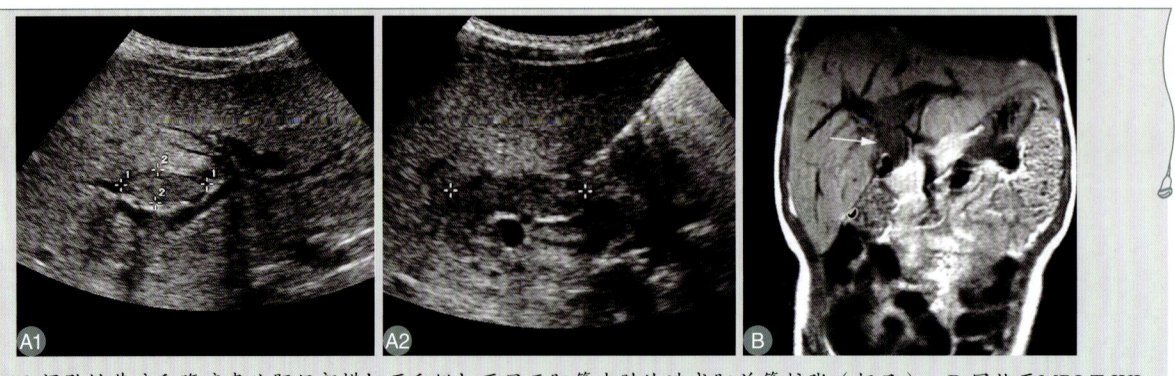

A1、A2.间歇性黄疸和腹痛患儿肝门部横切面和纵切面显示胆管内肿块造成胆总管扩张（标尺）；B.冠状面MRI T_1WI 显示胆管内肿块（箭头）和继发胆管扩张。

图5.18　3岁儿童胆道横纹肌肉瘤

（四）肿瘤血管生成检测

肝母细胞瘤和肝细胞癌常在肿瘤周围形成微小肿瘤新生血管网。这些血管缺少正常的肌层，其内血流在彩色多普勒超声检查时产生的多普勒频移要高于腹主动脉（高速低阻血流）。新的多普勒技术如超微血管成像和经静脉超声造影具有更高的灵敏度，有可能提高原发性肝肿瘤和转移瘤的检出。

七、肝脓肿和肉芽肿

（一）化脓性肝脓肿

化脓性肝脓肿在正常的儿童中很少见。脓肿通常与免疫力低下（白血病、药物）、原发性免疫缺陷（慢性肉芽肿性疾病、丙种球蛋白异常）和毗邻脏器感染（阑尾炎、胆管炎）的儿童败血症有关。超声图像上脓肿常为边界清楚的肿块，伴或不伴不均匀的液性成分及可产生环状伪影的小气泡（图5.20，动图5.6）。脓肿可对邻近血管产生推移但不侵犯，多普勒检查可用于确认附近门脉分支的通畅性。还须采用仰卧位查找胸膜腔或Morison凹陷（肝下后间隙）有无积液。

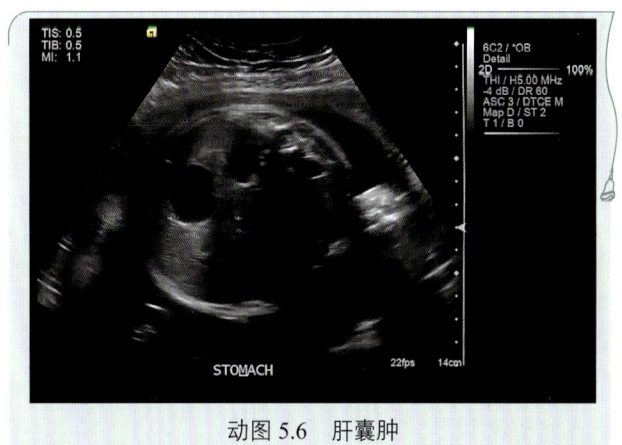

动图5.6　肝囊肿

无论是否进行脓肿引流，许多医疗中心首选的脓肿治疗方法是在超声或CT引导下进行抽吸。在治疗过程中，一些脓肿尤其伴有慢性肉芽肿的脓肿会逐渐钙化。多发性小脓肿通常见于免疫抑制的儿童，可导致肝脏肿大、疼痛。将这些微小的低回声病变与正常肝实质区分不仅要求设备的高分辨率，而且也是对检查人员技能的挑战。用高频线阵探头扫查肝脏的表面通常可以发现一些遗漏的多发性病变。CT通常能更好地显示小脓肿，因此可对这些儿童常规使用高分辨率CT检查，作为超声检查的补

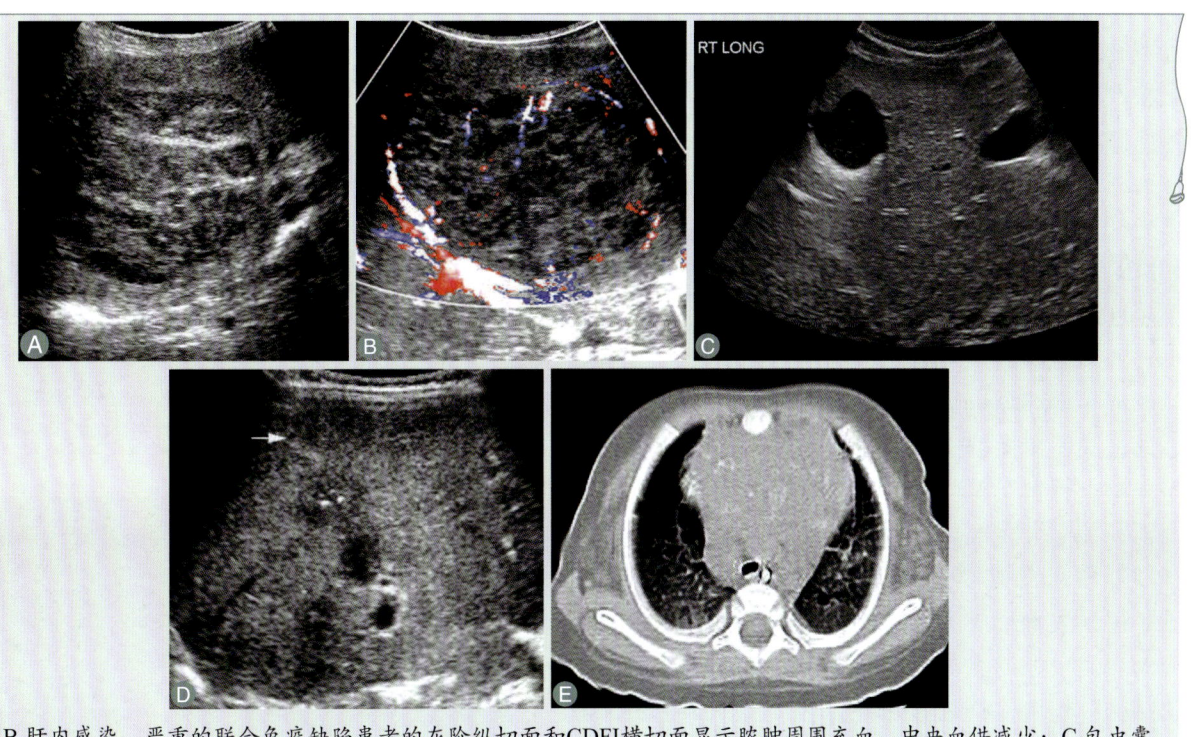

A、B.肝内感染，严重的联合免疫缺陷患者的灰阶纵切面和CDFI横切面显示脓肿周围充血，中央血供减少；C.包虫囊肿，肝脏矢状面显示囊肿内有碎屑样"囊沙"；D、E.朗格汉斯细胞组织细胞增生症，纵切面（图D）显示发育不良的婴儿肝脏内多个类似于微小脓肿的低回声区（箭头），胸部CT横断面（图E）显示纵隔钙化和肺囊肿。

图5.20　肝脏感染

充,灵敏的多普勒技术和静脉微泡超声造影可以减少CT的使用。

(二)寄生虫性脓肿

1. 阿米巴病

儿童寄生虫性脓肿的发病率虽然很低,但由于旅行和移民的增长,发病率也正在增加。阿米巴病是热带地区的地方病,通过人与人之间的接触传播。溶组织阿米巴原虫被吞食后,侵入结肠黏膜、进入肠道静脉,并播散到门脉分支。该生物体分泌蛋白水解酶致肝脓肿迅速形成。

肝脓肿是阿米巴感染最常见的肠外并发症。这些脓肿在儿童中通常是多发性的,最常发生在1岁以下的婴儿并构成生命威胁。发热和不伴黄疸的肝肿大是常见的表现。阿米巴肝脓肿可以通过血清学检测进行诊断,但在婴儿的检测结果中并不总是阳性。

超声和CT对阿米巴脓肿都非常敏感,但无法区分阿米巴性和化脓性肝脓肿。低回声、均质性或异质性靶环征的超声表现可能与血肿或肿瘤相似。儿童阿米巴脓肿破裂入胸腔虽然很少见,但却是阿米巴脓肿的特征性表现,脓肿破裂扩散到膈下、肝周间隙、腹膜和附近的腹腔脏器更为常见。由于阿米巴脓肿微生物数量少,诊断性穿刺结果并不满意。化脓性脓肿通常发生在免疫缺陷儿童身上,因此发生在健康婴儿身上的脓肿除非另有证明,应首先考虑为阿米巴脓肿。既往脓肿的高死亡率(婴儿死亡率为60%)是由诊断延迟引起的。但通过超声、CT和MRI影像学检查的早期检测,脓肿的死亡率已降至接近0。

2. 棘球蚴病

成年棘球绦虫生活在狗的空肠内,在此处产卵后通过粪便传播被中间宿主(通常是绵羊,但有时是人类)吞食。棘球蚴病流行地区包括中东、美国南部和加拿大北部。虫卵在十二指肠孵化成幼虫,释放后侵入肠黏膜进入肠系膜静脉,然后流入肝脏,逐渐发育形成由无细胞的外层和内皮的内层组成的缓慢生长的囊肿,周围受压的肝组织形成第三层结构。超声检查时可见内层形成自由漂浮的胚胎(头节)、"雪花"或"囊沙"。在某些情况下,超声检查发现主囊内形成子囊,可诊断为包虫囊肿。破裂的子囊形成漂浮的膜,然后无活性的囊体积减小并逐渐钙化。

3. 血吸虫病

血吸虫卵侵入门静脉可导致无肝硬化的门静脉高压症。由于此类肝病进展缓慢,儿童门静脉高压症很少见。

(三)肝脏肉芽肿

肝脏肉芽肿是局限性、局灶性的炎症性病变,可能是细菌性(结核分枝杆菌、其他分枝杆菌、李斯特菌、螺旋体)、真菌性(念珠菌、组织胞浆菌、曲霉)、寄生虫性(弓形体、蛔虫)或恶性肿瘤(淋巴瘤)所致。临床上表现为原发疾病的特征,肝脏常肿大。超声检查时融合的肉芽肿或脓肿可显示为明确的肿块。

八、儿童肝脏疾病和门静脉高压症的多普勒评估

(一)基本原则

多普勒超声的物理学原理和仪器的细节已经得到了很好的阐述。《超声诊断学(第5版):超声物理及新技术分册》的第一章讨论了实时超声与频谱或彩色多普勒显示相结合成功进行临床检查的基本原则。大多数研究显示,儿童腹部血管的血流速度较低,因此壁滤波应该尽可能降低,通常为50 Hz或更低。出于同样的原因,在排除有噪声影响的情况下,也应使用低量程脉冲重复频率。

彩色多普勒图像的一大优势(动图5.7)是能够清晰显示整条血管,例如,门静脉高压时形成的门体侧支静脉或狭窄的血管。在检查儿童血管时,组织运动(如心脏搏动、呼吸运动、大血管搏动等)可能会导致闪烁伪像和彩色斑点伪像的产生。针对

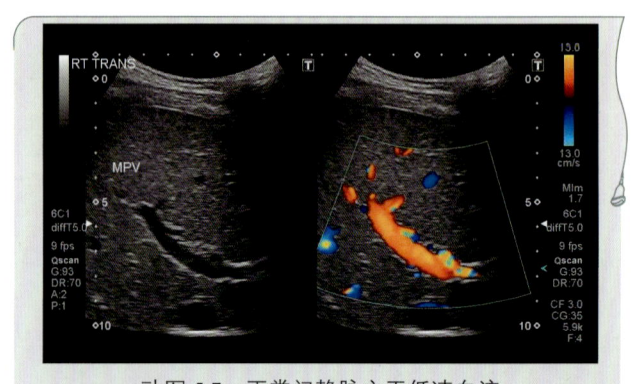

动图5.7 正常门静脉主干低速血流

上述伪像，脉冲多普勒成像可以将其与血流信号区分开。由于儿童具有体型小且声束穿透性好的特点，彩色多普勒血流成像、能量多普勒成像和脉冲波多普勒成像在儿童腹部检查中展现出较大优势。

以往，低速的血流信号常常被噪声或"信号杂波"所掩盖，而新兴的多普勒技术对低速血流更敏感，并有可能显示肝脏等回声病变，包括肝转移癌。超微血管成像可显示门静脉的三级、四级分支（图5.21，动图5.8和动图5.9）。超微血管成像采用相同的回波信号，通过处理信息显示极低速的血流信号。静脉多普勒造影剂，多种微泡制剂已被美国食品药品监督管理局批准用于心脏和肝脏造影，并被证明是有效的。欧洲超声医学与生物学联合会在www.efsumb.org发布了多普勒造影剂的使用指南。超声造影需要建立静脉通路，并且把造影剂费用加到了超声造影检查费用中。

（二）内脏血管正常血流模式

肝脏和脾脏的动脉供应低阻力血管床，在整个心动周期中通常显示为前向血流。肠系膜动脉舒张期内的血流通常很少甚至没有多普勒信号。禁食者的肠系膜上动脉在舒张期中几乎没有前向血流。进食后不久，肠系膜上动脉舒张期内血流量显著增加。腹主动脉的多普勒波形在整个过程中也在发生着变化。在肝、脾、肠和肾的低阻力血管分支起始部远端，上段腹主动脉不会再有持续存在的舒张期前向血流信号。在腹主动脉远端，舒张期血流方向会发生逆转。图5.22显示了与前述讨论相关的一些动静脉的脉冲波多普勒成像中的频谱波形。

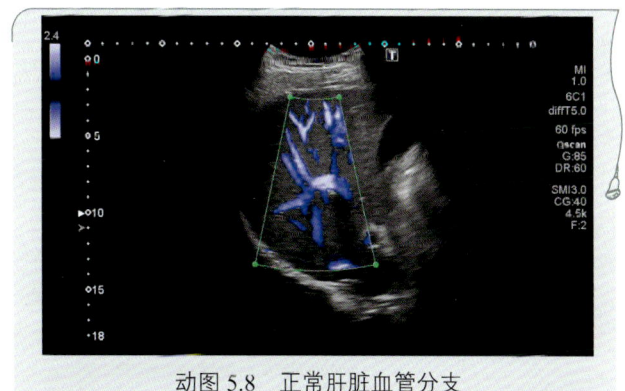

动图5.8　正常肝脏血管分支

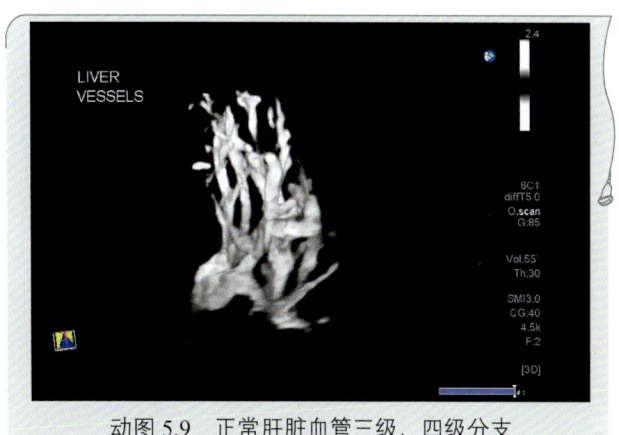

动图5.9　正常肝脏血管三级、四级分支

腹部静脉系统（下腔静脉、肝静脉和肾静脉）表现为搏动样血流模式，反映了心脏收缩的情况；在心房和心室舒张期（充盈期）出现了两个回心的血流信号峰值。肝静脉和近端下腔静脉在心房收缩时会出现短暂的反向血流信号。此外，呼吸时相也会影响腹腔内静脉的血流波形（呼气时流速增加）。因此，上述静脉的多普勒超声特征会随着儿童的呼吸发生改变。

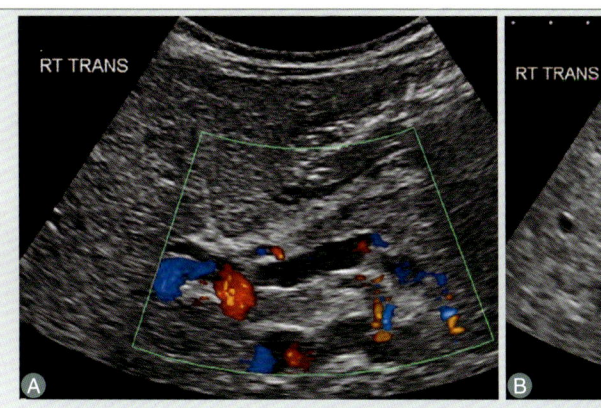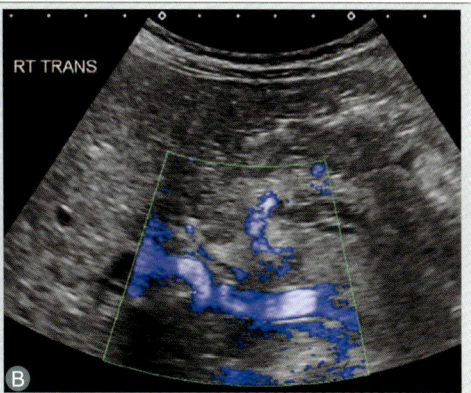

A.CDFI显示慢性肝病患者肝外门静脉主干未见血流信号；B.超微血管成像显示门静脉充满蓝色血流信号，反映了门静脉内血流仍然通畅且流速极低。

图5.21　超微血管成像

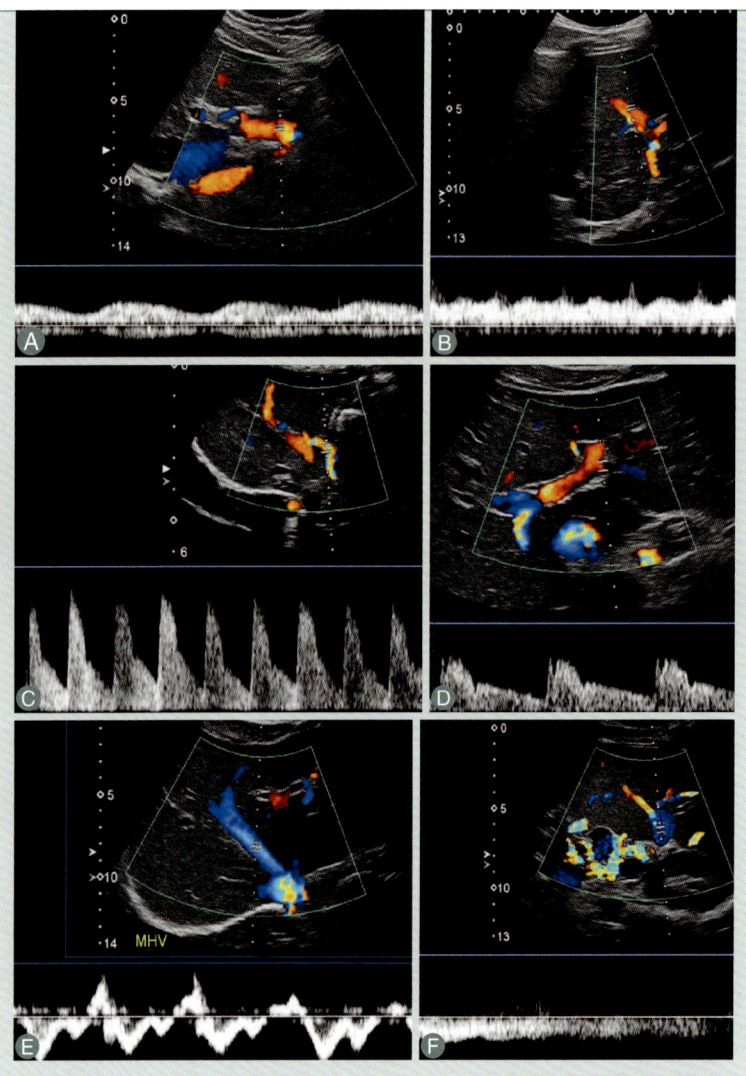

A.经横切面腹正中旁肋下扫查门静脉，可见血流随心动周期轻微波动，注意与因脉冲重复频率偏低导致的伪影相鉴别；B.右肋下斜切扫查可见门静脉右支，注意其因呼吸运动所致频谱的改变与肝动脉频谱相鉴别；C.肝门部肝动脉在收缩期和舒张期均为正向血流；D.肝动脉左支在收缩期出现双切迹；E.肋下横切面扫查肝静脉可见三相波血流频谱，除右心房收缩期外，血流均朝向探头；F.脾门处脾静脉扩张，为单向远离脾的血流，其内侧可见大量曲张静脉。

图 5.22　内脏血管的典型双多普勒声像图

内脏静脉中的血流更稳定，心脏运动只能引起其轻微地波动。血液不断地流向门静脉再进入肝脏。门静脉的血流速度在进食后显著增加，运动时则会降低。门静脉内的离肝血流（远离肝脏）在进食后可逆转为入肝（进入肝脏）血流。

（三）可能和陷阱

肝静脉在血管造影中难以显示，但在超声检查中容易识别，并可显示血流的流动模式。超声造影检查可以较易显示主要的内脏血管，如脾静脉、肠系膜静脉和门静脉等，而对于小血管则难以显示，尤其是门静脉左支的分支，通常不显影。无论患病与否，多普勒超声成像都是用来研究肝内门静脉循环的便捷方法。门静脉的每个节段分支通常都能被多普勒声束探及。多普勒超声成像可以评估局部血流模式及血管受压、血流阻塞、血流反向或动静脉瘘。利用血管造影和MRI很难发现内脏静脉内血流的往复运动。而脉冲波多普勒和彩色多普勒血流成像可清晰地显示往复运动的血流信号。因为多普勒检查没有风险，所以如果对检查细节或患者病情变化仍有疑问，可以重复进行。

多普勒技术的应用同样受到某些限制，与实时超声检查大致相同。超声检查高度依赖于操作者，操作者不仅需要在超声检查方面进行技术培训，还需要在多普勒物理学及肝脏和内脏循环相关的解剖学和生理学方面进行理论培训。多普勒超声成像与实时超声遵循相同的物理定律。不能期望对一个实时超声检查不住的患者进行良好的多普勒检查。儿童肝硬化后肝体积增大，同时导致声衰减的增加，这使得实时或多普勒超声检查肝脏深部组织变得困难。

应用多普勒超声定量分析内脏血流，可以更深入地研究生理状态下的血流动力学情况，以及门静脉高压时和服用各种药物后的血流动力学情况。然而，由于该技术取决于精确的声束入射角度（声束与血流的夹角）和血管内径，因此目前仍充满不确定性。

在目前的技术状态下，多普勒超声检查尽管有上述局限性，但在内脏循环检查方面仍有价值。如果无创检测可以诊断患者有无门静脉高压、确认血管梗阻部位及有无食管静脉曲张，该技术便是有用的临床工具。因此，多普勒检查已成为儿童肝病和潜在门静脉高压的首选筛查方法。

（四）超声技术

5岁以上的儿童通常在禁食4～6小时后接受检查。通常情况下，向其解释检查流程并做好安抚工作可以获得配合，不需要镇静。在行多普勒血管检查时，尽可能让其屏住呼吸，以尽量减少血管的运动。检查频率取决于儿童体型和可采用的探头，探头频率为3.0～7.5 MHz不等。幼龄或烦躁不安的儿童往往呼吸急促，检查者必须很熟悉多普勒设备才能迅速及时地捕捉到相应的信号。所有的参数设置都应预先调整或设置好，以尽量缩短检查时间。实时超声检查识别目标血管，彩色多普勒超声指导取样框的放置位置。即使声像图中被检血管可能会在部分呼吸周期中消失，多普勒频移的频谱通常也很容易被显示出来。

（五）肝病患儿：门静脉高压症的多普勒检查

多普勒超声检查的目的是评估内脏静脉、门静脉主干及其肝内分支、肝静脉和下腔静脉中血流是否通畅及其流动方向（图5.23）。此外，还应确定肝动脉主干及其肝内分支中是否存在血流。当临床或多普勒超声检查怀疑门静脉高压时，需要系统地检查门体侧支静脉。图5.24概述了自发性门体分流的常见部位。检查小网膜（从脾肠系膜交界到食管）、肾门、脾门和肝门及骨盆部位是否存在扩张、弯曲的静脉。如果在内脏静脉中发现离心（反向）血流信号，通过追溯该静脉可找到接受该反向血流的全部属支血管。在发生门静脉高压症的情况

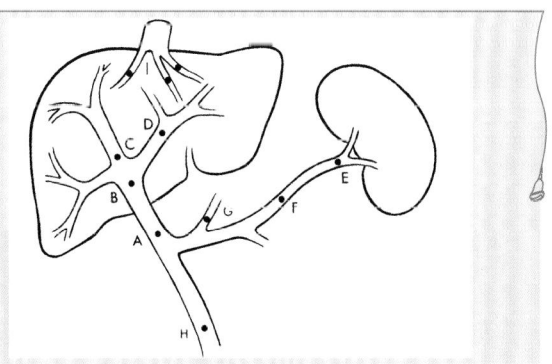

A：门静脉主干；B：肝内门静脉；C：门静脉右支；D：门静脉左支；E：脾门静脉；F：脾静脉；G：胃左静脉；H：肠系膜上静脉；I：肝静脉。还应评估肝动脉和下腔静脉。

图5.23 在对可疑门静脉高压症的肝病患儿进行多普勒检查时可供参考的内脏静脉

[With permission from Patriquin H, Lafortune M, Burns PN, Dauzat M. Duplex Doppler examination in portal hypertension: technique and anatomy. Am J Roentgenol. 1987; 149（1）: 71-76.]

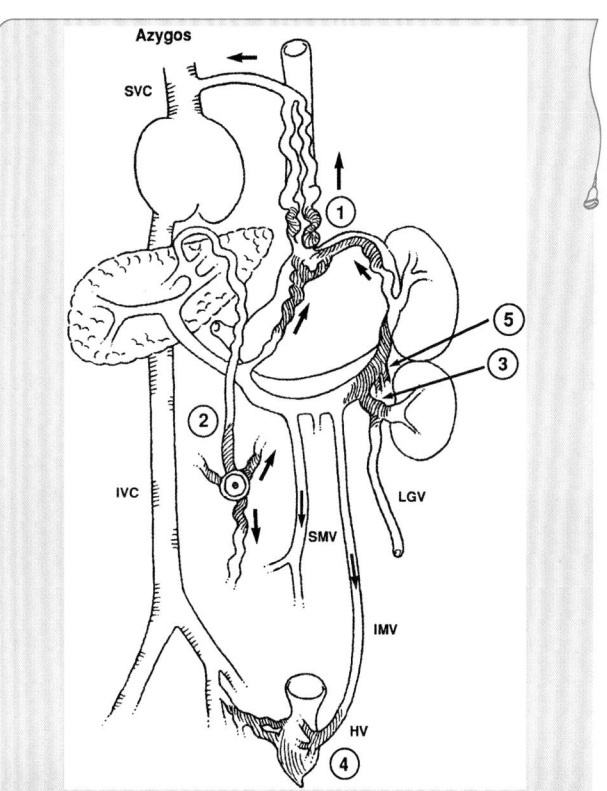

HV：痔静脉；IMV：肠系膜下静脉；IVC：下腔静脉；LGV：胃左静脉；SMV：肠系膜上静脉；SVC：上腔静脉；1：胃左－奇静脉通路（食管静脉曲张）；2：脐旁－胃下/内乳通路（"海蛇头"）；3：脾肾通路；4：肠系膜下静脉－痔静脉通路；5：脾－腹膜后－性腺通路。

图5.24 常见自发性门体侧支循环示意

(With permission from Patriquin HB, LaFortune M. SPR Annual Meeting Syllabus. Pediatr Radiol. 1994.)

下，胃左静脉将血液引流到食管下静脉；脾静脉汇入肾（或肾旁）静脉；肠系膜上、下静脉汇入性腺静脉、腹膜后静脉或痔静脉；附脐静脉沿肝圆韧带和镰状韧带汇入腹壁静脉和髂静脉，形成经典的"海蛇头"，或汇入前胸壁静脉和内乳静脉。

门静脉高压时可导致门静脉系统的一条或几条静脉的血流方向发生逆转，准确记录门脉系统的血流方向是非常重要的。多普勒超声的取样框应放置于血管腔的中心位置。如果血管内的血流方向难以确定，则可以用附近可明确血流方向的血管作为参考（如脾动脉、肝动脉或邻近的静脉）。

门静脉主干及门脉右支最好通过右肋间斜切进行扫查，还可清晰显示肠系膜上静脉。门静脉左支及其4个分支中的3个分支（门静脉至尾状叶的分支很少见）和肝静脉最好通过肋缘下斜切进行扫查。脾静脉通过在脾脏横切面进行扫查。肠系膜上静脉和门静脉主干最好通过腹部右正中旁矢状面扫查显示。胃左静脉通常在脾静脉、门静脉交界处汇入门静脉，当胃左静脉内径增宽时，通过腹正中旁矢状面扫查易显示。肠系膜下静脉正常时，很难在声像图中显示，当其内径增宽时，可通过左侧入路追踪至其与脾静脉或肠系膜上静脉的交汇处。

肝动脉因起源变异使其难以识别。首次扫查肝动脉时，因其通常起源于腹腔干并且走行于在门静脉和胆总管之间，故一般从此处开始探查。当肝左动脉起源于肠系膜上动脉时会穿过静脉韧带。肝内的肝动脉分支和门静脉分支相伴行，即使实时超声图像中无法看到肝动脉分支，也可以通过在门静脉分支上放置扩大的多普勒超声取样框以检测到肝动脉血流信号。肝右动脉（特别是第5、第7和第8段）很容易以这种方式识别。与脐部门静脉左支相伴行（第4段）的肝动脉分支很容易通过多普勒超声成像清晰显示，因为通过腹前入路可获得近乎理想的入射夹角（图5.25）。因此，超声检查经常利用该途径来检查接受肝移植儿童的肝动脉情况。

（六）门静脉系统内的异常血流

1. 无多普勒信号

确立多普勒血流信号不存在的结论比证明其存在更加困难。检查者如果在所扫查的血管中未探及多普勒信号，通常会质疑机器的灵敏性，且会通过检查其他邻近血管来印证。当入射夹角<60°时、多普勒增益偏高、脉冲重复频率量程偏低，用50 Hz的壁滤

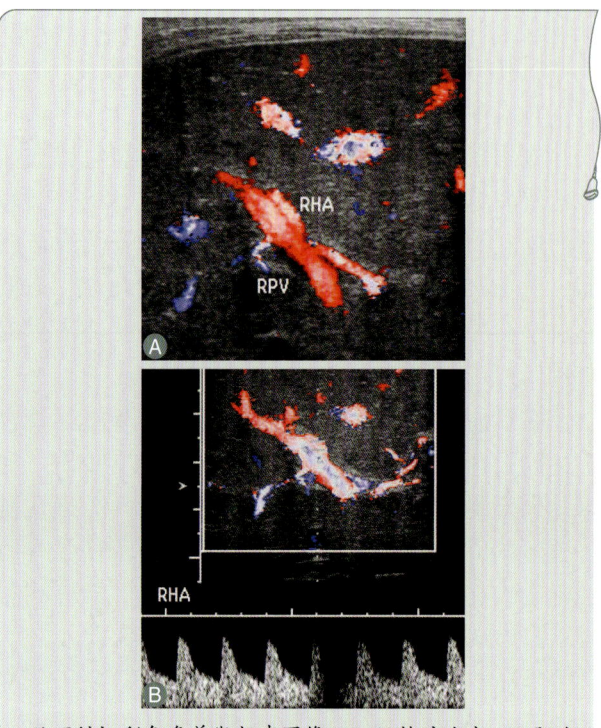

肋下斜切彩色多普勒超声图像。A.门静脉右支；B.肝右动脉上的光标显示为正常的动脉血流波形，正常肝动脉和门静脉的多普勒位移与血流方向相同。RPV：门静脉右支；RHA：肝右动脉。

图 5.25 婴儿正常肝脏及肝右动脉

波和适当的取样框扫查内脏静脉的条件下仍未探及频谱、彩色血流或能量多普勒信号，说明其流速<4 cm/s（极其缓慢）。因此，一般在上述情况下未能探及血流信号说明管腔内无血流或为血栓形成前状态。

2. 门静脉血流动脉化

当门静脉内正常的平缓波动的血流被收缩期波峰和舒张期较高的多普勒位移所取代时，称为"动脉样血流"，说明可能存在动脉-门静脉瘘。

多普勒信号缺失的原因
多普勒入射夹角＞60°
多普勒增益偏低
脉冲重复频率量程偏低
壁滤波偏高（最好为50 Hz）
取样容积偏小
空腹时门静脉血流量减少，进食后肝动脉血流量减少

3. 反流或前后血流

诊断门静脉高压最可靠的超声征象是肝内门脉血流反向。而在肝病患者中门静脉较晚出现血流反向，也相对少见。门静脉血流的往复流动对门静

脉高压有提示作用。在右心衰竭（图5.26）或三尖瓣关闭不全时，肝窦压力相应增高，此时门静脉内血流搏动性显著或出现往复流动。

4. 异常肝动脉多普勒模式

肝动脉多普勒信号缺失意味着动脉血栓形成、血管痉挛或血栓前状态。与其他部位一样，肝动脉狭窄或痉挛会导致局部收缩期峰值流速增高，狭窄后段频谱低平。

肝脏接受门静脉和肝动脉的双重血供，二者为协同作用，二者的血流量变化互相影响。进食后，由于血管收缩，可能会导致门静脉内血流量增加、肝动脉内血流量减少。如果在同一地点检查同一患者进食后的肝动脉血流情况，因其舒张期血流量减少，收缩期峰值流速减低，可能无法探及其内血流信号，这种假阳性结果会误认为肝移植患者形成了动脉血栓而造成不必要的困扰。

（七）门静脉高压症

门静脉高压症是一种以门静脉或其分支的压力增高为特征的病理状态。门静脉的正常压力为5～10 mmHg。当门静脉压力超出下腔静脉压力5 mmHg以上时可考虑存在门静脉高压。

门静脉高压症存在很多并发症，比如脾肿大、侧支循环开放和小网膜增厚。在儿童剑突下纵切面扫查，可观察到肝左叶和主动脉之间的小网膜，其厚度不超过主动脉的直径（图5.27）。在门静脉高压症中，淋巴管淤积和胃左静脉血流瘀滞会导致小网膜增厚，肝脏通常也会发生形态学改变。

在成人门静脉高压症患者中，门静脉内径增宽，脾静脉和肠系膜静脉内径不变。但上述诊断标准不能完全适用于诊断儿童门静脉高压症。据报道，在胆汁性肝硬化的儿童中，门静脉内径随着肝硬化病情的进展而减小。

从多普勒检查中采集到的血流动力学信息通常可以回答以下问题：是否存在门静脉高压？梗阻的程度如何？门脉系统内的血流方向如何？是否存在门体侧支循环？

门体侧支循环血管中显示离肝血流可确定门静脉高压症的诊断。临床上，最重要的途径是探查胃

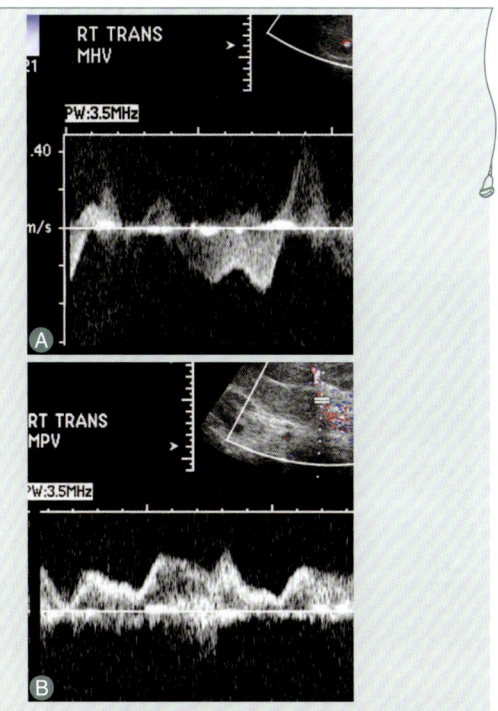

A.搏动性显著的肝静脉血流频谱；B.门静脉血流量：右心房压力传到肝静脉及肝窦后到达门静脉。

图5.26 先天性心脏病儿童Fontan术后肝内和门静脉血流量增加

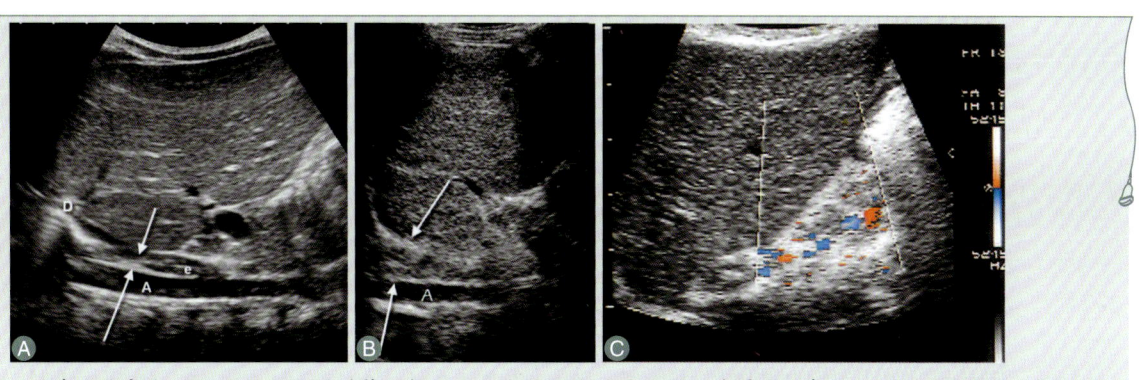

A.患者男，12岁，腹部矢状面显示小网膜（箭头）位于肝左叶与主动脉之间，其厚度正常，小于主动脉内径；B.肝硬化患者胃左静脉曲张，小网膜（箭头）；C.胃左静脉异常：CDFI显示流向食管的血流信号（蓝色）。A：腹主动脉；D：膈；e：食管。

图5.27 小网膜

左静脉，其能够提示食管静脉曲张。在正常儿童的超声检查中很少显示胃左静脉，当其直径扩张至大于2～3 mm时，探头可以沿着从靠近脾肠系膜交界处的脾静脉通过小网膜（肝左叶后方，腹主动脉前方）至食管的路径中显示。通过彩色多普勒模式可以区分胃左静脉和附近的胃左动脉或肝动脉，同时可以确定血流方向。胃左静脉的管径通常与食管静脉曲张的程度相关，管径增加与出血风险增加相关。

脐旁静脉将血液从门静脉左支分流到脐周静脉网，其沿着垂直的右旁正中路线通过肝左叶进入镰状韧带（图5.28）。使用高频探头（7.5～10 MHz）沿肝左叶下缘至脐部扫查，在皮下可以很容易显示其走行。其他自发性门体侧支静脉应在脾脏、左肾和侧腹部附近扫查，其中在脾肾分流处（图5.29）或扩张的肾周，腹膜后或性腺静脉从脾静脉或肠系膜静脉接收血液；在骨盆（图5.30）、右肾周、肝门和胆囊附近（图5.31，动图5.10），门腔静脉、十二指肠到肾旁小静脉或Sappey静脉在门静脉和肝静脉之间分流血液。自发性门体侧支循环的种类可以是多种多样的。

所有门体侧支血管均应追踪到其分流的体静脉，该静脉通常在分流束进入处扩张，"供血"内脏静脉也会扩张。当分流手术或肝移植后门静脉高压降低时，门体侧支的管径会减小（增大的脾脏和增厚的小网膜也相应减小）。

当自发性或外科手术门体分流量较大时，可能会发生肝性脑病。多普勒检查为"生理性"检查，可发现动脉门脉造影难以显示的异常门体侧支循环（如肝内门静脉分支的局部反流，从门静脉到腹壁的"新"静脉，或脾静脉的离肝血流）。

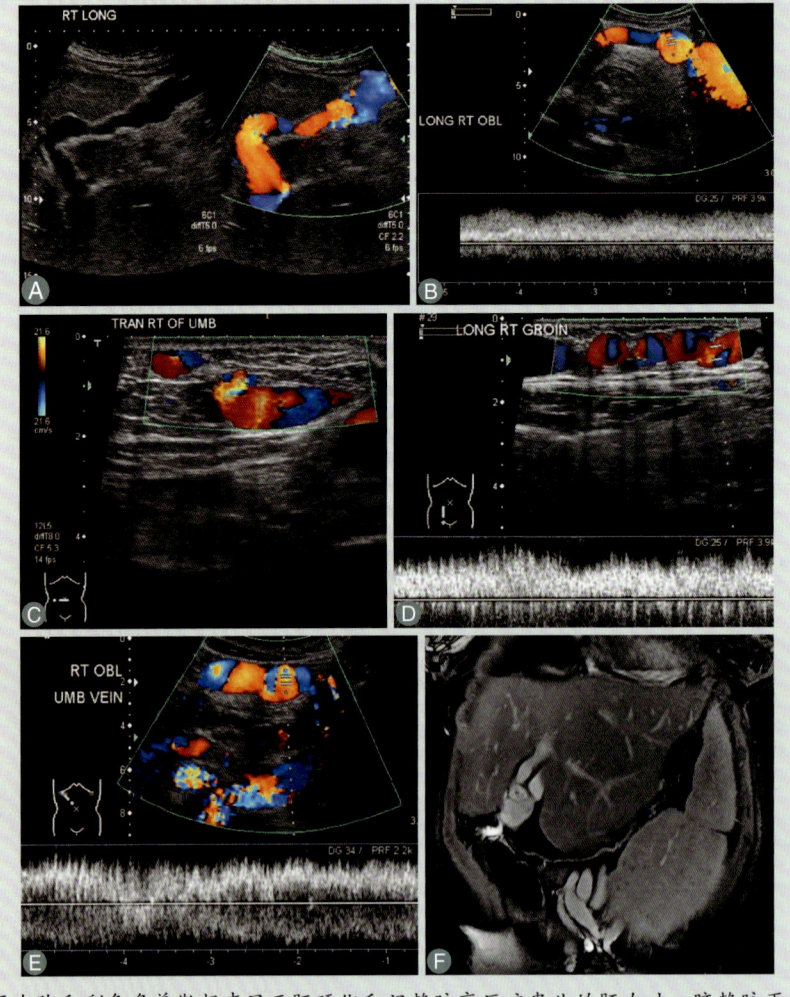

A、B.横向旁正中切面灰阶和彩色多普勒超声显示肝硬化和门静脉高压症患儿的肝左叶，脐静脉再通，走行于肝脏前方，静脉血流信号朝向探头；C～E.矢状面和斜切面彩色多普勒显示肝脏血流通过开放的脐旁静脉，流向脐周区和右侧腹股沟区，脉冲波多普勒频谱显示这些血管中的低速静脉血流"嗡嗡"作响；F.冠状位MRI显示同一患者的胆囊周围和脐下方的静脉曲张。

图5.28　脐旁侧支路径

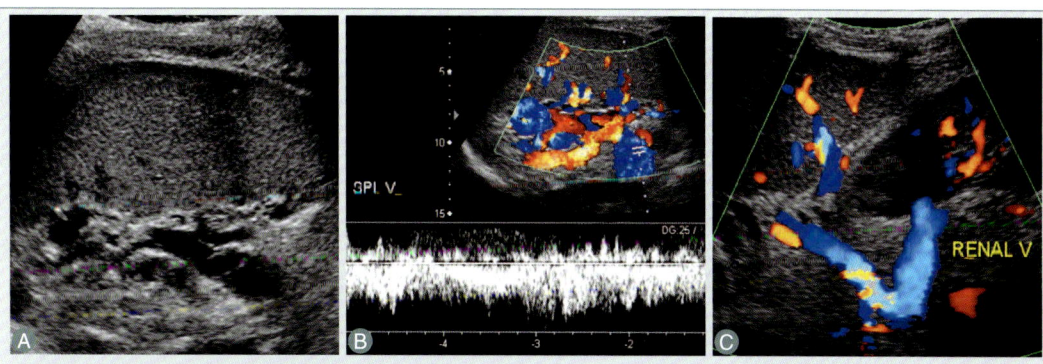

A.左上象限纵切面灰阶声像图显示1例肝硬化患者的脾静脉曲张；B.彩色和脉冲波多普勒超声显示迂曲的静脉离开脾脏，其中最粗的一支血管（取样门中的蓝色血流）显示静脉血流向左肾方向流动；C.CDFI显示自发性脾肾分流的血流离开脾脏，流向肾脏。SPL V：脾静脉；RENAL V：肾静脉。

图5.29　脾静脉曲张和脾肾分流

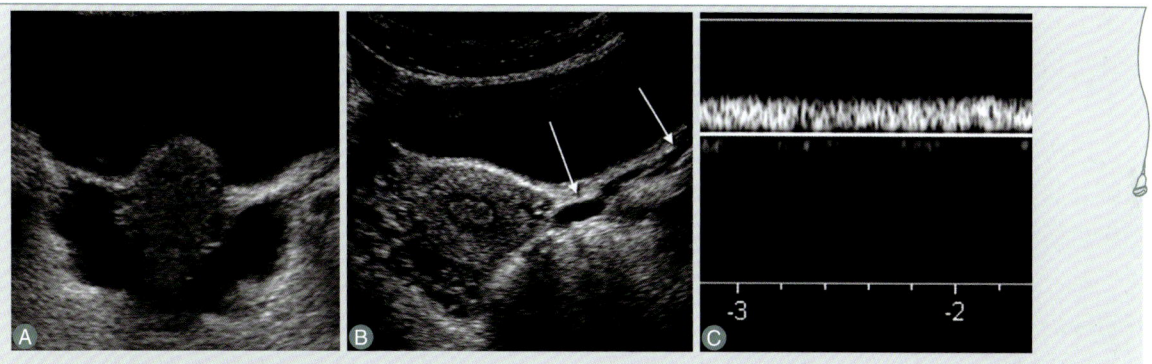

A.患有肝硬化和腹腔积液的青少年女性患者，横切面显示子宫和附件结构周围有积液；B.另1例伴有肝硬化和盆腔静脉曲张的患者，横切面显示左侧附件区有一条明显曲张的静脉（箭头）；C.卵巢旁曲张的静脉将血液向肾静脉或下腔静脉分流，其血流的脉冲波多普勒频谱如图所示。

图5.30　盆腔静脉曲张

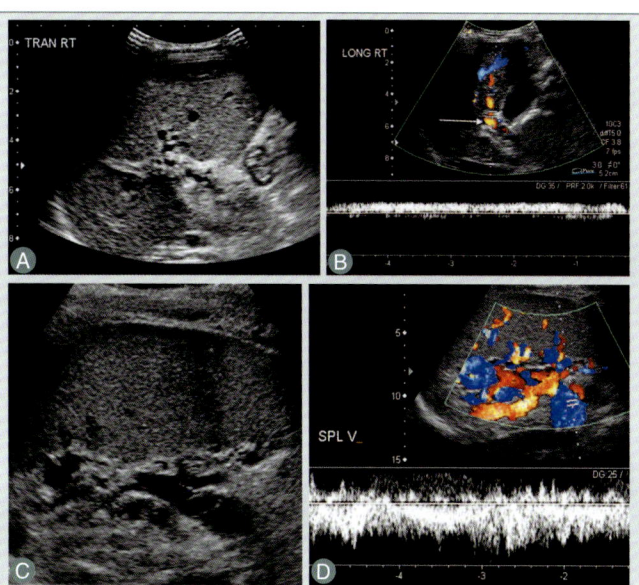

A.肝脏横断面显示肝门处多条曲折的管状静脉，但无粗大的门静脉主干；B.其中一条静脉内的彩色和脉冲波多普勒频谱显示向肝血流流速缓慢，肝动脉主干粗大（箭头），位于所检查静脉的深部，这是门静脉海绵样变的典型表现；C.尽管侧支循环将血液分流到有血栓的门静脉主干周围的肝脏中，但超声纵切面显示该儿童仍有脾静脉曲张；D.彩色和脉冲波多普勒频谱显示曲张的脾静脉内的血流流速较门静脉流速更快。SPL V：脾静脉。

图5.31　婴儿期脐静脉置管后儿童的门静脉海绵样变

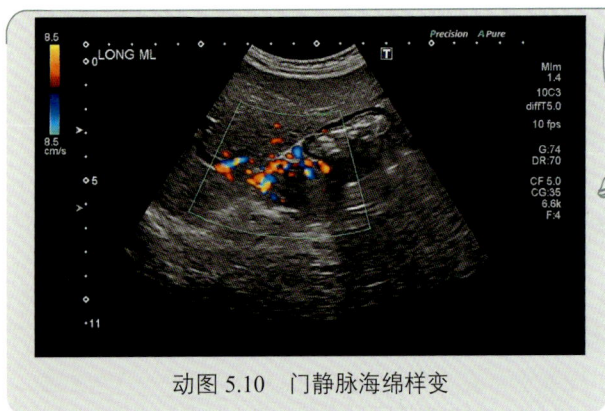

动图 5.10　门静脉海绵样变

（八）肝前型门静脉高压症

肝前型门静脉高压症是由脾、肠系膜或门静脉阻塞引起的。与其他静脉血栓一样，易感因素包括血管壁损伤（创伤、导管）、血流停滞和凝血机制异常。

门静脉血栓形成的主要原因包括：①创伤，如脐静脉置管；②脱水或休克；③阑尾炎或腹腔脓毒症后的化脓性静脉炎；④凝血功能紊乱，蛋白C缺乏症已被广泛认可；⑤邻近肿瘤侵犯门静脉；⑥胰腺炎、淋巴结或肿瘤压迫门静脉；⑦肝硬化或巴德-基亚里综合征时，门静脉入肝的阻力增加。

儿童门静脉血栓的再通通常发生得很快。此外，如果门静脉周围的静脉和引流胆囊静脉的部位没有阻塞时（肝硬化或肝静脉血栓形成的患者），这些血管会扩张并引导血液进入肝脏，由此形成的曲折的静脉网称为门静脉海绵样变或海绵状瘤（图5.31）。多普勒超声很容易检测到这些血管中的向肝血流。尽管有这些侧支通道，依然会引起门静脉高压症，并且通常伴有食管静脉曲张。

门静脉血栓形成的原因
创伤
导管
脱水
休克
肾盂静脉炎
凝血功能紊乱，特别是蛋白C缺乏症
门静脉侵犯
门静脉受压
肝硬化
巴德-基亚里综合征

门静脉血栓形成后，肝内门静脉分支变细，呈线状。门静脉远端分支管腔可能显示不清，但用多普勒超声仔细检查这些血管通常可显示向肝性静脉血流信号，这可能是形成了"海绵状瘤"的门静脉分流的结果。由于静脉血流的阻塞发生在肝门静脉，门静脉血栓形成的儿童没有脐旁静脉增宽和"海蛇头"征也就不足为奇了；这条门体侧支循环通路依赖于门静脉左支的丰富血流。

儿童肝前（或肝内"窦前"）型门静脉高压症的另一个原因是先天性肝纤维化（图5.32）。这种常染色体隐性遗传病的特征是门管区纤维化，门静脉和小胆管的末端分支受压、肝细胞和肝功能正常。由于胆管变形或门脉侧支循环（海绵状瘤）形成，肝脏结构被破坏，显示为线性或囊状结构。这些儿童通常有食管静脉曲张出血，超声表现为门静脉高压症的特征：脾肿大、小网膜增厚、胃左静脉可见迂曲扩张并且多普勒超声能够检测到向肝血流。先天性肝纤维化通常与常染色体隐性遗传多囊肾病有关。患病儿童的肾脏集合管扩张程度变异较大，不如新生儿严重，肾损害也不明显，但是肾脏结构明显紊乱，锥体可能含有钙质而呈高回声，可以看到小囊肿，肾脏体积通常增大。这些特征使得超声医师能够在第一次腹部超声检查中就找到这些儿童上消化道出血的原因。

（九）肝内型门静脉高压症

肝细胞的严重损伤会导致坏死。除非坏死严重，否则会留下瘢痕并形成多个再生结节。肝硬化的过程导致瘢痕和血窦阻塞，异常的门静脉血流通过再生结节。儿童肝硬化可由以下原因引起。

- 肝炎。
- 遗传性代谢性疾病中积累的毒素破坏肝细胞，如酪氨酸血症、某些形式的糖原贮积症和肝豆状核变性。
- 胆汁淤积，如胆道闭锁和囊性纤维化。

虽然不同类型的肝硬化导致在窦前（血吸虫病、胆汁性肝硬化）、窦性（拉埃内克肝硬化）和窦后水平的初始梗阻，但进行性瘢痕形成通常会扩散到整个肝窦。随着肝内门静脉血流停滞，门体侧支循环开放，门静脉血流减少，肝脏所有的血液供应依赖于肝动脉血流的增加来维持。

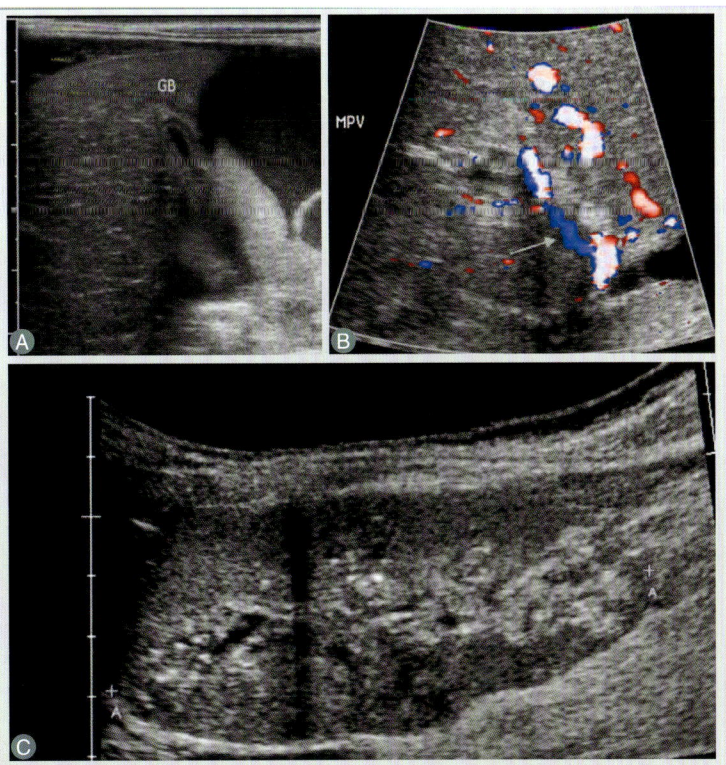

A.横断面灰阶超声显示腹腔积液、胆囊壁增厚和反映胆管扩张的肝脏回声增粗；B.同一婴儿CDFI显示由于门静脉海绵样变，肝门处迂曲血管（箭头）内血流从肝脏流出；C.该婴儿俯卧位纵切面声像图显示肾脏回声异常，与集合管扩张、细微的囊肿和营养不良钙化有关。GB：胆囊；MPV：门静脉主干。

图5.32 先天性肝纤维化导致门静脉和胆道梗阻

儿童肝硬化的病因

肝炎
遗传性代谢性疾病中积累的毒素
胆道闭锁
囊性纤维化

超声检查中这些血流动力学的变化是由门静脉及其分支的管径变细引起的，直至它们变成了线状结构，可测量到的流速也会降低。相反，肝动脉的分支（通常在儿童中难以看到）在灰阶超声检查中更容易显示。多普勒超声反映了肝动脉的增粗和血流量的增加。与邻近门静脉相比，肝段动脉的多普勒频移也增加。

在门静脉高压症患者中，特别是对于肝硬化患者，有两种血流动力学机制在起作用。后向血流理论通过前面描述的肝内血流阻滞引起的门静脉血流阻力增加来解释门静脉高压。作为对肝内血流阻滞的反应，门体侧支循环形成并将血液排出肝脏，最终导致部分或全部门静脉的分支和门静脉主干出现离肝血流，这一点用多普勒超声很容易证实。那么为什么门静脉压力在出现这种减压机制下仍然会升高呢？这个问题可以用前向血流理论来回答。在后向血流理论中，门静脉血流保持不变，甚至减少。前向血流理论提出肝硬化患者的内脏小动脉会扩张，造成内脏阻力降低，导致肠动脉和静脉的血流量增加，进而门静脉血流量增加。这就可以解释为什么尽管有广泛的门体分流，但门静脉高压仍然存在。

由于肝硬化患者的门静脉血流阻塞发生在肝脏内，因此很少形成门静脉和胆囊周围静脉的侧支循环。血液通常从门静脉左支通过一条或几条曲折的脐旁静脉分流到腹前壁和胸前壁的静脉。发现镰状韧带内的离肝血流是诊断儿童门静脉高压症的一种简单方法。如果使用高频探头，彩色多普勒超声能够很容易追踪到腹（胸）壁浅支静脉。

将血液从肝脏分流到食管静脉的胃左静脉，虽然会扩张，但在晚期肝硬化儿童中越来越难以通过超声检测发现。肝左叶的萎缩会破坏探查小网膜的声窗。

由于图5.24中描述的所有其他门体分流在肝硬化儿童中均有可能出现，因此超声检查应涵盖整个腹部和盆腔。分流的原理在所有门体侧支循环中是不变的，迂曲扩张的内脏静脉通过反向（离肝）血流分流至体静脉，分流处静脉也同样扩张。快速的静脉血流产生高而稳定的多普勒频移。湍流和双向血流经常发生在分流点。一张总结多普勒表现的图表对直观了解整个分流路径和肝内循环非常有帮助。少数重度门静脉高压症患者出现门静脉主干血流反向，有时是由于靠近肝门附近有一条大的分流通道。但必须认识到，如果仅依靠门静脉血流反向来诊断门静脉高压症，该类患者大多数会漏诊。

（十）肝后型门静脉高压症

肝静脉阻塞后出现的腹水、腹痛、黄疸和肝肿大的临床症状称为巴德-基亚里综合征（图5.33），该病在儿童中很少见。多普勒超声在排除诊断方面特别有用，因为构成该综合征的4种临床体征在其他类型的门静脉高压症儿童中相当常见。Budd（1846）、Fredrichs、Lange和Chiari（1899）所描述的首批肝静脉血栓的患者被认为患有继发于脓毒症或梅毒的肝静脉炎，其主要累及肝静脉的小分支。此后，其他病因陆续被确认，现在分为肝小叶中央静脉、小叶下静脉、肝静脉主干或肝静脉汇入口附近的下腔静脉的堵塞。肝小静脉闭塞病，又称肝窦阻塞综合征，是由毒素（豚草或牙买加灌木茶中含有的吡咯利嗪类生物碱）、化疗、骨髓和造血干细胞移植、红斑狼疮、肝照射治疗和口服避孕药引起的。肝小静脉闭塞病主要累及小的肝静脉根部，其次累及肝静脉的主要属支。

肝小静脉闭塞病的超声表现包括脾肿大、腹腔积液、肝静脉变细和脐旁静脉开放，但是肝小静脉闭塞病的超声诊断仍然很困难。临床表现和实验室检查是肝小静脉闭塞病的严重程度及对药物治疗反应的更好指标。肝静脉主干血栓形成通常由凝血异常或先天性肝静脉汇入口畸形引起。下腔静脉肝段的阻塞可导致肝静脉血栓形成，胚胎期脉管发育缺陷所致先天性下腔静脉隔膜也可导致肝静脉阻塞。隔膜最常见的位置是在阻塞的肝左静脉下方和未阻塞的肝右静脉上方，这可能是左脐静脉和静脉导管的阻塞性纤维残留的结果。

肝静脉发生阻塞后，肝脏就会变得肿大和充血。由于尾状叶有自己的肝静脉，在其他肝叶下方汇入下腔静脉，故尾状叶通常不受影响并且成为整个肝脏唯一的初始静脉引流途径。尾状叶迅速增

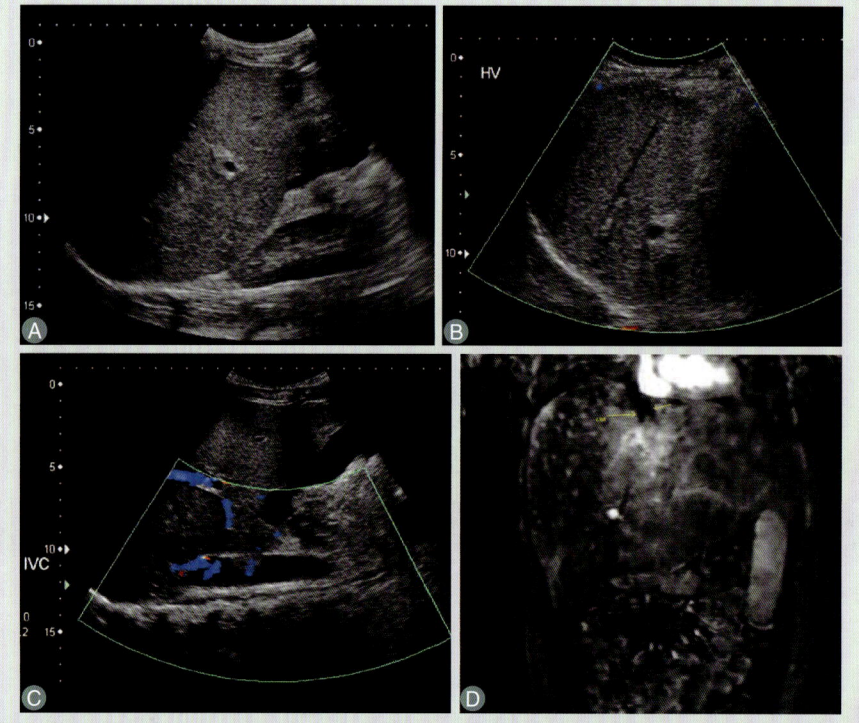

A.急性表现：肝脏肿大，周围有腹腔积液；B.一支斜向走行的肝静脉内充满实性回声；C.下腔静脉的长轴图像显示血流中断和血流充盈缺损；D.MRI血流敏感成像证实肝静脉汇合处（箭头）血栓形成。HV：肝静脉；IVC：下腔静脉。

图5.33 巴德-基亚里综合征

肝静脉闭塞性疾病的病因
毒素
吡咯利嗪类生物碱
豚草或牙买加灌木茶
化疗
骨髓移植
红斑狼疮
肝照射治疗
口服避孕药
凝血异常
先天性肝静脉畸形
下腔静脉肝段阻塞
下腔静脉先天性隔膜

大，压迫下腔静脉，随后出现腹腔积液、胸腔积液、脾肿大和形成门体侧支循环。多普勒超声可显示肝静脉血流缺失或血流反向。用彩色引导的脉冲波多普勒超声可以很容易地检测到肝静脉狭窄附近的高速血流区域。在没有肝静脉引流的情况下，动脉血液可以通过门静脉的微血管分流束或较大的肝内分流束分流到门静脉。门静脉血流可能出现反向。另外，当肝充血严重时，门静脉可能会形成血栓。楔入法肝静脉造影显示为蜘蛛网状肝内静脉网，而非通常的肝静脉管腔，因为多普勒超声可以很好地评估肝血管系统，现在已很少使用该技术。

急性巴德-基亚里综合征患者往往来不及形成门体侧支通路。如果存在的话，其分流路径与肝硬化相似。门静脉和胆囊周围的静脉通常不作为分流途径，因为其直接流入门静脉右支的分支，而门静脉右支因肝静脉阻塞时会高度充血，从而形成广泛的肝内分流。

肝静脉阻塞的治疗是抗凝治疗、去纤苷治疗、开通阻塞网或急诊门腔静脉分流术。肝静脉再通、门静脉高压的缓解（门体分流血管的管径缩小和流速的下降、脾脏变小、腹腔积液吸收）和治疗性分流术的通畅性均可通过多普勒超声进行评估。

（十一）外科门体分流术

以前，对儿童食管静脉曲张出血最好的治疗方法是外科门体分流术。现在，只有当静脉曲张硬化治疗失败或肝移植不可行时，才会采用这种分流术。肝脏正常肝前型门静脉高压症的儿童仍然是分流手术的适应证。作为成人经典分流手术的替代方法，经颈静脉肝内门腔内支架分流术在儿童中的应用日益增多。多普勒超声可监测经颈静脉分流术的通畅程度，显示血液从"供血"的门静脉右支经肝内支架流入肝右（或其他）静脉。支架狭窄、血栓形成和支架周围的血流均可通过多普勒超声显示。

门体分流手术可以是全门体分流或部分性门体分流。全分流是将整个静脉血从充血的内脏系统引流到体循环，如门腔静脉端侧分流，将门静脉肝端结扎，内脏端与下腔静脉相连，使门静脉血完全转流入腔静脉。在这种情况下，肝脏的门静脉灌注很小。部分分流是将部分内脏血液分流到体循环，从而产生更好的肝脏灌注，减少肝性脑病的发生率。远端脾肾脉分流术将脾静脉与左肾静脉吻合。门腔静脉侧-侧分流术和H形门腔静脉分流术在肝门处将门静脉连接到下腔静脉。REX分流术使用自身静脉将门静脉左支和下腔静脉连接。这些门体分流手术可以有许多术式变化。

肝内门静脉的多普勒研究对于评估门静脉分流的通畅性是极有用的。在大多数通畅的分流中，肝内门静脉的血流是离肝血流，很容易理解在门腔静脉侧-侧分流术高压的肝内静脉血通过分流进入低压的腔静脉。难以解释的是为什么端侧门静脉分流术的患者，门静脉肝端已被结扎切断，但肝内门静脉出现离肝血流。血液通过连接门静脉的肝内分支和低压的体循环之间的侧支静脉系统离开肝脏。这种现象已在血管造影中得到证实。分流道阻塞的征象包括以下内容。

- 分流部位难以或无法检测到，无法获得多普勒信号。
- 向分流道供血的内脏静脉中的血液不再流向分流道。
- 肝内门静脉血流方向恢复正常。
- 再次出现自发性门体分流和其他门静脉高压症体征。

（十二）肝剪切波弹性成像

实时剪切波弹性成像是一种快速发展的用来评估肝硬化、肝炎和肿瘤患者的肝脏硬度或纤维化方法。早期的无成像机械压缩技术、瞬时弹性成像技术，被胃肠病学家和肝病学家迅速采用，但已被证实其可靠性和可重复性均不如剪切波弹性成像

（图5.34）。第三种类型的弹性成像，即声辐射力脉冲成像（图5.35），使用B型超声图像来定位固定的感兴趣区域，并在按下按钮（发送剪切波）过程中实时测量。声辐射力脉冲成像与瞬时弹性成像技术相似，但额外的优势是可以显示被检查肝脏的二维声像图。超声弹性成像在儿童中很容易进行，不需要镇静，可以在呼吸暂停期间进行测量。超声弹性成像技术、磁共振弹性成像技术和肝活检都有良好的相关性，这两种技术都有可能减少儿童对于进行肝活检的必要。

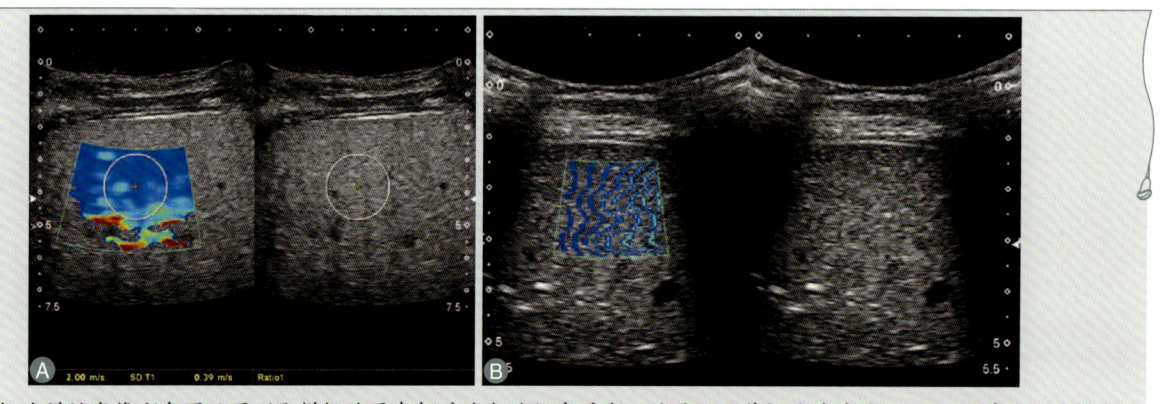

A.将剪切波弹性成像彩色图及圆形取样框放置在相对均匀的肝实质内，结果显示剪切波速度为2 m/s；B.剪切波传播图垂直蓝色带为肝内剪切波传播形式，规则的波形及间隔有利于选出均匀区域进行测量。

图 5.34　乙型肝炎引起的慢性肝病

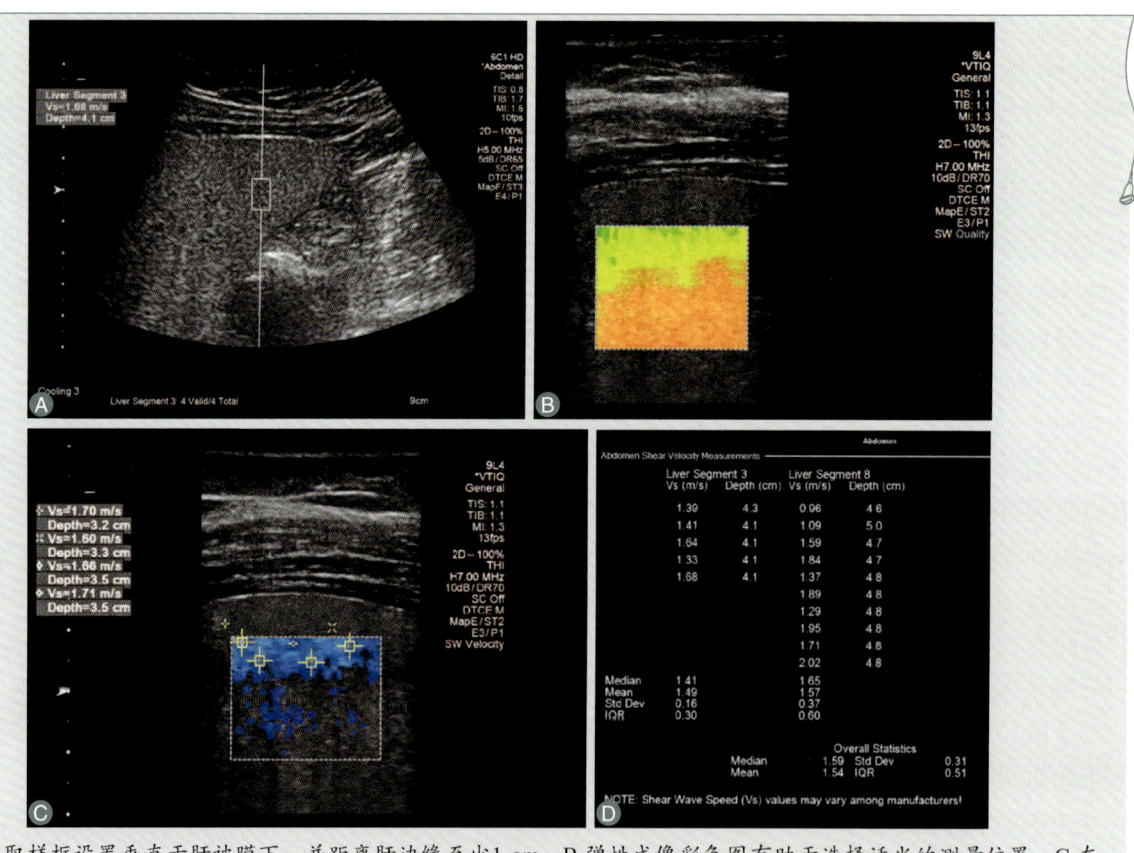

A.剪切波取样框设置垂直于肝被膜下，并距离肝边缘至少1 cm；B.弹性成像彩色图有助于选择适当的测量位置；C.在较大的取样框内剪切波可以进行多次测量；D.结果列表可用于查找错误数据及存疑结果、平均值、标准差和四分位间（IQR）。

图 5.35　声辐射力脉冲成像（ARFI）

九、儿童肝移植的多普勒超声检查

（一）移植术前评估

在计划进行肝移植之前，必须评估门静脉主干和下腔静脉的管径和通畅性。通常，这种评估是通过多普勒超声检查来实现，并辅以MRI检查。如果门静脉直径＜4 mm（如晚期肝硬化），或者彩色多普勒不能明确，可以进行MRI或血管造影检查。胆道闭锁的患儿可能同时合并多脾综合征（图5.8C～图5.8G）、肠旋转不良、双侧对称的主支气管、门静脉异位至十二指肠前及下腔静脉中断。该类患儿进行肝移植手术更加困难，因此外科医师在移植前必须注意这种异常解剖结构。

此外，无论是手术建立还是自然发生的门体静脉分流或肠系膜-腔静脉分流都会改变门静脉主干的血流模式及内径，进而改变肝移植的外科手术术式。肝动脉的解剖变异在声像图上通常不容易显示，但很少为了显示肝动脉的解剖结构而进行血管造影。肝移植术前对患儿的检查还应包括以下几个器官：肾脏、肺、心脏及肠道。在儿童肝移植过程中，有时会利用主动脉套囊切除供体肝动脉，并与受体的腹主动脉或髂动脉吻合。成人的肝脏在移植到患儿之前通常会被分割。虽然常首选肝左叶（Ⅱ段和Ⅲ段），但一个成人的肝组织被分割后可供两个患儿移植使用。即使切口中填充了如吸收性明胶海绵或纤维蛋白胶等止血材料，移植的肝叶或肝段的切口周围通常也会形成一过性积液。由于肝段或肝叶移植所涉及的解剖结构与正常解剖及器官整体移植所涉及的解剖结构存在很大的差异，因此手术示意图有助于指导超声医师对吻合处血管通畅性进行评估。

（二）移植术后评估

术后即刻发生的并发症中最常见是肝动脉的狭窄、痉挛和血栓形成。虽然患儿在移植术后可能会形成侧支血管并将动脉血引流到肝脏，但胆道损伤常有发生，继而形成"胆汁湖"及反复感染，此时，患儿常常需要再次进行肝移植。

在肝脏的临床或生化检查结果出现异常之前，术后尽快于手术室或儿童床边常规行多普勒检查，每日检查1次，持续5～7天，以确认吻合血管的通畅性。在邻近Roux环的肝动脉吻合口很难探查到，所以应同时利用灰阶超声及彩色多普勒技术重点探查肝内门静脉附近的肝动脉分支。在全肝移植中探查肝动脉多普勒信号的最佳部位是门静脉左支的脐静脉分支及邻近肝脏Ⅲ段和Ⅳ段的分支，以及门静脉右支及其分支扫查至肝脏Ⅵ段和Ⅶ段。在上述部位出现动脉血流信号通常可以确认肝动脉是通畅的。在肝段移植中，肝门位于右侧肋缘的偏心位置。考虑到右上象限移植物大小和方向的变异性，超声医师必须通过反复扫查找到最佳成像窗口。在肝移植术后即刻，肝动脉血流通常较快（包括收缩期和舒张期）。然而，在接下来的2～3天，移植物的水肿可能导致舒张期血流一过性降低。只要收缩峰波形上升支保持陡峭，伴有其他移植物肿胀的迹象（如门静脉周围水肿），则可以动态观察患者的情况。如果患儿的肝酶水平出现升高，通常可进一步行多普勒评估或手术再探查。围手术期时肝动脉评估中出现的tardus-parvus波形很可能与肝动脉痉挛有关，但可以通过药物治疗。

据报道，临床上隐匿性肝动脉主干慢性阻塞的儿童，利用多普勒超声可检测到肝内动脉血流的减弱。血管造影可以同时显示该类患者的肝动脉的阻塞情况，以及肝门处门静脉肠吻合术部位周围的广泛动脉侧支循环对肝脏灌注情况。

值得注意的是，对于可以进食或接受胃管喂养的患儿，餐后很难探测到肝动脉多普勒信号。空腹后再检查可能会获得较为明显的血流信号。如果仍未能检测到肝动脉多普勒信号，则提示血栓形成或处于血栓前状态。鉴于存在移植物损伤的风险，在使用溶栓剂或血管成形术治疗之前，可以应用动脉造影术进行评估。

虽然肝动脉探查是移植后最重要的检查，但多普勒也有助于评估门静脉、肝静脉和下腔静脉的静脉吻合口的通畅性。静脉吻合部位在灰阶超声下清晰可见，也可以起到提示作用（图5.36）。吻合口可能形成门静脉血栓，但发生率低于动脉闭塞。尤其是当吻合的血管大小不一致时，门静脉吻合处可能会出现湍流。当吻合口出现狭窄或被压迫时常会伴随局部的血流信号增加（图5.37）。继而可能出现门静脉高压。门静脉狭窄后可能发生扩张，但无严重后遗症。在一些行肝段移植的患者中，其门静脉内径较小，长期禁食可能会增加肝脏动脉血流，使得门静脉的显示比较困难。故对进食后的患者在限定时间内进行随访扫查,可以极大地改善门静脉血流的显示情况。

在椎旁静脉系统的侧支循环快速建立的情况下,儿童下腔静脉血栓形成通常没有症状。肝移植患儿下腔静脉血栓的超声诊断很困难。由于下腔静脉的管腔被血栓堵塞,所以很难显示(图5.38)。然而,在这一类患儿中,由于移植术后解剖关系发生明显改变,即使下腔静脉是通畅的,亦很难被探查到。在多普勒检查中,很容易将半脐静脉中的血流信号误认为是来自下腔静脉的血流信号。受体的下腔静脉经常会被较大的供体移植物挤压,所以仔细扫查回流肝静脉非常重要。

在肝段移植中,受体下腔静脉被完整保留,一根或多根肝静脉直接与下腔静脉或右心房相吻合。肝静脉和下腔静脉均可能从吻合处开始出现血栓。术后即刻检查可以显示其外科解剖结构,并作为标准对照,有助于后续评估吻合血管的通畅性。位于肝实质和自体下腔静脉之间常常可以见到因移植缝合而出现的下腔静脉残端。虽然供体下腔静脉残

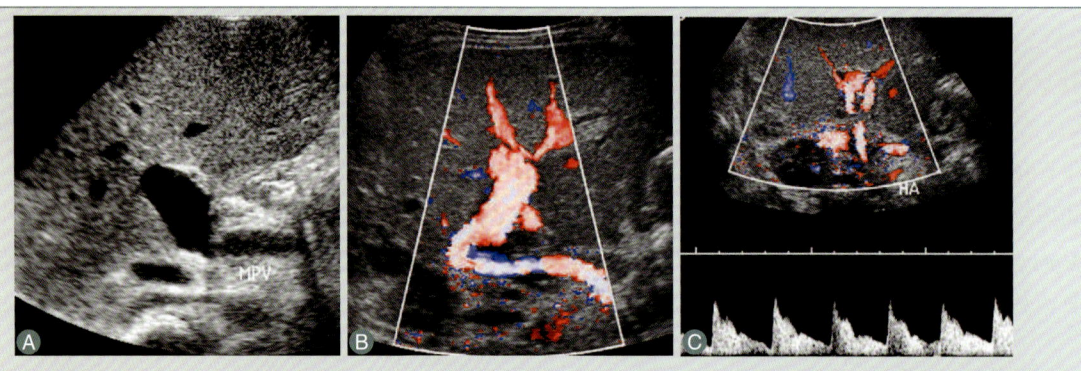

A.肝移植术后门静脉吻合口,注意吻合口前段与后段的轻度口径变化,可能反映了受体患者器官体积较小或供体器官较大,对吻合口狭窄而言,口径的变化正好与图片相反,MPV:门静脉主干;B.典型的门静脉迂曲走行;C.肝动脉(HA)正常的脉冲波多普勒,注意陡峭的收缩期上升支及贯穿舒张期的前向血流信号。

图5.36 肝段移植术后正常的解剖结构

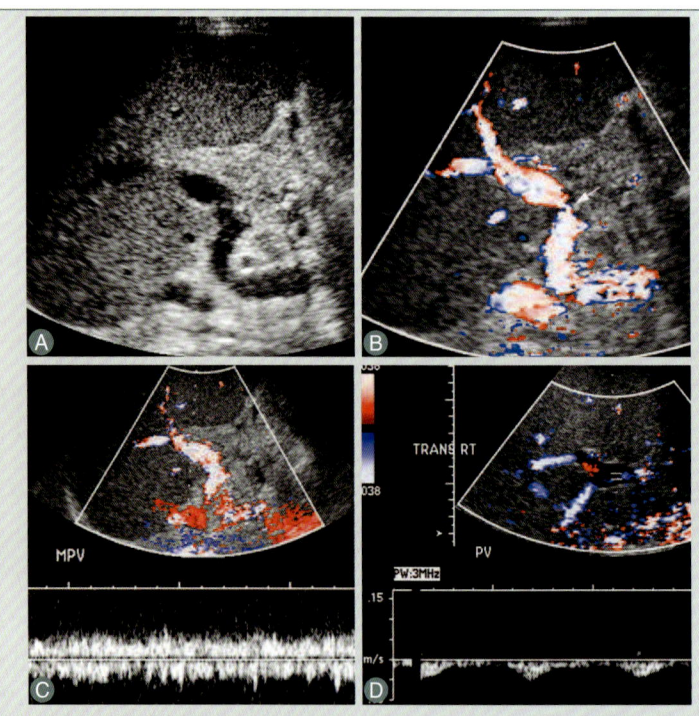

A、B.肋下斜切声像图和CDFI显示吻合口处门静脉的狭窄部位(箭头);C.放置于狭窄处的脉冲波多普勒成像显示双向、高速的湍流血流信号,MPV:门静脉主干;D.另一位移植患者的彩色和脉冲波多普勒成像显示门静脉(PV)内即将形成血栓,在低量程条件下缺乏彩色血流信号和微弱的血流信号。

图5.37 肝移植术后门静脉狭窄

端内的血栓很少会进展,但在围手术期时会表现为腔内回声。随着时间的推移,这些供体下腔静脉残留物显示不清,逐渐塌陷并与腹膜后的中等回声相融合。

与急性肾移植排斥反应引起的肾内血流阻力增加不同,肝移植排斥反应不会引起肝动脉血流信号的改变。然而,肝静脉血流正常相位的变化与移植排斥有关。具体而言,当正常的肝静脉血流信号的三相波变为单相波时,活检标本可证实存在急性排斥反应(敏感性92%,特异性48%)或其他肝脏疾病(胆管炎、纤维化、小叶中心充血和坏死、淋巴组织增生性疾病、胆汁淤积、肝炎)。而一些肝移植受者可能是因为供体移植物血管弹性差,肝静脉血流信号从未表现出三相波,因此前述标准在这一类亚组中并不适用。

胆管内气体或者胆管积气是发生在肝移植患者

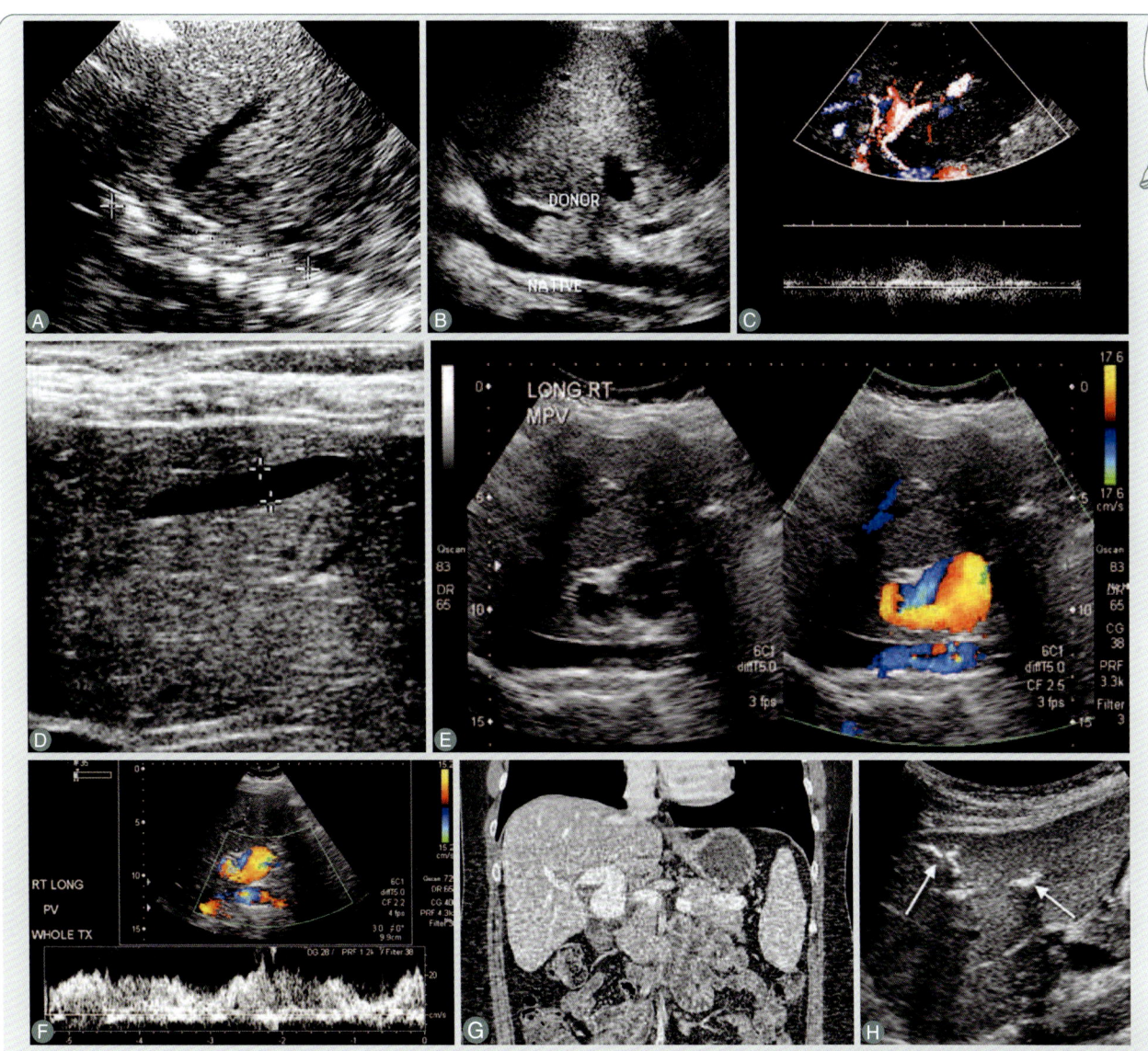

A.2岁患儿,在接受双段肝移植术后,与邻近通畅的肝静脉低回声管腔相比,下腔静脉内可见血栓形成(标尺);B.在自体下腔静脉与肝实质之间的供体下腔静脉的管腔内可见部分性血栓,除非血栓播散,否则通常不会产生影响;C.彩色及脉冲波多普勒成像显示肝移植术后进行活检形成的动静脉瘘的湍流信号;D.移植肝左叶胆管的局灶性扩张(标尺),这可能是由经皮穿刺活检的肝动脉损伤及胆管狭窄或损伤引起的;E~H.全肝移植多年后形成门静脉动脉瘤,双屏(图E,灰阶与彩色多普勒)显示门静脉主干内存在涡流血流信号,彩色及频谱多普勒波形(图F)显示动脉瘤内存在湍流,同一患者的冠状位CT成像(图G)显示门静脉动脉瘤取代了肝动脉的位置,值得注意的是脾周及胃周静脉曲张在CT冠状位重建后得到了很好的显示。胆道积气(图H),横断面超声扫查显示伴有淡声影的分枝状回声线(箭头)。胆管树内存在气体在胆肠吻合术后比较常见,且并不是唯一的并发症,但是它会削弱对肝移植的评估效能。

图5.38 肝移植术后并发症

术后另一种常见的现象（图5.38H，动图5.11）。据悉，这种现象在术后即刻扫查中并不常见（即使胆管内常规放置支架），但有可能在几个月后的常规随访扫描中发现。肠道内气体通过Roux loop和胆肠吻合口逆行进入胆管。常规随访超声仔细检查肝实质，对于排除胆道异常、脓肿、局部缺血和经皮穿刺活检并发症（如"胆汁湖"、动静脉分流、出血）非常重要。胆肠吻合口狭窄、继发性狭窄引起的胆管缺血、结石及管道外的肿块、积液或肿大淋巴结对胆管的压迫，均会引起胆道扩张。围手术期积液比较常见且通常数周到数月内可吸收。持续性的积液可能提示存在淋巴管囊肿或持续性的胆漏。而新发的积液常与感染、医源性损伤、创伤或移植肝衰竭相关。

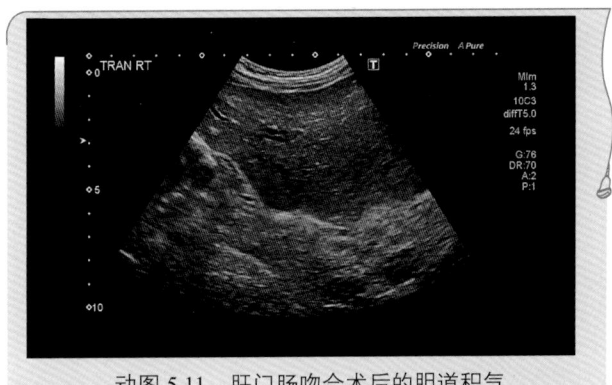

动图 5.11 肝门肠吻合术后的胆道积气

随着肝移植患儿的长期生存率不断提高，在随诊的影像检查中也会发现一系列新的远期并发症。在门静脉或肝动脉，特别是在吻合口处或使用供体血管段的位置，可能出现动脉瘤（图5.38E～图5.38G）。建议对由供体门静脉和肝动脉至与受体自身血管吻合处全程进行仔细扫描。在肾下腹主动脉吻合的情况下，可能较难识别肝动脉的全长。对于位于肾动脉的下方贴近主动脉前表面的移植部位的扫查，可通过加压赶走肠道内气体降低其对探查干扰，或者在侧方腋中线部位进行腹部扫查。有时还需要横断面CT血管造影、MRI，偶尔用血管造影进行印证。肝静脉狭窄可能是隐匿性移植肝衰竭的原因之一。对于肝静脉血流的仔细扫查也可能仅仅显示一些间接证据：肝静脉血流相位消失，3条肝静脉中只有1条发生相位变化。鉴于肝静脉上端或腔静脉吻合口的位置较高，超声评估有一定困难。对超声检查怀疑的部位进行静脉造影则会清晰显示狭窄。并且，这些病例中建立的静脉通路也可以进行血管成形术来治疗狭窄病变。

肝移植术后的其他远期并发症包括肾囊性疾病、慢性肾功能衰竭、移植物抗宿主病、淋巴增生性疾病和其他免疫抑制并发症。

（三）多器官移植

在接受肝移植患者中接受肝-小肠联合移植患者的比例越来越高。尽管增加了额外的供体胰腺和包含腹腔动脉和肠系膜上动脉的供体腹主动脉会增加多普勒成像的难度，但对全肝移植的超声评估方法并未发生变化。术后出现肠梗阻时，超声对小肠的评估会受限。在围手术期，彩色多普勒有助于对供体小肠壁血流灌注进行即时评估。随着肠道功能的恢复，可用其他临床指标取代多普勒成像来评估肠道活力。当出现并发症时，对小肠的超声评价方法与评价坏死性小肠结肠炎的方法相似，即寻找有无积气、灌注不良、复杂腹水和提示穿孔的迹象。对识别这些患者超声表现的经验还在不断积累中。

十、脾脏

脾脏超声检查是评估小儿肝脏、胰腺疾病或感染性疾病、创伤时重要的检查内容。

脾脏囊性病变形成原因包括先天性囊肿（其内衬以上皮细胞），假性脾囊肿（囊壁无上皮细胞被覆），多数由外伤后脾内血肿所致，以及感染棘球绦虫属的包虫囊（囊内壁无衬覆上皮）。脾囊肿合并多囊肾病在小儿中罕见。脾脓肿最常见于因免疫抑制或白血病发生念珠菌感染的小儿。脾脏中的脓肿灶常常在诊断念珠菌脓毒症以后的较长一段时间内发现。猫抓病为脾脓肿的另一致病因素。脾脏钙化灶可能系由小儿肉芽肿性感染（组织胞浆菌病、结核病）或慢性肉芽肿性疾病所致。

脾大也可能为全身感染性疾病的继发改变，包括传染性单核细胞增多症和其他病毒感染、伤寒、疟疾和真菌感染。脾脏长径和厚径均增大（图5.39），脾脏下缘圆钝。脾大的其他病因包括门静脉高压致脾脏瘀血、白血病或淋巴瘤组织脾脏浸润。当发生白血病或淋巴瘤组织脾脏浸润时，超声检查难以将其与正常脾实质进行鉴别。因此，当进行脾脏超声检查时，需要结合腹部脏器的整体

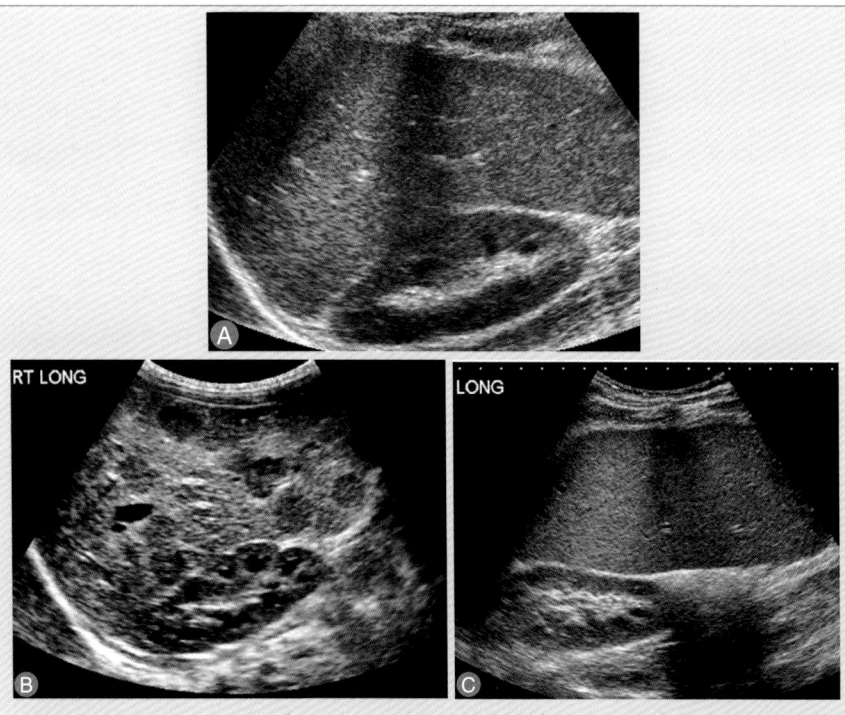

当肝脏或脾脏超出同侧肾脏下极时，说明存在肿大。A.肝功能升高的青少年，其肝脏的冠状面声像图；B.新生儿肝大伴多发血管瘤，注意胎儿叶状凸起及新生儿右肾超声声纹特征；C.单核细胞增多症的青少年，其脾脏的纵切面声像图。RT LONG：右侧纵切面；LONG：纵切面。

图5.39 肝脾肿大

情况（如肝脏疾病、门体静脉侧支循环形成或淋巴疾病）。

脾大的病因

感染（细菌、病毒、原生动物或真菌感染）
淋巴瘤，白血病
淋巴增殖性病变
　　慢性肉芽肿性疾病
肝硬化，门静脉高压
肺隔离症
　　镰状细胞病
溶血性贫血，髓外造血
朗格汉斯细胞组织细胞增生症
糖原贮积症
　　戈谢病
　　尼曼-皮克病
　　黏多糖贮积症
胶原血管病
充血性心力衰竭
结节病

当发生腹部创伤时，脾脏是最常受累的器官之一。脾脏血肿通常为低回声，一般位于包膜下（图5.40C）。新形成的血肿可能为等回声或高回声，而对于部分线状撕裂伤，超声影像难以显示。脾破裂时常常伴随腹腔积血。当小儿发生腹部创伤时，伤情复杂多变，常常以超声作为首选检查手段。只有在可疑病例或伴发脊柱/头部损伤时，需进行CT检查。支持进行超声检查的学者们指出，尽管对于小儿首次超声检查发生了部分胰腺血肿、罕见脾脏血肿及肠系膜撕裂的诊断不足或漏诊，但未影响其外科治疗，亦无因此而死亡的病例。而在前述病例中，或因肋骨骨折无法进行超声检查，或因不明原因的腹腔积血持续增加，均进行了CT检查。在美国，CT检查是小儿腹部创伤的标准检查手段；而在加拿大和部分欧洲国家，更倾向于进行超声检查。

自发性脾破裂好发于传染性单核细胞增多症时增大、质脆的脾脏，并以腹腔积血为先兆。

小儿脾梗死常常由镰状细胞性贫血及多种血管炎所致（图5.40D）。梗死灶通常表现为楔形低回声。当脾脏周围韧带附着处松弛或缺失时，脾脏游离于腹腔内（游走脾），并且偶发根部扭转。脾脏

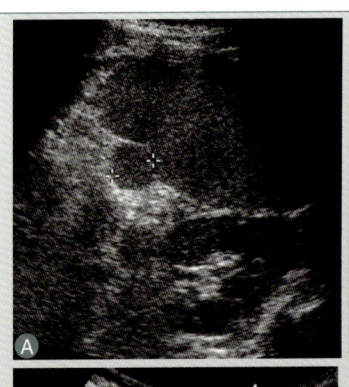
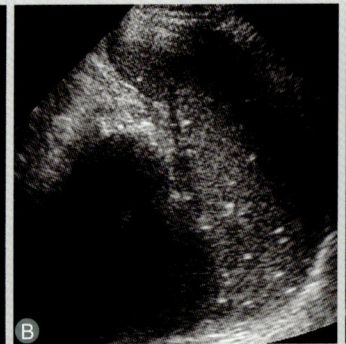
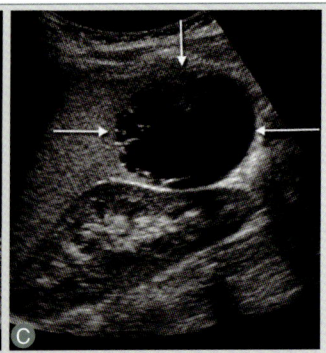
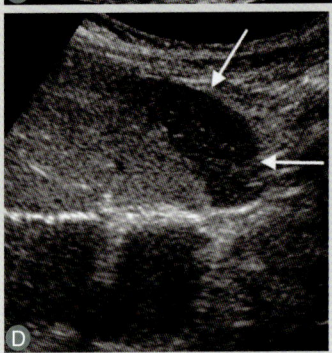

图 5.40 常见脾脏疾病的声像图表现

A.脾脏横切面显示脾门旁副脾（标尺）；B.肉芽肿，多发异常回声，后方伴弱声影；C.亚急性血肿或挫伤，表现为创伤后形成的囊性结构（箭头），该病例为青少年运动创伤后于脾脏下极形成轮廓清晰的低回声区；D.脾梗死（箭头），该患者为骨髓移植后发生败血症。

发生扭转或梗死时，可表现为急性腹痛或腹部明显肿块。

致 谢

本章节是在Heidi Patriquin博士（逝于2000年11月）优秀作品的基础上进行的更新及修订。Heidi Patriquin博士是小儿超声，尤其是小儿腹部脏器多普勒超声的先驱者。她开发了评估血流的新技术，并阐明了小儿和成人超声表现的重要区别。有幸与她有过短暂的接触，并被她对小儿超声的热情深深地感染。相信她会对本章节中新进展的描述及新超声影像的展示感到欣慰。

（刘方义，刘洋，黄备建，李浩然，白玲，陈继业，齐二朋译）

参考文献

扫码观看

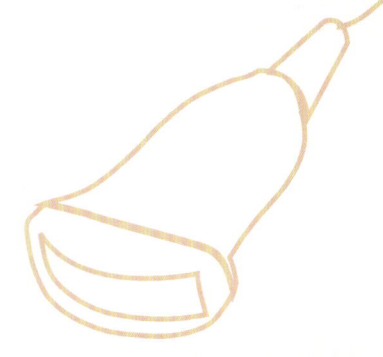

第六章 小儿泌尿系统和肾上腺

Harriet J. Paltiel and Diane S. Babcock

章节大纲

一、小儿尿路超声检查
　（一）检查方法
　（二）正常肾脏解剖
　（三）正常膀胱解剖
二、先天性尿路畸形
　（一）肾重复畸形
　（二）其他肾脏异常
三、肾积水的原因
　（一）肾盂输尿管连接部梗阻
　（二）输尿管梗阻
　（三）膀胱出口梗阻
　（四）膀胱输尿管反流
　（五）梅干腹综合征
　（六）巨膀胱-小结肠-肠道蠕动不良综合征
　（七）膀胱外翻
　（八）脐尿管畸形
四、尿路感染
　（一）急性肾盂肾炎
　（二）慢性肾盂肾炎
　（三）新生儿念珠菌病
　（四）膀胱炎
五、内科肾病
　（一）急性肾损伤
　（二）慢性肾脏病
六、尿路钙化
　（一）肾皮质钙化
　（二）肾髓质钙质沉着症
　（三）尿路瘀滞
　（四）肾静脉血栓钙化
　（五）营养不良性钙化
　（六）尿石症
七、肾创伤
八、肾血管疾病
　（一）多普勒超声检查技术
　（二）正常血管解剖和血流模式
　（三）肾内动脉血流阻力增加的原因
　（四）临床应用
九、肾移植
　（一）血管并发症
　（二）肾周积液
　（三）肾实质异常
　（四）泌尿系统并发症
　（五）肿瘤
十、肾脏囊性疾病
　（一）常染色体隐性遗传多囊肾病
　（二）常染色体显性遗传多囊肾病
　（三）多囊性肾发育不良
　（四）肾单位肾痨和髓质囊性病
　（五）先天性肾囊肿
十一、肾脏肿瘤
　（一）肾母细胞瘤
　（二）中胚层肾瘤
　（三）肾细胞癌
　（四）血管平滑肌脂肪瘤
　（五）多房囊性肾瘤
　（六）肾淋巴瘤
　（七）膀胱肿瘤
十二、小儿肾上腺超声检查
　（一）正常解剖学
　（二）先天性肾上腺皮质增生症
　（三）新生儿肾上腺出血
　（四）成神经细胞瘤
　（五）嗜铬细胞瘤
　（六）肾上腺皮质肿瘤

关键点总结

- 超声能可靠地显示先天性肾发育异常，如重复肾、融合肾和肾旋转异常。
- 超声有助于评估可疑肾积水患者的肾脏、输尿管和膀胱的解剖结构。
- 排泄性尿路超声造影是一种很有前景的技术，在某些病例中可能最终会取代传统的排泄性膀胱尿道造影。
- 超声能够评估肾脏大小，排除解剖异常导致的急性肾损伤。
- 超声是泌尿系结石患者首选的影像学检查方法，无增强的CT扫描仅适用于超声无法诊断的情况。
- 超声造影对钝性腹部创伤患者肾损伤有重要的诊断价值。
- 超声在肾移植患者术后短期和长期的评估中起关键作用。
- 超声通常有助于区分不同类型的肾脏囊性疾病。
- 超声可用于区分囊性和实性肾脏肿块。
- 超声可用于区分新生儿肾上腺出血和神经母细胞瘤。

一、小儿尿路超声检查

（一）检查方法

超声在评估小儿尿路和肾上腺方面发挥着重要作用。小儿尿路的超声检查应包括肾脏、输尿管（如果可见）和膀胱的成像。对于大多数患者，无须特殊准备。在进行血尿或尿路结石评估检查时，父母应该帮助孩子做充盈膀胱准备后检查（表6.1），在检查前要求1小时内饮水。准备进行肾脏多普勒超声检查的患儿应在检查前禁食水，禁食水的间隔时间根据患儿年龄确定。对于尚未接受过如厕训练的幼儿，应首先检查膀胱，因为膀胱可能会突然排空。

虽然儿童配合的能力不同，但很少需要镇静剂。1岁以下的婴儿可以在检查过程中给予安抚奶嘴。1岁以上的患儿可通过看电影、玩玩具或看书等娱乐活动分散注意力以避免其身体的移动。

可以使用多种超声探头，但以能穿透被检查区域的最高频率的探头作为最佳的选择。谐波成像可能有助于提高声窗不佳患者的图像质量。不同类型的探头可用于身体的不同部位。从背部对肾脏扫查最好使用线阵探头或凸阵探头，而从正面对肾脏扫查最好使用凸阵探头或扇形探头经肋间隙进行扫查。膀胱检查使用凸阵探头。对输尿管的扫查可以从离开肾盂到进入膀胱全段进行评估，将图像采集记录并存储。

常规检查包括双侧肾脏的纵切面和横切面的图像（图6.1）。在儿科患者中，常采用仰卧位和俯卧位对肾脏进行扫查。仰卧位时矢状面或冠状面图像可以更好地显示肾上极，而俯卧位时肾上极可能被肋骨遮挡。肾脏的回声应始终与邻近的肝脏和脾脏进行比较。当肾上极被肋骨遮挡时，仰卧位有助于显示肾上极并进行测量。俯卧位时可以更好地显示肾下极，但上极可能被肋膈角处的肋骨或肺气遮挡。通过获得肾脏中部横切面图像并测量其前后径和横径，可以确定肾脏体积（图6.1C）。运用计算长椭球体积的公式如下。

$$肾脏体积 = 长 \times 宽 \times 高 \times 0.523$$

对比已有的正常肾脏的长度和体积的超声测量值与患儿年龄、身高、体重和（或）体表面积的对应表，有助于对异常肾脏进行评估（图6.2，表6.2～表6.5）。儿童单功能肾的长度和体积数据也有报道。单功能肾的代偿性增大发生在宫内，其相对大小的差异在婴儿期和儿童期持续存在（表6.6）。有研究对早产儿的肾脏大小与孕龄或出生体重进行了比较（图6.3）。对于有慢性疾病的患者，如复发性尿路感染、反流或神经源性膀胱，可用超声在随访检查中监测肾脏生长。

表 6.1 尿路超声的患者准备

适应证	准备
血尿	充盈膀胱
尿路结石	充盈膀胱
肾脏多普勒检查	根据年龄确定禁食时间 年龄＜1岁：禁食2小时 5岁＞年龄＞1岁：禁食4小时 年龄≥5岁：禁食6小时
所有其他适应证	无须准备

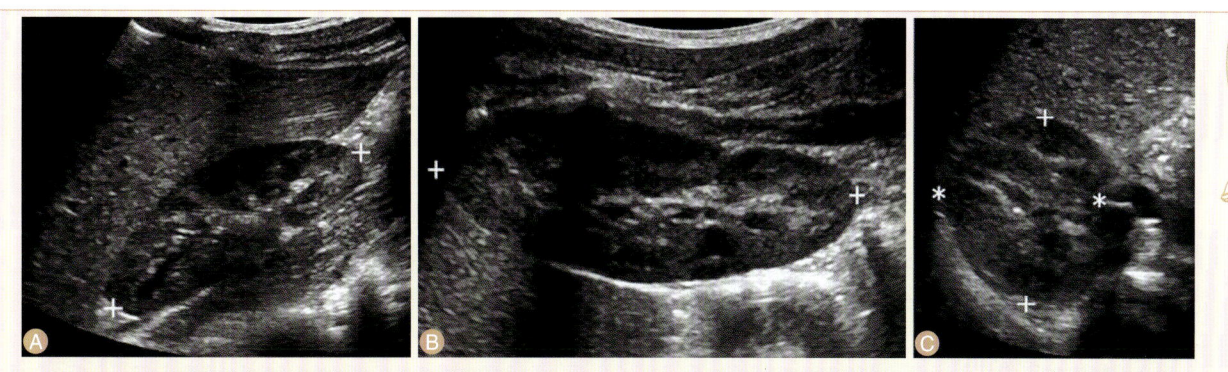

A.仰卧位纵切面声像图；B.俯卧位纵切面声像图，从仰卧位或俯卧位获得长度测量值（+）；C.通过肾部横切面声像图，测量前后径（+）和宽径（*），体积=长×宽×高×0.523。

图6.1　肾脏长度和体积

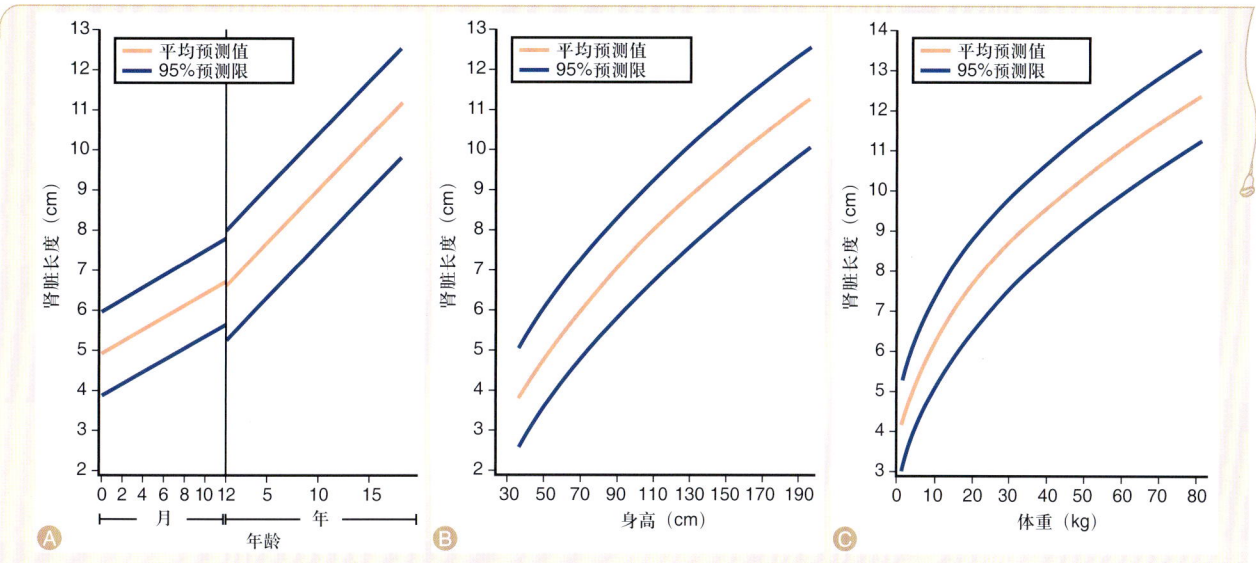

图6.2　肾脏长度与年龄（图A）、身高（图B）和体重（图C）的关系

[With permission from Han BK, Babcock DS. Sonographic measurements and appearance of normal kidneys in children. AJR Am J Roentgenol. 1985；145（3）：611-616.]

表6.2　不同月龄和不同性别的婴儿肾脏长度（cm）参考值

性别	月龄	数目	平均数 ± 标准差	95% 置信区间		百分位数	
				上限	下限	第3	第97
男	0~3	336	4.88 ± 0.56	4.82	4.94	3.9	6.0
	3~6	238	5.69 ± 0.40	5.64	5.74	5.0	6.5
	6~9	246	5.90 ± 0.41	5.85	5.96	5.1	6.8
	9~12	220	5.93 ± 0.50	5.86	6.00	5.0	6.9
女	0~3	246	4.75 ± 0.62	4.67	4.83	3.6	6.1
	3~6	210	5.70 ± 0.39	5.64	5.75	5.0	6.5
	6~9	250	5.73 ± 0.40	5.68	5.78	5.1	6.6
	9~12	238	6.17 ± 0.50	6.10	6.23	5.1	7.0

来源：With permission from Vujic A, Kosutic J, Bogdanovic R, et al. Sonographic assessment of normal kidney dimensions in the first year of life—a study of 992 healthy infants. Pediatr Nephrol 2007；22（8）：1143-1150.

表 6.3　不同月龄和不同性别的婴儿肾脏体积（mL）参考值

性别	月龄	数目	平均数 ± 标准差	95% 置信区间		百分位数	
				上限	下限	第 3	第 97
男	0~3	336	14.32 ± 4.52	13.84	14.81	7.48	24.14
	3~6	238	19.30 ± 4.40	18.74	19.86	12.18	30.04
	6~9	246	21.50 ± 3.98	21.01	22.00	15.08	30.60
	9~12	220	24.59 ± 7.17	23.64	25.54	14.68	42.49
女	0~3	246	13.22 ± 4.31	12.68	13.77	6.20	21.88
	3~6	210	18.58 ± 3.85	18.06	19.09	12.43	26.74
	6~9	250	20.20 ± 3.82	19.73	20.68	13.88	28.19
	9~12	238	26.48 ± 7.60	25.51	27.45	15.45	46.77

来源：With permission from Vujic A, Kosutic J, Bogdanovic R, et al. Sonographic assessment of normal kidney dimensions in the first year of life—a study of 992 healthy infants. Pediatr Nephrol 2007; 22（8）: 1143-1150.

当怀疑肾动脉或静脉疾病时，可对部分患者进行肾脏多普勒超声检查，使用与成人相似的检查技术（见下文肾血管疾病）。

膀胱的纵切面和横切面扫查可在充盈和排空状态下，使用可穿透前提下的最高频率的凸阵探头。谐波成像能减少伪影。膀胱容积是在膀胱充盈最佳且尚舒适状态下，通过膀胱纵径和横径图像计算评估（图6.4）。由于膀胱的形状不同，研究者使用了各种公式计算其容积。最常用的方法是使用前面提到的用于确定长椭球体积的公式计算膀胱容积。

只有少数研究者使用不同的技术对儿童膀胱壁厚度进行了测量，并得出了一些不同的结果和结论。Jequier和Rousseau的一项回顾性研究测量了410例儿童和10例成人在膀胱充盈不同程度时的横切面或矢状面图像上膀胱三角后外侧壁。他们确定，当膀胱几乎为空虚时，正常平均壁厚为2.8 mm，当膀胱充盈时，正常平均壁厚为1.5 mm。膀胱充盈度与壁厚呈线性关系，膀胱充盈或排空后的壁厚上限分别为3 mm和5 mm。最近Uluocak等对膀胱充盈儿童进行的一项前瞻性研究中，分别获得了前壁、后壁和侧壁厚度测量值。前壁、后壁和侧壁的平均厚度分别为1.4 mm（范围为0.8~2.8 mm）、1.6 mm（范围为0.7~3.1 mm）和1.5 mm（范围为0.6~2.6 mm）。

前壁和后壁厚度与年龄增长和体重指数呈显著正相关。然而，Jquier和Rousseau的研究显示膀胱容积与前壁或后壁厚度之间没有相关性，二者结果相反。因此，为了更好地描述患者的年龄、身高和体重指数对膀胱壁厚度的影响，还需要进一步的研究。

最好在膀胱充盈的情况下进行扫查，以便发现异常，包括膀胱壁的增厚和小梁形成，还可发现远端输尿管扩张和输尿管囊肿。膀胱壁厚度可能随着炎症或肌小梁肥大而增加。对于神经源性膀胱或集合系统扩张的患者，排尿后观察膀胱和肾脏可能对诊断有所帮助，因为充盈的膀胱可能会导致扩张增加，但扩张可在排尿后改善。

在特定的临床情况下，彩色多普勒超声可用来评估输尿管喷流（图6.5）。

（二）正常肾脏解剖

在妊娠中期，胎儿的肾脏由一组肾小球（小肾）组成，每个小肾中央都有一个大的锥体，周边则为纤薄的肾皮质。随着小肾逐渐融合，其相邻的皮质互相融合为肾柱。之前的小肾也成为肾脏的一叶，改称肾叶。如果这些小肾融合不完全，肾脏则会维持胚胎期分叶的外观，称为"永存胚胎期分叶状肾"（图6.6），可能会持续到成年，并且应与肾脏瘢痕相鉴别。肾脏瘢痕往往位于肾锥体之上，伴有局部肾皮质的菲薄或缺失，在超声上的表现如同被"挖"掉一块，局部肾脏表面凹陷不平滑；而永存胚胎期分叶状肾融合不良之处则位于肾锥体之间肾柱之上，局部肾脏表面虽有凹陷，但却较为圆润平滑，且局部肾皮质的厚度也无明显变薄。

肾脏连接部实质缺损（肾间隔或裂隙）是这些凹陷中最突出的，由肾周脂肪沿肾表面裂隙黏附在肾包膜上引起，并可从肾门延伸到皮质。常见于肾的前上侧面（图6.7）。在出生时，（肾）锥体仍然很大并且与周围较薄的皮质回声相比呈低回声。刚出生时肾小球滤过率低，产后1周迅速增加。在整个童年时期，皮层显著增长，锥体逐渐成比例缩小。

表 6.4 平均肾体积（值为平均值 ± 标准差）

年龄（岁）	平均年龄（岁）	数目	肾体积（cm³）
0 ~ 0.249	0	99	30.83 ± 7.98
0.25 ~ 0.49	0.25	81	44.76 ± 11.03
0.50 ~ 0.99	0.5	121	55.44 ± 6.82
1.00 ~ 1.49	1.0	111	62.80 ± 9.23
1.50 ~ 1.99	1.5	56	68.35 ± 10.64
2.00 ~ 2.49	2.0	87	74.49 ± 10.04
2.50 ~ 2.99	2.5	98	82.47 ± 9.22
3.00 ~ 3.49	3.0	135	89.60 ± 11.89
3.50 ~ 3.99	3.5	77	94.89 ± 9.50
4.00 ~ 4.49	4.0	115	102.01 ± 10.41
4.50 ~ 4.99	4.5	79	106.81 ± 10.90
5.00 ~ 5.49	5.0	109	112.62 ± 13.47
5.50 ~ 5.99	5.5	129	118.44 ± 13.18
6.00 ~ 6.49	6.0	173	123.79 ± 12.04
6.50 ~ 6.99	6.5	130	132.18 ± 12.01
7.00 ~ 7.49	7.0	142	137.00 ± 12.11
7.50 ~ 7.99	7.5	137	144.05 ± 13.26
8.00 ~ 8.49	8.0	127	151.08 ± 14.40
8.50 ~ 8.99	8.5	79	156.15 ± 11.37
9.00 ~ 9.49	9.0	147	163.69 ± 11.93
9.50 ~ 9.99	9.5	79	168.57 ± 11.28
10.00 ~ 10.49	10.0	125	174.16 ± 10.39
10.50 ~ 10.99	10.5	79	183.18 ± 12.69
11.00 ~ 11.49	11.0	104	188.03 ± 12.13
11.50 ~ 11.99	11.5	50	195.24 ± 11.12
12.00 ~ 12.49	12.0	90	201.82 ± 11.65
12.50 ~ 12.99	12.5	50	208.46 ± 12.56
13.00 ~ 13.49	13.0	87	215.00 ± 16.63
13.50 ~ 13.99	13.5	42	218.30 ± 14.83
14.00 ~ 14.49	14.0	90	225.39 ± 16.98
14.50 ~ 14.99	14.5	45	230.14 ± 14.43
15.00 ~ 15.49	15.0	85	236.43 ± 14.58
15.50 ~ 15.99	15.5	44	244.36 ± 14.37
16.00 ~ 16.49	16.0	50	251.99 ± 16.42
16.50 ~ 16.99	16.5	24	251.75 ± 17.54
17.00 ~ 17.49	17.0	41	262.69 ± 12.67
17.50 ~ 17.99	17.5	59	271.26 ± 11.10

来源：Adapted from Leung VY，Chu WC，Yeung CK，et al. Nomograms of total renal volume，urinary bladder volume and bladder wall thickness index in 3,376 children with a normal urinary tract. Pediatr Radiol. 2007；37（2）：181-188.

表 6.5 独肾或单侧功能肾的肾生长新百分位数：肾长度和肾体积

身高（cm）	左肾长度（mm）		右肾长度（mm）		体表面积（m²）	左肾体积（mL）		右肾体积（mL）	
	第5百分位数	第95百分位数	第95百分位数	第95百分位数		第5百分位数	第95百分位数	第5百分位数	第95百分位数
55（<60）	36.6	67.6	39.9	69.5	<0.4	10.0	37.1	11.8	41.0
70（60~79.9）	51.9	82.2	51.5	74.0	0.4-<0.7	29.5	85.0	28.7	77.0
90（80~99.9）	67.0	96.7	65.7	87.3	0.7-<1	49.5	161.0	54.0	129.6
110（100~119.9）	70.1	104.4	73.0	100.0	1-<1.3	81.8	259.2	81.4	173.6
130（120~139.9）	85.0	120.0	81.0	107.2	1.3-<1.6	102.3	273.1	99.0	174.0
150（140~159.9）	90.3	135.8	93.8	124.4	>1.6	115.4	315.5	130.0	274.7
170（≥160）	96.8	145.8	104.0	140.0					

来源：With permission from Spira EM, Jacobi C, Frankenschmidt A, et al. Sonographic long-term study: paediatric growth charts for single kidneys. Arch Dis Child. 2009; 94（9）: 693-698.

表 6.6 膀胱的形态和校正系数（K）

膀胱形态	k（标准误差）	皮尔逊 r	P 值	平均百分比误差 ± 标准差
所有样本[a]	0.66（0.011）	0.927	<0.01	19.19±9.59
圆形	0.561（0.013）	0.940	<0.01	5.10±8.30
立方体形	0.923（0.012）	0.982	<0.01	5.53±6.86
椭圆形	0.802（0.006）	0.992	<0.01	3.09±3.52
三角形	0.623（0.007）	0.988	<0.01	7.71±8.66
未明确的	0.749（0.048）	0.976	<0.01	15.18±17.21

注：[a] 所有形态。

来源：With permission from Kuzmic AC, Brkljacic B, Ivankovic D. The impact of bladder shape on the ultrasonographic measurement of bladder volume in children. Pediatr Radiol 2003; 33: 530-534.

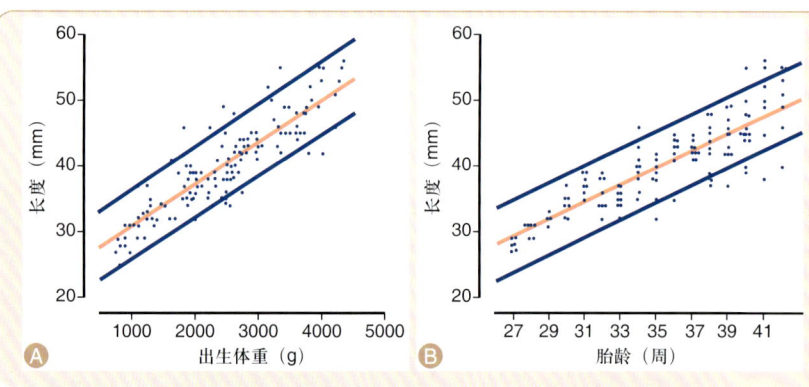

图 6.3 肾脏长径与出生体重（图A）和胎龄（图B）的关系

[With permission from Chiara A, Chirico G, Barbarini M, et al. Ultrasonic evaluation of kidney length in term and preterm infants. Eur J Pediatr. 1989; 149（2）: 94-95.]

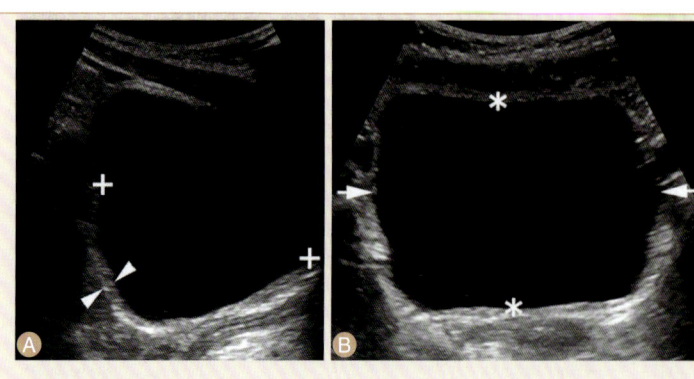

A、B. 最大纵切面和横切面声像图。沿膀胱内壁测量的长径（+）、宽径（箭头）和前后径（*）。沿后壁测量的膀胱壁厚度（三角箭头）。

图 6.4 膀胱容积

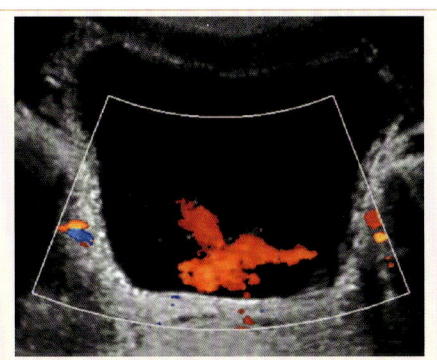

膀胱的横切面显示双侧输尿管喷尿相互交叉。

图6.5 输尿管喷尿

儿童肾脏的解剖和超声表现取决于其年龄。正常婴儿肾脏具有不同于正常成人肾脏的一些特征（图6.8）。中央回声复合体与肾实质相比不明显，因为婴儿肾盂周围脂肪与成人相比较少。正常早产儿肾脏的肾皮质回声明显高于肝脏和脾。正常足月婴儿肾脏的肾皮质回声与邻近正常肝脏的回声相同，而在年龄较大的儿童和成人肾脏中，肾皮质的回声低于肝脏。婴儿的髓质锥体相对较大，往往表现得更明显（回声更低）。婴儿和儿童肾脏中的皮髓质分界较成人明显，可能是由于高频探头分辨率的提高和身体脂肪组织较少所致。这也可能是由于婴儿肾实质细胞成分的差异所致，儿童肾脏中的这些突显的锥体很容易被不熟悉这种差异的人误认为是多发囊肿或扩张的肾盏。正常的锥体在中央回声复合体周围以一种特有的模式排列，因此可以与囊肿区分开来。弓形动脉在皮髓质交界处的位置也有助于识别锥体结构。

青少年和年龄较大儿童的肾脏解剖与成人相似（图6.8）。肾实质由周围的肾皮质组成，包含肾小球，并且有几个延伸到肾窦边缘（肾隔膜或肾柱）；髓质（包含肾锥体），更靠近中央，与肾盏相邻。正常皮质呈低水平的回声反射，髓质呈更低回声，排列在中央的肾窦周围。弓形血管可显示为皮质髓质交界处明显地反射回声。在大多数儿童中可发现这种皮髓质分界，但在皮下软组织增加的儿童中偶尔看不到。中央回声复合体由来自肾窦的强烈反射回声组成，包括肾集合系统、肾盏和漏斗、动脉、静脉、淋巴管、肾盂周围脂肪和部分肾盂。随着肾集合系统的扩张，这些回声分离，可以显示轻微的肾积水。在正常儿童中可以看到轻微的扩张，特别是在近期摄入大量液体或利尿剂后。正

充盈的膀胱也会导致功能性输尿管梗阻和肾脏集合系统的轻度扩张。于膀胱排空后重新扫查，正常尿路的集合系统和输尿管扩张通常会消退。

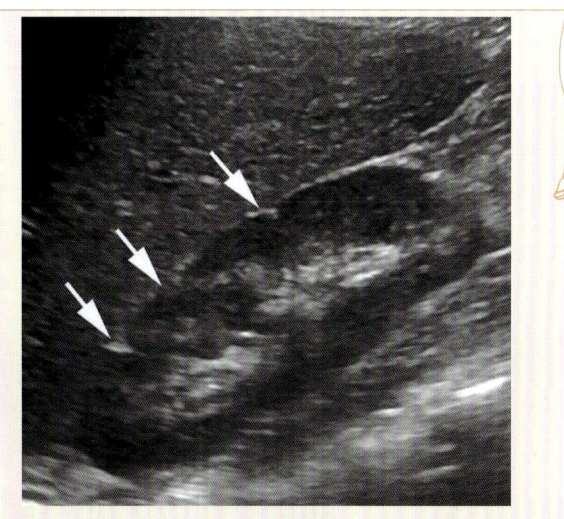

右肾纵切面显示为轻微起伏的轮廓，是由于锥体缺失的实质凹陷造成（箭头）。

图6.6 胚胎期分叶状肾

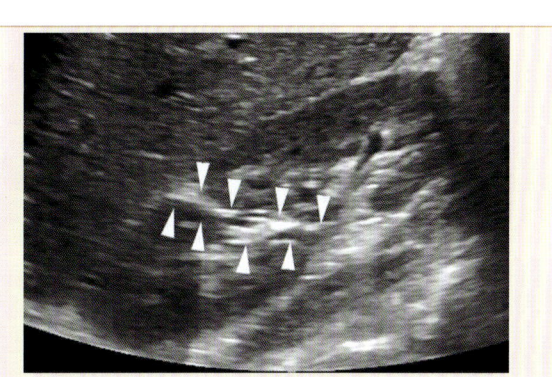

右肾纵切面显示一条线样高回声斜穿过实质（三角箭头）。

图6.7 肾脏连接部实质缺损

（三）正常膀胱解剖

正常膀胱壁通常较薄。膀胱体积和壁厚受膀胱充盈程度的影响。在膀胱底部可见远端输尿管，当儿童摄入充足水分后格外明显，这可能与正常一过性排尿的蠕动相关（图6.9）。膀胱壁厚度可随着炎症或肌肉肥大而增加。

二、先天性尿路畸形

（一）肾重复畸形

集合系统重复畸形是尿路的一种常见先天性

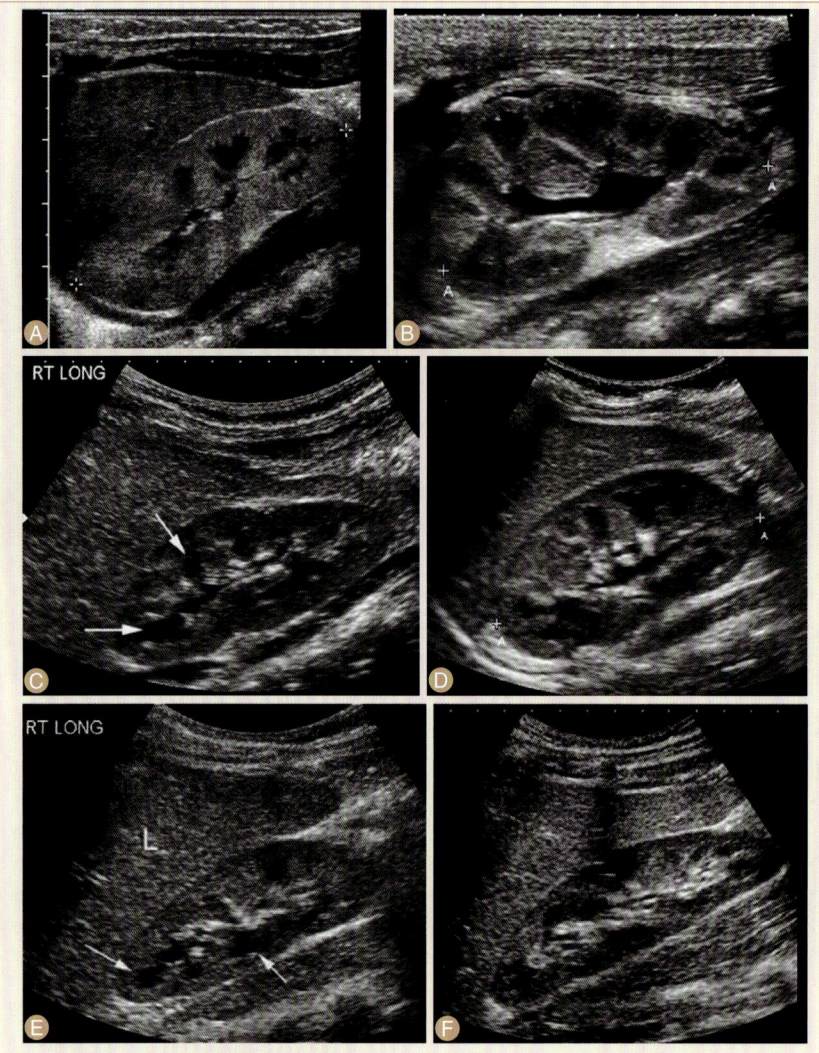

A.早产儿肾皮质回声高于肝回声,肾锥体呈明显的低回声;B.足月儿胎儿期分叶状肾的皮质与肝、脾回声相等或略高,突出的肾锥体呈低回声;C.足月儿由于肾盂周围脂肪较少,中心部回声不明显,肾皮质在回声方面与肝脏相当,锥体(箭头)相对较大,看起来更突出;D.2岁儿童肾皮质的回声略低于肝脏,肾窦脂肪开始在血管周围形成中心回声反射;E.10岁儿童正常皮质的回声低于肝(L)或脾,锥体(箭头)在中央强反射回声复合体周围呈相对低回声;F.14岁儿童肾皮质的回声低于肝或脾,肾锥体较之前不那么突出,肾窦脂肪增多。

图 6.8 不同年龄段肾脏的正常声像图表现

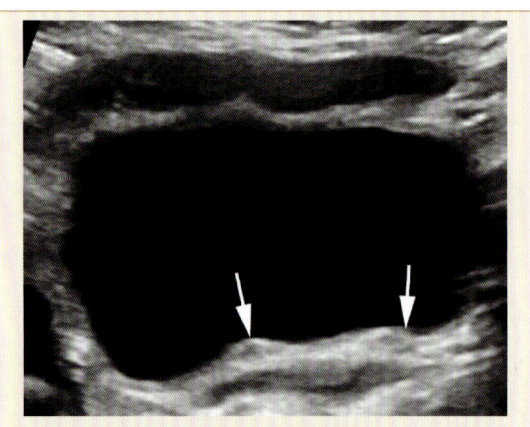

膀胱横切面显示输尿管远端在膀胱三角区的附着点(箭头)。

图 6.9 正常远端输尿管

畸形,分为部分型和完全型。在完全重复的情况下,有两个肾盂和两个独立的输尿管引流肾脏。下极输尿管通常在正常位置插入膀胱。然而,输尿管壁内段可能较短,常导致膀胱输尿管反流。上极输尿管开口异位,位于正常输尿管开口的下方和内侧(Weigert-Meyer定律),其开口可能狭窄或阻塞。上极输尿管下段黏膜的气球样膨胀导致输尿管囊肿。在一些患者中,上极输尿管可能完全位于膀胱之外,包括尿道(在尿道外括约肌上方、该处或下方),位于子宫或阴道内,或位于射精管、精囊或输精管内。

与典型患者相比,无梗阻的重复肾患者通常不会出现明显的临床症状。典型的重复肾患者可能有尿路感染、生长障碍、腹部肿块、血尿或输尿管囊肿引起的膀胱出口梗阻的症状。上极输尿管插入尿道外括约肌下方或插入阴道或子宫的女性患者可能有慢性、持续性尿失禁或频繁滴尿的症状。

当中央回声复合体被分成两部分,中间有正常肾实质(肾柱)时,超声检查可诊断为肾集合系统重复畸形(图6.10)。除非存在集合系统扩张和(或)输尿管扩张,否则不易区分部分型、不典型的重复输尿管和完全重复输尿管,因为超声检查难以显示正常的输尿管。

当上极部分梗阻时,可见上极集合系统及整个输尿管扩张。上极集合系统的肾实质可能变薄。如果梗阻与输尿管囊肿有关,膀胱切面可显示输尿管囊肿在膀胱内呈圆形无回声结构,此外还有与膀胱相邻的扩张的远端输尿管(图6.11)。巨大的输尿管囊肿可能越过中线,阻塞对侧输尿管或膀胱出口,导致双侧肾积水。输尿管囊肿过大与膀胱相近时,往往难以诊断,排尿后扫查将有助于诊断。如果反流入下极部分,下极集合系统及其输尿管将有不同程度的扩张。如果反流是轻微的,下极可能不会扩张。

(二)其他肾脏异常

其他肾脏异常包括先天性肾缺如、肾脏位置异常(如盆腔肾、交叉性异位肾)和肾下极于中线融合的马蹄肾。当超声在肾区内无法显示肾组织时,可怀疑先天性肾缺如或异位肾。肾缺如时,肾上腺不会显示为肾脏上方的倒V形,而是呈扁平状,通常被称为"平卧肾上腺"(图6.12)。不仅要注意寻找肾脏在肾区中的常见位置,而且要注意下腹部或盆腔的肾脏。当一个肾脏缺失或严重受损时,对侧的健康肾脏会代偿性肥大。核素扫描可能有助于确定超声无法显示的较小但功能正常的肾脏。

马蹄肾的长轴往往异常,下极向内侧旋转并且在脊柱前方的中线通过纤维带或肾实质融合(图6.13)。马蹄肾的位置也较正常肾脏低。如果未发现异常的肾脏长轴或中央融合肾组织很薄时(特别是融合处为纯纤维时),马蹄肾可能被忽略。

交叉异位肾是一种罕见的先天性畸形,两个肾脏位于腹部的同一侧。大约90%的病例至少有一定程度的融合,通常地表现为原位肾下极与异位肾上极融合(图6.14,动图6.1)。异位肾的输尿管穿过中线,正常插入膀胱内。交叉异位肾在男孩中比女孩更常见(男女比为1.4∶1),右侧的发生率是左侧的2~3倍。与其他肾脏异常一样,交叉异位肾可以是偶然发现,也可能合并其他的先天性异常。

较罕见的类型包括交叉未融合异位和孤立性或未融合的双侧交叉异位。另一种双肾盂融合肾联合异位融合的模式被称为"煎饼肾"或"蛋糕肾",取决于融合的程度和由此产生的外观。这些更复杂的异常可单独存在或与其他先天性疾病同时存在。

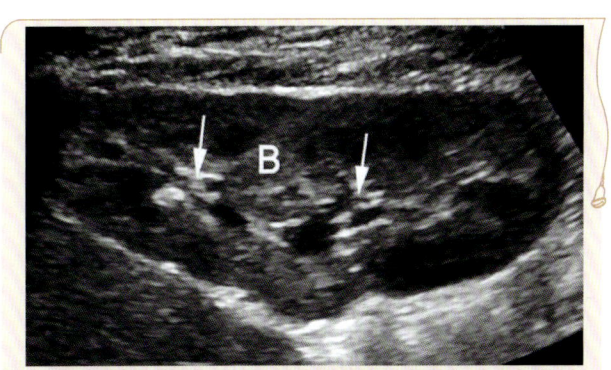

右肾俯卧位纵切面显示正常肾实质,肾柱(B)将中央回声复合体分成两部分(箭头)。

图6.10 重复肾

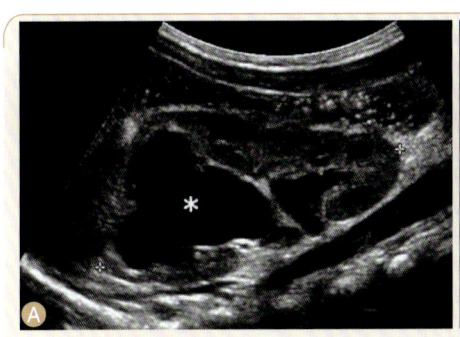 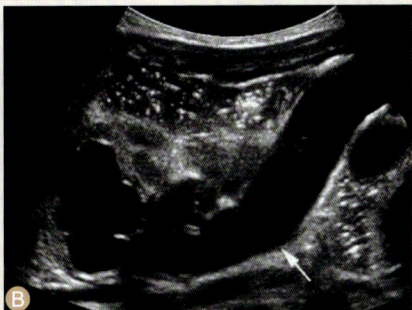 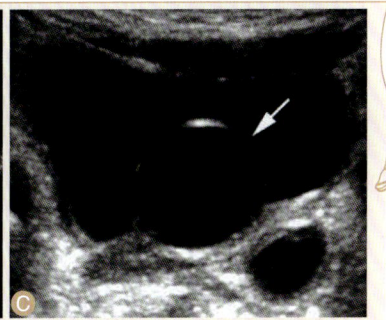

A.左肾纵切面显示左肾上极集合系统扩张(*),下极肾盂轻度扩张;B.左侧纵切面显示扩张的上极输尿管(箭头)从肾盂延伸而来;C.膀胱横切面显示膀胱内输尿管囊肿(箭头)。

图6.11 重复肾伴上极异位输尿管扩张

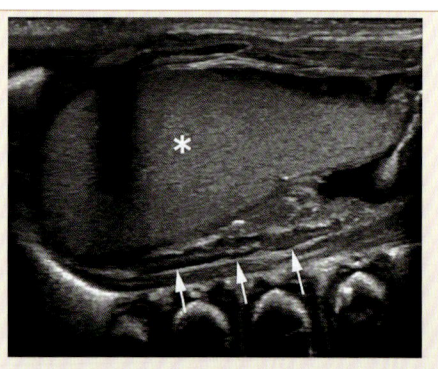

纵切面显示沿脊柱的细长扁平肾上腺（箭头），*：脾。

图6.12 左肾缺如的新生儿出现肾上腺"平卧征"

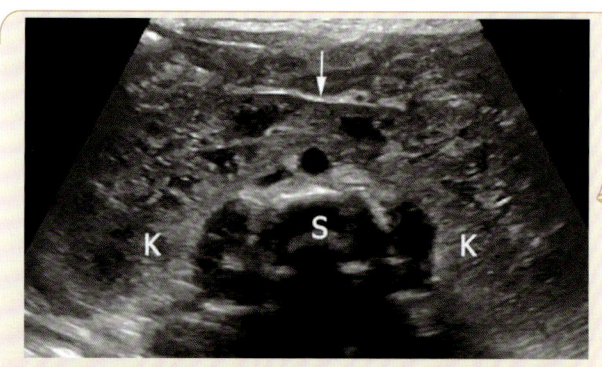

平卧位横切面显示左右肾下极（K）向内侧旋转并通过实质带（箭头）在脊柱（S）前方融合。

图6.13 马蹄肾

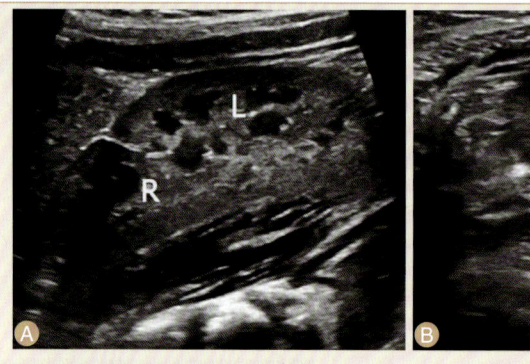

经右侧腹扫查。A、B.右肾纵切面和横切面显示原位右肾（R）的下极与异位左肾（L）的上极融合，左肾向内侧旋转。

图6.14 交叉异位肾

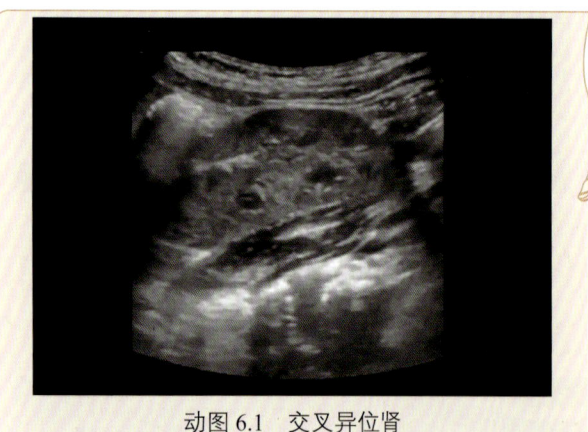

动图6.1 交叉异位肾

三、肾积水的原因

肾集合系统扩张（肾积水）是小儿患者中相当常见的问题。其通常（但并非总是）与梗阻有关，而超声对其检测特别敏感。对怀疑肾积水的患儿，一般先通过超声评估肾脏、输尿管和膀胱的解剖结构。功能性梗阻的程度则通过肾图进行评估。如果梗阻程度较轻，则患者只须随访，因为梗阻和集合系统扩张往往会随着患者年龄的增长而消失。

先天性肾积水几乎都是首先在胎儿超声检查中发现，待婴儿出生后再进行随诊评估。胎儿肾积水可能是由于梗阻、肾盂输尿管反流或非梗阻性生理变异所致。正常肾盂也可能观察到少量积液。然而，肾盏扩张是一种异常状态，往往提示存在严重的病理改变。通过超声检查获得肾脏长度、实质厚度和回声、肾盂输尿管扩张程度、膀胱壁厚度和容积等有关信息从而进行更精确地诊断和评估肾积水的严重程度。通常使用$_{99m}$TC-巯乙甘肽和呋塞米对患者进行排泄性膀胱尿道造影和核闪烁显像（肾图）以进行全面评估。

由于缺乏产前泌尿系统扩张严重程度与产后泌尿系统异常之间关系的循证医学信息，目前对产前诊断为尿路扩张症患儿的临床治疗差异很大。为了给产前和产后尿路扩张症的诊断和治疗建立一个统一的分类系统和适用的术语，2014年与产前和产后尿路扩张症诊治相关的8个学会在专家共识会议上设计了尿路扩张症的分类系统。该分级系统通过6种超声特征来评价产后尿路疾病的风险，这6种超声特征分别是：①肾盂前后径；②出生后肾盏扩张（中央或周围肾盏扩张）；③肾实质厚度；④肾实质外观；⑤膀胱异常；⑥输尿管异常。而产前检查还要报告第7个超声特征：羊水量。会议还定义了正常成像参数（图6.15，图6.16）。预计未来的研究将进一步完善该分类系统，并与其他临床结局（如肾功能和外科干预需求）关联。

声可以观察肾实质组织的厚薄，但是无法显示无扩张的输尿管（图6.17）。

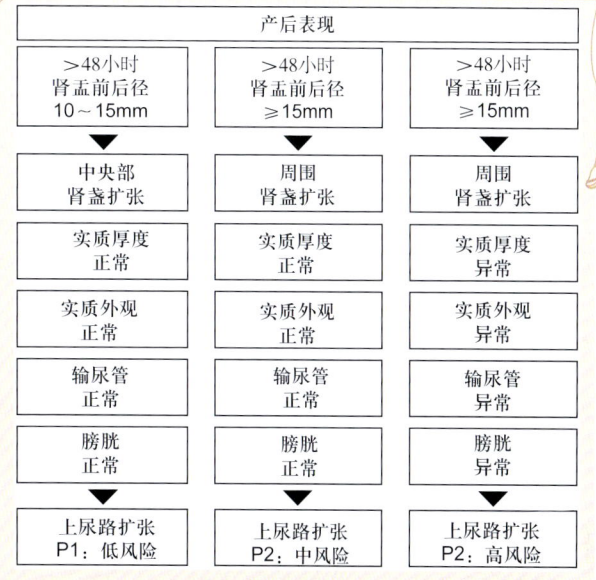

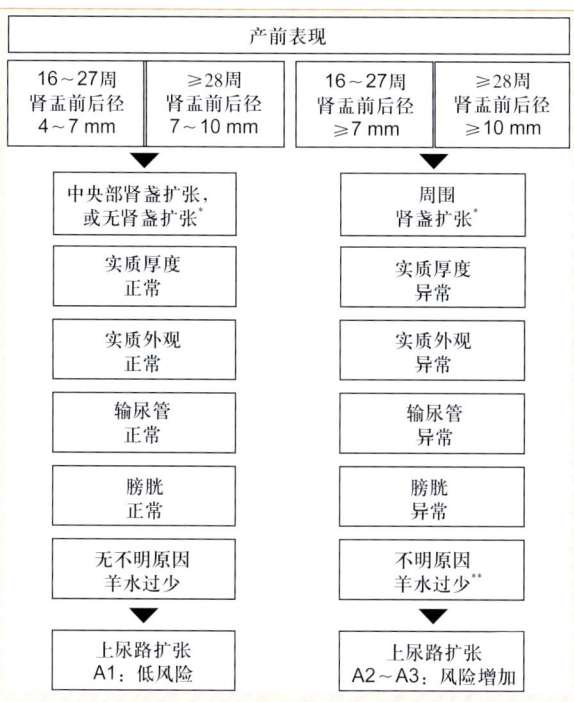

*中央和周围型肾盏扩张在孕早期难以诊断。
**羊水过少被怀疑与泌尿生殖系统有关。
分层基于是否存在最受关注的相关特征。

图6.15 尿路扩张症风险分层——尿路扩张症A1（低风险）和尿路扩张症A2～A3（高风险）的产前表现

[With permission from Nguyen HT, Benson CB, Bromley B, et al. Multidisciplinary consensus on the classiication of prenatal and postnatal urinary tract dilation (UTD classiication system). J Pediatr Urol. 2014；10（6）：982-998.]

分层基于最受关注的超声表现。

图6.16 尿路扩张症风险分层——产后尿路扩张症P1（低风险）、尿路扩张症P2（中等风险）和尿路扩张症P3（高风险）的表现

[With permission from Nguyen HT, Benson CB, Bromley B, et al. Multidisciplinary consensus on the classiication of prenatal and postnatal urinary tract dilation (UTD classiication system). J Pediatr Urol. 2014；10（6）：982-998.]

（一）肾盂输尿管连接部梗阻

肾盂输尿管连接部梗阻是产前肾积水的最常见原因，其通常由肾盂输尿管连接处的功能性狭窄或肾下极交叉的血管引起。肾盂输尿管连接部梗阻导致输尿管内正常蠕动活动的启动或传导功能紊乱。梗阻导致肾集合系统近端扩张，也使对侧肾脏先天性异常的发生率相应增加。

超声诊断肾积水取决于有无肾盂肾盏扩张。超

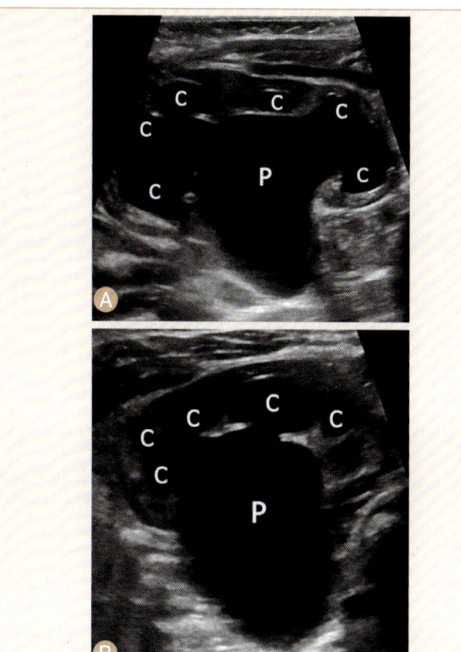

A、B. 纵切面和横切面显示肾集合系统明显扩张，中间扩张的肾盂（P）与扩张的肾盏（C）连通。

图6.17 肾盂输尿管连接部梗阻

(二)输尿管梗阻

输尿管膀胱交界处梗阻是远端输尿管狭窄和闭锁或开口异位插入所致。对于所谓的"原发性巨输尿管",可能是因为膀胱旁输尿管缺少神经节细胞,又或者是因为输尿管肌肉发育不全和(或)管壁纤维化,而管道的黏膜下层和输尿管开口正常。肾内集合系统和狭窄处附近的输尿管可以表现为不同程度地扩张。超声可以观察到膀胱后方远端输尿管出现节段性狭窄合并肾盂、输尿管积液(图6.18)。MAG3肾图可以用来明确肾盂输尿管扩张是否由梗阻引起。

引起输尿管梗阻的原因很多。异位插入输尿管通常表现为重复输尿管,且无论是否合并输尿管囊肿,都可引起梗阻,并导致近端的集合系统和输尿管扩张。腔内异物也可造成输尿管梗阻,如结石、血凝块或真菌球。实时超声可能观察到梗阻附近的输尿管蠕动增加。多普勒超声可能会发现梗阻侧输尿管射流减少或异常。输尿管全程都有可能因外部肿块(如淋巴瘤或脓肿)的压迫而出现梗阻。有时由于肠道气体的干扰,超声往往难以显示输尿管确切的梗阻部位。

(三)膀胱出口梗阻

双侧肾积水通常由膀胱或膀胱出口水平梗阻引起。由后尿道瓣膜引起的先天性梗阻会导致膀胱壁不规则增厚。超声偶尔可以诊断后尿道瓣膜,并可观察到后尿道扩张。近期已有通过经会阴超声造影诊断后尿道瓣膜的报道(图6.19)。但是要注意的是,进行排泄性膀胱尿道造影时需要图像充分显示后尿道的瓣膜。

脊柱闭合不全和逼尿肌过度反射患者会出现功能性梗阻,这是因为在排尿过程中神经源性膀胱引起膀胱压力的增加。因此,这些患者可能会出现膀胱壁增厚和肌小梁增生(图6.20,动图6.2~动图6.4)。如果新生儿先天性脊柱畸形临床表现不明

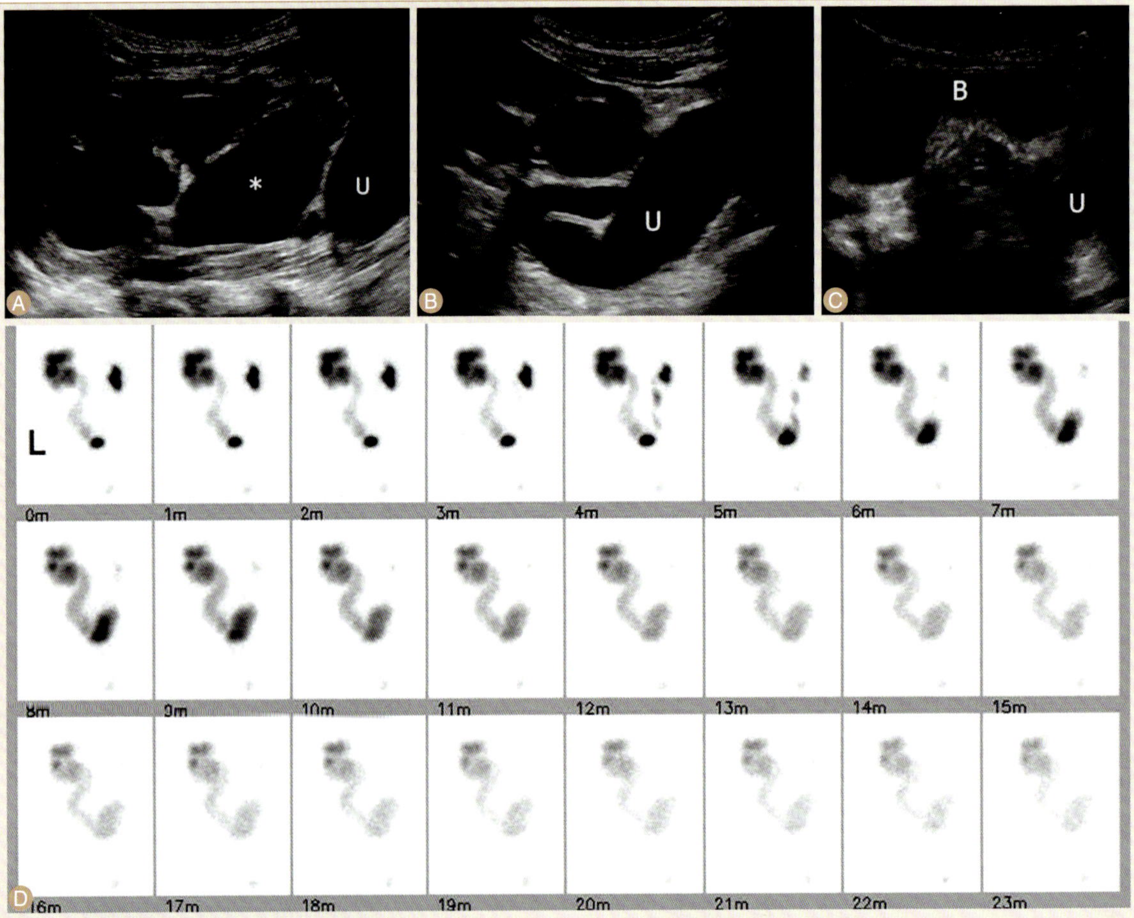

A.左肾纵切面显示严重肾积水和近端输尿管积水(U),*:肾盂;B.纵切面显示左侧扩张、弯曲的输尿管(U);C.横切面显示左侧输尿管(U)在汇入膀胱(B)处附近扩张;D.与右侧相比,MAG3利尿剂肾图显示左侧肾盂肾盏扩张,输尿管扭曲,放射性核素排泄较右侧延迟。L:左侧。

图6.18 输尿管膀胱交界处梗阻

显，则需要通过放射影像和脊柱超声检查来查找病因。

一些盆腔的肿物，如横纹肌肉瘤，或者少见的纤维上皮息肉会引起膀胱出口梗阻，并引起双肾、双侧输尿管积液。

（四）膀胱输尿管反流

肾集合系统的扩张并不总是由梗阻引起，也应考虑其他异常，如膀胱输尿管反流。超声检查时发现患儿有肾积水，这时应进一步使用排泄性膀胱尿道造影评估膀胱大小、收缩力和尿道。这样就可以诊断膀胱输尿管反流，并发现其可能是引起尿路扩张症的原因。

排泄性尿路超声造影是一种安全、无电离辐射、无放射性的检查方法，其可以替代排泄性膀胱尿道造影。在世界各地医学中心，一些经验丰富的研究人员已经将其用于膀胱输尿管反流的诊治。其诊断膀胱输尿管反流的灵敏度与排泄性膀胱尿道造影或核素膀胱造影相当，甚至更高。迄今为止，美

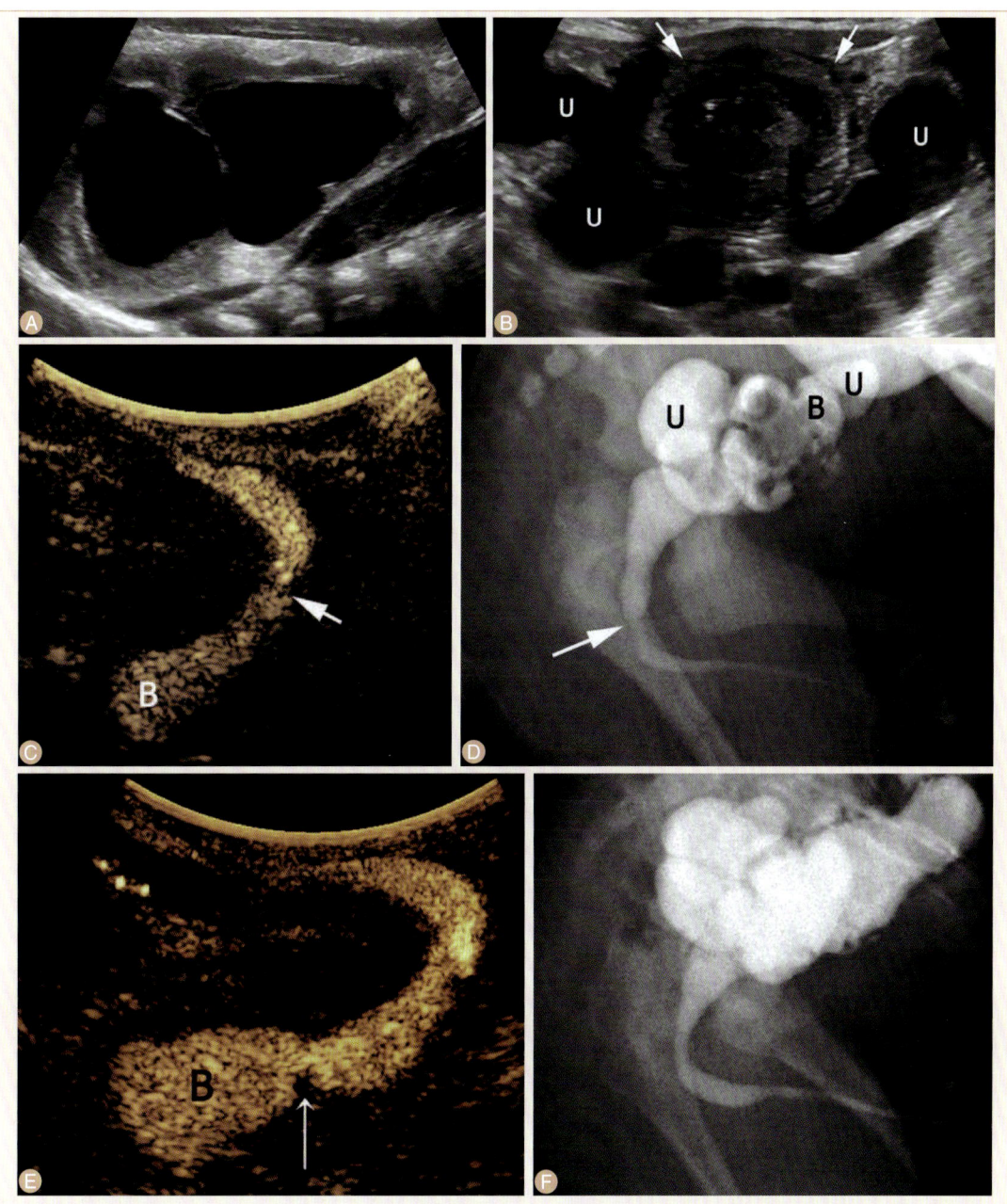

A.肾脏纵切面显示双侧肾积水；B.肾盂横切面显示膀胱壁明显增厚（箭头）和输尿管迂曲、扩张（U）；C、D.经会阴超声造影和排泄性尿路超声造影显示后尿道扩张，瓣膜阻塞处有凹陷（箭头）；E、F.术后经会阴超声造影和排泄性尿路超声造影显示尿道轮廓改善。B：膀胱；U：输尿管。

图 6.19　继发于后尿道瓣膜的双侧肾积水

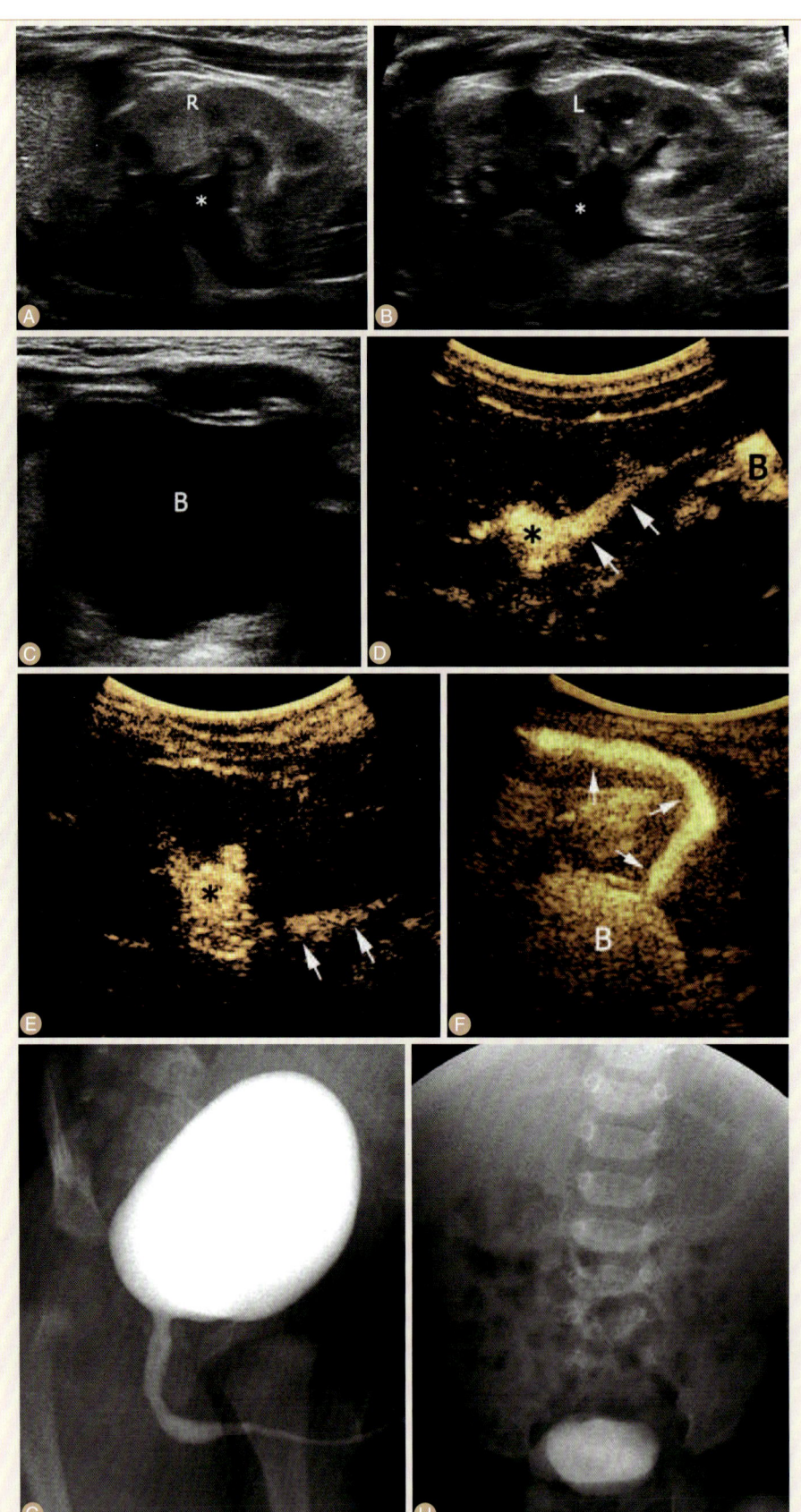

A、B.右肾（R）和左肾（L）的纵切面显示双侧集合系统轻度扩张（*）；C.膀胱横切面（B）显示远端输尿管无明显扩张；D、E.左右侧腹纵切面超声造影显示尿液从膀胱回流到输尿管（箭头）和集合系统（*）；F.经会阴矢状面超声造影显示正常尿道（箭头）；G、H.排泄性尿路造影显示正常膀胱和尿道，无膀胱输尿管反流。B：膀胱。

图 6.20　排泄性尿路超声造影显示由膀胱输尿管反流引起的肾积水

第六章 小儿泌尿系统和肾上腺

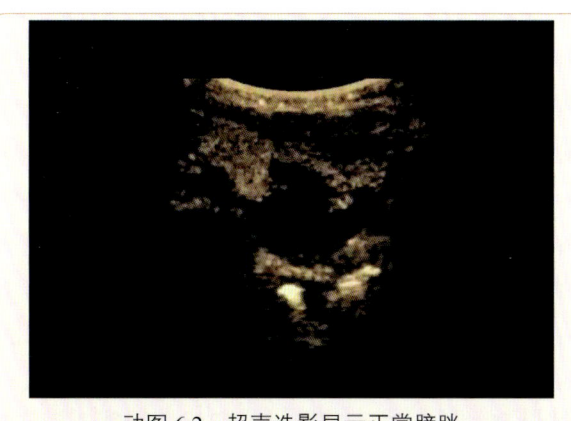

动图 6.2 超声造影显示正常膀胱

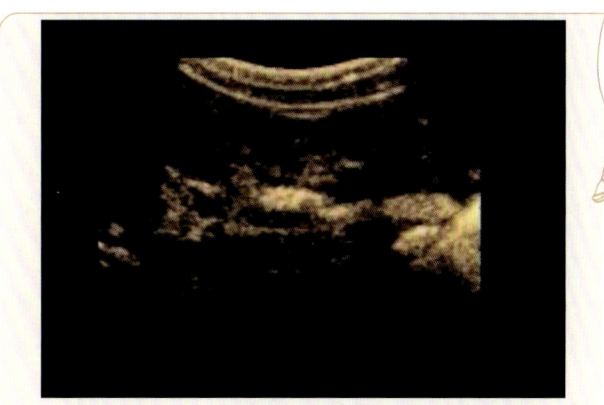

动图 6.3 超声造影显示膀胱输尿管

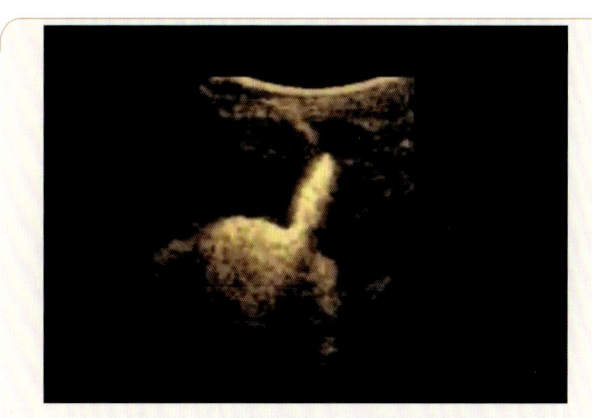

动图 6.4 超声造影显示正常男性尿道

国对该技术使用的报道仍然有限。排泄性尿路超声造影通过对膀胱进行插管,然后经导管向膀胱内注入含超声造影剂的生理盐水,再进行排泄性尿路超声造影检查。

在膀胱充盈和排尿期间,按顺序扫查:膀胱、肾脏和尿道。超声造影通过设置特定参数获得微泡成像。同时保存静态和动态的超声图像(图6.20)。膀胱输尿管反流的严重程度分级可以参考传统排泄性膀胱尿道造影的国际分级系统。有反流的患者通常通过内镜向黏膜下、输尿管下注射填充剂进行治疗。在后续超声随访过程中,需要注意观察膀胱植入物的声像图改变,因为随着时间的推移,植入物的大小、形状可能会发生改变,甚至可能出现钙化(图6.21)。Paltiel等研究发现,超声检查未观察到植入物或植入物呈分叶状可能与术后仍有持续的膀胱输尿管反流相关。

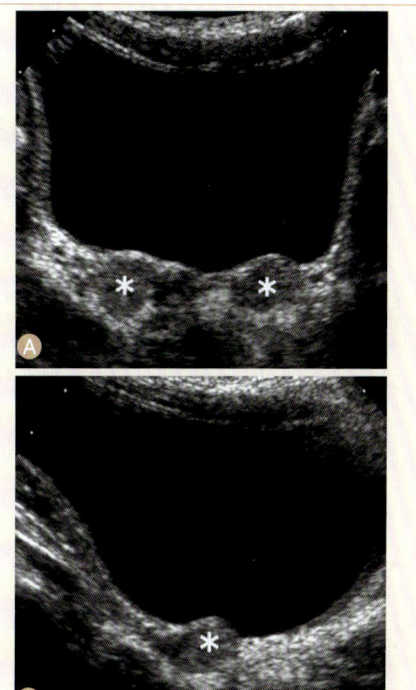

A、B.膀胱横切面和纵切面显示填充剂引起的双侧输尿管下隆起(*)。

图 6.21 治疗膀胱输尿管反流的输尿管下植入物

(五)梅干腹综合征

梅干腹综合征,也称为Eagle-Barrett综合征,是一种罕见的先天性疾病,几乎只发生在男性身上,被认为是发育早期尿道梗阻所致。该病畸形包括:腹部肌肉组织缺失或不足;输尿管增大、扩张、扭曲、张力减低;膀胱增大;脐尿管未闭;双侧隐睾;尿道前列腺段扩张。整个尿道和前列腺的肌纤维减少,导致其扩张和蠕动不足。同时可能合并不同程度的肾发育不良和肾积水。心肺、胃肠和骨骼系统的相关畸形也很常见。

(六)巨膀胱-小结肠-肠道蠕动不良综合征

巨膀胱-小结肠-肠道蠕动不良综合征是一种罕见的常染色体隐性遗传病,属于肠慢性假性梗阻性疾病，包括慢性动力障碍性肠梗阻、神经节功能减退、先天性巨结肠、肠神经元发育不良和全结肠无神经节细胞症。这种疾病在女孩中更为常见。尽管在产前超声检查可以作出可疑诊断，但其典型表现通常在新生儿期出现。典型的临床特征包括腹胀、肠鸣音减弱或消失及无法自主排尿。特征性表现为膀胱无梗阻却有显著扩张、小结肠、肠蠕动减少或消失。其他常见的异常表现包括肾盂输尿管积水、膀胱输尿管反流、肠旋转不良和肠缩短。虽然其病因尚未明确，但病理上可以观察到平滑肌的病态改变。同时膀胱逼尿肌的明显异常也会导致排尿功能障碍。大多数巨膀胱-小结肠-肠道蠕动不良综合征患者最终死于败血症、营养不良或多器官衰竭。由于膀胱需要长期留置导尿管，因此也会引发复发性尿路感染。手术干预无法改善肠道功能。能度过新生儿期的儿童需要长期全肠外营养，但最终会导致与全肠外营养相关的慢性肝病。对于不能耐受全肠外营养的患者，移植是目前唯一有效的治疗选择。移植的适当选择取决于患者是否合并与全肠外营养相关的慢性肝病或泌尿系统疾病导致的慢性肾衰竭。这些移植选择包括单独的肠移植、肝肠联合移植和多脏器移植。

（七）膀胱外翻

膀胱外翻是一种罕见的先天畸形，其主要特点为脐下腹壁缺失、膀胱闭合不全且与前腹壁黏膜连续、尿道上裂，以及相关的骨盆肌肉发育异常。这些畸形中最常见的是膀胱外翻，且多发生于男孩。临床特征包括膀胱外翻、尿道上翻、耻骨联合明显分离和因肌肉萎缩造成的肛门前移。在男孩中，阴茎会随着身体附着体的广泛分离和背部弯曲而缩短。女孩的阴蒂是分叉的。由于直肠子宫陷凹增大，使输尿管向外移位，故输尿管下段有一个特殊的J形膀胱插入。除非进行输尿管再植，否则这些患者在外翻闭合后都会发生输尿管反流。

现有的膀胱外翻修复为阶段式过程，女孩分为2个阶段，男孩分为3个阶段。第1阶段，患儿无论男女均需在出生后48~72小时完成膀胱内翻缝合并关闭腹壁缺损，此阶段女孩还需修复尿道上裂。如果耻骨联合分离>4 cm或骨盆延展性较差，在这个阶段还需进行髂骨截骨术。第2阶段，男孩在6~12个月时进行尿道关闭。第3阶段，一般在4~5岁时进行膀胱颈重建及双侧输尿管移植，此时患儿可获得排尿控制能力。

修复后的膀胱在超声图像上表现为膀胱小、形态不规则和膀胱壁增厚。虽然输尿管反流、膀胱出口梗阻或尿道狭窄可导致肾积水，但肾脏外观一般正常。反复性肾盂肾炎或梗阻性尿路病可造成肾瘢痕。

对于因膀胱容量小、顺应性差、尿失禁而无法进行膀胱颈重建的患儿，利用肠段行膀胱扩大术也是不错的选择。最常采用的肠段为回肠，也可以采用其他肠段。通过超声探查，扩张的代膀胱将比天然膀胱更容易识别，并显示出起伏的轮廓。扩张段的肠道特征也容易识别（图6.22），还能显示腔内的肠黏液和残屑。

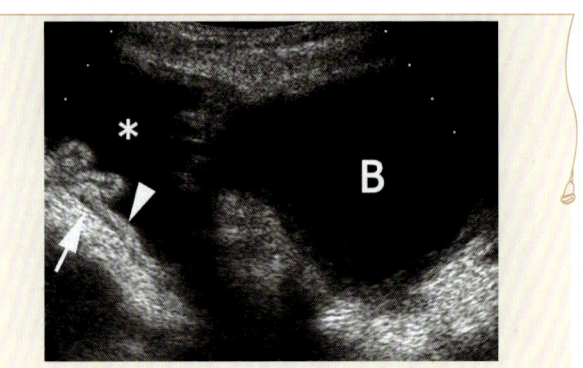

纵切面显示膀胱（B），膀胱扩张段位于膀胱上方（*），可见肠黏膜外低回声肌层（箭头）和黏膜内高回声肌层（三角箭头）增强段的轮廓起伏。

图6.22 膀胱外翻患儿行乙状结肠膀胱成形术

（八）脐尿管畸形

胎儿脐尿管是一个从脐延伸到膀胱的管状结构。其通常在出生时闭合，而脐尿管残留时，就会在膀胱前上方形成一低回声的椭圆形肿物（图6.23）。脐尿管未闭时，表现为从膀胱到脐部皮肤表面有一个完整的管腔结构（约50%），或从膀胱顶部（脐尿管憩室，一般为3%~5%，图6.24）或脐部（脐尿管窦道，约15%）部分盲端开放。当患儿脐尿管仅中段被保留时，则导致脐尿管囊肿（约30%，图6.25）。

关于儿童脐尿管病变的治疗方式，尤其是偶发的脐尿管病变，文献尚无定论。手术切除的治疗和预防价值都不明确。最近，Gleason等一项对721例患儿的回顾性研究指出，脐尿管比以往文献报道的更常见，而且无症状儿童似乎不能从预防性切除中获益，因为在以后的生活中脐尿管发生恶性肿瘤的可能性很低。

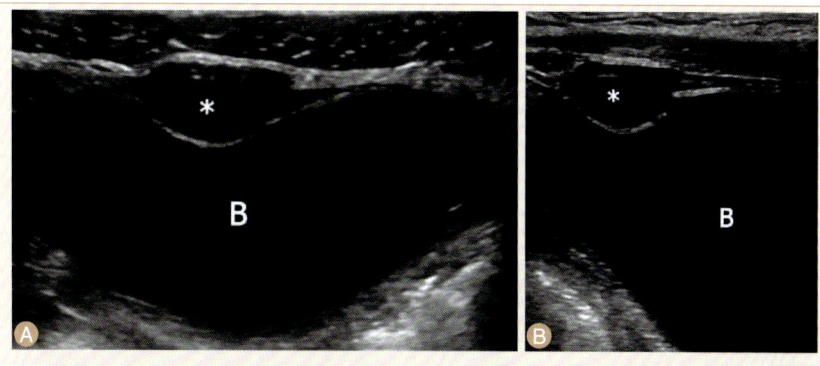

A、B.横切面和纵切面显示膀胱前上壁低回声、椭圆形脐尿管残留（*），B：膀胱。

图6.23　脐尿管残留

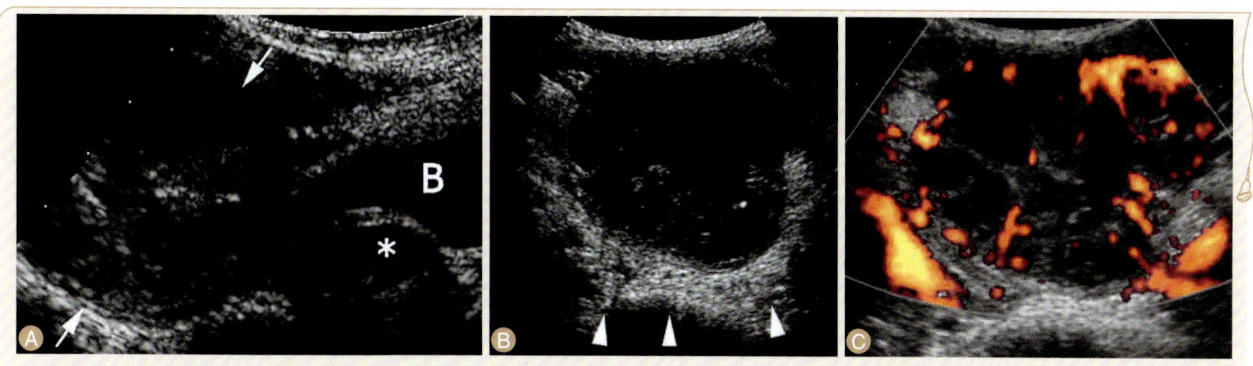

A.纵切面显示近膀胱（B）上方的复杂分叶状肿物（箭头），*：盆腔游离积液；B.横切面显示肿物后方回声增强（三角箭头），符合囊性病变的特征；C.能量多普勒图像显示肿物周围血流丰富，提示肿物为感染性。

图6.25　脐尿管囊肿感染

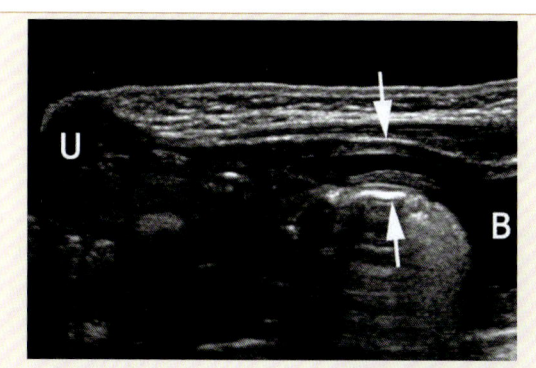

纵切面显示憩室（箭头）起于膀胱穹隆并向上延伸，B：膀胱；U：脐。

图6.24　脐尿管憩室

四、尿路感染

尿路感染是一种常见的小儿临床问题，也是行肾脏超声检查的常见指征之一。婴幼儿尿路感染的超声检查通常在第一次细菌培养证实感染后进行。检查目的主要是确定先天性异常、梗阻和其他可能使患者易受感染的异常。泌尿系（包括肾脏和膀胱）超声检查主要用于初步筛查。第1次尿路感染后，只有在超声显示肾盂积水、瘢痕或存在其他异常征象提示重度膀胱输尿管反流、梗阻性肾病或临床情况复杂的患者，才需要进行排泄性膀胱尿道造影。如果存在复发性尿路感染合并发热，也建议使用排泄性膀胱尿道造影。

在美国的大多数临床中心，常规的透视排泄性膀胱尿道造影用于评估膀胱和尿道情况并检测是否存在膀胱输尿管反流。核素膀胱造影也可用于诊断膀胱输尿管反流，虽然男孩的性腺会受到很低剂量的辐射。由于女孩很少有尿道异常，因此一些中心将核素膀胱造影作为肾脏和膀胱超声正常的女孩的主要检查方式。还有一些中心也利用它来随访所有儿童的反流。在波士顿儿童医院（Boston Children's Hospital）最近开展了增强排泄性膀胱尿道造影，并计划最终用于有排泄性膀胱尿道造影记录的膀胱输尿管反流患者的随访，作为那部分肾脏和膀胱超声图像正常的患者的重要影像资料，以及用于其父母对辐射暴露有严重担忧的患者（图6.20，动

图6.2~动图6.4）。

使用MAG3进行利尿肾造影可以区分肾或输尿管扩张的梗阻性和非梗阻性原因，并评估肾功能。五价$_{99m}$TC标记二巯基丁二酸肾显像对显示炎症灶和实质瘢痕极为敏感。虽然超声检查可能漏诊轻微的瘢痕，但能量多普勒超声检查增加了瘢痕检测的敏感性。因为轻微的瘢痕不会影响治疗过程，因此并不需要行肾皮质扫描增加辐射剂量，也可以避免多普勒超声检查增加的时间和费用。

（一）急性肾盂肾炎

急性肾盂肾炎是儿童最严重的细菌性疾病之一。其临床诊断依据主要为患者突然发热、腰部疼痛、肋脊角压痛及镜下分析提示尿路感染。膀胱输尿管反流是发生急性肾盂肾炎的一个危险因素，常始于膀胱逆行感染，也可以因为血行传播。婴幼儿急性肾盂肾炎的症状不明显，发热不能帮助识别患者的脓毒血症、脑膜炎等急性肾盂肾炎的并发症。

一般来说，急性肾盂肾炎的常规灰阶超声征象很少。受感染的肾脏可能肿胀，水肿引起肾实质回声改变，造成三角形区域回声增高或形成圆形低回声区。局灶性肾盂肾炎在声像图上表现为与肾脏其他部位相比具有异常回声的局部肿块，且皮髓质分界不清（图6.26）。也可能因水肿和炎症引起肾盂壁和输尿管壁的增厚（图6.27）。对这些局灶性感染区域进行连续多次超声检查也会显示出快速变化，肿块在抗生素治疗后消失。

能量多普勒超声、DMSA显像、CT和MRI均可显示弥漫性或楔形灌注缺失或灌注减少，主要位于肾上极或肾下极。超声造影也可用于诊断成人急性肾盂肾炎，但目前还没有关于儿童应用的报道。当尿路感染患者对抗生素治疗无效时，需要再次进行超声和（或）CT检查以寻找是否存在需要引流的并发症。

急性大叶性肾炎是一种局限性的、非液化性的、严重的肾实质间质细菌感染。超声检查可表现为一边界不清的病灶，也可表现为不同回声类型。CT是诊断急性大叶性肾炎的更敏感和准确的影像方式。患者的临床病程比急性肾盂肾炎患者更长，并有较高的肾瘢痕发生率。如果对抗生素治疗反应不明显，肿块可能发生中央液化，形成肾脓肿，则需要引流治疗。脓肿的超声表现为中心低回声的局灶性肿块，代表液化的脓液（图6.28）。

需要引流的急性肾盂肾炎的另一个并发症是肾盂积液，其在超声上表现为集合系统扩张，内见实性回声物质（图6.29）。

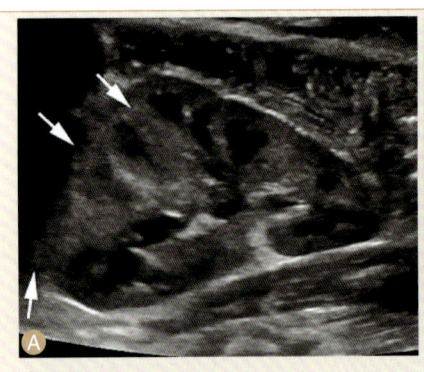
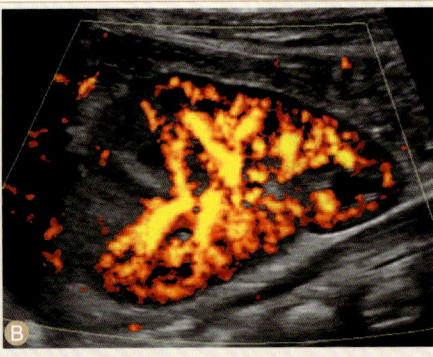

A.纵切面显示肾上极肿大，回声增高，皮髓质分界不清（箭头）；B.能量多普勒显示该区域血流明显减少。

图6.26　2个月女婴的急性肾盂肾炎

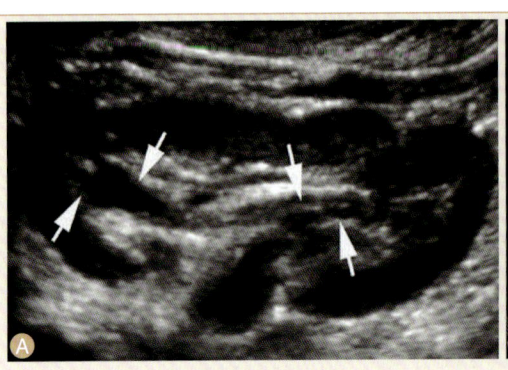
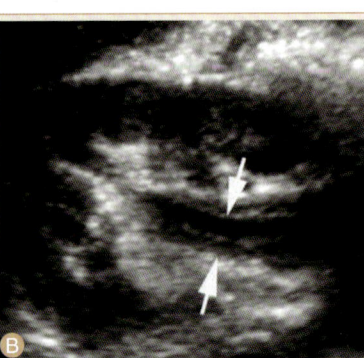

A、B.纵切面和横切面显示肾盂壁增厚（箭头），这可能是炎症或反流引起，或梗阻解除后的结果。

图6.27　肾盂壁增厚

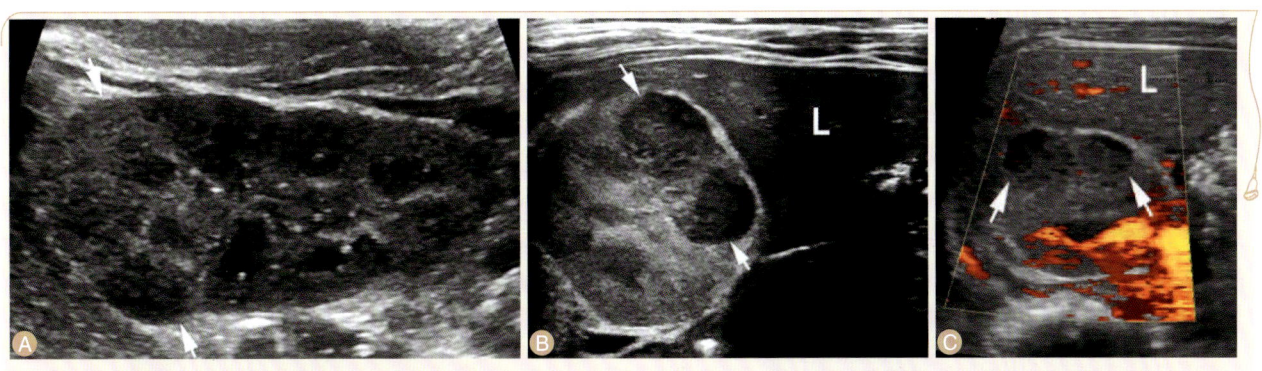

A.右肾纵切面显示肾上极肿胀，皮髓质分界不清（箭头）；B.右肾上极横切面显示肾实质内不规则液化区（箭头）；C.能量多普勒显示右肾上极血流减少及肾实质内液化区（箭头），L：肝脏。

图 6.28　肾脓肿

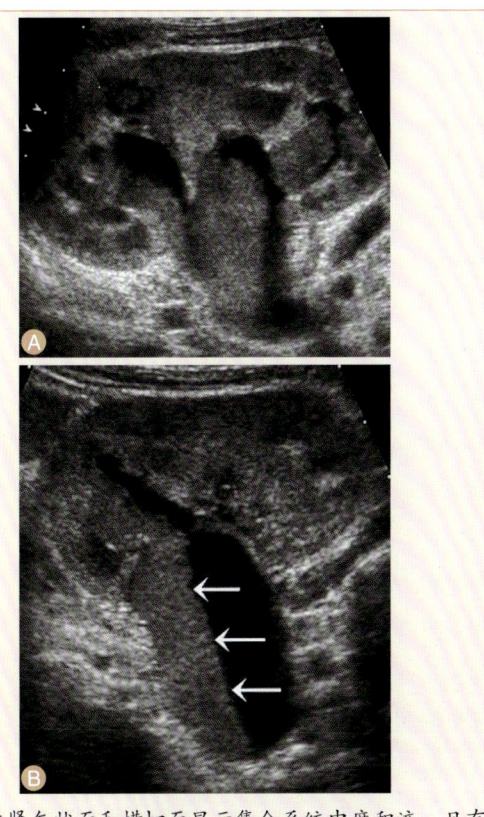

A、B.左肾矢状面和横切面显示集合系统中度积液，且有实性回声物形成，肾盂中有明显的液-液平面（箭头）。

图 6.29　4 个月婴儿肾盂肾炎并发肾盂输尿管连接部梗阻

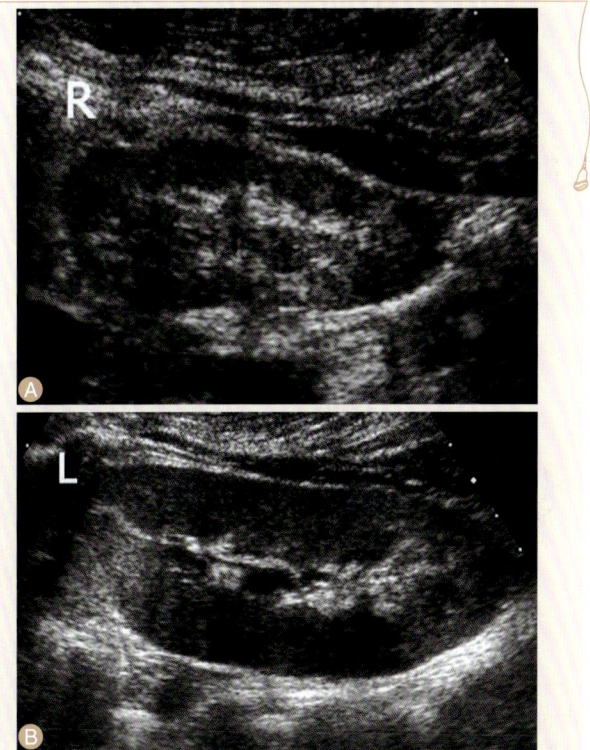

A、B.右肾（R，7.6 cm）比左肾（L，11.5 cm）小，实质回声变薄，左肾肥厚，其他表现正常。

图 6.30　12 岁男孩的慢性肾盂肾炎伴尿路感染

（二）慢性肾盂肾炎

慢性肾盂肾炎是由反复发作的急性肾盂肾炎引起的，导致肾脏变小且瘢痕形成，提示终末期肾病。由于肾实质局灶性缺失，肾轮廓通常不规则。肾皮质通常比邻近的肝或脾实质回声更高，出现皮髓质分界不清（图6.30）。但这些特征不具有特异性，在患有慢性肾小球肾炎、肾发育不良、高血压或肾缺血的儿童中也可见。

（三）新生儿念珠菌病

白念珠菌是一种真菌，通常感染免疫缺陷患者，特别是留置导尿管且接受广谱抗生素的新生儿。全身性念珠菌感染可导致包括肾脏在内的多个器官感染，新生儿可出现无尿、少尿、侧腹部肿块或高血压。超声显示肾脏弥漫性增大，伴有正常结构的消失和实质回声增强。集合系统中可能出现菌丝结块形成的真菌球，导致实性回声肿块和梗阻性肾积水（图6.31）。

（四）膀胱炎

儿童膀胱炎多因感染或药物治疗引起，如抗肿瘤药物——环磷酰胺。膀胱壁不规则增厚，彩色多普勒超声及能量多普勒超声均提示其内血流丰富。膀胱腔内可见碎屑状回声物或血凝块（图6.32）。少部分患者出现炎性假瘤，超声表现为膀胱内的实性肿块（图6.33，动图6.5）。

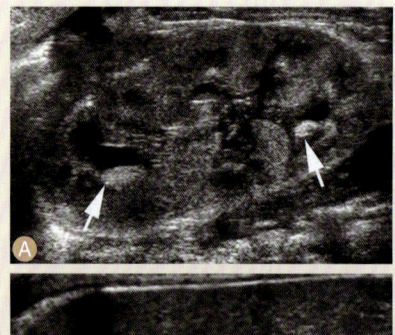

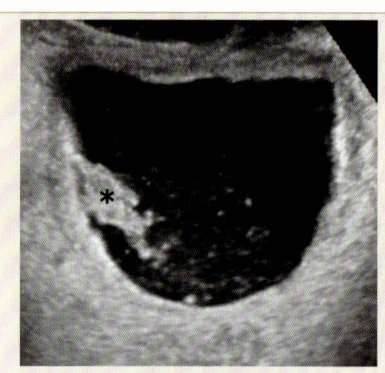

膀胱横切面显示膀胱壁增厚，其内可见碎屑状回声物及血凝块（*）。

图6.32　白血病患者由BK多瘤病毒引起的出血性膀胱炎

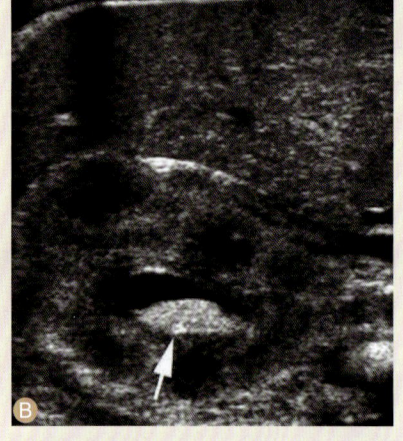

A、B．纵切面和横切面显示右肾盏（图A）和肾盂（图B）内的实性回声物（箭头），提示真菌球。

图6.31　早产患儿肾念珠菌病

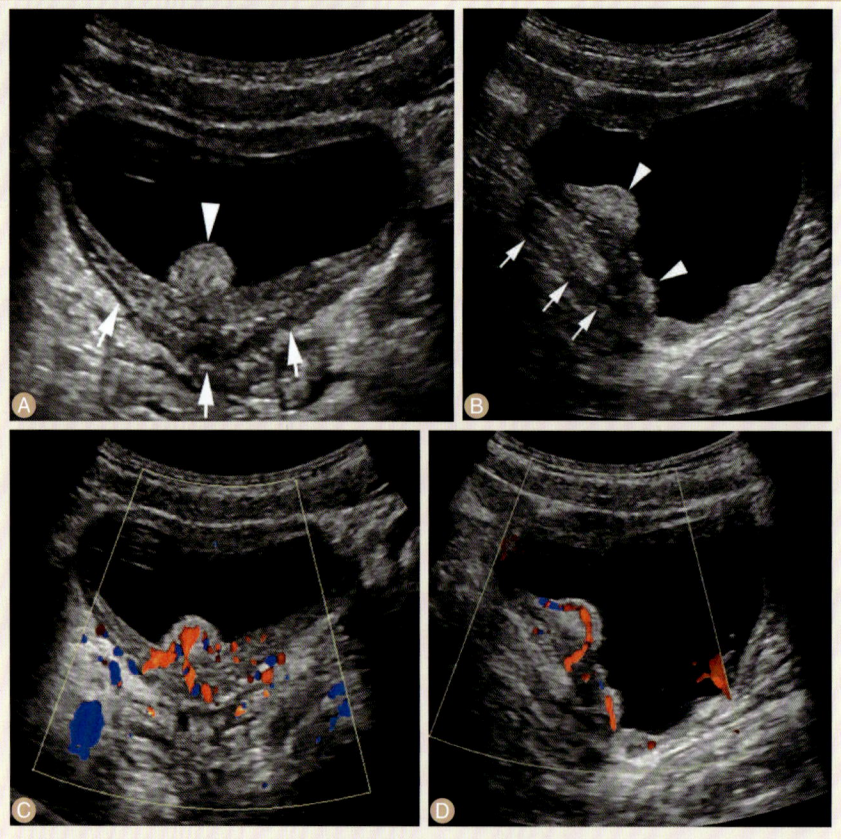

A、B．横切面和纵切面显示膀胱壁弥漫性不规则增厚（箭头），多个无移动性的实性回声结节（三角箭头）；C、D．横切面和纵切面彩色多普勒显示膀胱壁和结节内血流丰富。6个月后随访发现，膀胱壁的这些改变均完全消失。

图6.33　环磷酰胺治疗后继发出血性膀胱炎患者的炎性假瘤

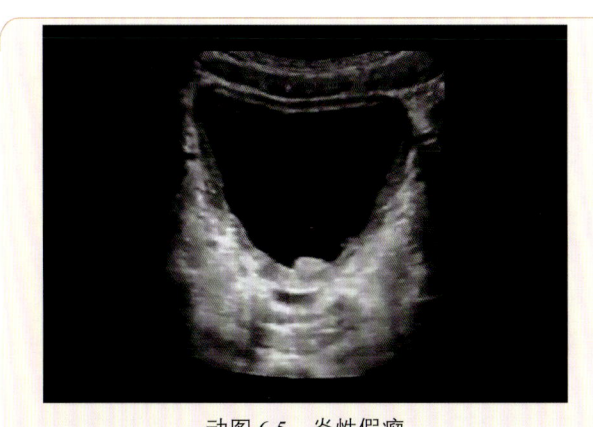

动图6.5 炎性假瘤

五、内科肾病

"内科肾病"一词主要是指与肾实质有关的急性或慢性疾病。超声通常是评估典型血尿、蛋白尿或肾功能衰竭患者的首选影像方法。

（一）急性肾损伤

急性肾损伤定义为突发性肾功能丧失，可能由肾灌注不足、肾细胞损伤或尿路梗阻引起。急性肾损伤通常发生于住院儿童，由全身性疾病或其治疗引起，而不是源于原发性肾脏疾病。儿童急性肾损伤最常见的原因是肾缺血、肾毒性药物和败血症，其他重要原因列在附表中。所有形式的急性肾损伤都可能导致慢性肾脏病。肾功能的恢复取决于导致损伤的潜在事件。

一般情况下，超声是检查急性肾损伤患儿的首选影像学方式，而且通常是唯一需要的影像学检查。超声的作用是评估肾脏大小，排除解剖异常引起的急性肾损伤。肾皮质、髓质和集合系统的病理改变很容易被发现，并与组织学发现有很好的相关性。多普勒超声常用于评估肾灌注异常和血管异常。超声也被用来引导肾脏的经皮穿刺活检。核医学检查获得的功能相关信息，有助于更精确地区分肾前性、肾性和肾后性急性肾损伤。

如果为肾前性损伤，一般是由于肾灌注减少导致的肾功能减低，肾脏本质上是正常的。此时超声检查提示肾脏正常，肾灌注恢复后可迅速恢复肾功能。

长期肾前性损伤或严重缺氧、缺血引起的肾缺血可导致急性肾小管坏死。急性肾小管坏死的影像学表现取决于肾实质损伤的严重程度。当肾皮质回声弥漫性增强时提示有肾内疾病（图6.34）。轻症患者的肾脏可能表现为正常，或肾皮质回声稍增强，也可能发生皮髓质分界不清。患者症状较轻时多普勒血流成像可能是正常的，严重情况下会出现周围血管阻力增加，导致周围灌注不良和动脉舒张流量减少。肾皮质回声减低是急性皮质坏死的典型表现。

一般情况下，与急性肾损伤相关的肾毒性药物包括抗生素、化疗药物和非甾体抗炎药物。一些药物如氨基糖苷类抗生素可能引起肾小管损伤。甲氧西林和其他青霉素类似物、甲咪替丁、磺胺类、利福平和非甾体类抗炎药物可引起急性间质性肾炎，因为在某些情况下导致的过敏反应，可产生抗小管基底膜抗体。

B细胞淋巴瘤和急性淋巴细胞白血病患儿有发生尿酸肾病和肿瘤溶解综合征的风险。感染性休克患儿可因低血压引起急性肾损伤，最终导致肾缺血和急性肾小管坏死。

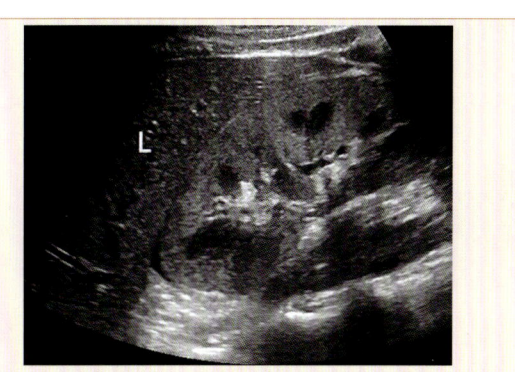

右肾纵切面显示皮质回声增强，高于相邻肝脏（L）。

图6.34 17岁男性运动员在激烈比赛后严重脱水造成的急性肾损伤

（二）慢性肾脏病

美国肾脏病基金会肾病预后质量指南基于估算肾小球滤过率发布了慢性肾脏病分期，该分期适用于2岁以上的儿童和成人（表6.7）。在北美，儿童慢性肾脏病最常见的病因是先天性疾病，如梗阻性肾病、肾发育不全和反流性肾病。相比之下，在日本，34%的儿童慢性肾脏病是由肾小球肾炎、原发性局灶节段性肾小球硬化和IgA肾病引起。在约旦和伊朗，遗传性疾病在慢性肾脏病患者中所占比例较高，如囊性肾病、原发性高草酸尿症、胱氨酸贮积症、家族性出血性肾炎和先天性肾病综合征等。在发展中国家，获得性病因是慢性肾脏病的主要病因,尤其是感染相关性肾小球疾病。在世界范围内,由先天性病因引起的慢性肾脏病在男孩中发病率更高,所以男孩的发病率和患病率均高于女孩。与急性肾损伤一样,超声是用于检查慢性肾脏病的主要成像手段。超声能很好地显示先天性畸形,如肾盂输尿管连接部梗阻、后尿道瓣膜、重复肾和输尿管及输尿管异位开口等。肾脏大小的测量是长期随访的关键。在有梗阻、囊性疾病和肾小球肾炎的情况下,肾脏体积会增大。肾发育不全和肾瘢痕形成的肾脏体积通常较小。慢性肾脏病患者的肾脏体积通常会逐渐缩小。慢性肾脏病进展期间通常会出现皮髓质分界不清,大多数伴有肾实质回声增强。然而,肾实质回声增强是一种非特异性表现,与疾病的严重程度无关。由于发育异常,发育不良的肾脏通常表现为肾实质回声增强并伴有囊肿(图6.35)。肾发育不良可能是局灶性或弥漫性的,通常在超声图像上表现为皮髓质分界不清的组织回声。肾脏的血管分布反映了肾功能状态,慢性肾脏病患者的肾血流信号会减弱。肾动脉阻力指数与肌酐水平相关,可能是慢性肾脏病进展的独立危险因素。

急性肾损伤的常见病因

肾前性
  真实血容量减少
  有效血容量减少
内在的肾脏疾病
  急性肾小管坏死(血管舒缩性神经病)
  缺氧或缺血损伤
  药物引起
  毒素介导
    内源性毒素——血红蛋白、肌红蛋白
    外源性毒素——乙二醇、甲醇
尿酸肾病与肿瘤溶解综合征
间质性肾炎
  药物引起
  先天性
肾小球肾炎
血管病变
  肾动脉血栓
  肾静脉血栓
  皮质坏死
  溶血尿毒症综合征
发育不全、发育不良伴或不伴尿路梗阻
  先天性
  宫内暴露于肾毒性药物
遗传性肾脏疾病
  常染色体显性遗传多囊肾病
  常染色体隐性遗传多囊肾病
  家族性出血性肾炎(Alport综合征)
  镰状细胞肾病
  家族性少年型肾结核
梗阻性尿路病变和下尿道病变
  孤立肾梗阻
  双侧输尿管梗阻
  尿道梗阻
  膀胱破裂

来源:With permission from Andreoli S. Clinical evaluation of acute kidney injury in children. In: Avner ED, editor. Pediatric nephrology. 6th ed. Berlin: Springer-Verlag; 2009.

表 6.7 慢性肾脏病的肾病预后质量指南分期

分期	描述	GFR(mL/min/1.73 m²)
1	肾脏损害伴 GFR 正常或升高	≥ 90
2	肾脏损害伴 GFR 轻度下降	60 ~ 89
3	GFR 中度下降	30 ~ 59
4	GFR 重度下降	15 ~ 29
5	肾衰竭	< 15(或透析)

注:GFR为肾小球滤过率。
来源:With permission from VanDeVoorde RG, Warady BA. Management of chronic kidney disease. In: Avner ED, editor. Pediatric nephrology. 6th ed. Berlin: Springer-Verlag; 2009.

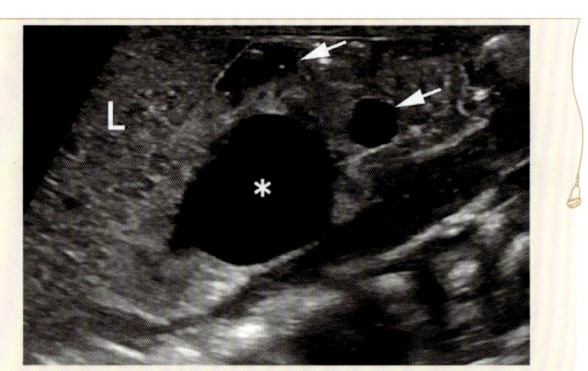

右肾纵切面显示肾实质回声增强,伴皮髓质分界不清和周围囊肿(箭头),*:肾盂扩张;L:肝脏。

图 6.35 肾发育不全

六、尿路钙化

（一）肾皮质钙化

肾皮质钙化最常见于急性肾皮质坏死或慢性肾小球肾炎（附框列出了其他病因）。出现急性肾皮质坏死时，随着时间的推移，钙化灶数量不断增加，受损后几周内便可出现肾皮质回声增强的表现（图6.36），也会发生进行性肾萎缩。

肾皮质钙质沉着症的病因
肾皮质坏死
慢性肾小球肾炎
肾移植排斥反应
家族性出血性肾炎
乙二醇中毒
高草酸尿症
获得性免疫缺陷综合征相关感染

来源：With permission from Bedard M, Wildman S, Dillman J. Embryology, anatomy, and variants of the genitourinary tract. In: Coley BD, editor. Caffey's pediatric diagnostic imaging. 12th ed. Philadelphia: Elsevier Saunders; 2013.

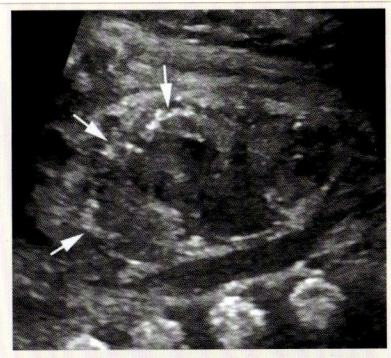

纵切面显示肾实质变薄、回声增强，皮髓质分界不清，肾皮质钙化灶（箭头）。

图6.36 婴儿急性肾皮质坏死，有腹主动脉、下腔静脉血栓和严重肾功能损害病史

（二）肾髓质钙质沉着症

90%以上的儿童发生肾钙质沉着症的主要钙化部位在肾髓质锥体处。儿童肾钙质沉着症最常见的病因是由于体内钙代谢异常导致的高钙血症、高钙尿症、肾小管酸中毒及利尿剂治疗。表6.8列出了其他病因。

长期应用利尿剂（如呋塞米）是婴儿肾髓质钙质沉着症的重要病因，因为在这种情况下会使肾脏钙负荷增加。由于肾脏中的矿物质含量从肾小球到集合管逐渐增加，因此肾锥体中钙的浓度最高，尤其是在椎体尖端。有关结石形成的"Anderson-Carr-Randall进展学说"猜测肾锥体内的微小钙化可以融合形成一个片，向肾盏上皮迁移，最终穿透，从而形成尿路结石。超声检查能很容易显示出肾髓质内有钙沉积（图6.37）。

表6.8 肾髓质钙质沉着症的病因

分类	举例
高钙尿症	
内分泌	甲状旁腺功能亢进
	库欣综合征
	糖尿病性尿崩症
	甲状腺功能亢进
肾脏	肾小管酸中毒
	乳碱综合征
饮食	维生素D过多症
骨骼	石膏固定
	转移性疾病
药物	呋塞米
	类固醇
其他因素	特发性高钙尿症
	特发性高钙血症
	肾病性胱氨酸贮积症
尿路瘀滞	尿路梗阻
	髓质海绵肾
高草酸尿症	原发性
高尿酸尿症	继发性

（三）尿路瘀滞

任何形式的尿路瘀滞，不仅容易引起尿路感染，还容易引起钙盐沉积。因此，髓质海绵肾和常染色体隐性遗传多囊肾病患者体内的肾小管扩张通常表现为在肾小管扩张的肾椎体部位存在钙盐沉积。同样的，肾钙乳症指由各种钙盐微粒组成的黏性胶体混悬液，在肾盂输尿管连接部梗阻形成过程中，可能沉积在肾盏憩室或肾盂内（图6.38）。在合并肾脏梗阻和感染的儿童中偶尔可见"鹿角形"肾结石（图6.39）。

（四）肾静脉血栓钙化

肾静脉血栓形成后的肾皮质和髓质内的细小分支钙化提示肾内静脉微血栓（图6.40）。

（五）营养不良性钙化

由慢性感染引起的炎症，肿瘤或者囊肿壁等异常组织引起的营养不良性钙化可发生在泌尿系统的任何部位。

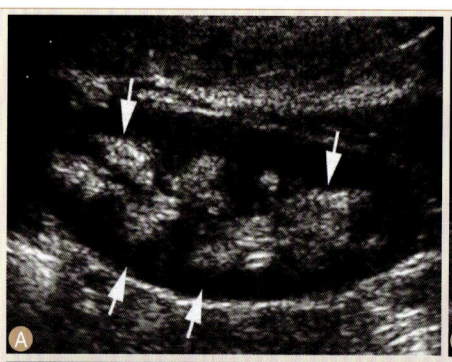
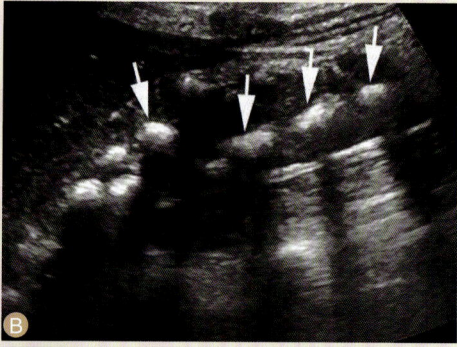
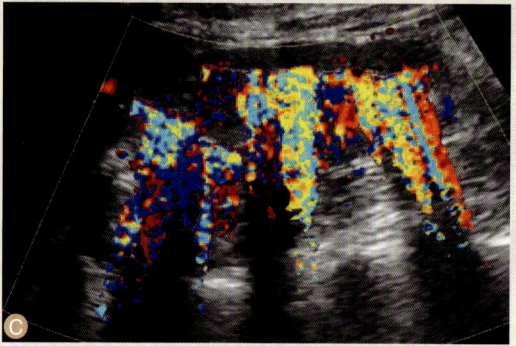

A.13岁男孩，患有维生素D过多症，左肾纵切面显示由钙质沉着引起的强回声布满整个肾锥体（箭头）；B.18岁女性，患有Bartter综合征，右肾纵切面显示肾锥体尖端有多个强回声（结石）后方伴明显声影（箭头）；C.右肾纵切面彩色多普勒显示由结石引起的快闪伪像。

图6.37　肾髓质钙质沉着症

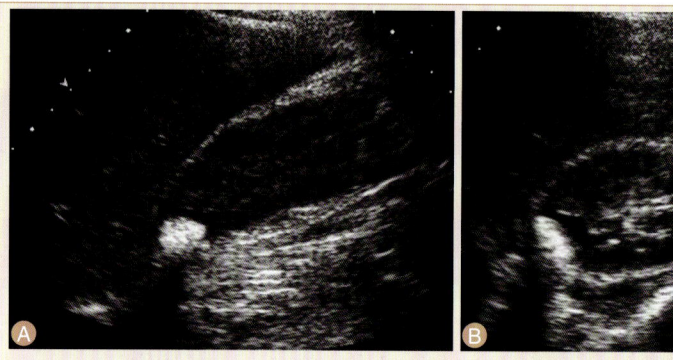

A、B.卧位时的右肾纵切面和横切面显示肾上盏憩室内强回声，上缘可见液性暗区，分层明显。

图6.38　肾钙乳症

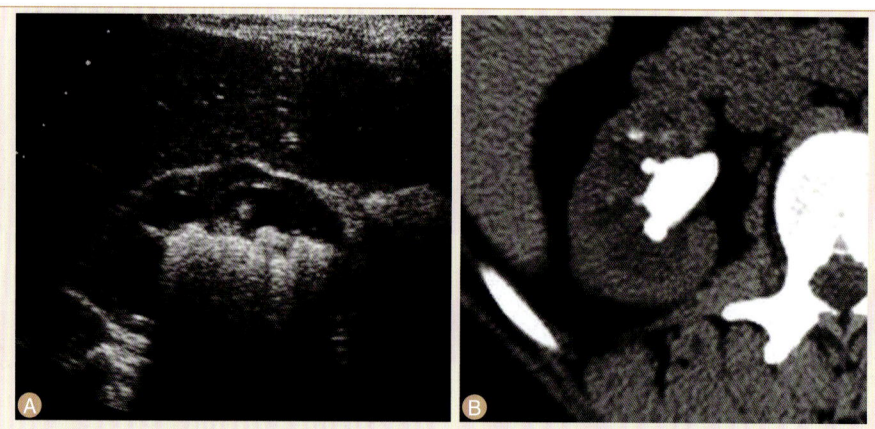

A.右肾纵切面显示整个肾集合系统内充满弥漫性强回声，后方声影明显；B.轴位CT证实右肾肾盏和肾盂内有一个大的分枝状结石。

图6.39　患有酪氨酸血症18岁女性的"鹿角形"肾结石

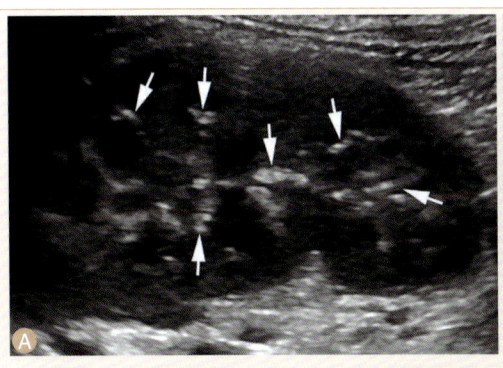
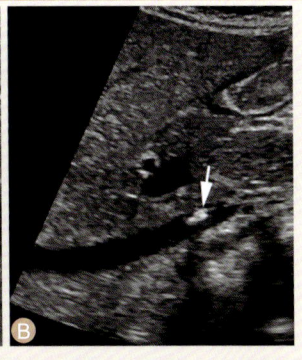

A.左肾纵切面显示多个线性、分支状强回声灶，是钙化的小静脉（箭头）；B.下腔静脉纵切面显示残留的钙化附壁血栓（箭头）。

图6.40　3岁女孩，有先天性下腔静脉和双侧肾静脉血栓病史

（六）尿石症

尿石症指发生在肾集合系统的任何部位：包括输尿管、膀胱或者尿道的结石。尿石症的患病率因年龄、性别、种族和地理位置而异。在美国，每10万名青少年中约有50人患尿石症。其在白种人中比非裔美国人更常见。在成年人中，美国东南部的结石发病率最高，儿童尿石症的地理分布尚未有相关文献报告。大约70%患有尿石症的儿童伴有潜在的易感条件，如尿路瘀滞、高钙尿症或慢性感染。尿路结石中草酸钙结石最常见，占40%~60%，磷酸钙结石占10%~20%，10%~25%是同时含有草酸钙和磷酸钙的混合结石，磷酸胺镁结石占17%~30%（又称鸟粪石或感染性结石），胱氨酸结石占6%~10%，尿酸结石占2%~10%。超声是首选的影像学检查手段，CT平扫用于超声不能诊断的病例。尿路结石在超声图像上表现为强回声，伴或不伴后方声影。一般来说，当结石直径≥5 mm时，可伴有后方声影。在彩色多普勒血流显像中，彩色彗星尾伪像——"快闪伪像"是强反射物质后方引起的快速变化的红蓝镶嵌的彩色混迭信号（图6.37C）。此伪像可用于诊断无肾积水或输尿管积水的小结石。彩色多普勒超声尿管喷尿检查可有助于诊断上尿路梗阻，当发生上尿路梗阻时，输尿管开口无喷尿或尿流峰值减小。

七、肾创伤

肾脏是儿童发生腹部钝挫伤后最常见的损伤器官。与成人相比，由于儿童的肾脏占据更大的腹部空间，肋软骨保护较少，腹部肌肉较少，肾周脂肪少，从而被认为损伤风险更高。儿童发生肾创伤时通常伴有其他器官外伤，特别是肝脏和脾脏。

临床显著的肾创伤患儿多有血尿。无症状的镜下血尿提示存在肾创伤的可能性较低，而肉眼血尿患者的肾创伤发生率（22%）远高于无肉眼血尿的患者（8%）。先前存在的、临床上无症状的肾脏异常，如肾积水或异位肾，可能使肾脏更容易受到轻微创伤引起的损伤。

当怀疑小孩子发生腹部钝挫伤时，CT是主要的影像学检查手段。超声主要用于对CT发现的损伤进行随访。肾实质挫伤是最常见的肾外伤，其特征是显微镜下可以观察到出血和水肿，尽管超声可能观察到肾脏正常结构的扭曲变形，但是CT检查能更清楚地显示病变。发生肾外伤时可能会并发肾周血肿，血肿位于肾包膜下或肾周。肾血肿在超声图像上表现不一，通常开始时呈高回声，液化后呈低回声。肾脏集合系统的损伤会导致尿液外渗。当外渗的尿液局限于肾周间隙时会导致尿性囊肿，难以通过超声检查将其与低回声的肾周血肿相区分。当血肿是由血管蒂损伤引起时，肾血管和（或）肾实质内血流会消失。

在临床实践中，超声造影剂已用于评估轻度至中度腹部钝性创伤患者，特别是当临床症状明显但常规超声未显示实体器官损伤时（图6.41，动图6.6）。Menichini和Valentino的团队指出在描述儿童实体器官损伤方面，超声造影与增强CT准确性相当。然而，由于超声造影剂不被肾脏过滤，因此超声造影难以区分尿性囊肿与血肿。

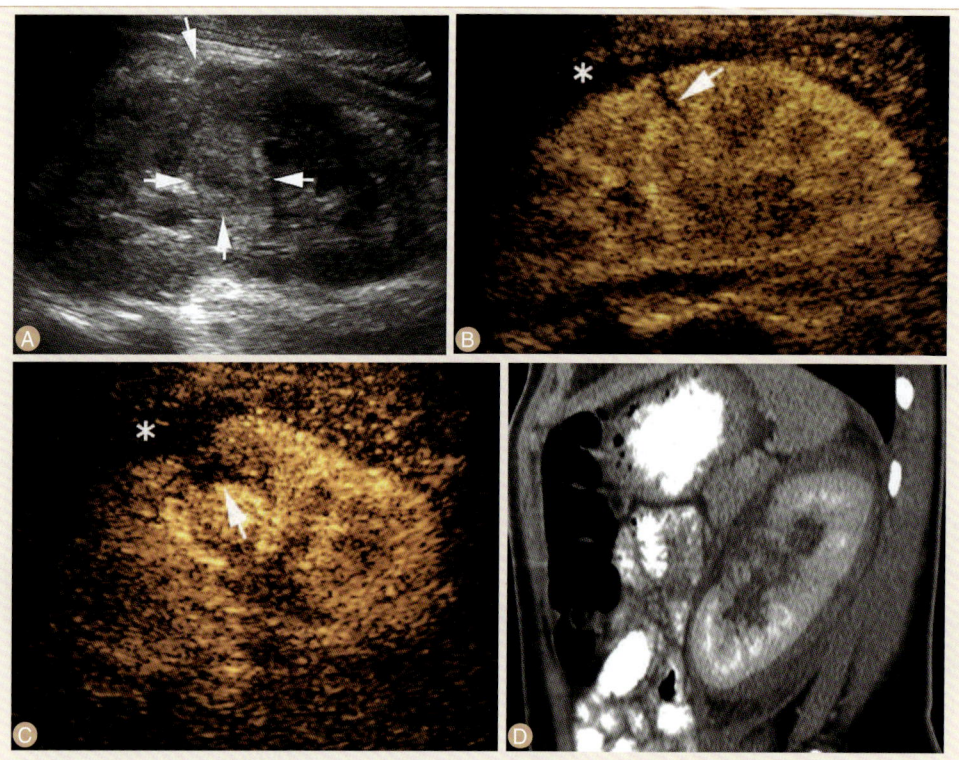

A.纵切面灰阶图像显示左肾中部肿胀、轮廓不规则、皮髓质分界不清（箭头）；B、C.纵切面超声造影显示肾实质缺损（箭头）和邻近的血肿（*）；D.增强CT矢状位重建图像显示肾中部裂伤和周围血肿。

图 6.41 肾裂伤和肾周血肿

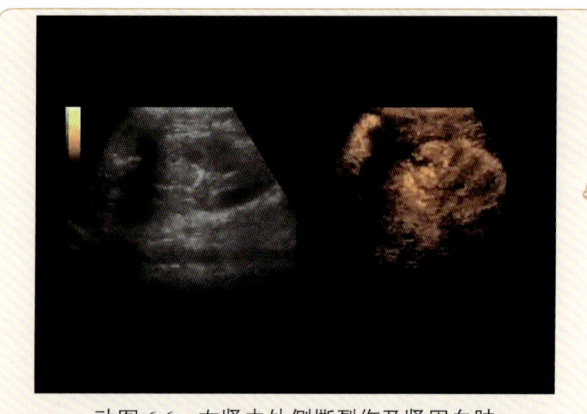

动图 6.6 左肾中外侧撕裂伤及肾周血肿

八、肾血管疾病

（一）多普勒超声检查技术

婴幼儿的检查无须特殊准备，很少会使用到镇静剂，但可以在检查期间给他们喝一些液体，使其平静，补充水分，并以充满液体的胃作为声窗。只有在计划对肾动脉主干进行详细检查时，才建议年龄较大的儿童最好禁食4~6小时（以减少肠道气体）。一般行彩色多普勒血流成像和频谱多普勒检查。能量多普勒也可用于评估血流的存在。为最大程度地检测低速血流，应调整多普勒设置为尽可能高的超声频率、相对较小的感兴趣颜色区域、低脉冲重复频率和低通滤波，较小的取样容积及≤60°的超声入射角。如果出现混叠，则增加脉冲重复频率。

检查腹主动脉一般从腹正中线偏左和左腋入路进行纵切面和横切面扫查。对主肾动脉通常从侧腰部进行最佳成像，也可采用腹正中线。彩色多普勒血流成像用于追踪肾动脉，然后使用连续脉冲多普勒取样，特别是在高速血流区域。如果由于肠内气体遮盖而无法显示整个肾动脉时，通常也可以测量下腔静脉后方的右肾动脉和肾门部动脉。然后用频谱多普勒观察肾脏各1/3区域（上、中、下）的段间动脉或小叶间动脉，并计算肾动脉阻力指数或搏动指数。

（二）正常血管解剖和血流模式

彩色多普勒超声能非常清楚地显示肾内动脉和静脉及其与肾皮质、肾锥体和肾盏的关系。主肾动脉在肾门处分支，形成多对（前、后两干）节段动脉。节段动脉朝肾锥体走行并在肾锥体外缘分支形成叶间动脉。在肾锥体的外缘，叶间动脉沿着肾锥体轮廓分支形成弓状动脉。弓状动脉发出皮质动脉进入肾皮质,方向与叶间血管类似。静脉循环与动脉循环相伴行,同时这两个相邻的信号通常用彩色多普勒和频谱多普勒来分析(图6.42)。

肾动脉床的正常阻力通常较低,在整个心动周期中不断有血液流入肾脏。正常成人肾动脉阻力指数为0.58±0.05。肾动脉阻力指数与年龄相关,儿童的肾动脉阻力指数较高,并且随着年龄的增长其值呈下降趋势。与其他肾功能参数相比,肾动脉阻力指数的成熟曲线更接近于活性肾素的成熟曲线,因此肾动脉阻力指数的年龄依赖性及与其相关的肾血管阻力可能与血清活性肾素水平相关。由于小儿的正常肾动脉阻力指数存在一定范围,肾动脉阻力指数在出生后的3个月内最高,因此通过比较患侧肾与正常肾的频谱波形,或者对患侧肾进行持续的动态观察,能够更可靠地诊断出小儿肾血管阻力异常。

正常肾内静脉和肾静脉主干的频谱多普勒超声有时候也会略有差异:在一些儿童中,右心房收缩和舒张引起的搏动清晰可见,而在另一些儿童中,血流则比较平稳。在整个心动周期中静脉回流可见于右侧心力衰竭或动脉灌注缺失,如终末期肾病。

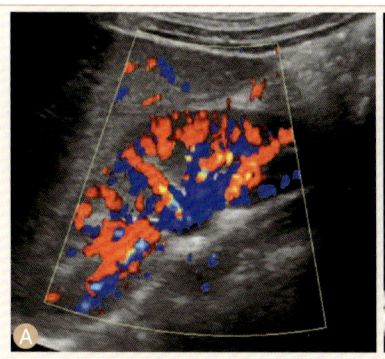 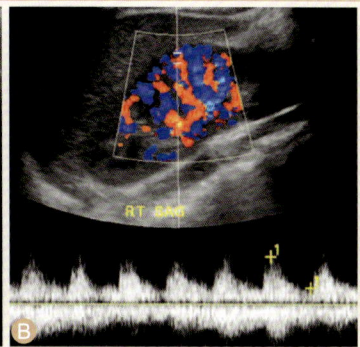 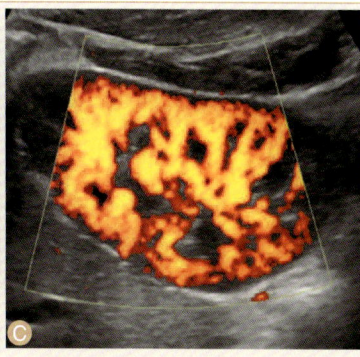

A.纵切面彩色多普勒显示肾门处的节段动脉、肾锥体旁的叶间动脉和皮质内边缘的弓状动脉;B.正常肾叶间动脉(低阻力、舒张期流速较高)和静脉(脉冲样,反映右心房搏动)的频谱图像;C.能量多普勒超声成像显示分支到肾皮质外围的血流。

图6.42 3岁男孩的正常肾脏血液循环

(三)肾内动脉血流阻力增加的原因

不同程度的肾内动脉压力增加均会导致血流量减少。舒张期血流发生于心动周期压力最低时,因此在收缩期血流频谱明显受到影响之前,舒张期血流就会降低或消失。肾内动脉血流阻力增加的原因分为3种:血管内、血管周围和肾周(图6.43)。不同程度肾内小动脉及入球小动脉管腔变小(如休克时痉挛、溶血性尿毒症综合征时内皮炎症)均会导致动脉血流阻力增加。肾内水肿压迫小血管(如继发于肾静脉血管形成)、急性输尿管阻塞引起的压力升高、血肿、淋巴囊肿或成人肾移植入儿童所造成周围腹壁过紧也会造成血管受压,使肾内动脉血流量减少。

一项完整的肾内动脉超声检查包括以下两步。

(1)将患侧肾内动脉与对侧阻力指数或与以前的检查结果阻力指数进行比较。

(2)回顾与肾内动脉高阻力患者相关的病理生理因素。

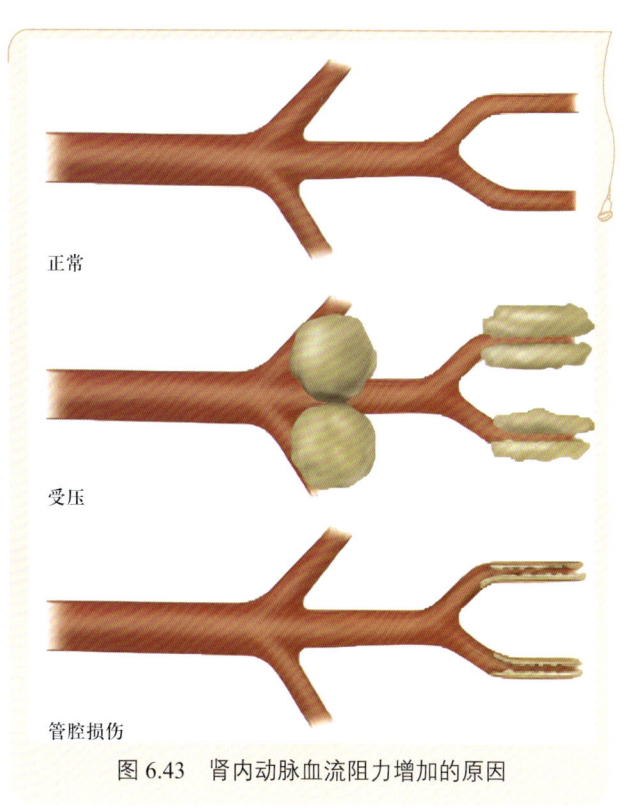

图6.43 肾内动脉血流阻力增加的原因

肾动脉阻力指数升高的原因

血管内
休克时血管痉挛
溶血性尿毒症综合征内皮细胞炎症

血管周围
肾内水肿
肾静脉血栓形成
急性输尿管阻塞

肾周挤压
血肿
淋巴囊肿
腹壁紧张

（四）临床应用

1. 血管通畅

多普勒检查参数是反映肾动脉、肾静脉通畅和肾内血流灌注情况的可靠指标，有助于评价肾移植术后即刻的移植肾灌注情况。多普勒超声可用于排除外伤引起的动脉损伤，尤其是当二维超声检查显示肾脏结构正常没有进一步进行侵入性检查的指征时。彩色多普勒超声在寻找活检后动静脉瘘和动脉瘤方面有很高的价值。

2. 急性肾静脉血栓形成

急性肾静脉血栓形成可能发生于休克后或作为肾病综合征的并发症发生，也可继发于异常凝血或邻近存在恶性肿瘤（如肾母细胞瘤）。在新生儿中，血栓形成通常与脱水、肾灌注和氧合减少及红细胞增多有关，在糖尿病母亲的婴儿中更普遍。临床表现包括血尿、可触及的腹部肿块、蛋白尿和肾功能下降。超声典型表现为肾脏增大、实质回声改变（图6.44），皮髓质分界不清。出现继发于水肿及实质出血导致的分布不均的回声减低区及增强区。超声可显示肾静脉及下腔静脉内血栓样回声。血栓常首先出现在小静脉内并向肾门延伸，因此还未出现明显血栓样回声时，肾实质回声已出现改变。相反，肾移植术后血栓通常始于静脉吻合处。

多普勒超声显示肾静脉血流减少或消失及受累肾动脉阻力指数显著增加。水肿及动脉血流进入肾脏受阻引起肾动脉舒张期血流减少。在婴儿中，由于肾静脉及肾小静脉间血流迅速重建，以上超声表现并不可靠。肾脏对肾静脉血栓形成的病理生理反应取决于闭塞的严重程度、血栓形成的程度和静

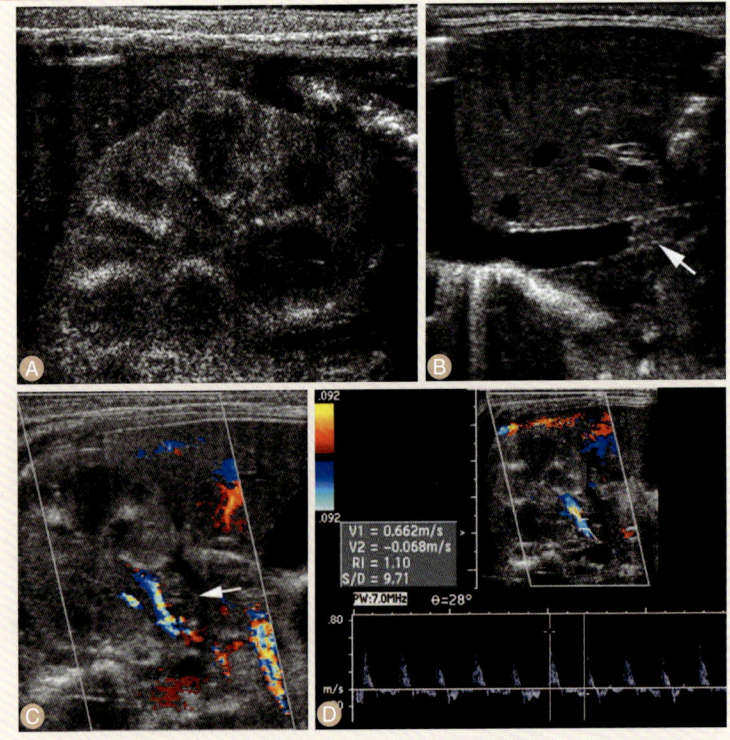

A.右肾纵切面显示肾水肿，实质回声增强，皮质髓质分界不清；B.下腔静脉纵切面显示腔内大血栓（箭头）；C、D.右肾动脉彩色多普勒和频谱多普勒图像，肾内水肿引起血管周围阻力增加，导致舒张期反向的高速动脉血流，形成血栓的肾静脉内未见血流信号（箭头）。

图6.44 早产儿急性肾静脉血栓形成

脉侧支循环。静脉血流重建不仅可出现在正常肾脏中，同时可出现移植肾中，但在移植肾中需要长达3周的时间。急性肾静脉血栓形成后受损肾脏的恢复程度不一，部分患者可完全恢复，部分患者肾脏仍保留不同程度异常，包括功能完全丧失，肾小管紊乱和肾血管性高血压等。

急性肾静脉血栓形成原因
休克
肾病综合征
凝血障碍
邻近肿瘤（如肾母细胞瘤）
新生儿脱水，尤其是母亲患糖尿病

3. 肾动脉狭窄

有1%～3%的儿童患有高血压，其中由儿童肥胖症流行引起的患病率逐渐增加。大多数高血压儿童患肾血管性高血压的风险较低，占儿童高血压的5%～10%。婴儿肾血管性高血压最常见的潜在原因是与脐动脉置管相关的血栓栓塞，而肾动脉纤维肌发育不良和大动脉炎是最常见的大龄儿童肾血管性高血压病因。在儿童中，肾血管性高血压还有许多其他的发育性和获得性原因（表6.9）。

无创成像在疑似肾血管性高血压患儿中的确切作用尚不清楚。目前还没有一种影像学技术能够可靠地排除肾血管性高血压所有潜在的可治疗病因。腹主动脉超声检查和对于肾脏大小和结构的描述有助于排除弥漫性肾病、局灶性瘢痕或肿瘤。多普勒超声可用于证明狭窄动脉管腔血流速度增加。近端狭窄也可以从狭窄远端血流呈现小慢波动脉频谱波形中推断。然而，即使经验丰富的医师定位副肾动脉狭窄或分支血管狭窄也是耗时且具有挑战性的。

成人中肾动脉狭窄的典型迹象同样适用于儿童，包括近端血流阻力增加（舒张期甚至收缩期血流减少或消失），狭窄处流速高（>180 cm/s），狭窄后远端立即出现湍流并且血流可能在离狭窄处一定距离后恢复正常（图6.45）。提示肾动脉明显狭窄的多普勒标准如下。

（1）血流速度>180 cm/s。

（2）肾动脉与腹主动脉血流速度之比>3.5∶1。

狭窄解除后，血流频谱波形立即恢复正常。需要注意的是在血管下游中识别出的小慢波波形可反映血管上游发生狭窄，如血管上游发生大动脉炎或主动脉缩窄。

表 6.9 肾血管性高血压病因

分类	举例
肌纤维发育不良	
炎性疾病	大动脉炎 川崎病 烟雾病 辐射
家族遗传疾病	威廉姆斯综合征 神经纤维瘤病 Klippel-Trénaunay-Weber综合征 Feuerstein-Mims综合征 雷特综合征 Kohlmeier-Degos综合征 马方综合征
动脉粥样硬化	高脂血症
血管异常	肾动静脉畸形 肾动脉瘤 肾动脉发育不全
血栓栓塞	脐动脉置管 糖尿病母亲新生儿 败血症，脱水
肾移植	排斥反应 动脉狭窄
其他	先天性风疹 肿物挤压 先天性纤维索带 创伤 腹膜后纤维化

4. 肾内动脉疾病

溶血性尿毒综合征以内皮细胞损伤、血管内血小板-纤维蛋白血栓、血管损伤为特征，是非住院婴幼儿急性肾损伤最常见的病因之一。溶血性尿毒综合征可散发、流行爆发或作为一种遗传性或家族疾病发病。典型溶血性尿毒综合征患者会出现与志贺毒素产生菌相关的出血性腹泻，主要是大肠杆菌O157∶H7。非典型溶血性尿毒综合征由于补体系统激活和调节缺陷，因此不发生出血性腹泻。

溶血性尿毒综合征可导致肾动脉血流阻力增加。超声检查显示肾皮质回声均匀增高，肾锥体边界清晰（图6.46），肾脏体积可能会增大。一项针对20例溶血性尿毒症综合征患儿的研究发现无尿期间舒张期血流消失，随着急性血管损伤的恢复，舒张期血流可恢复，随后在24～48小时出现多尿。由于多普勒超声可预测多尿的发生，可将腹膜透析持续时间保持在最低限度，从而降低了并发症的风险。

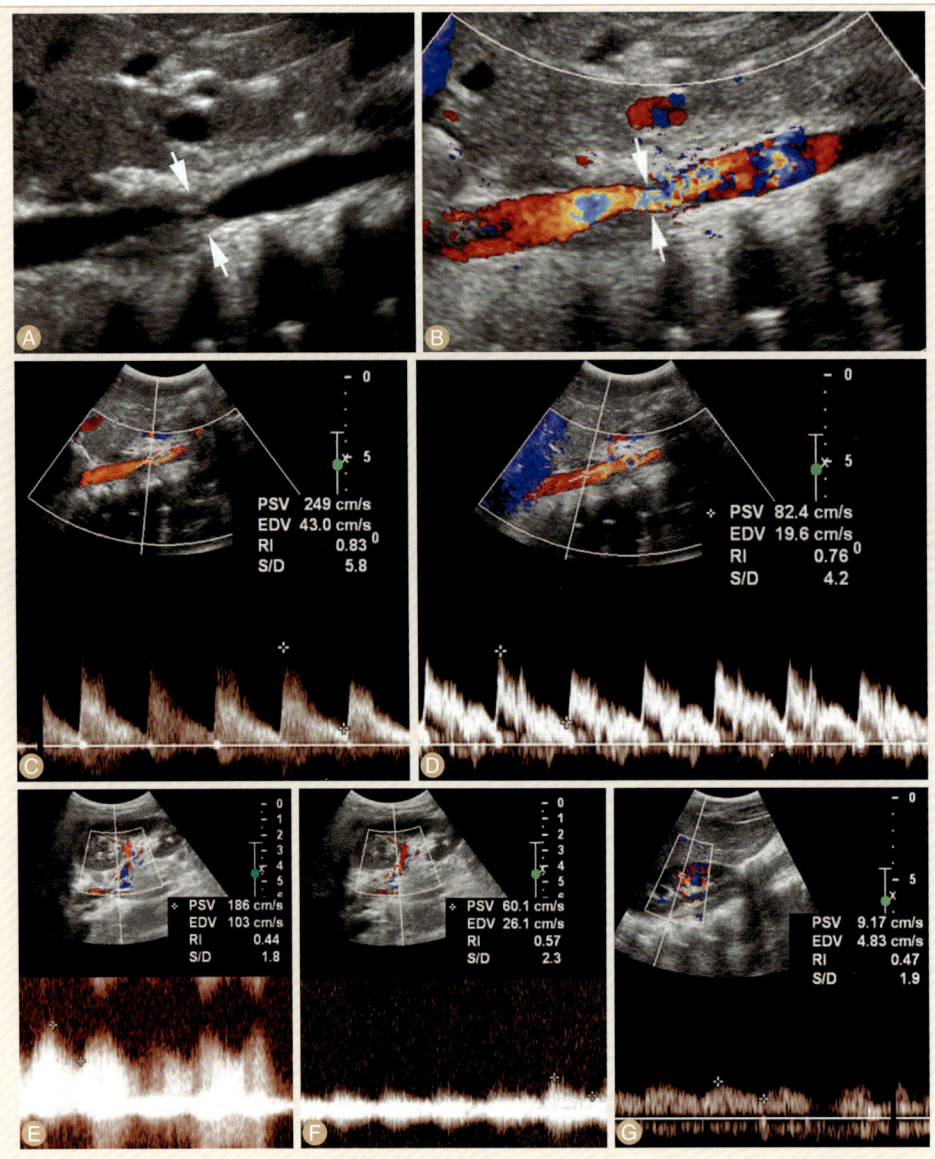

A、B.腹主动脉纵切面二维和彩色多普勒显示局部管壁明显增厚，管腔明显狭窄及狭窄处彩色混叠（箭头）；C、D.频谱多普勒显示主动脉狭窄部位的收缩期峰值速度（图C）高于主动脉近端部分的收缩峰值速度（图D）；E、F.右肾主肾动脉近端收缩期峰值速度（图E）相较于远端收缩峰值速度（图F）升高，远端动脉血流频谱表现为收缩期缓慢上升，振幅低平、圆钝（"小慢波"波形）；G.右肾叶间动脉呈现类似"小慢波"多普勒波形。

图 6.45　4岁男孩，存在肾动脉狭窄伴中主动脉综合征和高血压

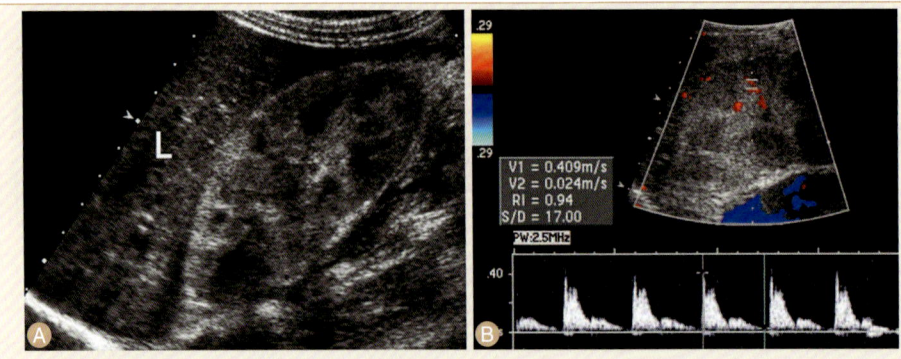

A.纵切面显示右肾皮质回声增强，高于相邻肝脏（L）；B.频谱多普勒显示舒张期血流减少，右肾叶间动脉阻力指数升高。

图 6.46　6岁女孩，患有溶血性尿毒症综合征病史

九、肾移植

肾移植是儿童终末期肾病的首选治疗方法。二维和彩色多普勒超声成像可全面评估移植肾形态、肾周和盆腔积液,以及评估移植肾血管情况。在笔者医院需要进行初步的术后超声检查并依据临床指征进行短期随访研究。长期随访包括每年1次超声检查。超声还可以用于移植肾活检。

大约1/2的儿童肾移植来自活体供体,通常是父母之一。大龄儿童肾移植手术方法与成人类似,将移植肾放置于右侧或左侧髂窝的腹膜外,并与同侧髂外动脉和静脉进行端侧吻合。如果供体肾脏与婴儿或较小儿童受体之间存在显著大小差异,可将移植肾置于腹膜内,并将移植肾动脉与腹主动脉端侧吻合,肾静脉与下腔静脉端侧吻合,以达到最佳吻合的灌注效果。

超声评估显示位于腹腔内或盆腔的正常移植肾二维超声和彩色多普勒超声特征与正常肾脏一致。由于术后动脉吻合口水肿伴功能性狭窄,所以术后即刻评估主肾动脉收缩峰值速度中度加快及湍流是较为常见的。远端收缩期峰值速度降低可导致叶间动脉阻力指数降低。相反,动脉阻力指数升高可能是由于移植肾弥漫性水肿和舒张血流减少造成。以上变化通常在移植后的24小时内改善或恢复正常。近年来,超声造影被用于定性和定量评估移植肾血流量和灌注。超声造影已被证明即使在检测移植肾灌注中微血管紊乱方面也优于传统超声结合多普勒成像。此外,超声造影获得的定量灌注参数具有预测长期肾功能的能力。但到目前为止,在美国使用超声造影评价肾移植经验有限。

(一)血管并发症

儿童肾移植术后发生血管并发症的概率为0.8%~13.9%,包括肾动脉血栓形成、肾静脉血栓形成、肾动脉狭窄、动静脉瘘和假性动脉瘤。与成人相比,儿童肾移植术后早期的血栓形成风险较高,因为儿童的肾脏体积小,并且供体和受体血管之间的径线经常存在差异。根据北美儿科肾移植合作研究组织的数据,移植肾内血栓形成是儿童同种异体肾移植术后第1年移植肾功能失常的最常见原因,占病例总数的35%。儿童移植肾的超声评估是检测早期血管并发症的重要且有效的工具。

肾动脉血栓形成及其所致的肾梗死在肾移植术后的并发症中并不常见,发生率仅占所有儿童肾移植的3%~4%。其通常发生在移植后的48小时内,并与来自年幼捐赠者尸体供体的整体移植有关,这些供体包含成对的同种异体肾移植物及输尿管、肾动脉和静脉,以及邻近移植肾的主动脉和下腔静脉的盲端。大多数病例与动脉扭结或内膜夹层有关(图6.47)。有多条肾动脉的同种异体肾在移植术后早期有时会发生节段性梗死,但这些病变更常发展为与急性或慢性排斥反应相关的晚期并发症(图6.48)。肾脏梗死的临床症状包括移植肾体积肿大和无尿。严重的排斥反应也会导致类似于肾动脉血栓形成的血流量显著减少。因此,当出现急性排斥反应时,必须优化多普勒成像参数来检测低速血流,以防止误诊为肾动脉血栓形成。尽管可以尝试紧急溶栓治疗或血栓清除术,但肾动脉血栓形成仍然是移植失败的常见原因。肾静脉血栓形成在儿童肾移植中也不常见,发生率大约为2%,几乎所有病例都发生在术后第1个月内,临床症状与肾动脉血栓形成相似。超声检查常显示肾实质增厚和回声异常增强。肾静脉主干内无静脉血流,肾动脉主干内

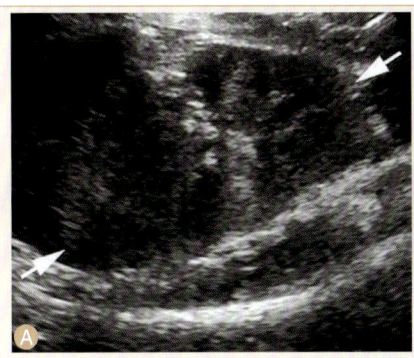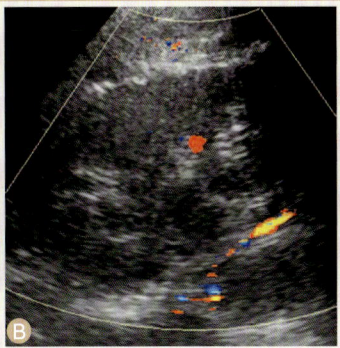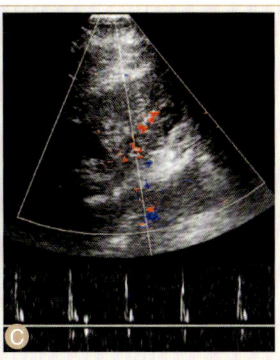

A.同种异体肾纵切面显示肾脏肿胀,皮髓质分界不清(箭头);B.彩色多普勒显示肾内血流量明显减少;C.频谱多普勒成像显示肾门处肾动脉主干血流呈舒张期消失的收缩期单向尖峰频谱。

图6.47 15岁男孩在肾移植术后1天出现动脉血栓

有反向的舒张期血流。早期识别肾静脉血栓形成至关重要，因为通过溶栓治疗或血栓清除术有可能挽救移植肾。肾动脉狭窄是一种晚期并发症，发生率为4%~18%。临床表现包括新发或进行性高血压、药物治疗无效的显著高血压、与无排斥反应的移植肾功能障碍相关的高血压，以及与移植肾可闻及的收缩期杂音相关的高血压。儿童肾动脉狭窄的发生率难以确定，因为对于何种程度的动脉狭窄具有临床意义尚无共识，被最广泛接受的诊断标准是狭窄部位收缩峰值流速的升高，虽然该速度的临界点在不同文献中还存在争议。在成人中，收缩期峰值流速大于250 cm/sec或大于300 cm/sec已被证明对诊断肾动脉狭窄具有高度的敏感性和特异性。但是对于儿童这些标准缺乏更多有用的数据。

彩色和频谱多普勒超声检查可显示狭窄段的血流速度升高，动脉频谱频带增宽。有时在肾内动脉中可探及狭窄远端低阻力指数的小慢波。动脉狭窄部分可能存在颜色混叠，狭窄段内的湍流会导致血管周围软组织振动伪影。因此，肾动脉主干、髂动脉和肾动脉分支的速度测量值应综合分析。MRI血管造影或CT血管造影可以在常规血管造影之前进行，这是目前主要的影像学检查方法，这些影像检查可能会检测到移植肾动脉的显著狭窄。这些患者也可以通过保守治疗获得稳定的移植肾功能。

肾活检常规用于移植肾监测和移植肾功能障碍评估。动静脉瘘是移植肾活检最常见的并发症，可在8%的病例中发生，且大部分无影响。大多数动静脉瘘是无症状的，超过3/4的病例会自行恢复。由于动静脉瘘缺血导致缺血症状的患者，可采取栓塞瘘管的方法进行治疗。超声检查中，动静脉瘘可能在二维灰阶成像中被遗漏，但在彩色和频谱多普勒超声检查中可清晰显示（图6.49）。假性动脉瘤是移植肾活检的另一种并发症，通常无症状并自行消退。在二维灰阶超声检查中，假性动脉瘤表现为单纯或复杂的囊性结构。彩色多普勒成像显示经典的"阴阳"往返血流信号（图6.50）。假性动脉瘤颈部的频谱多普勒显像显示为双向紊乱血流频谱。假性动脉瘤逐渐增大或直径>2 cm是栓塞治疗的指征。

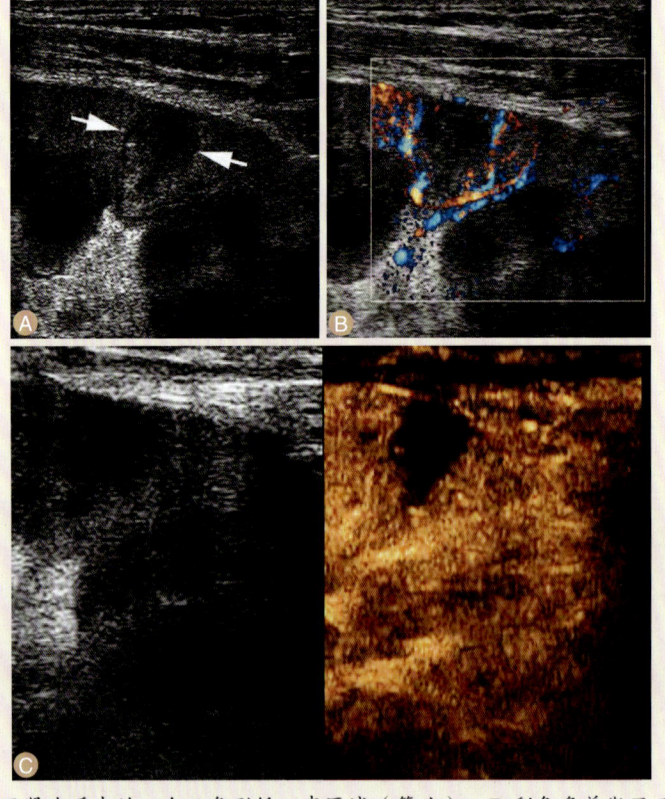

A.纵切面二维灰阶图像显示肾皮质中的一个三角形低回声区域（箭头）；B.彩色多普勒显示该区域周围血管的位移；C.超声造影显示与梗死一致的局灶性血流灌注缺失（左图为对应的二维图像）。

图6.48 肾移植5年后的节段性梗死

(Courtesy of Dr. Ákos Járay, University of Pécs, Hungary.)

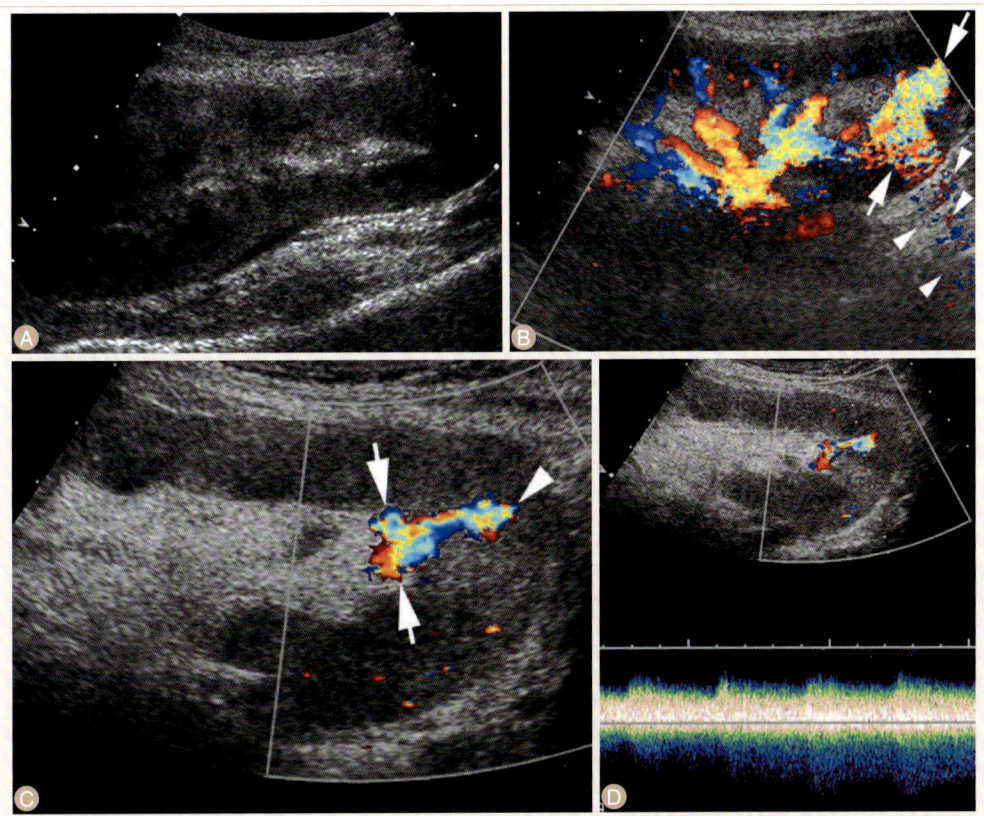

A.同种异体肾纵切面显示移植肾无异常；B.彩色多普勒显示肾下极血流量明显增加（箭头），伴有邻近软组织彩色振动伪影（三角箭头）；C.彩色多普勒显示肾下极的圆形局灶性动静脉瘘（三角箭头），血流速度明显增加，并伴有供血和引流血管（箭头）；D.频谱多普勒波形分析显示动静脉瘘的高频低阻血流低于基线，动脉化静脉血流低于基线。

图 6.49　活检后动静脉瘘

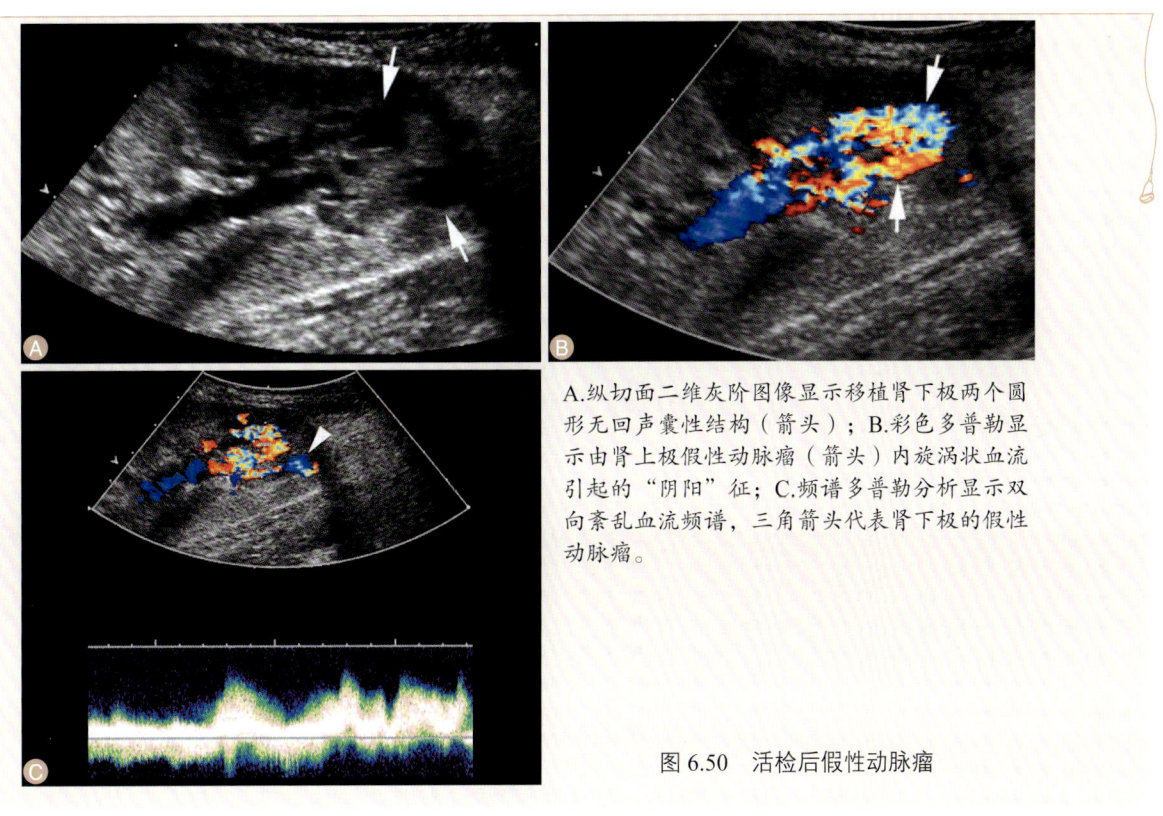

A.纵切面二维灰阶图像显示移植肾下极两个圆形无回声囊性结构（箭头）；B.彩色多普勒显示由肾上极假性动脉瘤（箭头）内旋涡状血流引起的"阴阳"征；C.频谱多普勒分析显示双向紊乱血流频谱，三角箭头代表肾下极的假性动脉瘤。

图 6.50　活检后假性动脉瘤

（二）肾周积液

肾周积液是儿童肾移植术后最常见的非血管性并发症，发病率与成人相似。超声对肾周血肿、血清肿、淋巴囊肿和脓肿无法准确鉴别。

淋巴囊肿是最常见的肾周积液，通常偶发，表现为邻近移植肾的边界清晰的无回声液体积聚（图6.51）。尿漏或尿性囊肿表现为围绕移植肾的无定形的无回声液体积聚，或者表现更复杂。血肿和脓肿通常表现为复杂的肾周积液。随诊复查可以记录积液大小变化。如果积液体积逐渐缩小，可以避免不必要的进一步检查。超声引导下经皮抽吸囊液有助于判断液体的性质。

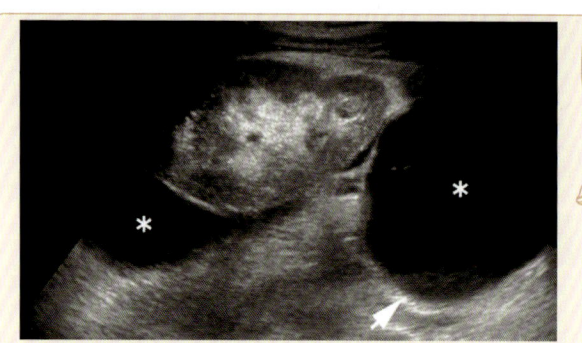

纵切面灰阶声像图显示移植肾脏上下两极附近的两个无回声的液性暗区（*），下部积液与膀胱分开（未显示），内含少量碎片阳回声（箭头）。

图6.51　淋巴囊肿

（三）肾实质异常

术后即刻发生的急性肾小管坏死、排斥反应和药物毒性会导致移植肾弥漫性的肾实质异常。急性肾小管坏死某种程度上在大部分肾移植手术后迅速发生，也被称为"保护性损伤"。典型的临床特点包括少尿和肾功能下降。较常发生在移植肾为尸体供者及供肾缺血时间较长的患者中。

包括体液性或细胞性排斥反应在内的急性排斥反应是最常见的排斥反应类型。常见症状包括肾功能差、移植肾压痛、无尿和水肿。免疫抑制治疗的进步使过去10～15年的急性排斥反应发生率明显下降。儿科肾移植后免疫治疗的首选药物是钙调磷酸酶抑制剂，即环孢霉素和他克莫司，但是这些药物潜在的肾毒性会导致移植肾损伤。临床表现与急性肾小管坏死和排斥反应相似，常见的有尿量减少、血清肌酐升高、腹痛和发热。该三类病变的影像学表现也互相有重叠，包括移植肾增大、皮髓质分界不清、舒张期动脉血流量下降和阻力指数增高。超声能够排除其他原因所致的移植肾功能障碍，如肾周积液的压迫、泌尿系统梗阻或大血管畸形。当出现明显的移植肾功能障碍和非特异性的超声表现时，为明确诊断需要进行肾脏活检。

随着儿童早期移植肾存活率的提高，慢性排斥反应是目前儿童肾移植失败的最常见原因，占所有肾移植失败的1/3。事实证明，儿童在青春期服药依从率低是其中的关键原因。儿童服药不依从导致亚临床慢性免疫损伤，增加了慢性排斥反应的风险。

无论何种原因导致的慢性同种异体移植肾损伤都与前述病变有着相似的影像学表现。超声表现为移植肾进行性体积缩小伴弥漫性皮质萎缩，同时常出现局灶性皮质瘢痕，也可出现轻度到中度无梗阻性集合系统扩张（图6.52）。

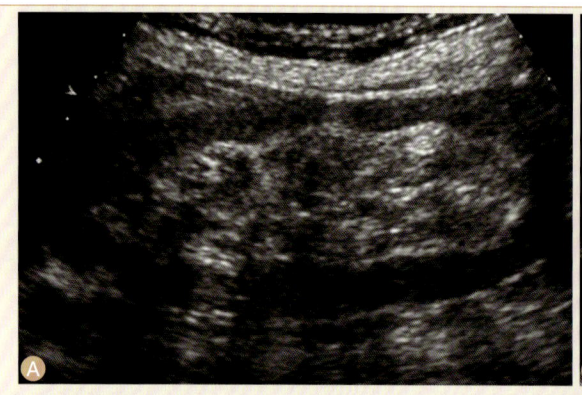 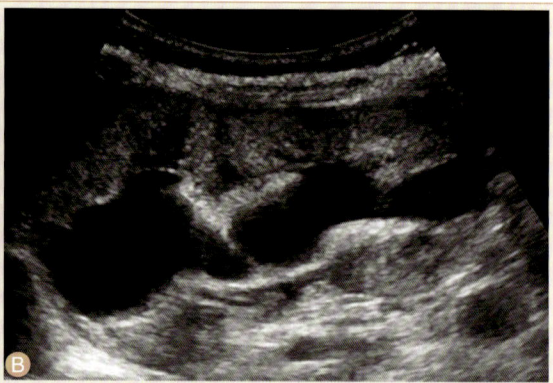

A.异体移植肾患者的纵切面灰阶图像显示肾皮质弥漫性萎缩；B.另一异体移植肾患者的纵切面灰阶图像显示皮质回声，皮质髓质分界不清和中度的集合系统扩张。

图6.52　慢性移植性肾病

（四）泌尿系统并发症

泌尿系统并发症是小儿移植肾中最常见的术后发病原因，发病率高达23%。在有潜在尿路畸形的儿童中发病率更高，如阻塞性病变、下尿路功能障碍和（或）以前接受过泌尿系统重建的患儿。常见的泌尿系统并发症包括漏尿、输尿管梗阻、尿毒症和肾盂肾炎等。

漏尿通常是由缺血性坏死或梗阻导致尿压增加而引发的并发症，可以发生尿路从肾盏到输尿管膀胱吻合口之间的任何部位。其通常发生在移植术后的2周内，表现为少尿、氮质血症和移植区域的剧烈疼痛。根据移植肾在腹腔内或腹腔外的不同情况，漏尿可导致局部肾周尿瘤或尿液腹水的形成。肾周尿瘤超声表现通常为无回声、圆形的肾周液体积聚。临床上可行 ^{99m}Tc-硫替肽放射性核素肾脏扫描、增强CT或MRI尿路造影以鉴别肾周尿瘤、血肿或淋巴瘤。

尿路梗阻通常发生在移植术后的数月内，临床上表现为非特异性移植肾功能障碍。约50%的尿路梗阻与输尿管膀胱吻合口处的缺血性狭窄有关。其他原因包括输尿管中段狭窄、结石、血凝块、真菌球和外源性压迫等。输尿管中段狭窄通常发生在慢性排斥反应中。儿童和成人进行肾移植手术后，通常会出现一定程度的肾积水，这是由于供体肾集合系统去神经化后导致肌张力丧失。现有数据表明，在移植人群中，是否存在轻度到中度的肾集合系统扩张与是否存在尿路梗阻的关联性很差。然而，中度至重度肾积水和输尿管积水会随时间逐渐增加，因此需要进一步评估移植后尿路梗阻。MAG3放射性核素肾脏扫描、MRI尿路造影或经皮前尿路造影可以对梗阻部位进行定位。放置肾造瘘管可以达到尿路减压的目的，也有利于后续放置支架或进行输尿管球囊扩张术。

肾移植术后有1/3～1/2的患儿存在膀胱输尿管反流。然而，膀胱输尿管反流似乎并不与移植后尿路感染的频率增加或长期移植肾功能下降有关。存在膀胱输尿管反流的肾移植人群中通常有潜在的泌尿系统异常，最常见的是后尿道瓣膜。

移植术后感染可能表现为肾盂肾炎、肾周脓肿或肾实质脓肿、肾盂肾炎或真菌感染等。虽然肾移植术后肾盂肾炎在儿童中较成人常见，但经过及时治疗，并不会对移植肾功能造成不良影响。肾盂肾炎与小儿肾移植受者的膀胱输尿管反流有关。与自体肾一样，肾盂肾炎的声像图表现呈非特异性，表现为从正常到肿胀和与水肿有关的实质回声的改变。

肾周或肾实质脓肿是移植性肾盂肾炎少见的并发症。造成肾周或肾实质脓肿的其他原因包括手术部位的感染或无菌液体积聚导致的自发或人为的感染。肾周或肾实质脓肿通常发生在术后1个月内。虽然其声像图表现呈现相对非特异性，但经彩色多普勒超声和频谱多普勒超声显示的显著分隔、内部碎片和壁层充血的表现，可提示感染性病因。若在扩张的集合系统中出现移动的、高回声病灶，提示合并有肾盂肾炎。真菌球在声像图中表现为不连续的管内肿块。

肾移植受者的尿路结石发病率与普通人群相同。超声检查有助于识别肾实质、集合系统、输尿管和膀胱内的结石，并显示任何相关的肾积水或输尿管积水。

（五）肿瘤

接受肾移植患者因长期免疫抑制治疗容易在移植肾和其他器官中出现肿瘤。既往有报道出现过移植后淋巴增殖性疾病和炎性肌纤维母细胞瘤。

移植后淋巴增殖性疾病的影像学表现依据受累的部位不同而不同（图6.53）。当同种异体移植肾受累时，典型的表现为肾实质内多发边界不清的低回声肿物。炎性肌纤维母细胞瘤罕见，通常为良性表现，可以发生在骨髓实体器官和骨髓移植之后。尽管该病好发于肺、肝脏、胃肠道和膀胱，但是其可发生在人体的任何部位。

十、肾脏囊性疾病

肾脏囊性疾病包括一大类表达不同表型的疾病。肾脏囊性疾病可能在胎儿期宫内诊断，也可能在婴儿期、儿童期或成年期出现。通常可以根据临床表现加以区分，包括发病年龄、肾脏影像学特征（包括囊肿分布），以及是否存在肾外表现和其性质。超声评估在肾脏囊肿性疾病的诊断和评估中起着核心作用。对于非典型表现的个体，可能需要额外的影像学检查和（或）基因测试来确定诊断。

（一）常染色体隐性遗传多囊肾病

常染色体隐性遗传多囊肾病是一种严重的肝、肾纤维化囊性疾病，以非梗阻性肾集合管扩张和门

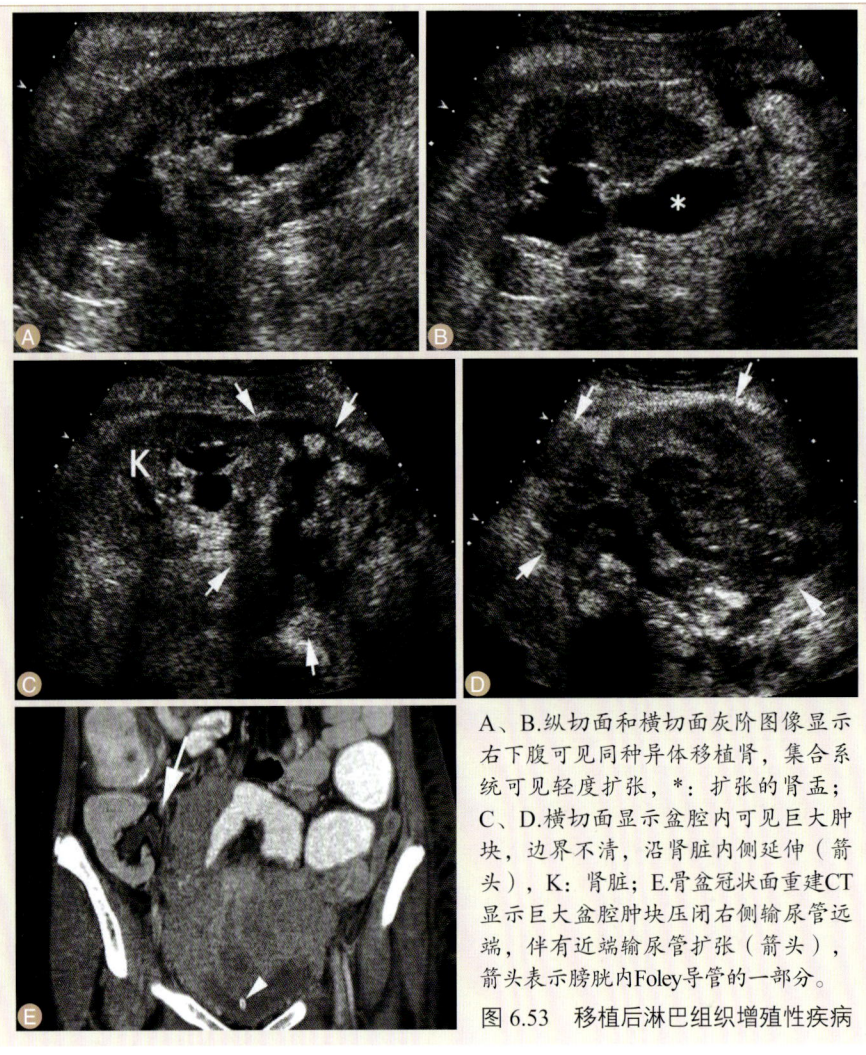

A、B.纵切面和横切面灰阶图像显示右下腹可见同种异体移植肾,集合系统可见轻度扩张,*:扩张的肾盂;C、D.横切面显示盆腔内可见巨大肿块,边界不清,沿肾脏内侧延伸(箭头),K:肾脏;E.骨盆冠状面重建CT显示巨大盆腔肿块压闭右侧输尿管远端,伴有近端输尿管扩张(箭头),箭头表示膀胱内Foley导管的一部分。

图6.53 移植后淋巴组织增殖性疾病

静脉系统畸形为特征。常染色体隐性遗传多囊肾病常由多囊性肝病基因1型突变引起。其可编码溴藻毒素-多导管素复合物,这是一种在肾脏和胆管上皮细胞的初级纤毛中表达的蛋白质。常染色体隐性遗传多囊肾病发病率在活产婴儿中约为1∶20000,一般在胎儿产前诊断中与羊水过少相关,或在出生时以进行性肾功能不全或门静脉高压为特征。羊水过少又可导致"波特后遗症",包括肺发育不全、肢体缺陷和特征性畸形面容。呼吸功能不全所致的胎儿围产期死亡率大约为30%。然而在出生后第1个月存活的婴儿中,1年存活率为92%~95%。其超声表现为双肾体积增大,回声增强,正常肾实质的皮髓质分界消失。髓质由于扩张集合管的多个界面反射表现为回声增强,皮质由于扩张的髓质集合管压迫可产生低回声晕。高分辨率超声可看到位于肾包膜下的扩张皮质集合管,其通常呈平行柱状分布,整体呈放射状分布于肾脏(图6.54)。肾脏的大小随时间稳定或缩小。大囊肿并不总是在出生时被发现,也可能在儿童期出现。

所有常染色体隐性遗传多囊肾病患者均存在组织学上的肝脏受累。在胚胎期,胆道前体细胞形成称为"导管板"的门静脉片,之后逐渐重塑以产生肝内胆管。常染色体隐性遗传多囊肾病患者的胆管重塑缺陷会导致肝内导管扩张和进行性门静脉纤维化。存活到新生儿期的患者可能由于门静脉周围纤维化而发展为门静脉高压症。

(二)常染色体显性遗传多囊肾病

常染色体显性遗传多囊肾病是最常见的遗传性肾衰竭,最终可导致终末期肾病。其特征是双肾进行性的局灶性囊肿增大,可发生在肾内的所有部位,也可有各种肾外表现。美国患病人数约有60万,全世界约有1300万患病人数。

常染色体显性遗传多囊肾病患者通常直到中年才出现症状。但一般有2%~5%的患者症状出现

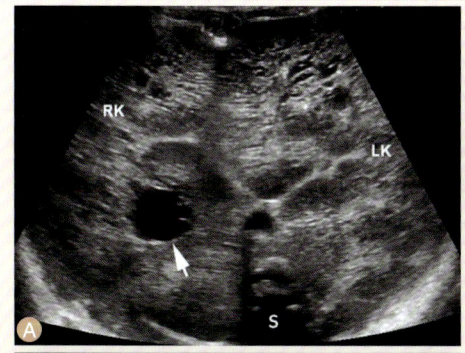
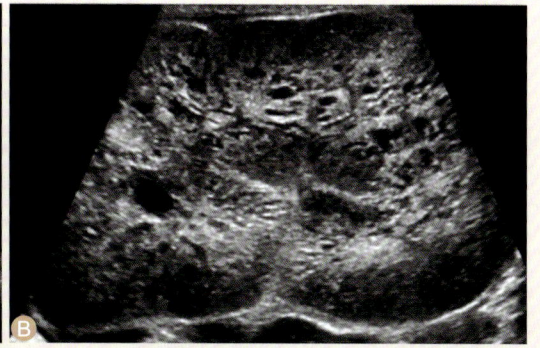
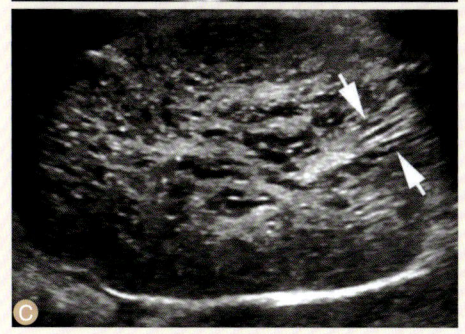

A.新生儿二维超声横切面显示对称性增大的肾脏充满腹腔，右肾可见较大囊肿（箭头），LK：左肾；RK：右肾；S：脊椎；B.右肾纵切面显示正常皮髓质分界不清，肾包膜下可见皮质低回声晕，髓质内可见多个大小不等的囊肿；C.左肾的高分辨率超声横切面显示包膜下多个扩张的皮质集合管（箭头之间）。

图6.54 常染色体隐性遗传多囊肾病

于新生儿期，且发病率和死亡率均很高。常染色体显性遗传多囊肾病的早期表现可能与常染色体隐性遗传多囊肾病难以区分，只能联合组织学或遗传学分析加以鉴别。常染色体显性遗传多囊肾病患者常有家族性发病史，患儿的同胞兄妹早期患病风险更大。

常染色体显性遗传多囊肾病由两个缺陷基因中的其中一个基因显性遗传引起，即PKD1（85%的患者定位于染色体16p13.3）或PKD2（15%的患者定位于染色体4q13-23）。PKD1编码多囊蛋白-1，PKD2编码多囊蛋白-2，这两种蛋白定位于肾小管上皮细胞的初级纤毛，并相互作用形成钙通道受体。二者在肾小管细胞的分化、维持和修复及确定肾小管的形态方面都很重要。PKD1相关疾病通常比PKD2相关疾病更严重，但存在着显著的表型异质性。异常轻微的病例通常被认为是由于"亚型"等位基因（保留部分活性的等位基因）遗传所致。

大多数常染色体显性遗传多囊肾病患者出生时肾脏正常。常规超声检查在其35岁之前不能排除常染色体显性遗传多囊肾病，尤其是PKD2突变。在年龄<30岁且PKD1风险为50%的患者中，至少存在两个肾囊肿（单侧或双侧）才足以确诊为常染色体显性遗传多囊肾病。由于一般儿科人群中肾囊肿的患病率较低（图6.55），因此在遗传易感性的儿童中，即使是单个囊肿也高度怀疑常染色体显性遗传多囊肾病。尽管在肝脏或胰腺中同时出现肾外囊肿在儿童期早期很少见，但此种情况也可诊断为常染色体显性遗传多囊肾病。通常年龄较大的患儿存在体积更大、数目更多的肾囊肿，并可发展为进行性的肾体积增大（图6.56）。多囊肾病肾脏影像学研究联合会指出，无论囊肿是来自常染色体显性遗传多囊肾病1还是常染色体显性遗传多囊肾病2基因缺陷，囊肿或肾脏的体积越大，患儿的预后越差。

在妊娠晚期的胎儿和新生儿期患有常染色体显性遗传多囊肾病的患者中，肾脏大小一般正常或轻度增大。与同声窗的肝脏或脾脏相比，肾皮质呈高回声，肾髓质呈低回声，导致皮髓质分界更加明显（图6.56）。这与常染色体隐性遗传多囊肾病的一般表现不同，在常染色体隐性遗传多囊肾病中，肾脏体积明显增大而非轻度增大，肾髓质呈高回声。常染色体显性遗传多囊肾病的皮质、髓质或二者均可分布少量小囊肿。与常染色体隐性遗传多囊肾病的管状囊肿不同，常染色体显性遗传多囊肾病中较大的囊肿通常呈圆形。

常染色体显性遗传多囊肾病肾外表现包括肝脏、脾脏、胰腺、精囊和蛛网膜存在囊肿。肝脏是最常见的肾外受累部位，其他相关的疾病有颅内血管和主动脉的动脉瘤及主动脉夹层。

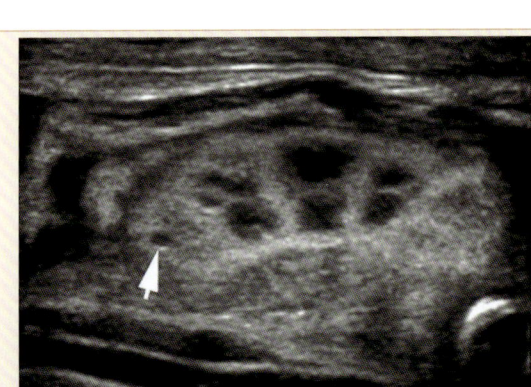

33周胎龄的常染色体显性遗传多囊肾病胎儿，二维灰阶纵切面显示右肾上极可见一小圆形囊肿，与常染色体显性遗传多囊肾病超声表现一致（箭头）。肾实质回声轻度增强，髓质锥体呈低回声。左右肾在胎儿期均轻度增大。

图6.55 常染色体显性遗传多囊肾病（1）

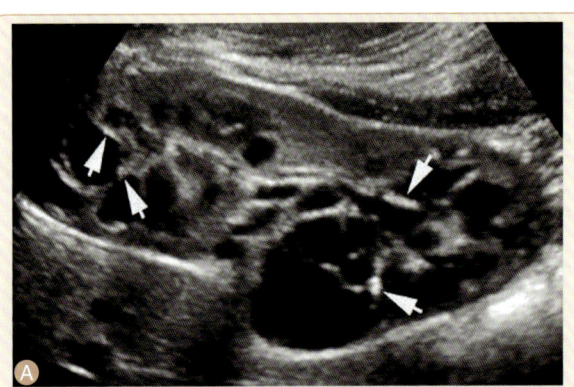

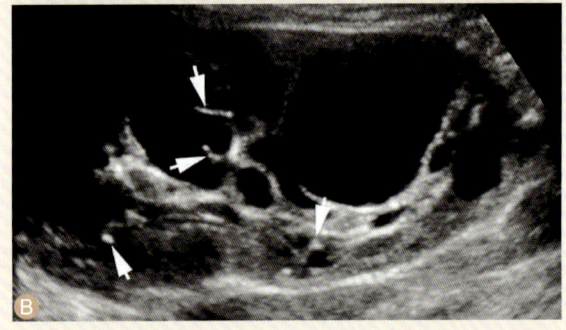

A、B.17岁女性，俯卧位的二维灰阶纵切面显示右肾和左肾均增大，包含多个大小不等的囊肿，散在的线状和点状强回声病灶可能代表囊壁钙化和（或）结石（箭头）。

图6.56 常染色体显性遗传多囊肾病（2）

（三）多囊性肾发育不良

多囊性肾发育不良是一种先天性畸形，发病率约为每4000例活产婴儿中就有1例。组织学上，多个非相通性囊肿被发育不良的肾实质分隔。尽管提出了各种理论，多囊性肾发育不良的病因尚不明确。Mackie和Stephens的"输尿管芽理论"假设认为多囊性肾发育不良可能是由输尿管芽闭锁，或因后肾间充质和发育中的膀胱异常连接阻塞引起。Batourina和Viana等研究表明，发育中的膀胱三角区和输尿管远端之间的异常相互作用可能导致输尿管膀胱交界处功能障碍和继发阻塞。双侧多囊性肾发育不良患儿通常继发于宫内羊水过少的相关肺发育不全，在出生后不久致死。对于单侧多囊性肾发育不良，肾功能通常由对侧肾来维持。虽然多囊性肾发育不良常是一种单发畸形，但其经常与其他尿路异常有关，最常见的是膀胱输尿管反流、肾盂输尿管连接部梗阻和输尿管膀胱交界处梗阻。在多系统遗传疾病如鳃-肾综合征和肾缺损综合征中，它也是一种常见或典型的畸形。

多囊性肾发育不良通常通过产前超声诊断（图6.57，动图6.7）或在出生时出现单侧的腹部肿块发现。常见的盆漏底型多囊性肾发育不良表现为大量不均分布的不同大小的非连通性囊肿。仅无肾盂或肾窦，肾实质缺失或发育不良。较少见的肾积水型多囊性肾发育不良包括多个小的周围囊肿和一个较大的中央囊肿，在周围囊肿和中央囊肿之间有一些连接。通常整个肾脏受累，患侧肾脏体积可能很小，也可大小正常或增大，表现为无功能性肾组织或功能性肾组织极小。对侧肾通常表现为代偿性增大，可表现为节段受累，大多数病变发生在双肾上极。因其相关恶性肿瘤的风险较低，无其他泌尿系统异常的患者常采用非手术治疗多囊性肾发育不良。大多数未切除的肾脏会发生部分或完全萎缩。

（四）肾单位肾痨和髓质囊性病

肾单位肾痨是一种常染色体隐性肾小管间质性疾病，是儿童和年轻人遗传性终末期肾病最常见的原因之一。到目前为止，已有19个致病基因证实与其相关。尽管如此，大约70%的患者的致病基因仍然未知。儿童常在4~6岁确诊，有多饮、多尿和尿浓度下降表现。肾功能通常会出现缓慢的进行性下降。但婴儿变异型（常见NPHP2或NPHP3基因突变）与其临床表现不同，表现为出生前几个月内的肾功能异常和高血压，并迅速进展为终末期肾脏疾病。患者肾脏体积大小正常或小，但婴儿变异型增大。超声显示其肾脏皮质回声减低（图6.58），皮质-髓质交界处可观察到囊肿。

髓质囊性肾病是一种常染色体显性肾小管间

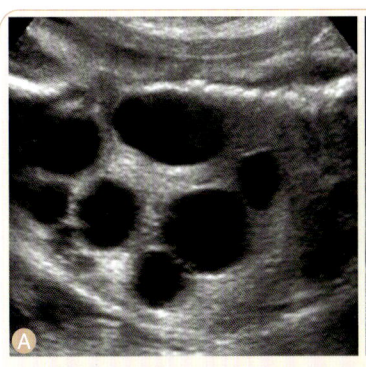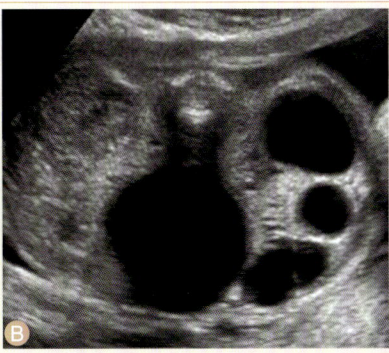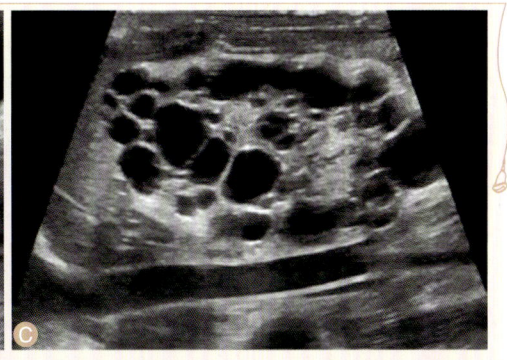

A、B.27周龄胎儿，纵切面和横切面灰阶声像图显示多发大小不一的囊肿，周围环绕有高回声皮质；C.另一患儿出生时的纵切面灰阶声像图，左肾几乎被大量囊肿完全取代。

图6.57 多囊性肾发育不良

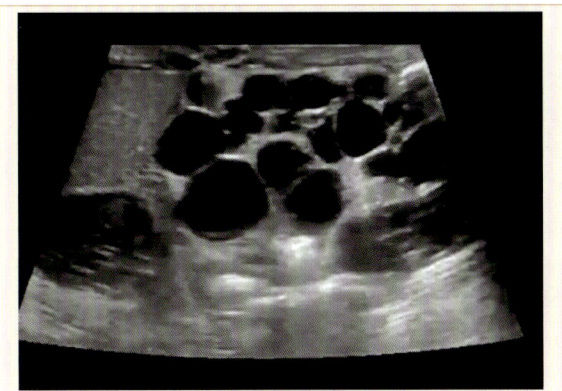

动图6.7 多囊肾发育不良

质疾病，通常发病在30～60岁。与肾单位肾痨一样，患者可能有多饮和多尿的病史，尿浓缩能力下降。1型髓质囊性肾病是由MUC1基因的杂合子突变引起的。2型髓质囊性肾病是由尿调素基因的杂合子突变引起。超声显示肾脏正常或偏小，回声与肾单位肾痨类似，囊肿可发生在皮质-髓质交界处（图6.59）。

（五）先天性肾囊肿

1. 结节性硬化症和希佩尔－林道综合征

尽管肾囊肿可见于多种综合征，但最常见的两

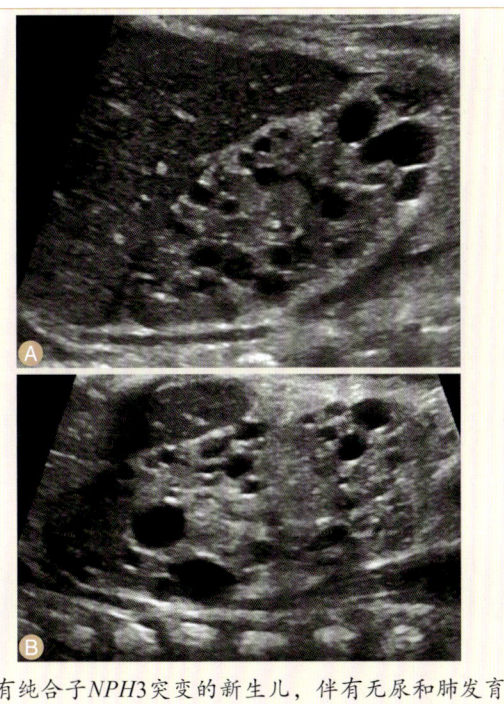

具有纯合子NPH3突变的新生儿，伴有无尿和肺发育不全。A、B.右肾和左肾的纵切面灰阶声像图，分别显示了皮质髓质分界不清和双肾多发囊肿。

图6.58 肾炎

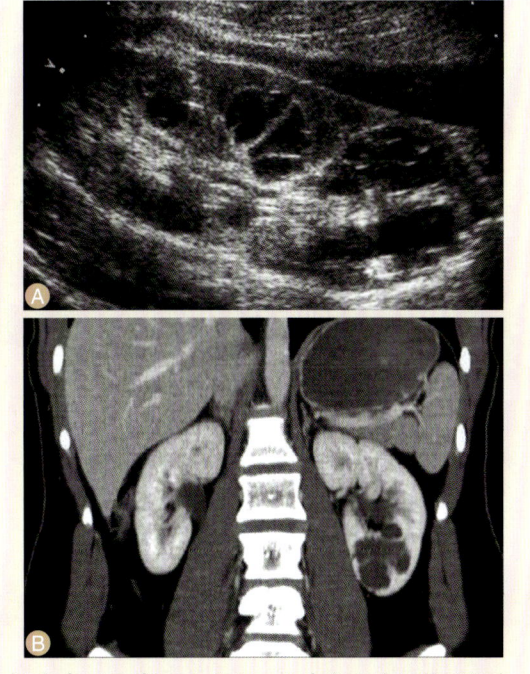

女性患者，17岁，无症状，于外伤后进行肾脏扫查。A.左肾纵切面二维超声显示髓质椎体内有多个无回声囊肿；B.对比增强CT冠状位重建显示左肾下极髓质囊性病变。

图6.59 髓质囊性病

种为结节性硬化症和希佩尔-林道综合征。结节性硬化症是一种常染色体显性疾病，可表现为智力低下、癫痫、皮脂腺瘤、多发性外胚层病变和中胚层错构瘤。超过40%的患者出现包括囊肿在内的肾脏病变，囊肿可以是多发性的，类似于常染色体显性遗传多囊肾病伴肾脏增大（图6.60）。

希佩尔-林道综合征是一种常染色体显性遗传疾病，特征为全身多器官肿瘤和囊肿。肾囊肿和肾细胞癌是该疾病的常见内脏表现，后者是导致患者死亡的重要原因。

2. 获得性肾囊肿

慢性肾功能衰竭患者，尤其是接受长期透析的患者，通常会出现肾囊肿（图6.61）。也可能发生囊肿内的自发性出血。据报道，肝移植后也会出现肾囊肿。患者在肝移植后至少10年，接受过环孢素治疗，并且肾功能受损，有发生获得性肾囊肿的风险。

单纯性囊肿通常无症状，儿童比成人少见，其通常表现为源自肾实质的单个肿物，有时可能并发感染、出血或钙化。

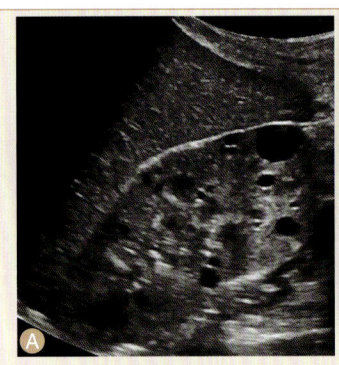
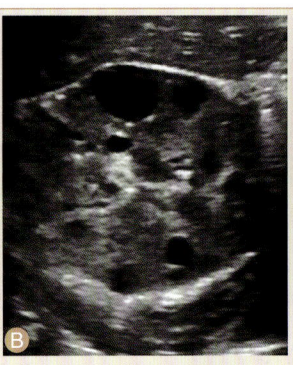
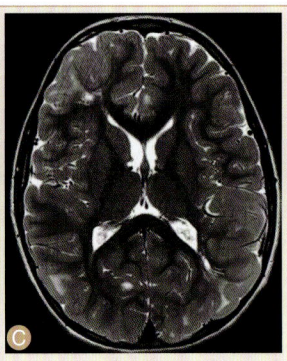

男性患儿，6岁。A、B.右肾纵切面和横切面二维超声显示肾内多个无回声囊肿；C.脑部横断位T_2液体衰减反转恢复序列显示，在室管膜下和皮质下区域存在多个典型的异常高信号病灶。

图6.60　结节性硬化症

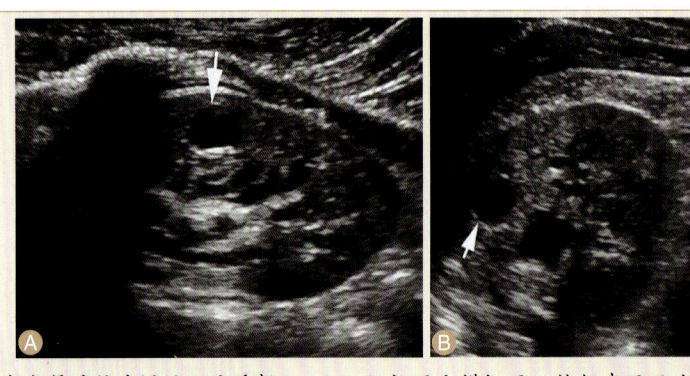

男性患者，17岁，因终末期肾病接受慢性血液透析。A、B.纵切面和横切面二维超声显示右肾上极有一个无回声囊肿（箭头），与终末期肾病一致，正常肾皮质髓质分界不清。

图6.61　透析相关性肾囊肿

十一、肾脏肿瘤

儿童腹部最常见的肿块是肾脏来源的肾盂积水和多囊性肾发育不良。实体瘤较为少见。常规影像检查常包括超声检查和普通腹部X线片检查。通常可用超声检查来确定肿块的来源、性质（囊性或实性）和血管分布情况。

若肿块呈囊性且来源于肾脏，通常需要在肾积水和多囊性肾发育不良中鉴别诊断。囊肿的典型声像图表现，以及必要时可加做放射性核素肾显像进行肾功能评估，有助于区分这两种病变。若肿块呈实性且来源于肾脏，肾母细胞瘤是最有可能的诊断。可行腹部超声探查远处转移和肿瘤侵犯血管，如肾静脉或下腔静脉等情况。通常使用CT或MRI对肿瘤进行分期。若肾脏正常而肿块与其他器官相关，应继续扫查以对该器官进行全面扫查。

（一）肾母细胞瘤

Wilms瘤，也称肾母细胞瘤，是儿童最常见的腹腔内恶性肿瘤。大约80%的患者发病年龄在1～5岁，发病高峰在3～4岁。肿瘤较大时，难以与神经母细胞瘤相鉴别。神经母细胞瘤通常起源于肾上腺腺体并发生在类似的年龄阶段。肾母细胞瘤通常体积庞大，边界清晰，并在肾实质内生长，可导致外形失常，集合系统分离。5%～10%的患儿双侧发病，即患儿一侧肾脏发生肾母细胞瘤对侧常常伴发。建议对有肾母细胞瘤高风险的儿童进行筛查，包括患半身肥大、散发性无虹膜症、Beckwith-Wiedemann综合征、WAGR综合征［肾母细胞瘤、无虹膜、泌尿生殖系统异常和智力障碍（智力低下）］和肾母细胞瘤病的儿童。

肾母细胞瘤通常表现为较大的实性肿块，超声表现为肾窦、锥体、皮质和肾脏轮廓扭曲。常表现为均匀的高回声，但仍可存在低回声区域，提示出血或坏死可能。彩色多普勒血流成像常见与其相邻的肾实质血流减少（图6.62）。

肾母细胞瘤常直接蔓延侵入肾窦及肾盂旁软组织、肾门淋巴结和主动脉旁区域。因肿瘤可能扩散至肾静脉、下腔静脉、右心房和肝脏，还应注意对这些区域扫查（图6.63）。彩色多普勒血流成像可用于检测肿瘤占位所致"充盈缺损"，以及来自肿

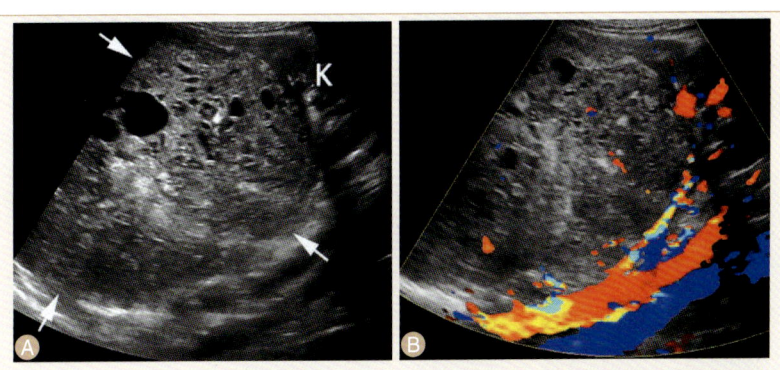

A.纵切面灰阶声像图可见一巨大高回声肿块（箭头），由左肾上极延伸至中部（K），肿瘤内可见多个出血和（或）坏死无回声区；B.纵切面彩色多普勒显示肿瘤内的血供少于邻近肾实质。

图6.62 肾母细胞瘤

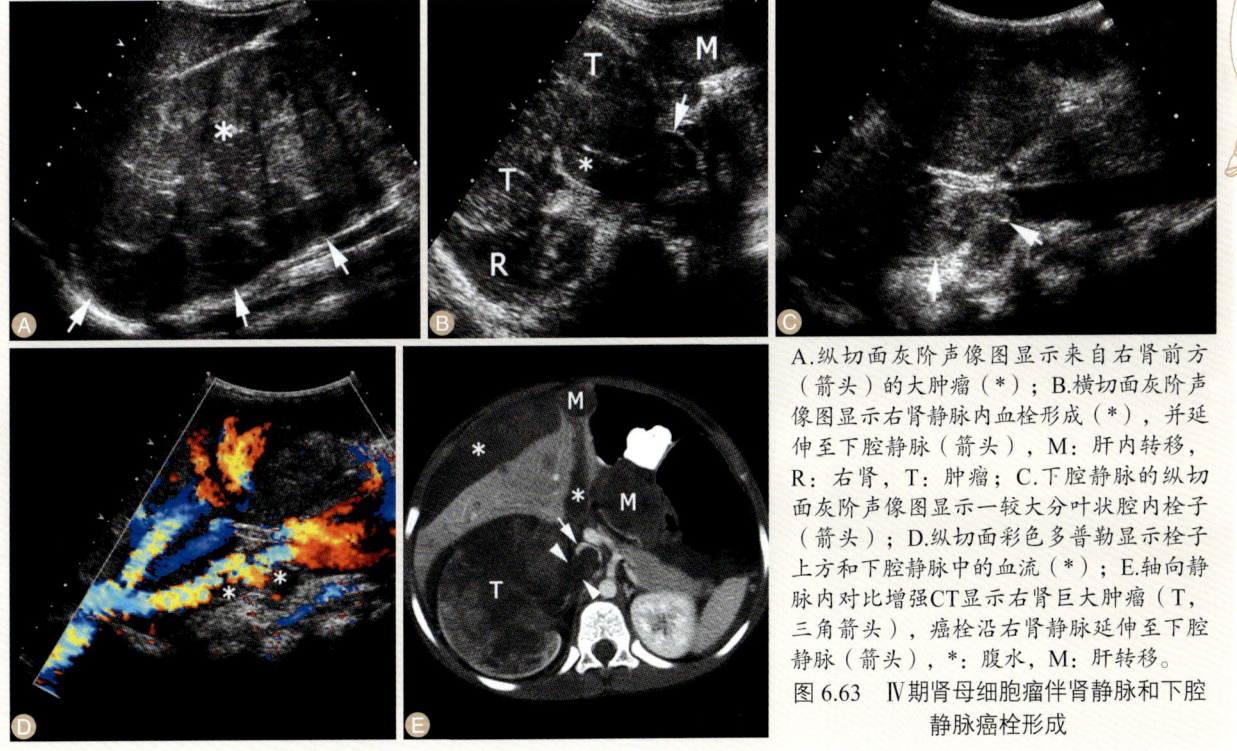

A.纵切面灰阶声像图显示来自右肾前方（箭头）的大肿瘤（*）；B.横切面灰阶声像图显示右肾静脉内血栓形成（*），并延伸至下腔静脉（箭头），M：肝内转移，R：右肾，T：肿瘤；C.下腔静脉的纵切面灰阶声像图显示一较大分叶状腔内栓子（箭头）；D.纵切面彩色多普勒显示栓子上方和下腔静脉中的血流（*）；E.轴向静脉内对比增强CT显示右肾巨大肿瘤（T，三角箭头），癌栓沿右肾静脉延伸至下腔静脉（箭头），*：腹水，M：肝转移。

图6.63 Ⅳ期肾母细胞瘤伴肾静脉和下腔静脉癌栓形成

瘤周围和内部的动脉血流信号。对侧肾脏也应仔细检查是否存在肿瘤占位。迄今为止鲜有在小儿肾脏肿块诊断中使用超声造影的报道，但超声造影仍有较大的潜在应用价值（图6.64）。CT和MRI常用于进一步检查和诊断肿瘤分期。

（二）中胚层肾瘤

中胚层肾瘤或称胎儿型肾错构瘤是最常见的新生儿肾肿瘤，可在胎儿期被检出。中胚层肾瘤是一种良性肿瘤，但可以通过局部侵袭扩散，常经单纯肾切除术切除。超声检查显示为类似于肾母细胞瘤的肾脏内肿块。肿瘤多为实性，但也可呈现类似出血和坏死的囊性表现（图6.65）。中胚层肾瘤有两个主要病理类型：经典变异和更具侵袭性的细胞变异。细胞变异的特征表现为出血和坏死，伴有肾周脂肪邻近器官和浸润，局部可出现卫星灶。

囊性成分在超声图像上很容易识别，而CT可以更好地看到中央出血。MRI显示对二者都具有高灵敏度。

（三）肾细胞癌

肾细胞癌在儿童中少见，其发生晚于肾母细胞瘤，诊出的中位年龄为8～17岁。与成人不同的是，成人中高达67%的肾细胞癌是偶然发现的，而大多数肾细胞癌患儿是有症状的，大约30%的患儿在就诊时已有转移性病灶。该病无明显性别差异。其中，染色体易位肿瘤在儿童和青少年中的发病率远远高于成人。儿童染色体易位肿瘤往往为惰性的，与成年人相比即使在肿瘤晚期其预后也较好。肾脏细胞癌难以通过影像学检查与肾母细胞瘤鉴别。钙化在肾细胞癌（25%～53%，图6.66）中比肾母细胞瘤（9%）更常见。

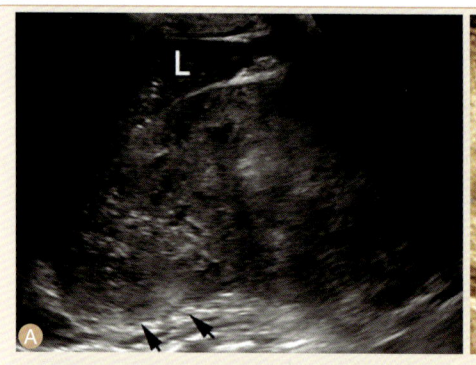
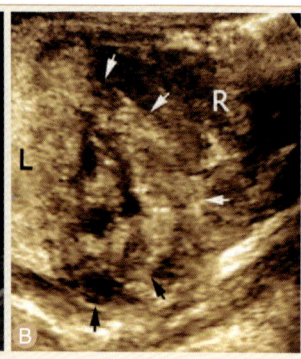

A.右肾纵切面灰阶声像图显示肾上极局限异常回声（箭头），无明显占位效应；B.纵切面超声造影更好地展现了肾上极肿块（箭头）。L：肝脏；R：右肾。

图6.64 肾母细胞瘤的超声造影
（Courtesy of Dr. Erika Rubesova, Stanford University.）

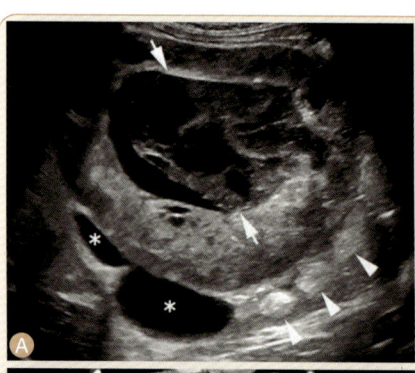
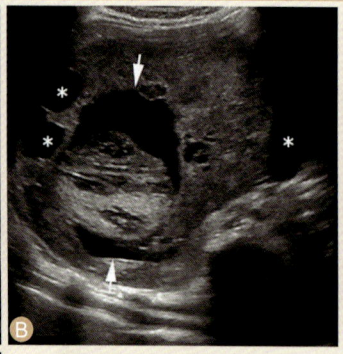
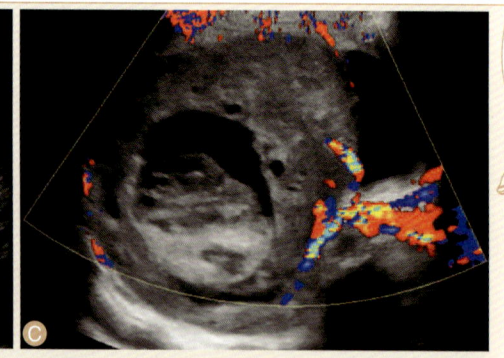
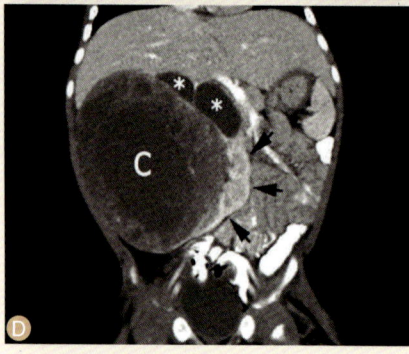

A、B.右肾纵切面和横切面灰阶声像图可见一肿块，中心为不均质回声，周围有液体包绕（箭头），呈囊肿表现（*），肾椎体偶见强回声，因肾髓质钙质沉着症（三角箭头）所致；C.横切面彩色多普勒显示不均质的肿瘤内部未见血流信号，呈典型的出血或坏死后囊性变；D.冠状位静脉造影增强CT可见一巨大右肾肿块，与相邻受压肾实质（箭头）相比未见明显增强，低增强中心区（C），周围囊肿（*）。

图6.65 中胚层肾瘤

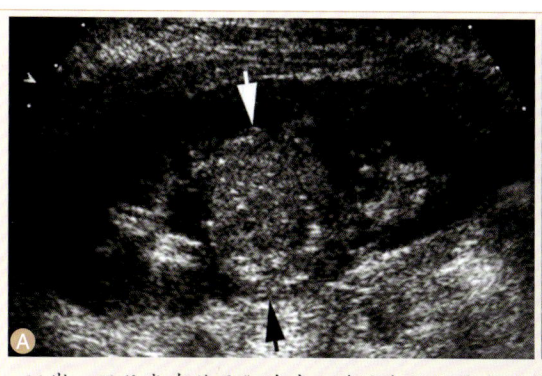
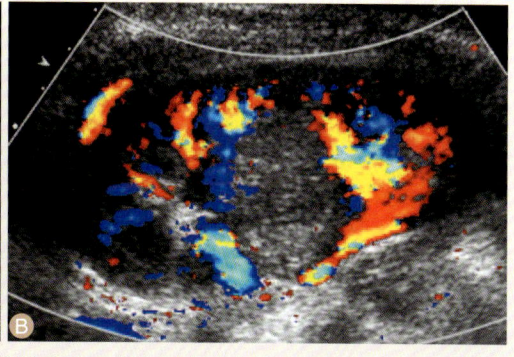

患儿女，11岁，既往患有髓母细胞瘤，随访期间偶然发现肾肿瘤。A.纵切面灰阶声像图显示肾窦中的圆形肿块（箭头），其中包含多个微小的钙化灶；B.纵切面彩色多普勒显示肿块周围肾门处血管移位。

图 6.66　肾细胞癌

（四）血管平滑肌脂肪瘤

血管平滑肌脂肪瘤是一种错构瘤，可由于出血和（或）破裂使图像表现复杂。在儿童中，这种肿瘤通常为多发，并与结节性硬化症有关。声像图通常显示为多个不同回声的肿块，具体回声类型取决于其脂肪含量。含大量脂肪成分的肿块呈高回声（图6.67）。

（五）多房囊性肾瘤

多房囊性肾瘤是一种罕见的病变，通常被认为是良性的。其可以发生在任何年龄，但在2岁以下的儿童中不常见。肿块由多个不同大小的囊肿组成，并由结缔组织隔膜连接。难以与囊壁中含有肾母细胞成分的肾母细胞瘤相鉴别。超声检查显示为界限清楚的多房囊性肿块（图6.68）。部分学者认为该病变有恶性潜能，推荐行肾切除术。

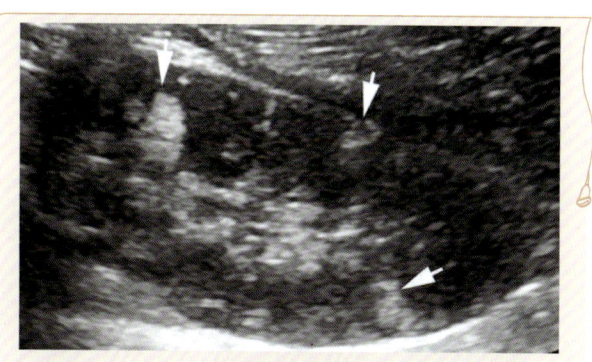

患者男，12岁，患结节硬化症。纵切面灰阶声像图显示与血管平滑肌脂肪瘤一致的多个高回声肿块（箭头）。

图 6.67　血管平滑肌脂肪瘤

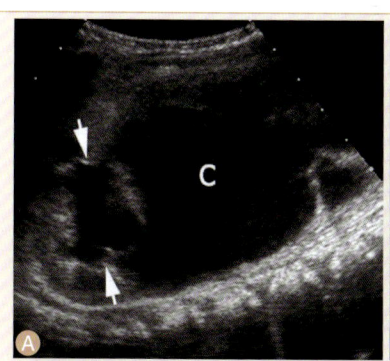
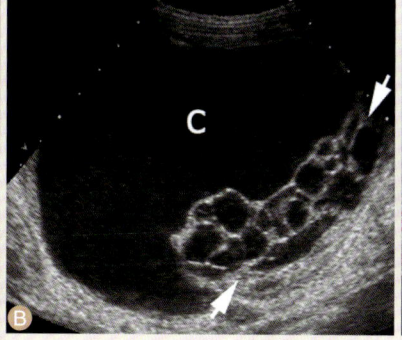
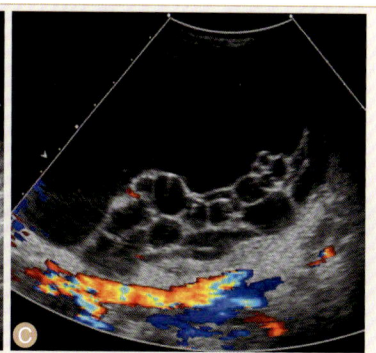
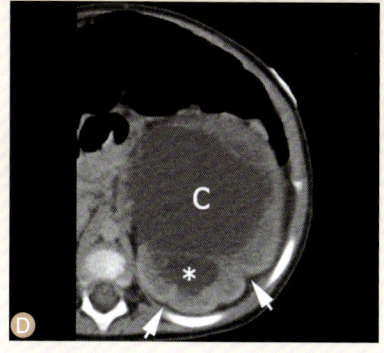

患儿，男，10月余龄，腹部巨大肿块。A.纵切面灰阶声像图显示一巨大囊肿，来自左肾（C），肾上极肾盏扩张（箭头），继发于囊肿阻塞；B.纵切面灰阶声像图显示复杂囊性病变，中央大囊肿（C）和多个较小的附壁囊肿（箭头）；C.纵切面彩色多普勒证实了该病变为非血管源性的囊性病变；D.轴向静脉造影增强CT显示囊肿（C）被压缩的肾实质（箭头）和扩张的后肾盏（*）包围。

图 6.68　多房囊性肾瘤

（六）肾淋巴瘤

肾淋巴瘤通常是继发性的，超声图像显示为肾内单个或多发低回声或稍低回声的肿块。肾脏可能会增大并呈分叶状，少数呈弥漫浸润型（图6.69，动图6.8）。

（七）膀胱肿瘤

原发性下尿路肿瘤在儿童中并不常见。葡萄状肉瘤是一种来源于男性膀胱基部的横纹肌肉瘤，表现为膀胱出口阻塞（图6.70）。在女童中，这种罕见的肿瘤通常发生在子宫或阴道内。

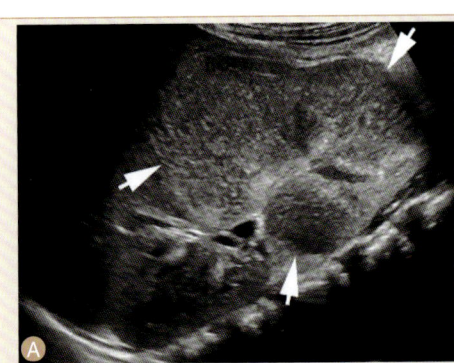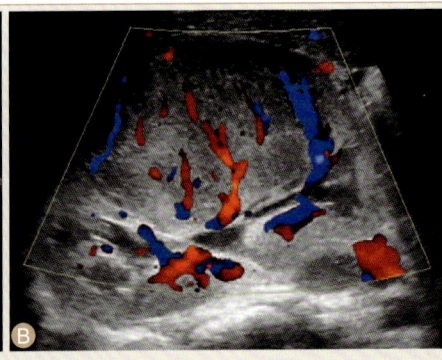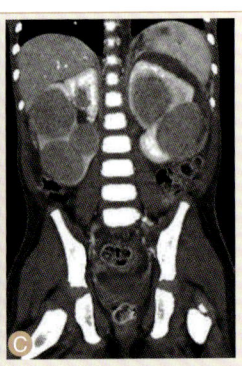

患儿男，4岁，患Burkitt淋巴瘤并继发性肾脏受累。A.纵切面灰阶声像图显示右肾中部和下部有几个圆形的回声肿块（箭头）；B.右肾纵切面彩色多普勒显示了其中一个肿块内的丰富血流信号；C.冠状位静脉造影增强图像显示双肾多发低增强肿块。

图6.69　肾淋巴瘤

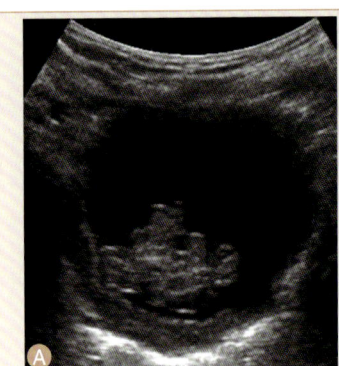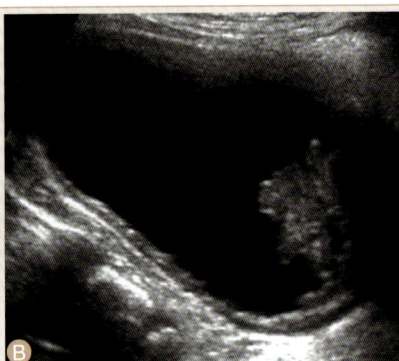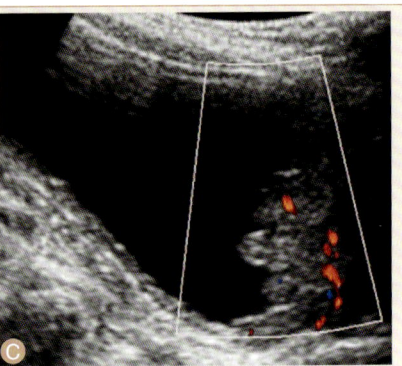

患儿男，18个月，患有尿路感染。A、B.横切面和纵切面灰阶声像图显示一个位于膀胱三角区的呈分叶状的软组织肿块，内可见小钙化；C.纵切面彩色多普勒显示肿瘤内可见血流信号。

图6.70　膀胱横纹肌肉瘤

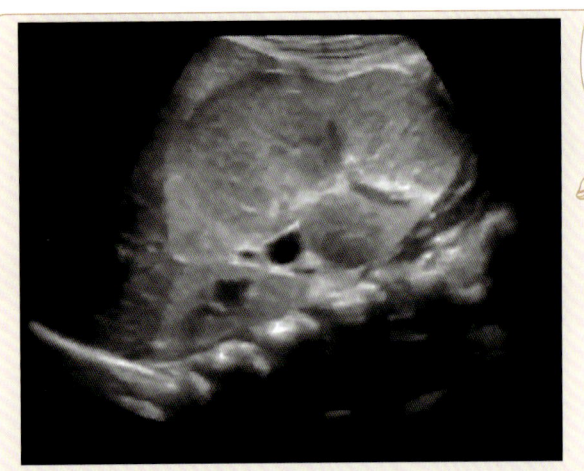

动图6.8　肾淋巴瘤

十二、小儿肾上腺超声检查

（一）正常解剖学

新生儿肾上腺相对明显，利用超声很容易在肾脏上方观察到肾上腺。新生儿在刚出生时，肾上腺相对较大，对比成人肾上腺只占体重的0.001%，新生儿的肾上腺只占总体重的0.2%~0.3%。健康新生儿的体重和肾上腺的腺体长度呈线性关系。在早产儿中，则是胎龄与腺体的长度呈线性关系。在新生儿中，有一层约占肾上腺皮质80%的胎儿带。婴儿出生后，肾上腺皮质的胎儿带会发生退化。在出生后的前6个月，肾上腺皮质的大小以线性维度逐渐缩小（表6.10）。此外，肾上腺外观会随着肾上腺皮质的退化而变化，在声像图上呈现出肾上腺总体回声增强，而肾上腺皮质和髓质区别变小。

肾上腺的纵切面和横切面声像图最好由高频凸阵探头或扇形探头获得。在腺体横切面上，可以测到其前后径和横径。在腺体纵切面上，可以从腺体顶点到基底部的中点测得其上下径（图6.71）。

如果肾脏发育不全或异位，在纵切面上，新生儿的腺体肥大且沿腰大肌呈"平躺"形态，即肾上腺平躺征（图6.12）。

在年龄较大的儿童或青少年中，肾上腺不易通过超声进行检测，其他成像方式更为适用。

表6.10 新生儿肾上腺测量值：均数 ± 标准差（平均百分比变化 ± 标准差）

天数	横径（mm）	前后径（mm）	周长（mm）	面积（cm²）	长度（mm）
1	17.0 ± 2.7	9.6 ± 2.1	44.5 ± 5.3	1.3 ± 0.3	17.3 ± 1.8
3	14.8 ± 3.3 (84.0 ± 19.9)	7.5 ± 2.2 (78.6 ± 16.9)	36.7 ± 8.4 (82.4 ± 16.3)	0.95 ± 0.5 (68.3 ± 24.5)	12.8 ± 3.2 (73.9 ± 18.7)
5	13.7 ± 2.1 (77.5 ± 11.3)	6.9 ± 1.6 (62.0 ± 20.6)	33.4 ± 5.1 (65.2 ± 19.4)	0.75 ± 0.2 (44.5 ± 29.2)	11.4 ± 2.7 (51.9 ± 12.6)
11	11.8 ± 2.5 (67.4 ± 17.2)	5.9 ± 1.4 (62.0 ± 20.6)	28.6 ± 6.1 (65.2 ± 19.4)	0.57 ± 0.3 (44.5 ± 19.4)	8.9 ± 2.0 (51.9 ± 12.6)
21	10.8 ± 1.9 (61.5 ± 13.4)	5.6 ± 0.5 (61.1 ± 16.3)	25.3 ± 3.9 (57.8 ± 11.3)	0.45 ± 0.1 (35.7 ± 13.7)	8.2 ± 1.2 (47.9 ± 8.0)
42	9.5 ± 1.5 (53.9 ± 11.6)	5.7 ± 1.0 (61.3 ± 14.8)	23.8 ± 2.8 (54.4 ± 10.4)	0.4 ± 0.1 (32.5 ± 11.5)	7.7 ± 0.9 (45.0 ± 6.4)

来源：With permission from Scott EM, Thomas A, McGarrigle HH, Lachelin GC. Serial adrenal ultrasonongraphy in normal neonates. J Ultrasound Med 1990; 9: 279-283.

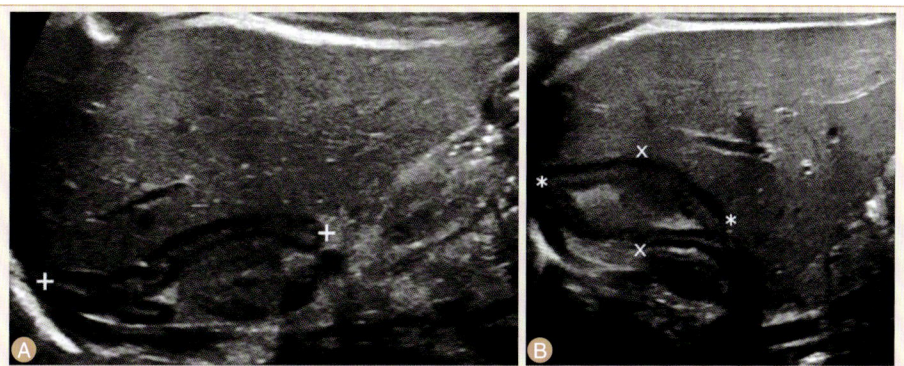

A、B.右侧肾上腺纵切面和横切面灰阶声像图显示为Y形结构，低回声边缘代表胎儿肾上腺皮质，中央回声为肾上腺髓质。+：长度；*：宽度；x：厚度。

图6.71 正常的新生儿肾上腺

（二）先天性肾上腺皮质增生症

先天性肾上腺皮质增生症是一种遗传性（先天性）肾上腺皮质功能不全，由编码生成参与皮质类固醇合成途径相关酶的基因发生常染色体隐性突变所导致。肾上腺皮质合成皮质醇的途径受损导致雄激素前体过度积累并且肾上腺肿大。这些病变主要是由于CYP21A2基因突变，从而导致21-羟化酶缺乏所引起。婴儿可能会出现失盐，女孩会出现外生殖器男性化，而男孩则会出现性早熟。

先天性肾上腺皮质增生症会导致双侧肾上腺不对称增大。即使在新生儿期，肾上腺厚度>4 mm也认为是增大的。但是单独的肾上腺增大对于先天性肾上腺皮质增生症的诊断既不敏感也不特异。即使肾上腺大小正常也不能排除先天性肾上腺皮质增生症，并且许多健康儿童的肾上腺大小也在先天性肾上腺皮质增生症的常见大小范围内。在实验室检查结果出来之前，超声评估肾上腺的特定征象对先天性肾上腺皮质增生症的诊断具有敏感性和特异性。这些征象包括肾上腺体的脑样外观（图6.72）和点状回声，或者是中央腺体弥漫性的回声增强。盆腔超声检查在评估疑似先天性肾上腺皮质增生症的女婴及是否存在不明确的生殖器时极为有价值。尽管外生殖器表现为男性化，但内部的女性生殖器仍然存在。在新生儿中，子宫的存在可以得到很好的证明是因为正常的母体激素会刺激子宫腔内形成显著的子宫内膜条纹回声。

睾丸肾上腺残基瘤十分常见，尤其是在先天性肾上腺皮质增生症控制不佳的青春期后的男孩。这些肿瘤小而多发，常双侧分布，呈偏心生长，且通常包绕着睾丸纵隔。受累的睾丸可增大，但其轮廓正常。

（三）新生儿肾上腺出血

肾上腺出血可发生于新生儿甚至是在宫内的胎儿。肾上腺出血通常与巨大儿、胎儿酸血症、压力、产伤、缺氧、败血症、出血性疾病和母体糖尿病有关。这种疾病最常发生在出生后的2~7天，表现为腹部肿块、高胆红素血症，偶尔发生低血容量性休克。在一些病例中，出血是无症状的，可能是无意中发现或表现为可触及的肿块。大约70%的肾上腺出血都发生在右侧。超声可在肾上腺发现不同回声的肿块，肿块的回声取决于出血的时长。急性出血通常显示为高于正常腺体的回声或呈等回声，而多普勒超声图像上内部无血管显示。几周后，出血显示为无回声，反映血块的溶解和液化（图6.73）。血肿范围逐渐缩小，并且可能导致肾上腺钙化。该病与新生儿神经母细胞瘤的鉴别十分重要。随访显示病灶逐渐缩小并最终消退，有助于肾上腺出血的确诊。

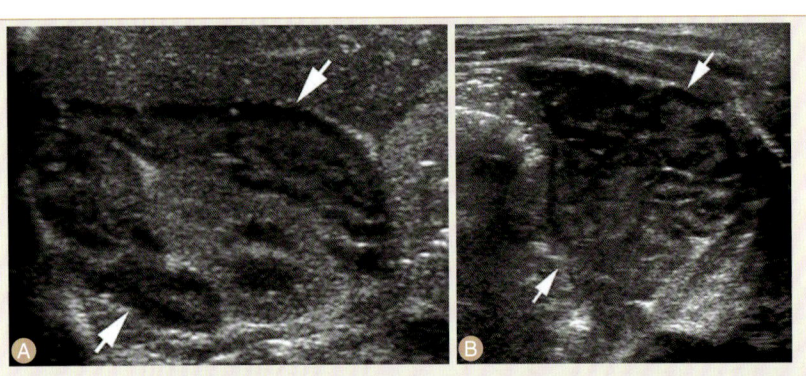

生殖器不清的新生儿。A、B.左右肾上腺的横切面分别显示腺体增大，具有脑回外观（箭头）。

图6.72 先天性肾上腺皮质增生症

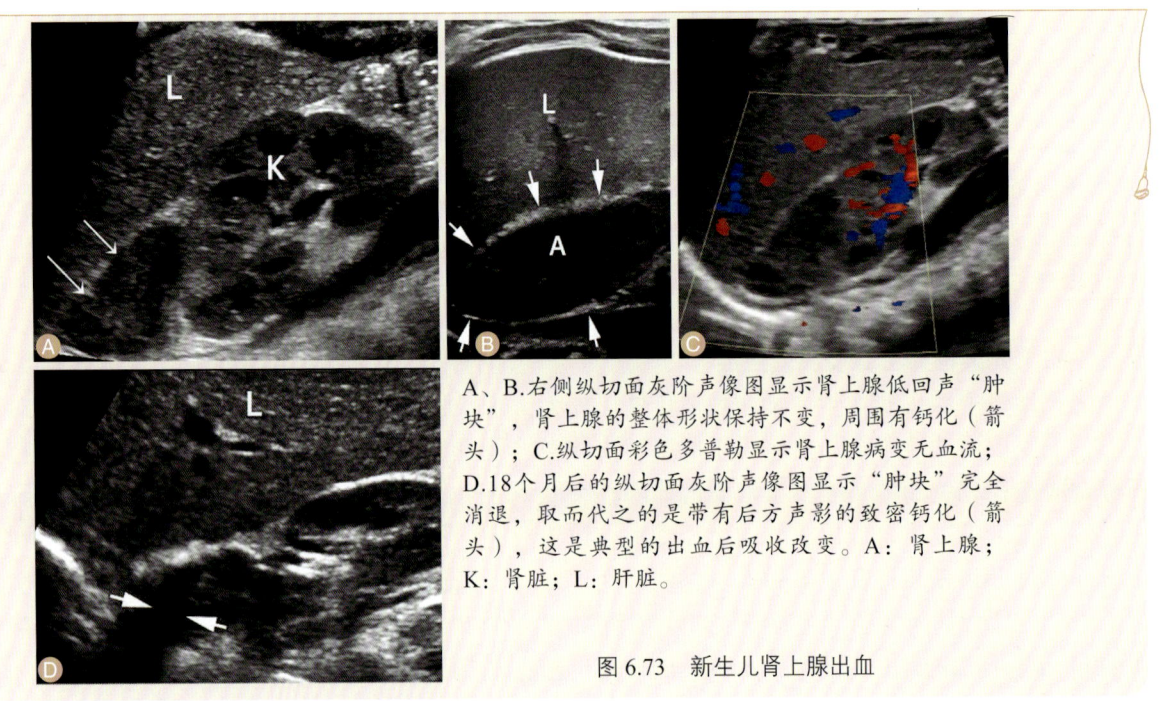

A、B.右侧纵切面灰阶声像图显示肾上腺低回声"肿块"，肾上腺的整体形状保持不变，周围有钙化（箭头）；C.纵切面彩色多普勒显示肾上腺病变无血流；D.18个月后的纵切面灰阶声像图显示"肿块"完全消退，取而代之的是带有后方声影的致密钙化（箭头），这是典型的出血后吸收改变。A：肾上腺；K：肾脏；L：肝脏。

图6.73 新生儿肾上腺出血

（四）成神经细胞瘤

成神经细胞瘤是儿童最常见的颅外实体肿瘤，其起源于神经嵴组织，代表一系列相关肿瘤的恶性结局，包括良性神经节神经瘤和神经节神经母细胞瘤，是一种具有混合组织学的中级别肿瘤。成神经细胞瘤可能表现出从未分化状态到完全良性外观的自发消退。成神经细胞瘤具有三个风险类别：低风险、中风险和高风险。低风险的成神经细胞瘤在婴儿期常见，观察或手术治疗通常都有良好的预后。而高风险的成神经细胞瘤即使通过多模式的强化治疗，预后依然很差。成神经细胞瘤与11p部分三体综合征、先天性巨结肠、1型神经纤维瘤、DiGeorge综合征和中枢换气不足综合征有关。

2/3的成神经细胞瘤发生在腹部，其中约2/3的肿瘤来自肾上腺。其余可发生于交感神经分布的任何地方。大多数成神经细胞瘤患儿的发病年龄在1～5岁，最常见的发病年龄为18个月。男孩、女孩发病率基本相同。

在超声检查中，肾上腺成神经细胞瘤表现为回声不均、边界不清、伴有由钙化引起的不规则高回声区域。肿瘤在主动脉、腹腔动脉和肠系膜上动脉周围的延伸，有助于区分成神经细胞瘤与肾母细胞瘤，肾母细胞瘤通常边界清晰，回声相对均匀（图6.74，动图6.9）。超声检查后需要CT或MRI对疾病进行分期。MRI较CT更有价值，可以发现肿瘤是否转移至椎管内。在手术切除肿瘤前了解这种情况是否发生至关重要，因为如果不仔细切除肿瘤，患儿可能会在术后出现神经系统症状，如瘫痪。

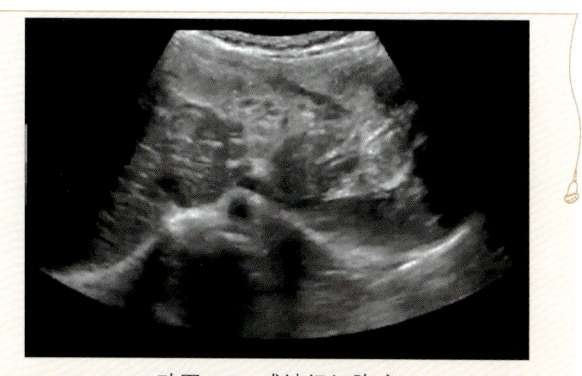

动图6.9　成神经细胞瘤

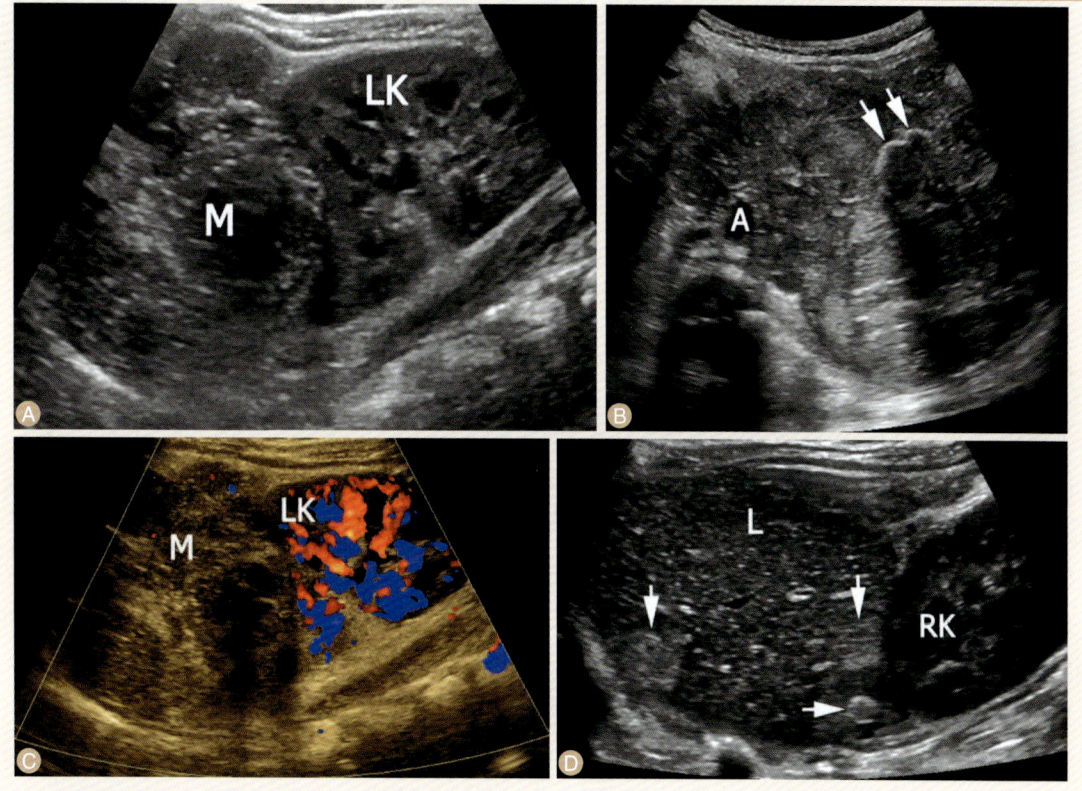

A.纵切面灰阶声像图显示一个起源于左肾上腺的不均匀的分叶状肿块（M），压迫左肾（LK）上极；B.横切面灰阶声像图显示肿块穿过中线并包裹主动脉（A），肿块内包含伴后方声影的钙化（箭头）；C.纵切面彩色多普勒显示肿块（M）与下方的左肾（LK）相比血供不足；D.肝脏（L）的纵切面灰阶声像图显示三个高回声转移灶（箭头）。RK：右肾。

图6.74　4月龄男孩成神经细胞瘤Ⅳ期

（五）嗜铬细胞瘤

根据世界卫生组织对于内分泌肿瘤的分类，嗜铬细胞瘤是肾上腺内副神经节瘤，起源于肾上腺髓质中分泌儿茶酚胺的嗜铬细胞。该类肿瘤可能散发，或是作为遗传性肿瘤综合征中的一部分，如希佩尔-林道综合征、ⅡA型和ⅡB型多发性内分泌肿瘤及家族性副神经节瘤综合征。更罕见的关联包括Ⅰ型神经纤维瘤病、结节性硬化症和Carney三联征。

在年龄≤18岁的儿童中，约56%的散发性嗜铬细胞瘤是由生殖系DNA突变引起，并且10岁以下儿童中患有遗传性疾病的比例高达70%。遗传性嗜铬细胞瘤通常发生于肾上腺双侧，儿童较成人更为常见。

儿童嗜铬细胞瘤通常是由于儿茶酚胺分泌过多而被发现，偶尔在影像学检查时因为肿瘤的占位效应而被发现，或是在对一种遗传综合征进行家庭筛查后而被发现。提示嗜铬细胞瘤的体征和症状包括持续性高血压、阵发性头痛、心悸和出汗、面色苍白、直立性低血压及晕厥、震颤和焦虑。测定血清游离肾上腺素和去甲肾上腺素值或24小时尿内肾上腺素值是诊断成人嗜铬细胞瘤最准确的生化指标。尽管在儿童中进行的研究较少，尿内肾上腺素的定量检测仍被认为是该类人群较好的诊断方法。

在超声检查中，嗜铬细胞瘤表现为不同回声的实性、富血管性的圆形或椭圆形肿块。肿块的直径通常在2~5 cm，也可能大于10 cm。较大的病变往往因为出血、坏死或钙化而具有异质性（图6.75）。利用CT或MRI对腹部和骨盆进行横断面成像，可以辅助制订手术计划。碘-131标记的间碘苄基胍功能成像是一种高度特异性的检测方法，可以确定肿瘤的儿茶酚胺分泌性质，定位断层成像难以发现的肿瘤，并且确定病变的其他部位。由于间碘苄基胍检测的敏感性不足100%，所以仍须进行额外的核医学成像检查。对疑似肺转移的患者须进行胸部CT检查。

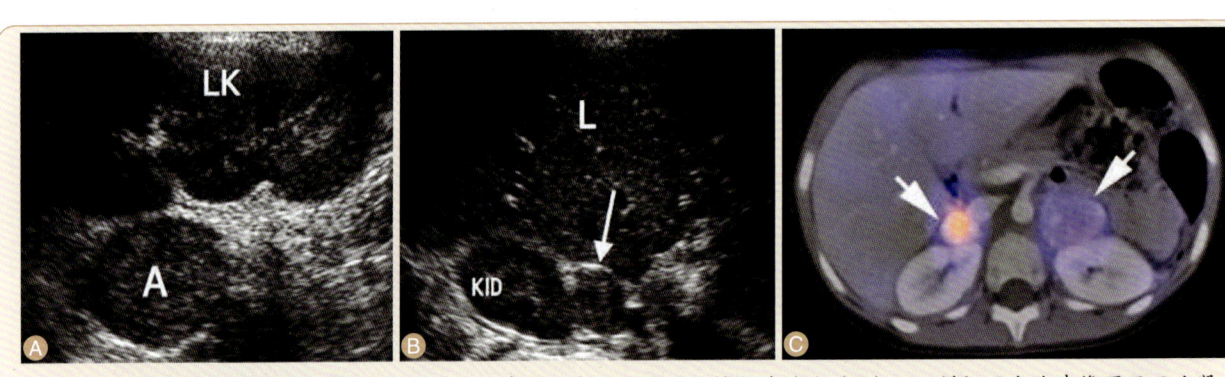

A.左侧纵切面灰阶声像图显示左肾（LK）内侧有一个实性、圆形的肾上腺肿块（A）；B.横切面灰阶声像图显示右肾（KID）内侧有一个实性、圆形的肿块（箭头），L：肝脏；C.碘-123-间碘苄基胍图像与静脉轴向对比增强CT图像融合，显示双侧肾上腺肿瘤（箭头），右侧肿块显示放射性药物摄取量大于左侧肿块。

图6.75　6岁男孩患希佩尔-林道综合征和双侧肾上腺嗜铬细胞瘤

（六）肾上腺皮质肿瘤

肾上腺皮质原发性肿瘤在儿童中很少见，15岁前的发病率为每年0.0003‰~0.0004‰。因为儿童肾上腺皮脂腺瘤和癌之间尚无可靠的组织学鉴别，所以通常使用包容性术语"肾上腺皮质肿瘤"。尽管青春期的男女发病比例基本相同，但大多数肿瘤发生在5岁前，且以女性为主。与成人相比，大多数儿童肾上腺皮质肿瘤具有激素活性。激素水平的升高对初始诊断和检测肿瘤复发具有重要意义。雄激素分泌过多会导致女孩男性化和男孩性早熟。大多数肿瘤也伴有盐皮质激素的分泌过剩。尽管大多数患病儿童不会有潜在的疾病，但已知肾上腺皮质肿瘤与11p部分三体综合征和利-弗劳梅尼综合征有关。

肿瘤直径通常＞5~10 cm，重量＞200 g，具有侵袭性生长特性，如侵入肾上腺周围软组织、肾脏和（或）下腔静脉提示恶性。小的病灶倾向于均质的，而较大的病变通常包含出血、坏死或钙化。1例8月龄女孩患肾上腺癌同时具有男性化和性早熟的特征是这类罕见病变的典型表现（图6.76）。肿瘤转移最常发生在肝、肺和骨。超声检查有助于检测肿瘤是否侵入下腔静脉。而CT和MRI横断面成像对肿瘤描绘更为精准。

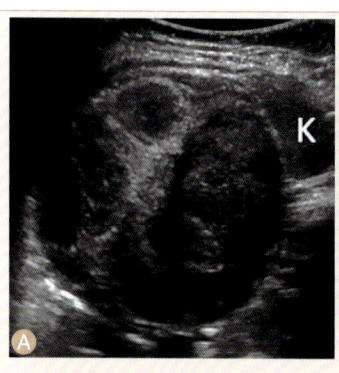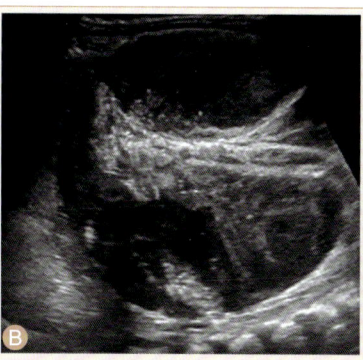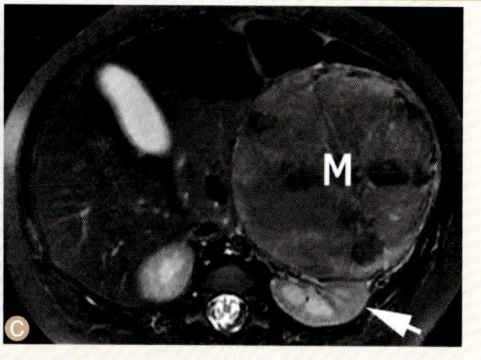

A、B.左侧腹横切面和纵切面灰阶声像图显示一个巨大、圆形、不均匀的肿块取代了肾上腺,K:左肾;C.横断面静脉增强CT显示左侧肾上腺肿块取代了左肾的位置,并且使左肾发生旋转(箭头)。

图6.76 8月龄女孩肾上腺癌伴男性化和性早熟

(谢晓燕,崔新伍,姜凡,王健,孙丽萍,桑亮,张晓儿,刘保娴,蔡倩译)

参考文献

扫码观看

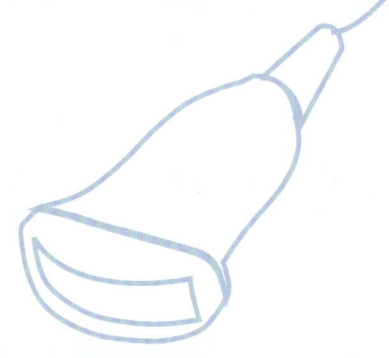

第七章 小儿胃肠道

Susan D. John and Martha Mappus Munden

章节大纲

一、食管和胃
  (一) 正常解剖和技术
  (二) 肥厚性幽门狭窄
  (三) 胃内隔膜
  (四) 胃炎和溃疡
  (五) 胃石症

二、十二指肠和小肠
  (一) 正常解剖和技术
  (二) 先天性十二指肠梗阻
  (三) 十二指肠血肿
  (四) 小肠梗阻
  (五) 肠套叠

三、结肠
  (一) 正常解剖和技术
  (二) 肛门异位或闭锁

四、肠道炎性疾病
  (一) 阑尾炎
  (二) 胃肠道肿瘤和囊肿

五、胰腺
  (一) 正常解剖和技术
  (二) 胰腺炎
  (三) 胰腺肿瘤

关键点总结

- 使用高频探头实时观察肠道蠕动有助于成功进行肠道超声检查。口服液体和适度加压有助于避免肠道气体干扰。
- 使液体充分充盈胃并准确测量幽门肌厚度是正确诊断肥厚性幽门狭窄的关键。当幽门正常时，应检查十二指肠和肠系膜血管。
- 超声诊断回结型肠套叠具有较高准确性，一般情况下无须进行诊断性灌肠。小肠套叠常为一过性，超声表现多样，除非持续存在，否则无须治疗或随访。
- 超声容易评估小肠和大肠炎症。特异性特征如黏膜或透壁水肿、回声改变和多普勒血流成像评估有助于缩小鉴别诊断范围及疗效监测。
- 超声检查发现肠壁增厚和肠壁积气，有助于诊断X线无异常发现的坏死性小肠结肠炎。出现成分复杂的腹水有助于诊断婴儿有无气腹肠穿孔。
- 超声是儿童急腹症初步评估的首选方法。有经验的医师采用恰当的扫查技术可以发现大多数儿童阑尾炎。即使未探及阑尾，肠蠕动消失、肠系膜水肿、游离或局限性积液等继发征象也有助于诊断阑尾炎。
- 超声能较好显示腹部囊性肿块，囊性肿物可能与胃肠道有关，囊壁特征和内部分隔、碎屑、钙化或脂肪的存在有助于确定其病因。
- 儿童胰腺超声检查最有助于发现胰腺炎引起的胰周积液或假性囊肿及胰腺囊性肿块。

一、食管和胃

（一）正常解剖和技术

超声已成为诊断儿童胃肠道病变的重要影像学方法。超声可直接显示胃肠道各层管壁，观察胃肠动力，且无电离辐射。扫查同时存储动态图像对于观察胃肠蠕动和捕捉不能安静儿童的胃肠道结构细微异常非常有价值。超声检查适用于胃肠道未充满气体或未被气体包围的部分。胃的评估最好在饮清水后进行，婴幼儿建议饮用糖水。

胃部的理想测值

正常幽门肌厚度≤2 mm
正常胃黏膜厚度≤2～3 mm
幽门蠕动

1. 食管

由于周围肺气干扰，超声检查通常无法显示大部分食管，而只能显示食管的膈下部分（图7.1A）。患者取仰卧位或右侧卧位矢状面扫查可显示胃食管交界，超声可观察其功能并检测胃食管反流情况。

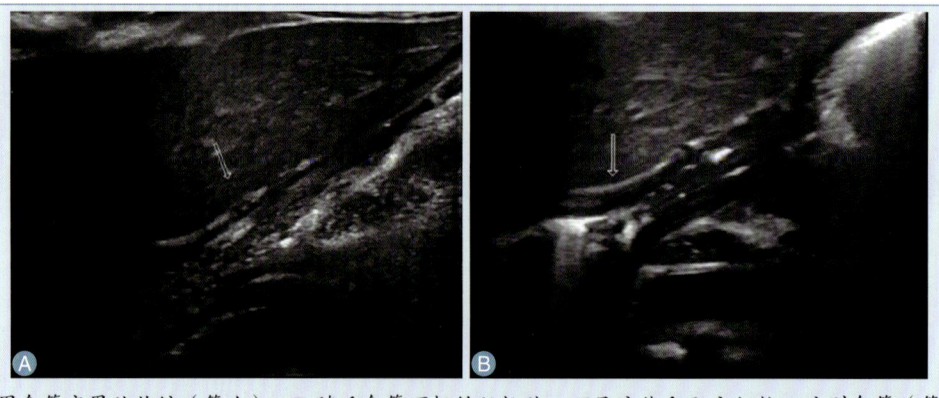

A.正常胃食管交界处收缩（箭头）；B.随后食管下括约肌松弛，可见液体和配方奶粉回流到食管（箭头）。

图7.1 胃食管反流

当观察到胃内液体反流到位于心脏后方的食管内时提示胃食管反流（图7.1B）。彩色多普勒超声有助于检测胃食管反流。食管裂孔疝也可通过超声检查发现，对于微小食管裂孔疝的检出，超声可能比钡餐更敏感（图7.2）。然而，由于食管超声检查对操作人员依赖性强且该技术尚未普及，因此临床常采用其他影像学检查评估食管异常，如透视或内镜检查。

2. 胃

婴幼儿胃异常大多累及胃窦和胃远端1/3。利用肝脏作为透声窗，可以较好地对该部分胃进行评估。利用清水充盈胃有助于评估胃黏膜、黏膜下层和肌层（图7.3）。此外，还可以对胃的蠕动和排空进行评估。

正常胃黏膜包括黏膜肌层和黏膜下层，厚度一般为2~3 mm，肌层厚一般为1~2 mm。超声测量应在胃充分充盈的情况下进行，在胃的纵切面或幽门管近端的横切面上测量肌层厚度，不包括胃黏膜。横切面测量时，如果切面太靠近收缩的幽门管，可能会导致肌层增厚的错误诊断。同样，纵切面测量时，如果测量切面没有垂直于胃壁，也会产生该类错误（图7.4）。同样现象也可见于黏膜层。

> **肥厚性幽门狭窄**
> 肌层厚度≥3 mm
> 幽门管长度≥1.5 cm
> 幽门无蠕动

（二）肥厚性幽门狭窄

在过去的十年，超声已取代上消化道造影诊断婴儿肥厚性幽门狭窄。上消化道造影只显示幽门肥厚对胃腔影响的间接表现，而超声可直接显示肌层肥厚这一特征性标志。尽管超声诊断肥厚性幽门狭窄尚存在一些缺陷，但该技术相对容易掌握，大大提高了诊断的准确性并改善患者预后。超声诊断幽门狭窄的准确率接近100%，是该病的首选检查方法。

自Teele和Smith首次报道幽门狭窄时幽门肌肥厚的超声发现后，陆续有许多研究描述了其特征性超声征象用以诊断该疾病，如幽门肌层肥厚和幽门管长度增加；幽门横径增宽；黏膜增厚、冗长；幽门梗阻程度的评估及计算幽门肌体积。然而，在所有诊断标准中，幽门肌层肥厚和幽门管延长最具诊断价值。横切面测量低回声肌层厚度≥3 mm可诊断为幽门肌肥厚。幽门管长度>1.5 cm同时合并肌层肥厚可诊断幽门狭窄。

典型的肥厚性幽门狭窄可见增厚的幽门肌层位于回声较高的黏膜层外（图7.5）。临床触及的"橄榄

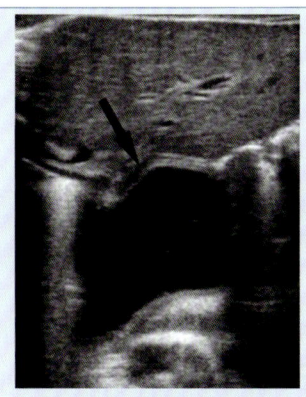

充盈液体的胃穿过食管裂孔（箭头）。
图7.2 食管裂孔疝

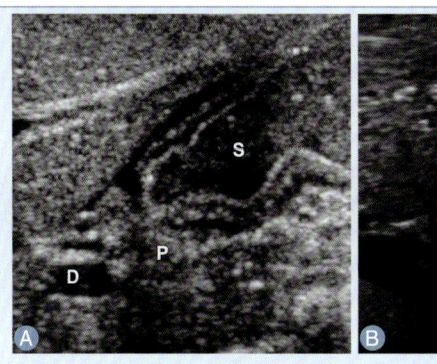 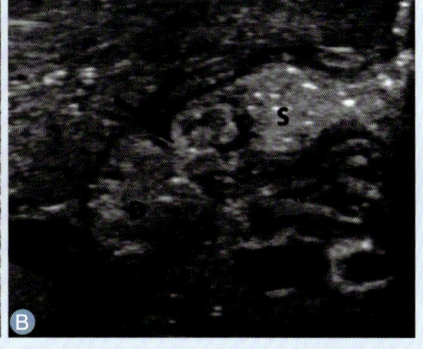

A.正常胃窦、幽门管和十二指肠近端，可见四层胃壁（从内向外）：高回声黏膜、低回声黏膜肌层、高回声黏膜下层和低回声肌层，S：胃窦；P：幽门管；D：十二指肠近端；B.液体自由通过正常的幽门（箭头），D：十二指肠；S：胃。

图7.3 正常胃部声像图

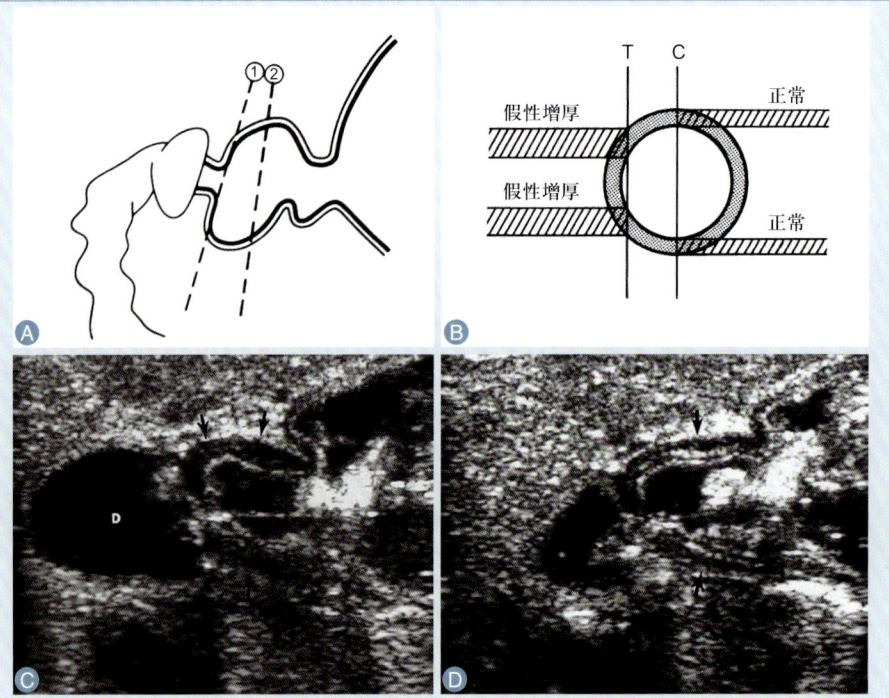

A.横断面胃窦成像时，如果从平面1成像，显示肌层假性增厚，如果从平面2成像，肌层显示为正常厚度；B.纵向扫描，通过切面T成像显示肌层假性增厚，正中切面C成像显示真实肌层厚度；C.斜切面显示肌层假性增厚（箭头），D：十二指肠；D.胃窦内液体充盈显示正常肌层（箭头）。

图7.4 幽门肌层厚度切面假象

样"肿物的横切面声像图表现为一个位于胆囊内侧、右肾前方的低回声"甜甜圈"。通常可见少量液体夹在增厚的高回声黏膜皱褶之间，对应于消化道造影显示的"线样征"（幽门管增长）和"双轨征"（黏膜皱褶）。纵切面上，超声可以评估幽门功能改变，活跃的胃蠕动突然终止于幽门肥厚肌层边缘，幽门不能正常开放，另一诊断肥厚性幽门狭窄的有力辅助征象是由胃到十二指肠通过的液体减少，幽门肌层肥厚常伴幽门内黏膜增厚。虽然大多数肥厚性幽门狭窄是孤立的疾病，但偶尔亦会伴发于其他梗阻性幽门病变，如十二指肠饲养管（图7.6）、嗜酸细胞性胃肠炎、胃窦息肉及特发性或前列腺素诱导的小凹上皮增生。

目前尚无早产儿幽门长度正常值，患幽门狭窄的早产儿幽门长度通常更短。有报道表明，术中发现患有肥厚性幽门狭窄的早产儿其增厚的肌肉团更软、更韧、更薄。肥厚性幽门狭窄很少发生于出生后14天内，此时期该病诊断困难，大多数学者认为肥厚性幽门狭窄发生于出生2周后。出生后14天内出现症状的早发肥厚性幽门狭窄患儿通常患有严重的胃食管反流，但目前尚无早发婴儿肥厚性幽门狭窄的超声诊断标准。出生后2周内出现症状的肥厚性幽门狭窄婴儿具有阳性家族史的可能性比出生2周后出现症状者更大，而且以母乳喂养居多，其肌层厚度也相对较薄，有些学者主张以肌层厚度≥2.5 mm、幽门管长度≥14 mm作为其诊断标准。

超声对于评估幽门肌切开术后患者出现持续呕吐也是非常有用的。因为在这种情况下，上消化道造影的诊断价值有限，无症状的患者往往也会显示持续存在的幽门管畸形和狭窄。超声检查可以明确持续存在的肌层增厚。由于幽门肌可能直到术后8个月才能恢复到正常厚度，因此建议对幽门肌切开术后患者进行谨慎地解释（图7.7）。

1. 幽门痉挛与轻度肌层肥厚

在一些出现呕吐症状的婴儿中，超声检查显示幽门管持续地收缩和增长，但肌层增厚的程度<3 mm，即需手术矫治的肥厚性幽门狭窄诊断标准。持续观察可见幽门管最终打开，胃内液体进入十二指肠，痉挛是其主要表现（图7.8）。在绝大多数该类病例中，幽门肌层或黏膜没有增厚，主要表现为非特异性幽门痉挛（胃窦运动障碍），可伴有牛奶过敏或其他类型的胃炎。

也有一些病例，幽门肌层轻度增厚，为2～

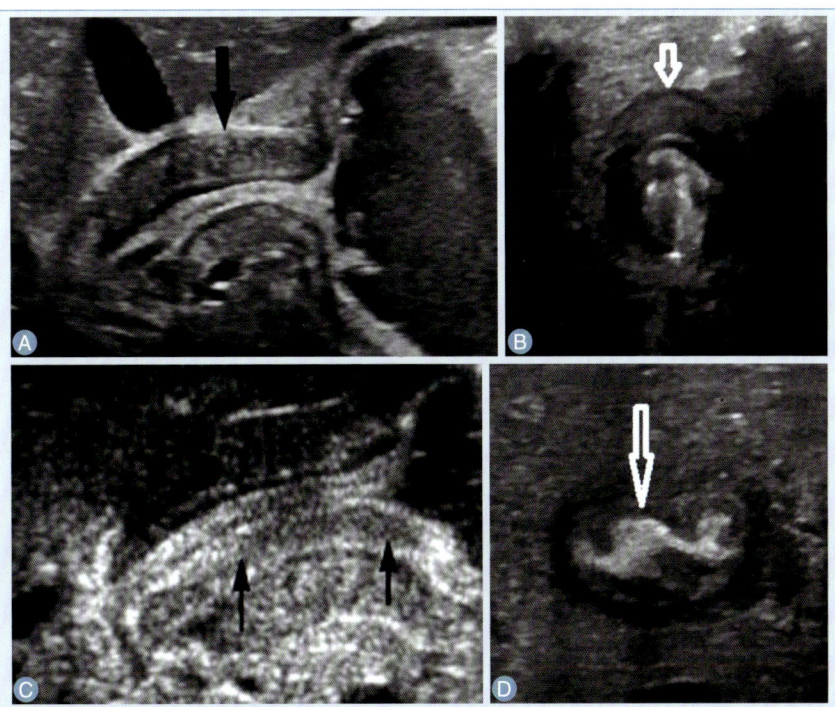

A.纵切面显示低回声胃窦肌层明显增厚（箭头），幽门管长径约2 cm；B.横切面显示典型的低回声"甜甜圈"（箭头），中央高回声黏膜内有无回声液性暗区；C.另一名患者的幽门纵切面显示增厚的肌层内有较厚的高回声黏膜（箭头）；D.横切面显示呈类似回声的增厚黏膜（箭头）。

图 7.5　肥厚性幽门狭窄

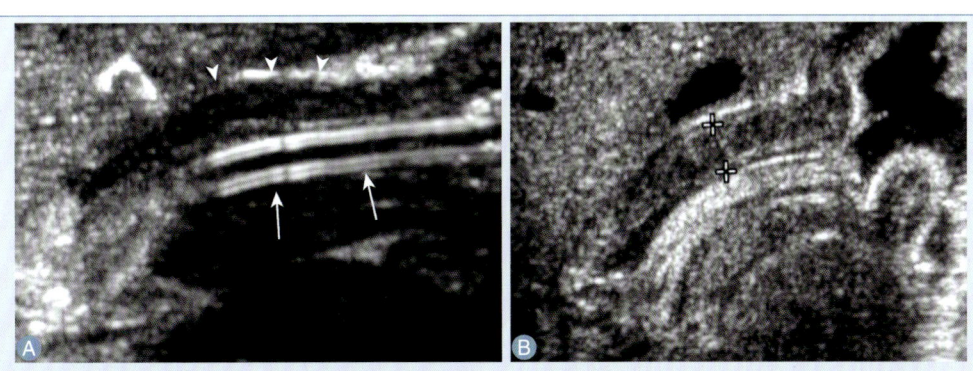

A.纵切面显示十二指肠饲管婴儿幽门管收缩（长箭头），幽门肌层厚约2.3 mm（短箭头）；B.2周后幽门肌层肥厚（4 mm）。

图 7.6　幽门肌层轻度增厚进展为肥厚性幽门狭窄

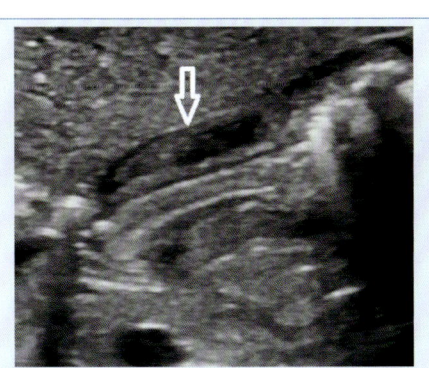

该患儿术后21天肌层持续增厚（箭头）。

图 7.7　幽门肌切开术后肌肉增厚

3 mm，应与肌层厚度正常者（<2 mm）相鉴别，因为某些轻度的幽门肌层肥厚最终可进展为典型的幽门狭窄；而另一些轻度幽门肌层增厚者可能会自行消退，这些均应进行密切的超声随访。

2. 超声的局限性

幽门肌层回声因超声束穿过肌肉组织的角度不同而发生变化。在肥厚性幽门狭窄超声检查过程中，肥厚幽门肌层在纵切面上呈现增强回声而不是低回声，这种回声的改变是由一种称为各向异性效应的伪像所引起，这种效应发生在肌肉的6点钟和

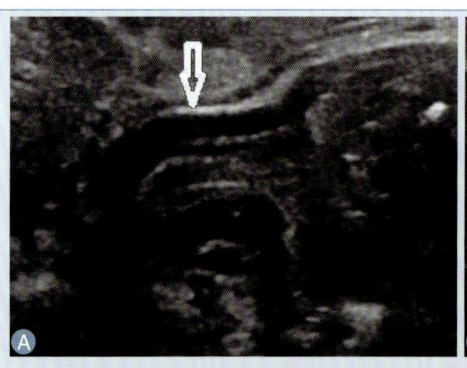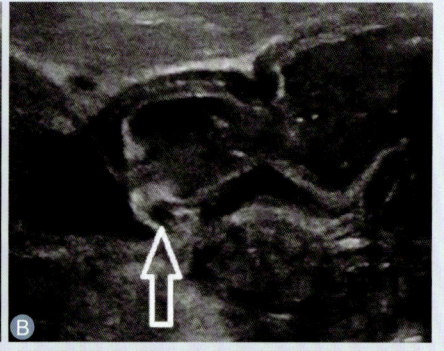

A.刚开始进行检查时,婴儿幽门收缩,肌肉轻微增厚(箭头);B.饮水后,延长观察时间,幽门松弛声像图显示厚度正常(箭头)。

图 7.8　幽门痉挛

12点钟位置,因为这种情况超声垂直于肌肉束。使用常规的高频线阵探头,肌肉的回声增强表现基本上不会降低其可见度(图7.9A)。另外,幽门管的位置在检查中会有一定变化,尤其当胃潴留液较多时,扩张胃窦造成幽门向后偏移,给超声检查带来一定困难。在这种情况下,胃窦可能呈现方形结构(图7.9B),可以通过将探头向头侧成角或放置在腹部更外侧的位置扫查来定位幽门。

超声诊断肥厚性幽门狭窄最常见的不利因素为胃充盈不良,因为胃充盈不良时,胃窦部肌肉处于收缩状态会出现假性增厚(图7.10)。在本研究中,婴儿服用口服液后取右侧卧位有助于胃窦充分充盈,尽管偶然有这些不利因素,但超声诊断肥厚性幽门狭窄通常是非常明确的。

(三)胃内隔膜

胃内隔膜为一先天膜状结构,通常离幽门不

肥厚性幽门狭窄诊断注意事项

- 肌肉与超声束呈90°时出现各向异性效应,声像图表现为强回声
- 胃过度扩张时,幽门管向后移位
- 前列腺素诱导的肥厚性幽门狭窄表现为黏膜增厚而非肌肉增厚
- 幽门肌轻度增厚可能会发展成肥厚性幽门狭窄

到2 cm,横跨胃窦,在超声检查中一般可以发现。完全性隔膜被认为是胃闭锁的一种形式,但多数情况下隔膜不完全,导致不同程度的梗阻。在超声检查中,胃内隔膜在胃窦远端呈一条状回声带(图7.11)。必须注意的是隔膜的扫查要在确切的中纵切面上进行,否则不完全的隔膜可能会被误诊为完全的隔膜。

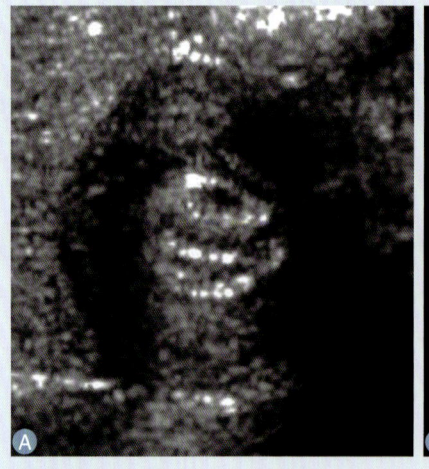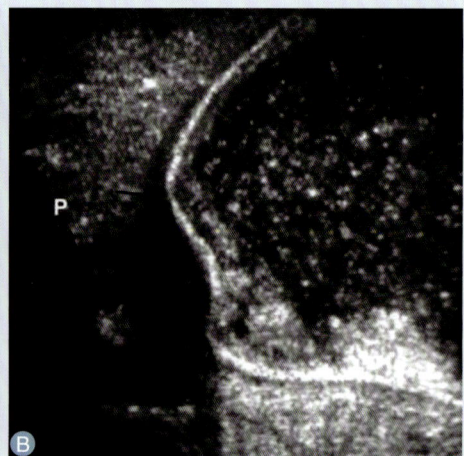

A.6点钟和12点钟位置的回声伪影(各向异性效应),幽门横断面显示6点钟和12点钟位置增厚的肌肉回声增强;B.后向伪影,注意胃窦的方形外观(箭头),肥厚幽门(P)在此成像平面上仅部分可见。

图 7.9　肥厚性幽门狭窄

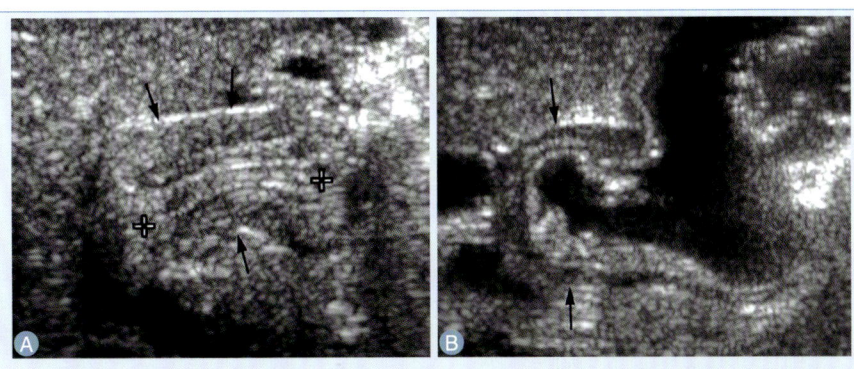

A.胃空瘪状态下，胃窦收缩，幽门肌增厚（箭头）；B.胃充盈后，可见肌层厚度正常（箭头）。

图 7.10　空腹伪影

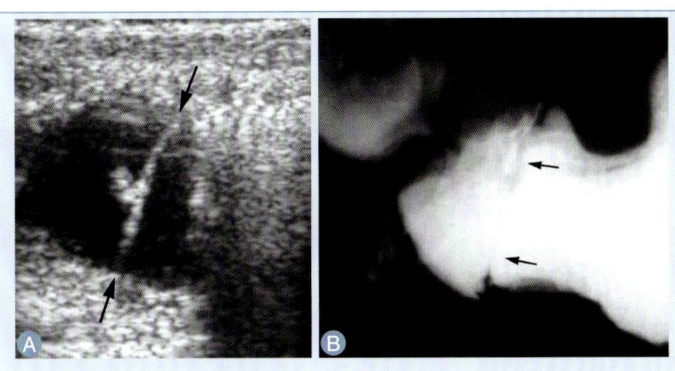

A.注意这个薄薄的隔膜横跨充盈液体的胃窦（箭头）；B.上消化道造影检查中观察到的同一个隔膜（箭头）。

图 7.11　胃隔膜

（四）胃炎和溃疡

小儿消化道溃疡可能比人们普遍认为的更为常见。胃溃疡比十二指肠溃疡在幼儿中更常见（中位数年龄6.5岁），幽门螺杆菌感染在胃溃疡中的发病率低于十二指肠溃疡。超声检查对十二指肠溃疡没有特别的帮助。但可以看到胃部炎性疾病，钡餐检查一般只显示胃幽门先天畸形或痉挛。胃充盈状态下，进行超声检查可以直接观察到增厚的胃黏膜和黏膜下层，同时可见胃壁层次模糊（图7.12），另外，超声通常很难显示溃疡面的直接征象，但可以跟踪评价疗效，显示溃疡愈合胃壁层次的恢复情况。胃黏膜增厚无特异性，可见于如嗜酸性胃炎、炎性假瘤、慢性肉芽肿性疾病、梅内特里耶病、牛奶过敏和前列腺素诱导的胃窦小凹增生等其他疾病，最后一种情况是自限性的，可以在无症状婴儿中看到。

（五）胃石症

乳质胃石是儿童最常见的胃石类型，多发生于重组粉末配方奶粉喂食不当的婴儿，而在年龄较大的儿童中，摄入毛发而导致的毛发性胃石较为常见。这两种类型的胃石症都可以通过超声检查很容易地得到明确诊断，尤其是当患者饮水后，肿块轮廓很容易清晰显示出来。乳质胃石表现为胃腔内回声杂乱的实性肿块（图7.13），对于毛发性胃石，空气往往弥散在毛发间隙和周围，形成一种特征性的强回声弧线，肿块形态不清，但与扩张胃的形状

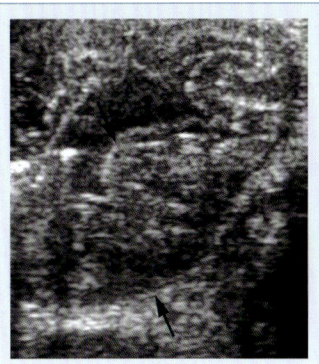

胃黏膜明显增厚（箭头）可见于应用免疫抑制剂的器官移植患者。

图 7.12　胃炎

一致。如果适当饮水充盈胃腔后，患儿取卧位和直立位进行超声检查，可以使胃石与胃壁分离，从而得到明确诊断（图7.14）。毛发性结石从胃进入小肠后，很少导致小肠梗阻，如毛发性结石占据大部分小肠时，被称为"长发公主"综合征。

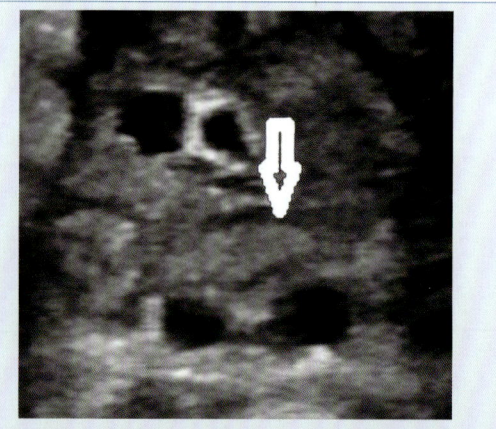

十二指肠水平段（箭头）位于主动脉和肠系膜上动脉之间。

图7.15　正常十二指肠

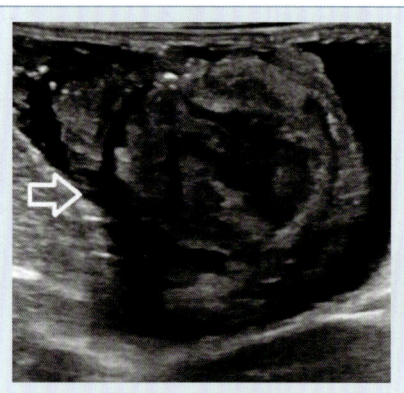

患儿禁食6小时，胃部纵切面显示在液体充盈的胃腔内乳质胃石导致的较大充盈缺损（箭头）。

图7.13　乳质胃石

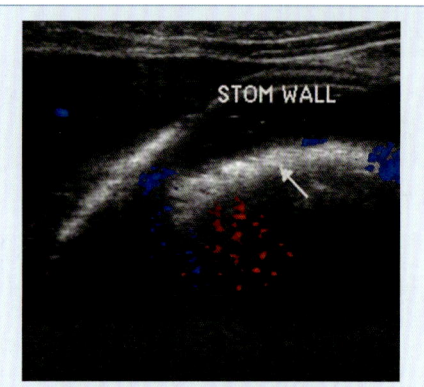

弧形强回声是由毛发凝结间隙中的空气所引起（箭头）。

图7.14　毛发性胃石

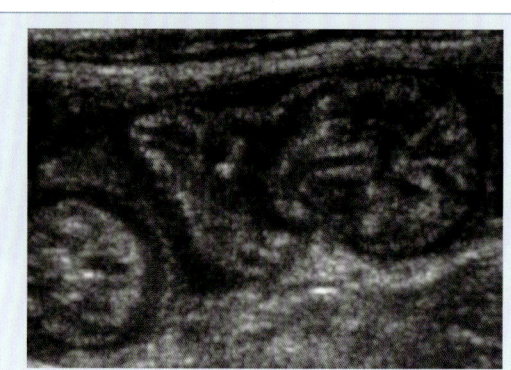

高频超声显示薄薄的层次清晰的正常肠壁。

图7.16　正常小肠

二、十二指肠和小肠

（一）正常解剖和技术

正常情况下，肠道气体会影响超声对十二指肠和小肠的完整显示。但如果胃内充盈液体，超声可以识别十二指肠球降部及位于主动脉和肠系膜上动脉之间的十二指肠水平部（图7.15）。此外，在超声检查过程中注意适当加压探头可以驱赶肠内气体，便于显示先前显示不清的小肠祥。超声可以显示肠壁的黏膜层、黏膜下层和肌层，尤其当肠腔内充盈液体情况下显示更加清晰（图7.16）。

（二）先天性十二指肠梗阻

超声检查很容易识别扩张积液的十二指肠梗阻，并且可以明确梗阻的程度。新生儿完全性十二指肠梗阻通常在X线片上表现非常明显，而超声检查提供有价值的信息非常少，但如果患儿胃和十二指肠充盈的是液体而不是空气的情况下，超声检查就非常有价值。

十二指肠闭锁时，十二指肠近端梗阻，呈现典型的"双泡"征，伴有或不伴有环状胰腺（图7.17），X线片检查可以做出诊断，显示两个充满空气的气泡，代表扩张的胃和近端十二指肠，这种征象也可见于严重的十二指肠狭窄和十二指肠隔膜，这种情况通常无须进行超声检查，然而，当十二指肠闭锁合并食管闭锁时，空气不能到达胃和十二指肠，放射学诊断就非常困难，超声可以通过显示明显扩张积液的食管远端、胃和十二指肠球部来诊断这类患儿。

尽管上消化道透视检查仍然是诊断标准，但当患儿出现胆汁性呕吐时，超声检查可用于肠旋转不良和中肠扭转的诊断。如果对肠扭转患儿进行超声检查，可以看到扩张、梗阻的十二指肠C环剧烈蠕动（图7.18），并且可以看到远端扭转的特征性表现。CDFI可以显示扭转的肠系膜静脉围绕肠系膜上动脉的"旋涡"征（图7.19）。腹膜索带引发的肠

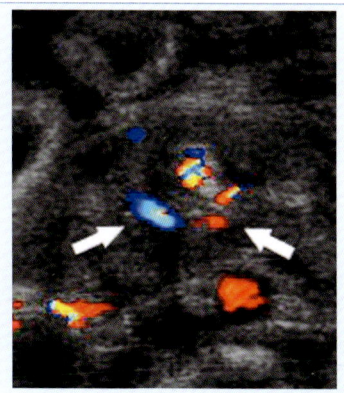

CDFI显示肠扭转周围顺时针扭转的漩涡状血流信号（箭头）。

图7.19 中肠扭转的"旋涡"征

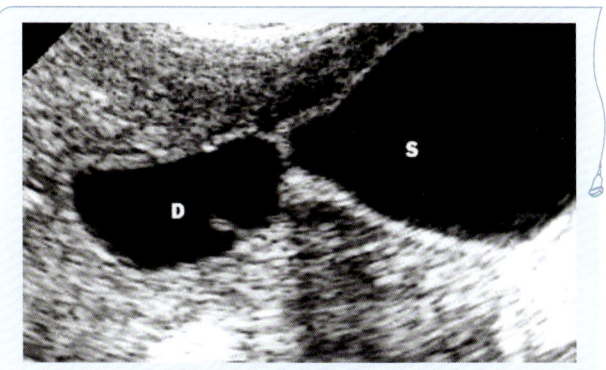

胃（S）和明显扩张的十二指肠球（D），声像图表现为"双泡"征

图7.17 十二指肠闭锁

梗阻也可伴有肠旋转异常，出现类似的表现。除此之外，无论是否伴有肠扭转（图7.20），肠旋转不良患儿的肠系膜上静脉和肠系膜上动脉的位置关系是异常的。正常胚胎在肠旋转过程中发生障碍，导致肠系膜上静脉位于肠系膜上动脉的前方或左侧，而不是正常位于动脉右侧，虽然这一表现并不完全发生于肠扭转，但对呕吐的儿童进行超声检查，观察这些血管之间的位置关系是非常重要的。此外，明确肠系膜上动脉后方和主动脉前方之间的十二指肠第三段的正常位置可以排除肠旋转不良。通过练习，检查起来会变得更加容易。尽管这些表现对诊断有价值，但缺乏这些表现并不能排除肠旋转不良或肠扭转。

十二指肠远端梗阻的最后一个原因就是十二指肠隔膜凸向远端呈风袋状（图7.21），这种情况，十二指肠梗阻远端呈圆形，而非锥形，远端呈锥形多见于中肠扭转。

（三）十二指肠血肿

十二指肠血肿常见原因是儿童腹部钝性损伤（包括受虐儿童综合征）。超声可以显示扩张、梗阻的十二指肠及较为明确的壁内血肿的表现（图7.22）。壁内出血早期表现为十二指肠壁增厚、回声增强，随着时间的推移，血肿发生液化，增厚肠壁变为低回声。过敏性紫癜也会发生类似血肿。

（四）小肠梗阻

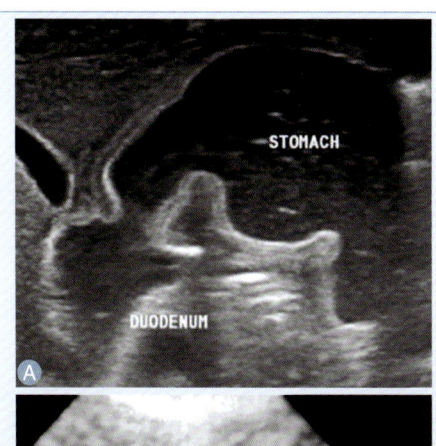

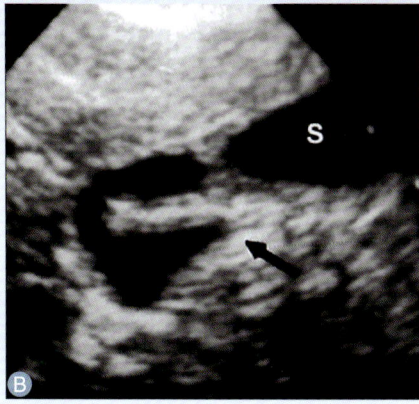

A.幽门开放，十二指肠近端扩张，蠕动增强，该患儿的梗阻点不是很清晰；B.另一名患儿，十二指肠剧烈蠕动，仍不能排空，十二指肠水平段呈喙嘴样改变（箭头），S：胃。

图7.18 中肠扭转

小肠梗阻通常进行X线片可以诊断，但超声检查有助于确定梗阻的部位或原因。对于机械性小肠梗阻，超声检查通常可以清晰显示小肠梗阻近端扩张积液、蠕动增强（图7.23）。如果存在肠重复畸形、小

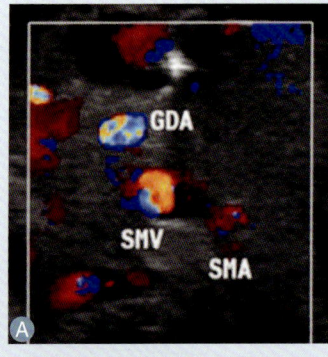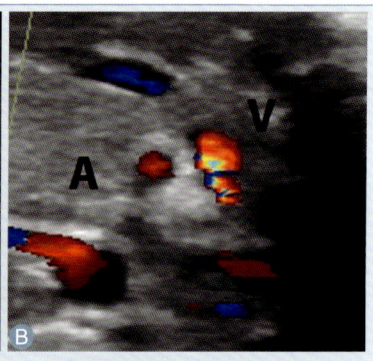

A.肠系膜上动脉（SMA）和肠系膜上静脉（SMV）的正常关系，GDA：胃十二指肠动脉；B.肠旋转不良合并中肠扭转，静脉（V）位于动脉（A）的左侧。

图 7.20 中肠扭转：肠系膜血管关系改变图像

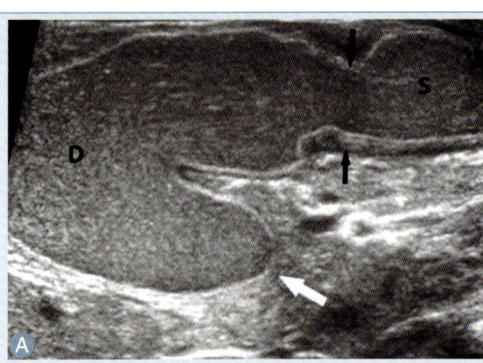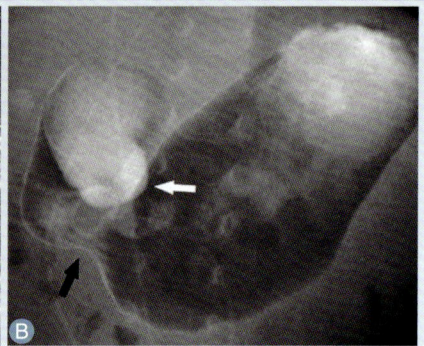

A.超声显示十二指肠（D）明显扩张，充满液体，注意十二指肠梗阻点的圆形结构（白箭头）和充分开放的幽门（黑箭头），S：胃；B.上消化道造影图像显示了类似发现，十二指肠末端呈圆形（白箭头），黑箭头：幽门。

图 7.21 十二指肠隔膜

肠肠套叠，甚至阑尾穿孔等病变，超声检查可以对下腹部的小肠进行评估，以确定梗阻位置及梗阻原因。

对于先天性小肠梗阻（如回肠闭锁、胎粪性肠梗阻）的新生儿，产前可能已发生肠穿孔，造成不同数量的胎粪进入腹腔。其中一部分胎儿肠穿孔在宫内已发生愈合，出生后仅可见腹腔内散在分布的钙化斑。一些患儿发生大量胎粪漏出，或出生后仍有活动性胎粪漏出，腹腔内形成囊性肿块，又称为囊性胎粪性腹膜炎。超声显示这些囊肿大小不一，边界清晰，通常可见回声非常不均匀的囊液，同时超声可显示高回声钙化斑（图7.24）。无论是在宫内还是新生儿，穿孔后都可以出现浑浊腹水。

肠壁血肿引起的小肠梗阻通常由过敏性紫癜、腹部钝性损伤或凝血障碍性疾病所引起。在上述任何情况下，肠壁出血都可以进行超声检查，超声表现为肠壁非对称性增厚或环形增厚，内部回声可表现为强回声到低回声不等。

（五）肠套叠

肠套叠是6个月~4岁儿童最常见的小肠梗阻原因。典型的临床表现为阵发性痉挛性腹痛、呕吐、腹部触及肿块及"果酱样"大便，有这些特征性症状的患儿在进行灌肠复位前进行超声检查十分必要。但由于其他原因，很多腹痛幼儿也表现这些临床特征，反而一些肠套叠儿童的临床表现不典型，在这些儿童中，超声检查有助于确诊或排除肠套叠。超声诊断肠套叠的敏感性和特异性都非常高，接近100%。如果超声检查未发现肠套叠，除非临床高度怀疑，否则无须进行灌肠。对引起肠壁增厚的其他情况，偶尔会出现假阳性（图7.25）。

肠套叠的超声表现
椭圆形低回声肿块
假肾征或"甜甜圈"征
边缘低回声伴中央高回声
多层和同心圆征
腹腔少量积液
大量腹水，特别是腹水透声差时，提示肠穿孔

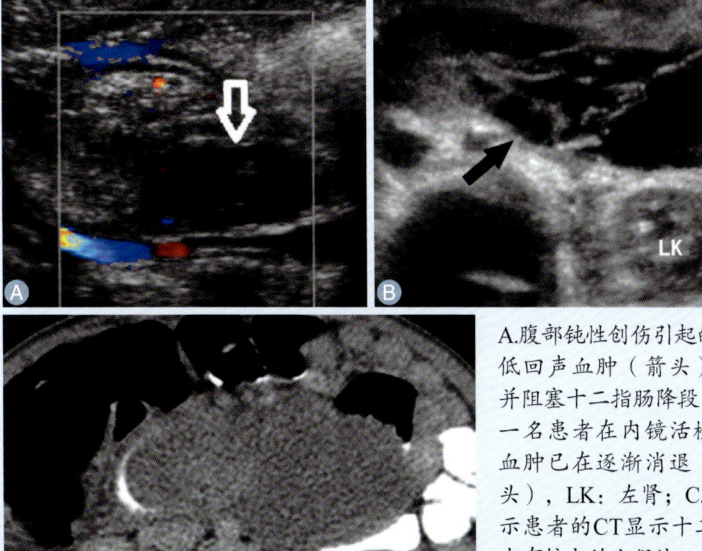

A.腹部钝性创伤引起的较大低回声血肿（箭头）压迫并阻塞十二指肠降段；B.另一名患者在内镜活检后，血肿已在逐渐消退（黑箭头），LK：左肾；C.图B所示患者的CT显示十二指肠内有较大的血凝块。

图 7.22　十二指肠血肿

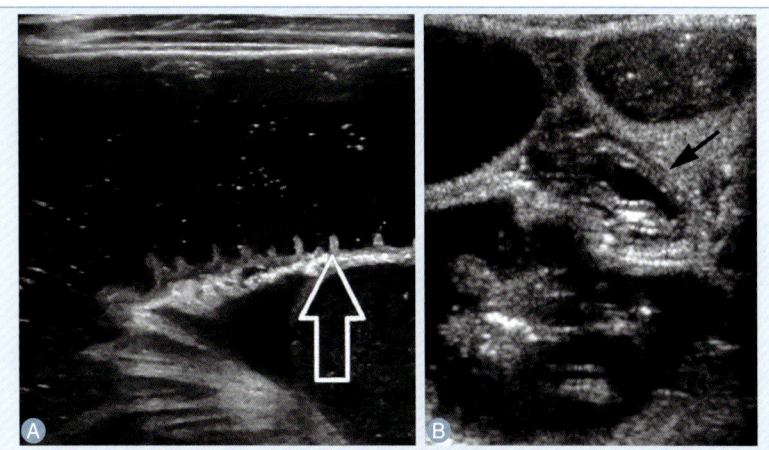

A.超声可以清楚地看到扩张、梗阻的小肠，注意小肠典型的密集黏膜皱襞（箭头）；B.另一名患儿，小管状憩室周围有扩张、充满液体、梗阻的肠襻（箭头）。

图 7.23　小肠梗阻

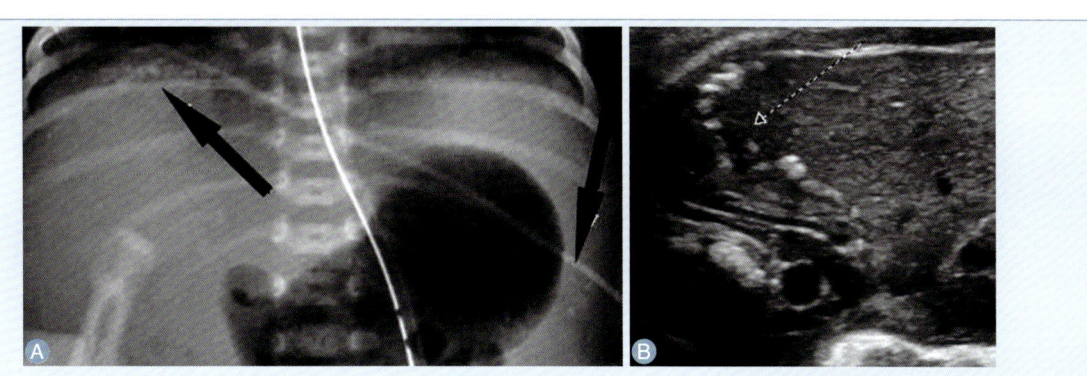

A.新生儿腹部膨胀、右上象限的点状钙化（箭头）；B.超声显示肝脏周围腹膜表面强回声钙化（箭头）。

图 7.24　胎粪性腹膜炎伴钙化

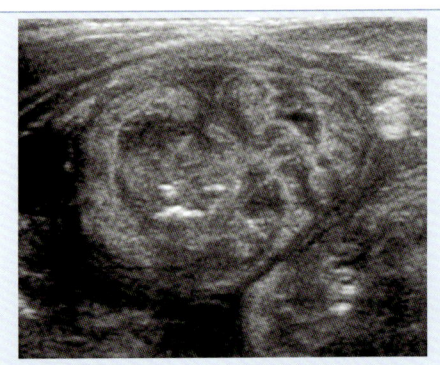

阑尾炎穿孔导致邻近小肠壁增厚，声像图类似肠套叠。

图7.25 假阳性肠套叠

对疑似肠套叠的超声检查采用5~10 MHz的凸阵或线阵探头最佳。肠套叠纵切面表现为中央高回声的椭圆形低回声肿块（假肾征）和低回声"甜甜圈"征，或中央有回声的靶环征。肠套叠低回声边缘表示组成肠襻水肿的肠壁，中央回声表示被挤压的肠系膜、黏膜和肠内容物。线阵探头可更清晰地显示肠套叠，显示的多层和同心圆表示肠壁、肠系膜，甚至被拖拽至肠套叠内的淋巴结（图7.26D）。在某些情况下，还可以看到无回声液体被困在未完全压缩的肠套叠头部。肠套叠的起点很少是在肠套叠内识别（图7.27）。一旦肠套叠被超声波识别，除非发现临床或放射学证据显示有穿孔，患者通常

要进行非手术复位。尽管使用水溶性造影剂的静水压复位法仍然是一种可行的替代方法，空气复位是目前最常用的治疗方法。超声引导下水灌肠作为一种替代方法，可避免透视检查的放射线辐射。超声检查也可用于识别回-回型肠套叠，有时水灌肠成功复位回结型套叠后仍然存在回-回型肠套叠。复发性肠套叠发生率为4%~10%，因此超声检查对于成功灌肠复位后有复发症状的儿童是有价值的。反复小肠套叠在儿童中不常见，但当存在息肉或梅克尔憩室时可诱发，或可作为大型腹部手术的术后并发症（图7.28）。灌肠检查无助于诊断或治疗仅限于小肠的肠套叠，但在大多数情况下，超声可以迅速识别异常。

肠套叠的自发性复位已是常见现象。超声检查可以验证肠套叠的复位情况，从而避免对患者进行不必要的灌肠操作。一过性小肠肠套叠是一种常见的疾病，尤其是在肠蠕动亢进的患者中。这些肠套叠与套入肠襻水肿无关，因此肠套叠的鞘部看起来比牢固嵌顿的肠套叠显得更薄、回声更强。患者通常无症状，肠套叠的自发消退通常可以在超声下观察到，但需要一点耐心。超声也可识别与胃空肠喂养管相关的小肠肠套叠。灌肠的唯一绝对禁忌证是肠管破裂的影像学证据（游离腹腔积气或大量浑浊腹水）或腹膜炎的临床症状。在肠套叠患者的超声

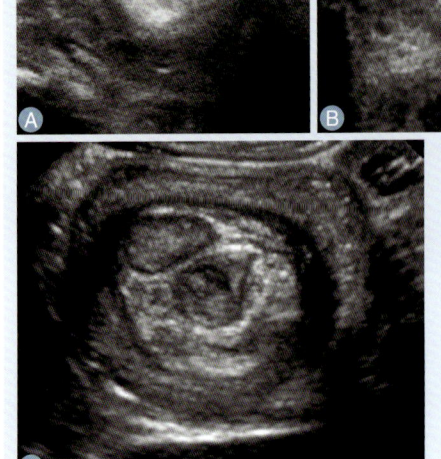
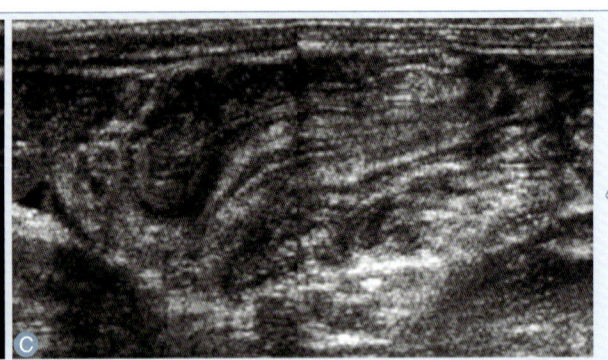

A.线阵探头清晰显示水肿性肠套叠的同心圆（黑箭头），内有强回声的脂肪、肠系膜淋巴结（白箭头），中心有少量液体；B.肠套叠，呈肠内肠的同心圆；C.肠套叠的纵切面声像图；D.另一例患者，横切面显示回结型肠套叠，多个淋巴结被卷入肠套叠内。

图7.26 回结肠肠套叠

检查中，即使没有穿孔的情况下也可常常看到少量游离腹腔积液，因此少量腹水不是非手术复位的禁忌证。但是，如果发现大量腹水或出现液体复杂，应考虑穿孔可能。研究人员试图将肠套叠的某些超声特征与非手术治疗肠套叠的能力相关联。肠套叠外圈厚度＞1 cm、大量内部滞留液体和大小＞1 cm 的淋巴结等发现与灌肠复位成功率降低有一定的相关性。彩色多普勒评估肠套叠的血流量已被用于确定存在严重肠缺血的患者，以及在尝试非手术复位过程中可能存在更大穿孔风险的患者（图7.29）。虽然这种发现可能预示着灌肠复位更困难或穿孔风险增加，但没有一种被认为是非手术复位的禁忌证。

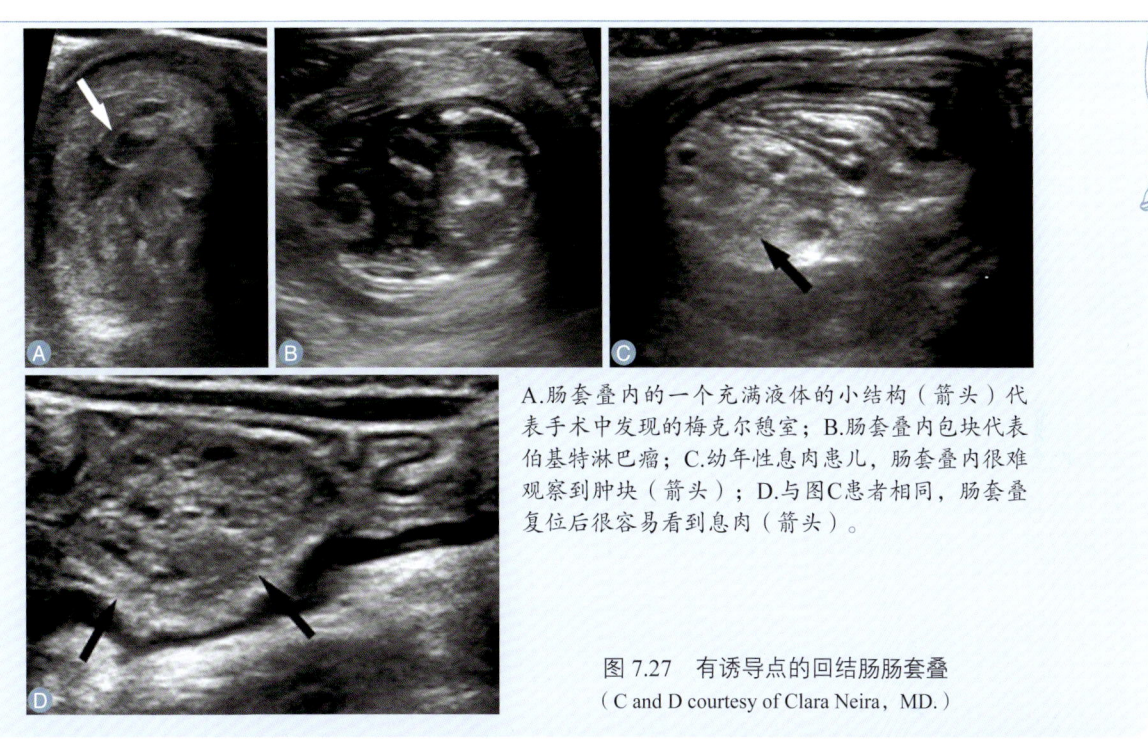

A.肠套叠内的一个充满液体的小结构（箭头）代表手术中发现的梅克尔憩室；B.肠套叠内包块代表伯基特淋巴瘤；C.幼年性息肉患儿，肠套叠内很难观察到肿块（箭头）；D.与图C患者相同，肠套叠复位后很容易看到息肉（箭头）。

图7.27　有诱导点的回结肠肠套叠
（C and D courtesy of Clara Neira, MD.）

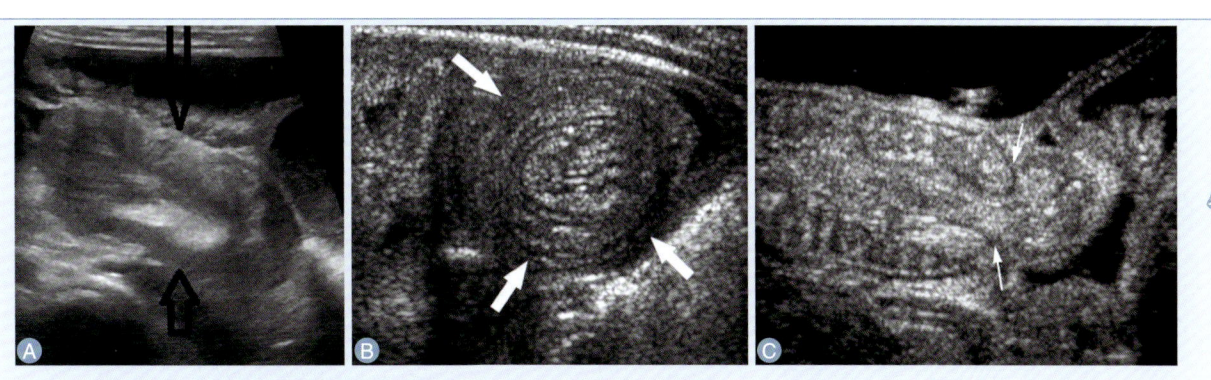

A.此处固定的小肠套叠（箭头）继发于梅克尔憩室；B.一过性小肠套叠，边缘可见肠壁层次（箭头）；C.实时状态下一过性小肠套叠长轴图像，可显示肠管的套入和复位，但患者始终无症状。

图7.28　小肠套叠

三、结肠

（一）正常解剖和技术

结肠的超声评估常受到气体和过多粪便的影响。然而，在大多数患者中，可以很容易地识别出升结肠的袋型标记（图7.30）。当发生病理性肠壁增厚时，超声可用于评估升结肠、降结肠和直肠壁增厚的程度和分布，而横结肠由于肠气的原因难以对其进行评估。对于炎症的类型和肠壁分层的描述有助于诊断结肠炎，伪膜性结肠炎根据其典型的广泛结肠分布特点易于诊断（图7.30B）。一些学者提倡逐级加压的超声检查方法对结肠息肉进行评估，

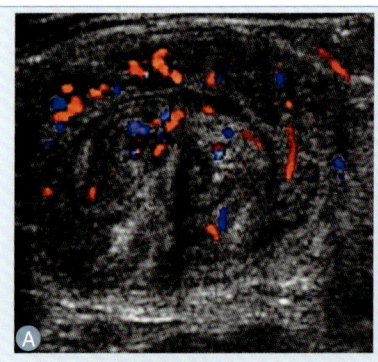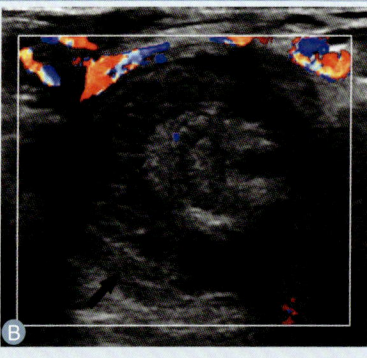

A.CDFI显示肠壁上存在大量血流信号，该患儿成功行水灌肠复位，未出现并发症；B.另一名患者CDFI显示套叠的肠壁上没有血流信号（箭头），术中所见肠管已坏死。

图7.29 肠套叠：多普勒图像

尽管这可能是具有挑战性的。

（二）肛门异位或闭锁

新生儿的超声检查也可用于研究肛门闭锁或异位。对于肛门异位或闭锁的患者，确定后肠远端的位置很重要。用常规X线做此类检查时有诸多常见缺陷，包括以膝胸卧位拍摄的影像。放射学上，如果空气柱因胎粪阻塞无法到达结肠末端，会错误地显示为高位的结肠末端。新生儿肛门闭锁可以通过会阴入路进行超声评估。低位肛门闭锁位于肛提肌复合体以下，可通过经会阴肛门成形术进行治疗。中高位肛门闭锁位于肛提肌的上方，可通过初始分流结肠造口术治疗。使用高频探头通过正中矢状面经会阴入路的超声扫查，可以清晰获得直肠远端囊壁的形态。瘘管的位置也可以通过超声检测获得（图7.31）。超声检查要求患儿安静，因为哭闹会增加腹压使直肠盲囊更靠近会阴表面。Haber等使用盲端到会阴的距离为15 mm来区分低位、中位和高位肛门闭锁，灵敏度和特异性分别为100%和86%，并发现对于没有会阴瘘且直肠盲端到会阴的距离＞15 mm，可以诊断为中位或高位肛门闭锁。

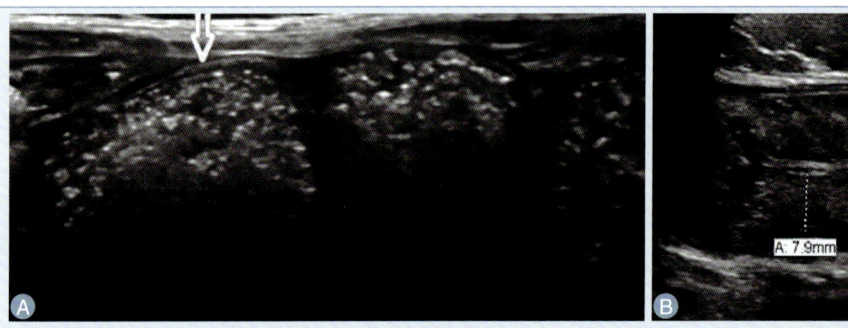

A.正常结肠壁表现为薄而多层（箭头），肠腔内充满粪便；B.伪膜性肠炎患儿的结肠表现为明显的肠壁增厚，结肠袋形消失。

图7.30 结肠壁声像图

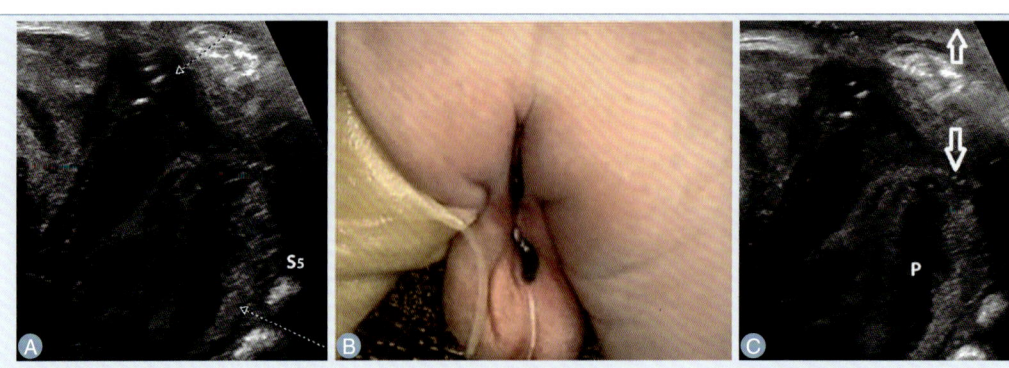

A.矢状面中线扫描显示，位于最后一个锥体（S₅）前的充盈胎便的扩张的远端后肠；B.在会阴区域可见包含胎粪的瘘管的异位开口；C.会阴部矢状面中线扫描显示后肠盲端呈"袋"样回声（P），距皮肤表面的距离＜1.5 cm（箭头）。

图7.31 肛门异位

四、肠道炎性疾病

目前超声和MRI检查在评估儿童胃肠道疾病中的应用已越来越广泛，而由于CT检查存在电离辐射暴露，应用相对较少。超声的高频线阵探头可以对肠壁进行直接且详细的评估，可以显示正常肠壁中多达五层不同的界面。而超声的低频探头则可用于评估肠系膜水肿情况或有无脓肿。超声造影的应用更增加了超声检查评价炎症的能力，特别适用于克罗恩病的评估和治疗的随访。肠壁增厚没有特异性，可见于如下以一系列炎症情况，包括克罗恩病、溃疡性结肠炎、伪膜性结肠炎、粒细胞减少性结肠炎（盲肠炎）、感染性结肠炎、过敏性结肠炎、川崎病、坏死性小肠结肠炎、溶血尿毒综合征、移植物抗宿主病、糖原贮积症ⅠB型和儿童慢性肉芽肿性疾病。

引起肠壁增厚的原因

炎症性肠病（克罗恩病或局限性肠炎，溃疡性结肠炎）

耶尔森菌，弯曲杆菌回肠结肠炎

结肠炎

阑尾炎穿孔

轮状病毒

巨细胞病毒感染

盲肠炎

慢性肉芽肿性疾病

嗜酸性肠炎

血肿（过敏性紫癜，创伤）

溶血尿毒综合征

移植物抗宿主病

肠套叠

淋巴瘤

良性肿瘤

结核病（少见）

脂泻病

有时超声检查可以鉴别出病变是黏膜的炎症还是贯穿肠壁全层的炎症。如果炎症过程主要累及黏膜层（如溃疡性结肠炎、伪膜性结肠炎、盲肠炎），则内层黏膜层的回声变厚，有时呈结节状或不规则形，但外层肌层仍较薄（图7.32）。然而，当炎症贯穿肠壁全层时（如局限性回肠炎），可以看到全层肠壁增厚（图7.33）。由于肠壁黏膜下层存在大量血管，故彩色多普勒超声显示在大多数炎症性肠病中，增厚肠袢内的血流增加（图7.34）。肠壁内血流减少是溶血尿毒综合征的典型表现。正常肠壁的彩色或能量多普勒图像也可显示肠壁内少量血流信号。

作为一种择期检查，超声检查前4小时内患者应避免进食固体食物，但鼓励患者饮用非碳酸液体以帮助排空肠道内的气体，并且可同时充盈膀胱，从而抬高骨盆内小肠的位置。加压检查手法可帮助排除患者肠道内气体，更好地评估检查盲肠、阑尾、升结肠、降结肠、直肠乙状结肠，以及位于左上腹、右下腹和左下腹的小肠。正常小肠肠壁厚度<2.5 mm，大肠肠壁厚度<2 mm。对于结肠来说，肠壁厚度>3 mm被认为是肠壁增厚。正常小肠和大肠肠壁内部层次清晰；肠壁内部正常结构层次消失，结肠袋形态消失是肠壁炎症的重要指征。

感染性结肠炎是儿童期急性腹痛的常见原因，本病主要通过粪便培养诊断。然而，超声检查有助于鉴别感染性肠病与其他病因，如幼童的肠套叠和阑尾炎，以及大龄儿童的阑尾炎或克罗恩病。病毒感染和革兰阴性菌感染，如志贺氏菌、沙门氏菌、弯曲杆菌、大肠杆菌和耶尔森氏菌是肠炎的常见原因。出血性大肠杆菌可引起出血性结肠炎，多见于摄入被出血性大肠杆菌污染的食物后。

超声检查可发现小肠内淋巴组织增生和肠系膜淋巴结肿大，特别是耶尔森氏菌和沙门氏菌感染时（图7.35）。病史和免疫状态对于这些疾病的鉴别诊断很重要，超声主要用于排除阑尾炎、肠套叠和克罗恩病，同时确认存在潜在的肠炎。在婴儿和儿童肠道存在炎症的情况下，有时也会发生肠壁积气，如轮状病毒感染或牛奶过敏。结核分枝杆菌在发达国家是一种罕见的病原体，其可传播到肠道，由于末端回肠或盲肠局部肠壁内的淋巴组织丰富，90%的胃肠道结核累及末端回肠或盲肠。然而，在发展中国家胃肠道结核是一种比较常见的疾病。

有时，超声检查可能会意外发现寄生虫。在卫生条件差的地区，蛔虫病是最常见的肠道感染寄生虫病之一。虫卵可经感染者的粪便排出，通过粪-口途径传播。虫卵在小肠内孵化，可穿透肠黏膜并

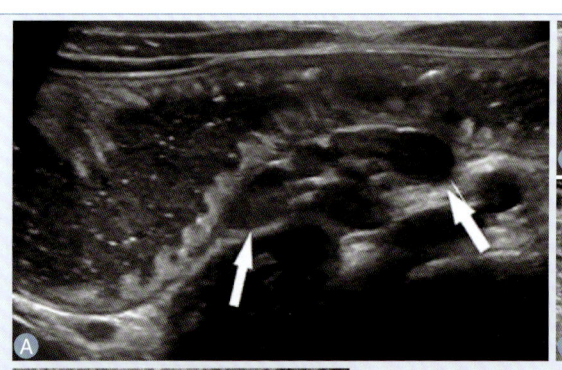
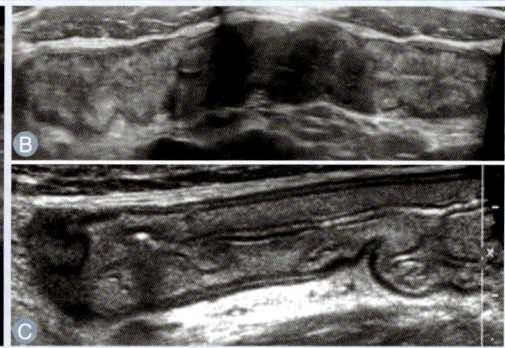
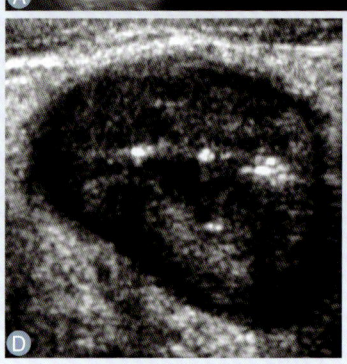

A.感染性胃肠炎,充满液体的肠袢中,肠壁黏膜轻度增厚,肠系膜上可见轻度增大的淋巴结(箭头);B.伪膜性结肠炎,结肠黏膜明显增厚;C.沙门氏菌结肠炎患儿,黏膜明显增厚;D.溶血尿毒综合征,结肠黏膜呈低回声,明显增厚。

图 7.32　炎症性疾病:黏膜增厚

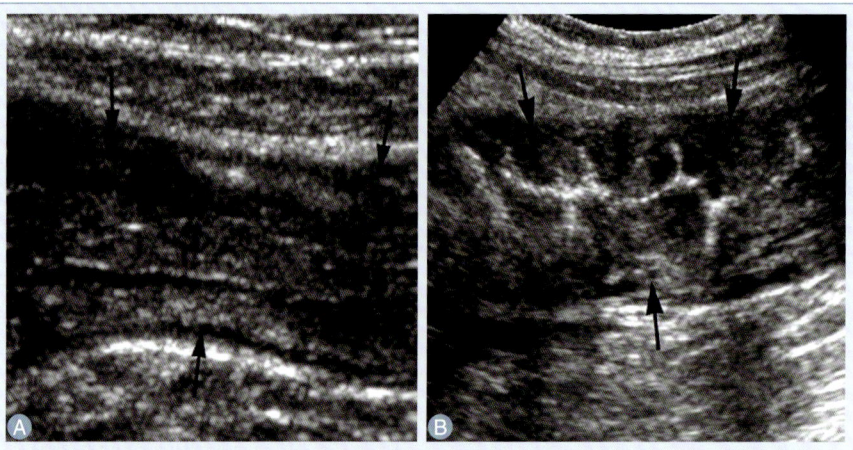

A.13岁男孩,局限性回肠炎,回肠肠壁增厚(箭头),呈低回声;B.结肠炎,注意明显增厚的肠壁(箭头)。

图 7.33　炎症性肠病:肠壁全层增厚

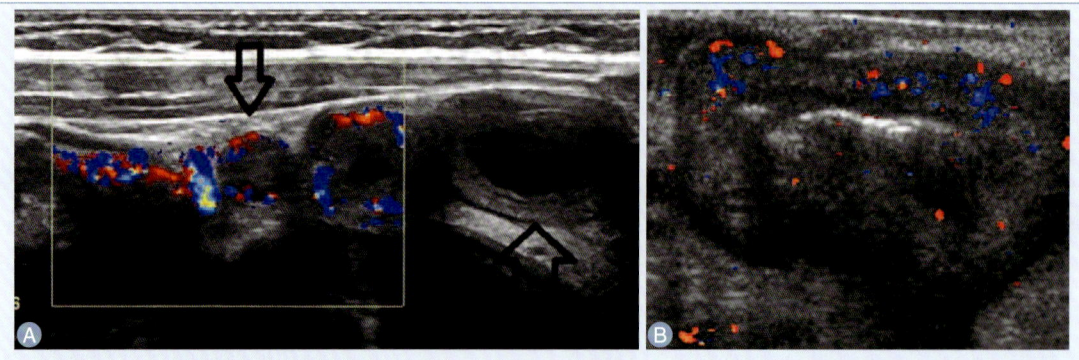

A.CDFI显示一例非特异性肠炎,注意小肠壁上增多的血流信号(箭头);B.志贺毒素阳性结肠炎引起的结肠肠壁增厚和充血。

图 7.34　肠壁炎症表现伴有充血

到达肺部。有时，从超声图像上，检查者可凭借蠕虫特征性的细长外形和代表虫体内部消化道的细回声线，识别出患儿肠道内的虫体（图7.36）。

蛲形住肠线虫（或蛲虫）是美国和西欧最常见的蠕虫感染。在超声检查和外科手术中都能看到阑尾内移动的蛲虫。

克罗恩病是儿童最常见的慢性炎症性肠病。超声检查可筛查炎症性肠病，可评估其是否治疗成功和是否存在潜在并发症。超声诊断克罗恩病的敏感性可与其他成像方式（如MRI小肠造影或CT）相媲美，并且超声更适合于幼儿。克罗恩病的肠壁炎症表现是节段性和跨壁性的，往往是不对称的，更多地累及肠系膜边缘的肠壁（图7.37）。在超声随访的过程中，当肠壁厚度>3 mm时，是疾病处于活跃期的征象。在克罗恩病早期病程中，黏膜下层即可出现增厚，但肠壁内部仍可保留分层。随着病程的进展，在炎症活动期，受累肠壁失去其内部正常的分层，表现为肠壁充血、蠕动减少。肠壁跳跃性受累和肠系膜炎症是本病的特征性改变。淋巴结肿大和肠系膜纤维脂肪增生在克罗恩病中也很常见（图7.37B）。克罗恩病早期伴发的肠系膜炎症对于本病诊断具有重要意义，但也可与儿童期的其他病变表现相仿。

超声造影已被证明可以提高克罗恩病患儿受累肠管的识别，也可以显示肠壁和肠系膜周围的微血管。有研究表明，超声造影有助于鉴别肠壁纤维化的肠腔狭窄和肠壁炎症的肠腔狭窄，从而有助于解决克罗恩病治疗中常见的两难困境。对肠系膜上动脉多普勒阻力指数的测量已被用于评估活动性克罗恩病患者的疾病进展，但二者仅存在部分相关性。使用超声弹性成像技术可检测受累肠管的组织弹性减少，但此研究还处于早期阶段。此外，超声检查还可用于怀疑存在并发症的儿童。超声可识别由于炎性包块导致的右输尿管远端受累继发的肾积水。尽管在局部肠炎中形成的瘘管和窦道通常不能被超声识别，但超声可以用来识别相关的腹腔内脓肿（图7.37C）。

过敏性紫癜是一种由自身免疫性血管炎引起的疾病，涉及身体内部多个系统的小血管，常累及胃肠道系统。在50%~60%的患者中，因肠壁出血而出现腹痛，这种症状可能先于更具有特征性的紫癜性皮疹而出现。在这类患者中，超声可发现受累的肠管，其通常表现为同心性的肠壁增厚，有时伴有少量腹腔游离液（图7.38）。超声也可被用于观察肠道出血的吸收情况。肠套叠是过敏性紫癜的一个主要并发症，超声对识别这种肠套叠非常有用，此类肠套叠通常只发生在小肠，不延伸到结肠。过敏性紫癜表现为肠出血，这会使得本身就是出血倾向的患者或腹部有钝性创伤的患者病情更加复杂化。

许多其他情况也可导致小肠或结肠壁增厚，但在影像学上缺乏特征性。溶血性尿毒症综合征与大肠杆菌O157：H7感染有关，以溶血性贫血、血小板减少和肾功能衰竭为特征。溶血性尿毒症综合征的前兆通常是严重的出血性结肠炎。CDFI显示增厚的肠段血流信号减少，可能是由于受损的内皮细胞释放因子继而在肠壁内形成纤维蛋白微血栓所致（图7.32D）。在骨髓移植的患者中，当移植组织对宿主组织发起攻击时，就会出现移植物抗宿主病。主要表现为皮肤、肝脏和胃肠道受累。急性移植物抗宿主病发生在100天内，75%~100%的病例

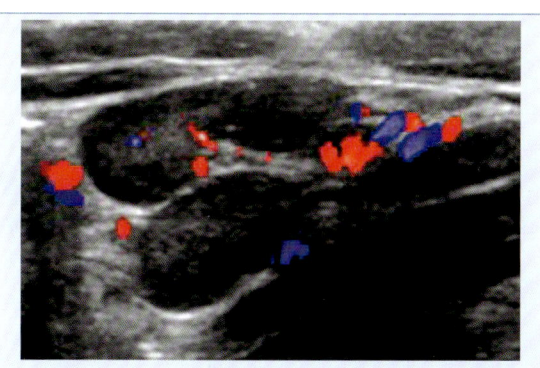

CDFI显示耶尔森氏菌结肠炎患儿肠系膜淋巴结肿大。
图7.35 过度增生的淋巴组织

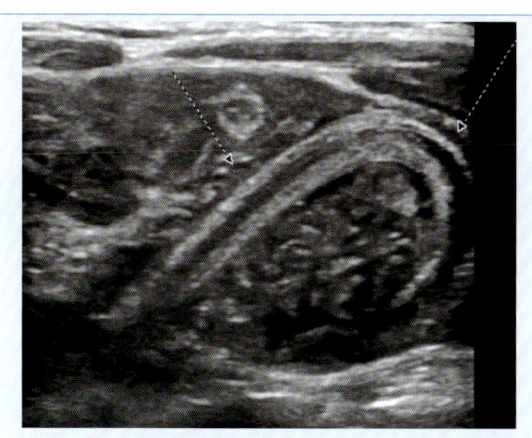

通过超声可以清楚地看到肠内细长的寄生虫（箭头）。
图7.36 蛔虫病

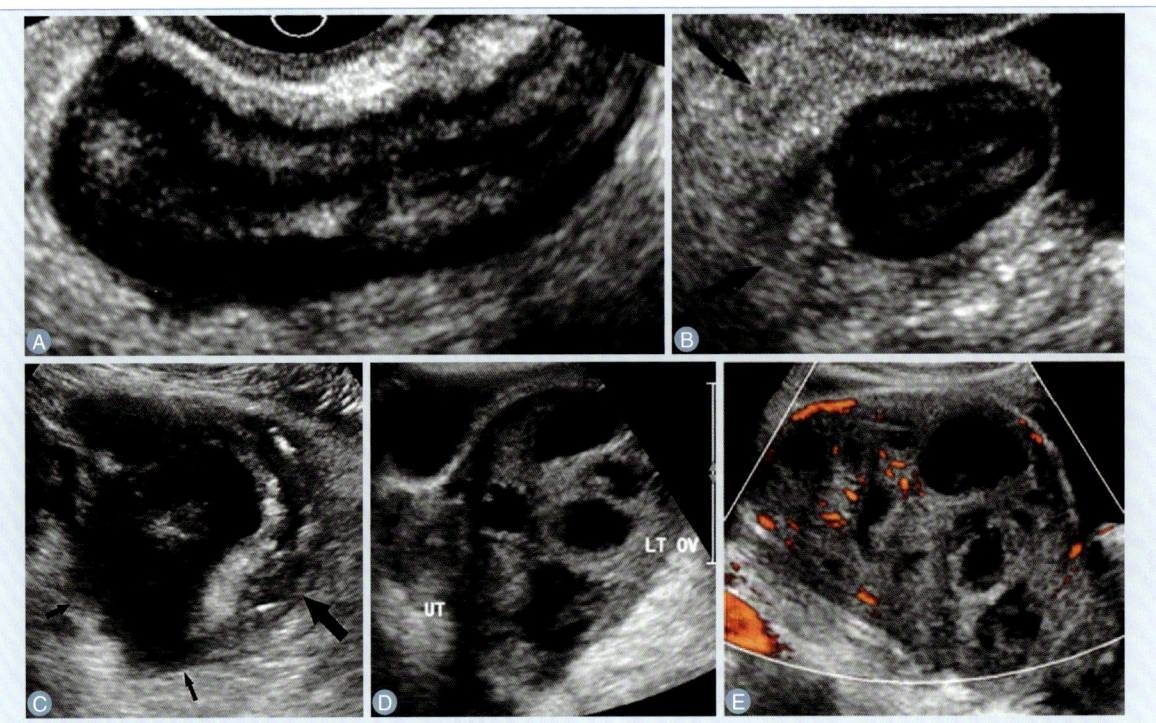

A.患儿回肠末端肠壁全层增厚；B.同一患儿，注意肠系膜脂肪增厚（箭头）；C.另一名患者，克罗恩病导致回肠肠壁增厚（大箭头），肠壁旁的脓肿（小箭头）；D.该患者的系膜肿胀引起卵巢增大，形似卵巢扭转；E.该患者能量多普勒显示卵巢充血。

图 7.37 克罗恩病
（A，D，and E courtesy of Clara Neira，M.D.）

累及小肠。由于病程早期血管新生的原因，导致肠壁内大量异常新生血管的出现，超声表现为肠壁环形增厚、黏膜充血，并伴有肠管轻度扩张。移植物抗宿主病弥漫性累及长段肠壁，可从十二指肠一直延伸至直肠。肠道损伤会导致患儿腹痛、呕吐和腹泻。超声表现为无特异性的受累肠袢全层增厚。在受累肠管的黏膜表面可见一圈较薄环形回声将肠壁内面勾勒清晰（图7.39）。这层环形膜被认为是内镜下经常观察到的覆盖溃疡黏膜表面的纤维渗出物。

坏死性小肠结肠炎是一种发生于早产儿的重要疾病，在体重<1500 g的婴儿中发生率近10%。坏死性小肠结肠炎也可以发生于足月儿和近足月儿。其病因是多因素的，包括肠道菌群改变、缺血、细胞内促进炎症的级联反应。坏死性小肠结肠炎的诊断通常依靠放射学检查，但在疾病早期，肠道扩张及肠壁积气这些典型表现可能并不明显。这种情况下，高频超声检查可以评估肠袢厚度、肠壁灌注模式、肠积气、肠蠕动、游离积气，以及穿孔引起的游离积液（图7.40）。坏死性小肠结肠炎早期，肠壁可增厚，但是Faingold等发现当肠壁厚度<1 mm时，高度提示存在严重缺血。在X线片显示肠壁积气之前，超声可能就会发现肠壁内的小点状高回声，或者当病变更弥漫时，超声图像会表现为由肠壁内的颗粒样强回声紧密排列形成的强回声环，并可伴彗星尾的征象。黏膜内气体不会随着肠蠕动或患儿体位改变而改变，这一点有助于区分是黏膜内气体还是肠腔内气体。除此之外，在X线片明显显示气体之前，超声检查可以发现门脉系统内少量的气体，表现为肝内移动的强回声点。肝内大量移动的气体形成的斑驳图像是非常醒目的。在坏死性小肠结肠炎患儿中，也有过胆囊周围高回声的描述。坏死性小肠结肠炎最严重的并发症为肠坏死伴穿孔。在坏死性小肠结肠炎患儿中，多普勒超声显示内脏动脉流速增高，已被认为是可靠的早期发现，这很可能是由于血管收缩引起的。肠道内气体从穿孔处溢出后，婴儿腹腔内可探及游离积气。早期的腹腔游离积气最有可能在肝脏表面或腹腔游离积液内发现。在该类患者中，混杂积液伴碎屑的超声图像可以提示穿孔（图7.40E）。

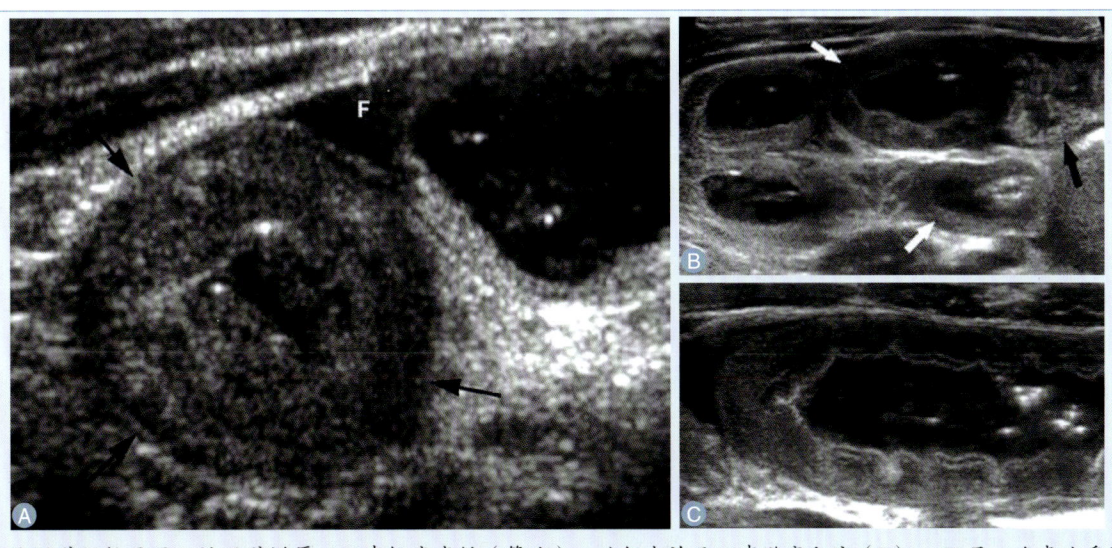

A.患儿肠壁短轴呈同心性肠壁增厚、回声轻度减低（箭头），毗邻少许无回声游离积液（F）；B.另一名患儿受累的肠壁增厚（白箭头），可见其旁正常的肠壁（黑箭头）；C.另一名患儿肠壁增厚、回声减低。

图7.38 过敏性紫癜

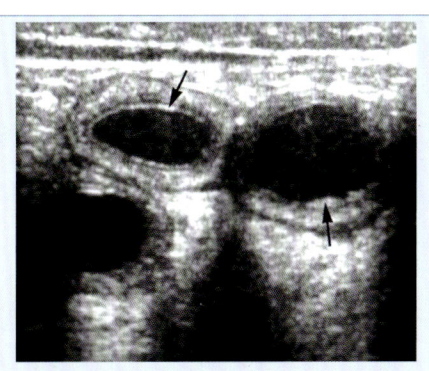

多发小肠壁增厚，于黏膜表面可见一薄层高回声（箭头），代表特征性的纤维蛋白沉积。

图7.39 移植物抗宿主病

坏死性小肠结肠炎超声特征

肠壁增厚，后期变薄
门脉积气引起的高回声点
肠黏膜内积气形成的高回声环
胆囊周围高回声
肠系膜上动脉及腹腔动脉流速增加
混杂积液伴肠穿孔

（一）阑尾炎

对于疑似阑尾炎的患者来说，目前推荐超声作为首选检查方法。对于体型较大的患者，当超声检查失败的时候，会经常使用MRI。虽然CT诊断阑尾炎也是有效的，但是避免不必要电离辐射的发展趋势使人们正在减少CT的频繁使用。

当未发现阑尾炎时，超声通常可以提示或确认其他的诊断。急腹症的诊断最终还是需要外科手术来确定，但是超声越来越多地用于辅助诊断阑尾炎及其术后并发症。

阑尾炎的超声特征

不可压闭、盲端、管状结构
管腔直径≥6 mm
阑尾未穿孔时，腔内液体积聚
黏膜回声环绕中央液体，最外层为低回声肌层，呈靶环表现
粪石：强回声斑块，后方伴显著声影
CDFI显示阑尾血流增加
坏疽性阑尾：CDFI显示缺乏血流

儿童急腹症的超声检查是一个需要耐心和经验的过程。临床定位腹痛位置有助于此项检查，要求幼儿用一根手指指出压痛最明显的部位，也可帮助指导检查。使患儿左侧卧位，医师自后方触诊，对于那些经前腹壁逐渐加压探查但没有找到阑尾的患儿，可以起到一定的帮助。升结肠可以作为一个有用的标记，沿着结肠袋确定的侧边界向下识别盲肠，然后定位末端回肠，阑尾即在末端回肠起始处下方1～2 cm处。阑尾位于盲肠后位者高达68%，位于盆腔者高达53%。因此检查范围应该包括结肠旁沟周围，并且需要使用较大的凸阵探头来评估低位的盆腔阑尾。正常的阑尾很容易被压缩，并且比发炎的阑尾小，管径通常＜6 mm

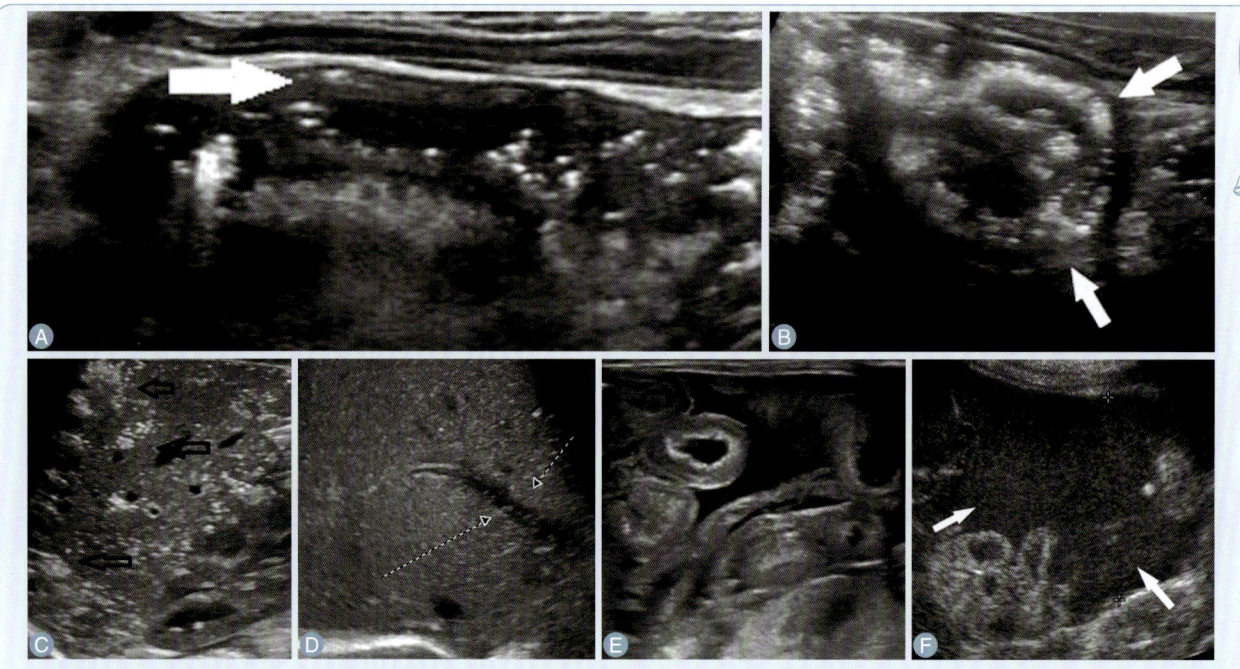

A.黏膜层和黏膜下层壁增厚，伴气泡回声（箭头）；B.黏膜内气体（肠壁积气）形成一个环状回声（箭头）；C.肝内门脉系统弥漫分布的气泡回声（箭头）；D.门脉积气（箭头）；E.另外一个患儿，其肠壁增厚，无积气，伴无回声积液；F.因穿孔引起的含碎屑的积液。

图 7.40　坏死性小肠结肠炎

（图 7.41）。当超声无法找到阑尾时，这个检查结果通常认为是不确定的。目前的研究已经表明，采用标准化的流程进行检查，包括评估阑尾的完整性及右下腹炎症表现，可以提高诊断的准确性。

超声检查中，急性阑尾炎呈盲端管状结构，不可压缩，管径≥6 mm（图 7.42）。正常阑尾和异常阑尾的大小可以有显著差异，6 mm 的标准对于排除阑尾炎比确诊阑尾炎更有用。病毒相关的淋巴增生使低回声的阑尾壁增厚，阑尾最大外径增加，但是阑尾腔内应无液体，由于浆膜未受累，阑尾周围脂肪也不应有所改变（图 7.43）。然而，可能会出现壁充血和反复疼痛，尽管淋巴增生通常会自愈，但有时也会进行手术干预，Symmers 在 1919 年 JAMA 对此进行了描述。存在淋巴增生时应仔细检查阑尾盲端，因为在某些情况下，淋巴组织更倾向于导致阑尾盲端炎症。阑尾腔内粪渣充盈是一种用肠道清洁方案治疗的非手术性疾病，阑尾外径可增加，但阑尾壁的层次应该保留，且不应有炎症改变或充血。

通过超声检查发现的其他异常表现可以提高诊断阑尾炎的可信度。积液通常积聚在未穿孔的阑尾腔内，周围阑尾壁的高回声黏膜层和低回声肌层，与中央无回声的积液相结合，使阑尾在横切面上呈现出靶环状表现。即使是未钙化的粪石，通常也可以识别，表现为强回声灶伴后方显著声影（图 7.42D）。即使没有穿孔，阑尾周围也可以有少量积液。肠系膜淋巴结肿大通常伴随阑尾炎发生，但这仅仅是一个腹部其他炎症也可伴发的非特异性表现。阑尾周围系膜脂肪增厚和回声增强是有价值的继发改变，即使没有其他明确的征象，当超声出现多个炎性征象时应认为是阑尾炎的有力证据。

相比于其他影像学检查，超声的优势在于能够将阑尾炎的疼痛和影像学表现结合起来。在许多儿童中，阑尾的精准压痛是具有诊断性的。在阑尾炎穿孔的病例中，阑尾本身通常比急性非穿孔阑尾炎更难识别。穿孔后，阑尾减压，无动力肠梗阻和功能性肠梗阻导致的肠道气体增加会干扰超声检查。然而，仔细的分级加压技术也许会发现右下腹局部不蠕动的肠管，或者代表脓肿的混杂积液（图 7.44A）。正常黏膜回声连续性中断提示坏疽性阑尾（图 7.44B，图 7.44C），通常与穿孔征象相关，包括阑尾周围液体回声、脓肿、肠间积液阑尾周围脂肪明显增厚及肠管蠕动减弱（图 7.44D，图 7.44E）。

4 岁以下儿童阑尾穿孔的风险更高，这与很多因素相关，包括语言表达能力受限和发病率低，因此在幼小儿童中很少怀疑。幼儿的大网膜发育不完善，几乎完全没有脂肪，因此无法包裹穿孔的阑尾。腹泻是幼儿中的常见症状，经常与胃肠炎混淆，导致诊断延误及穿孔发生率提高。穿孔后，阑尾周围软组织的血流可能会增加，且由于缺少大网膜的包裹，可能会出现广泛的腹腔积液。

阑尾炎穿孔的超声特征

脓肿形成
阑尾黏膜层连续性消失
8岁以下儿童出现粪石
阑尾周围大量脂肪回声

除阑尾炎外，许多肠道炎症情况可能与少量肠间游离积液相关。因此，在没有其他确切阑尾炎证据的情况下，仅有少量无回声积液不一定提示阑尾脓肿。

右下腹的其他炎症情况在临床上可能与阑尾炎类似，但可通过超声明确。肠系膜淋巴结炎是指局限于肠系膜淋巴结的炎症，患者的阑尾正常。这种情况通常与病毒感染相关，具有自限性。尤其是看到阑尾正常时，淋巴结肿大呈簇状，数量超过5个并且有压痛，则提示该诊断。末段回肠黏膜轻度增厚是一种常见的相关表现（图7.45）。孤立的肠系膜淋巴结很常见，不应被视为异常。网膜梗死是儿童急性腹痛一个不常见的病因。超声可显示网膜上不均质包块或局部回声增高区域，其特征是位于前腹壁和结肠之间。梅克尔憩室可能出现扭转或者发炎，声像图表现可能类似于阑尾炎或盆腔复杂包块（图7.46A）。克罗恩病的早期表现可能会误认为阑尾炎（图7.46B）。

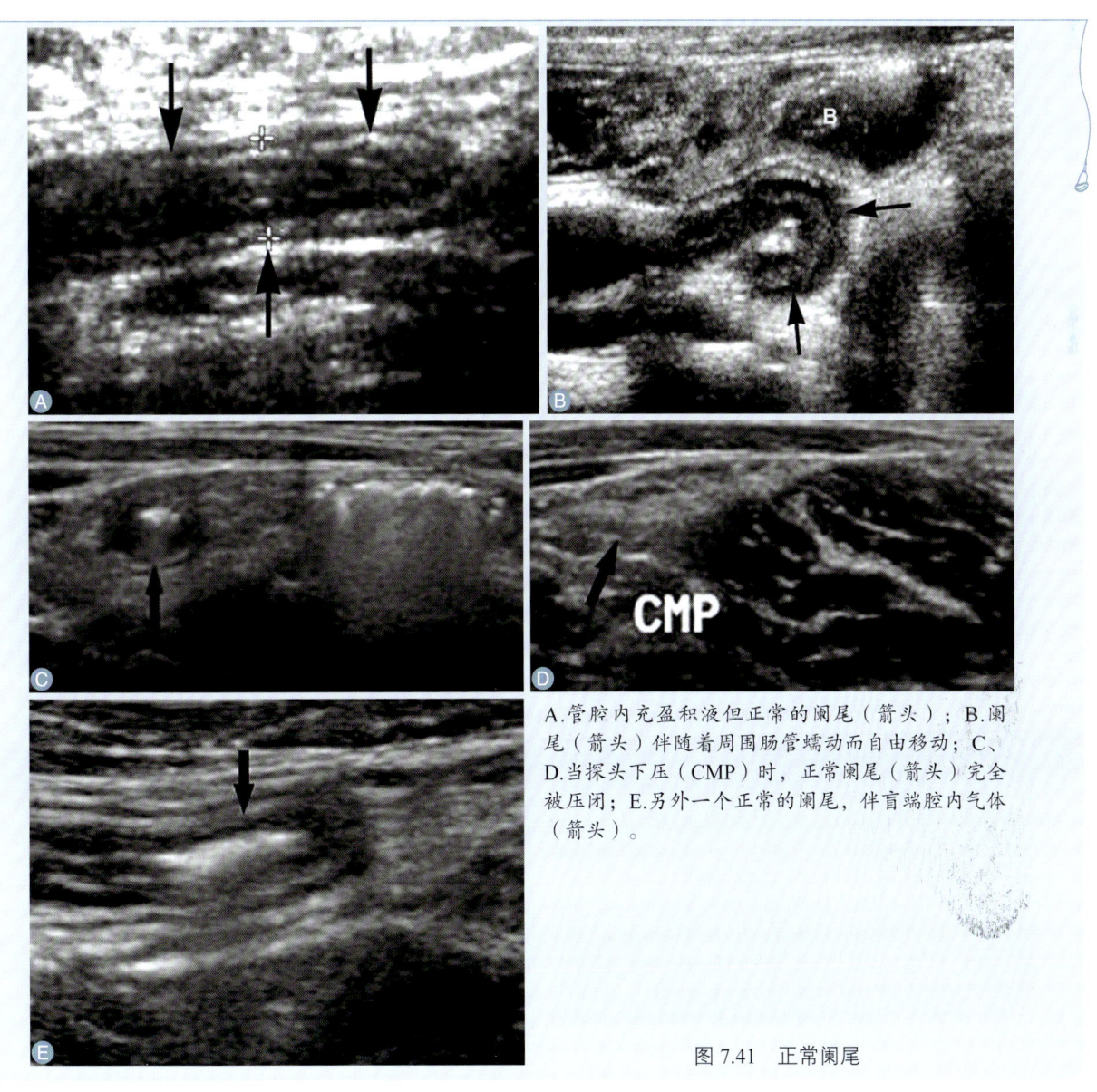

A.管腔内充盈积液但正常的阑尾（箭头）；B.阑尾（箭头）伴随着周围肠管蠕动而自由移动；C、D.当探头下压（CMP）时，正常阑尾（箭头）完全被压闭；E.另外一个正常的阑尾，伴盲端腔内气体（箭头）。

图7.41 正常阑尾

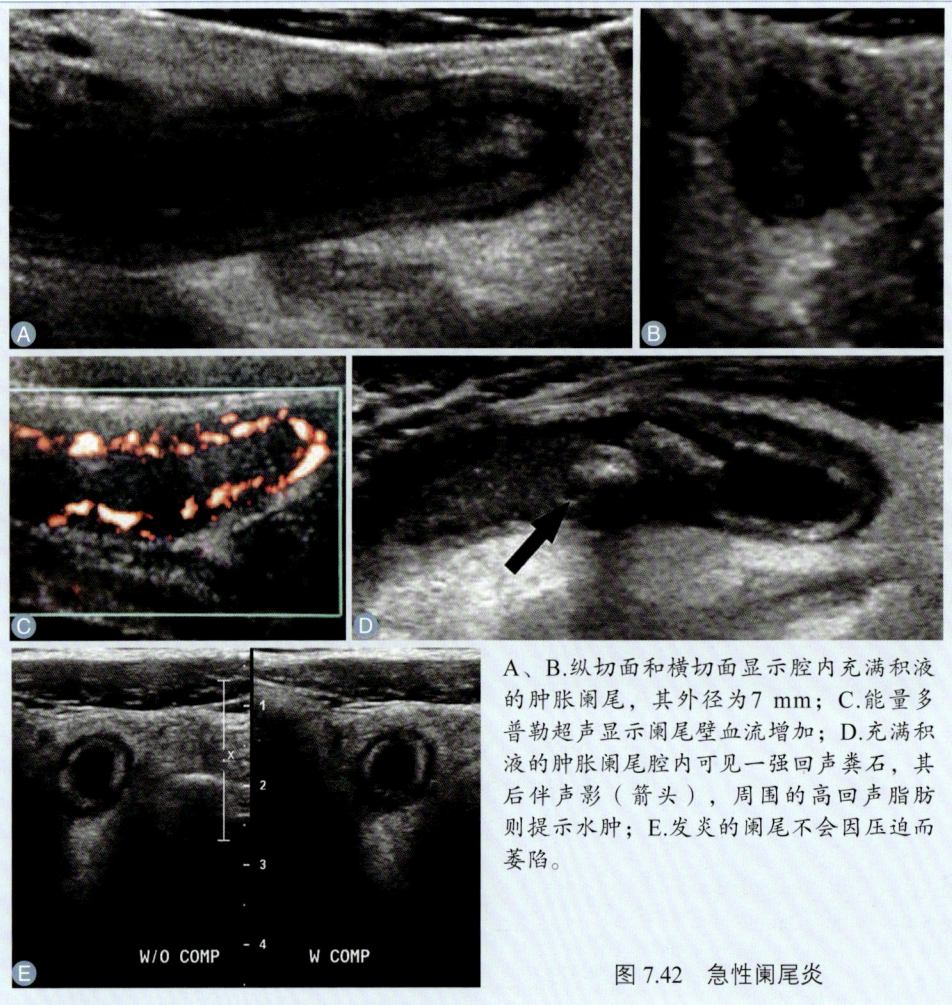

A、B.纵切面和横切面显示腔内充满积液的肿胀阑尾，其外径为7 mm；C.能量多普勒超声显示阑尾壁血流增加；D.充满积液的肿胀阑尾腔内可见一强回声粪石，其后伴声影（箭头），周围的高回声脂肪则提示水肿；E.发炎的阑尾不会因压迫而萎陷。

图 7.42　急性阑尾炎

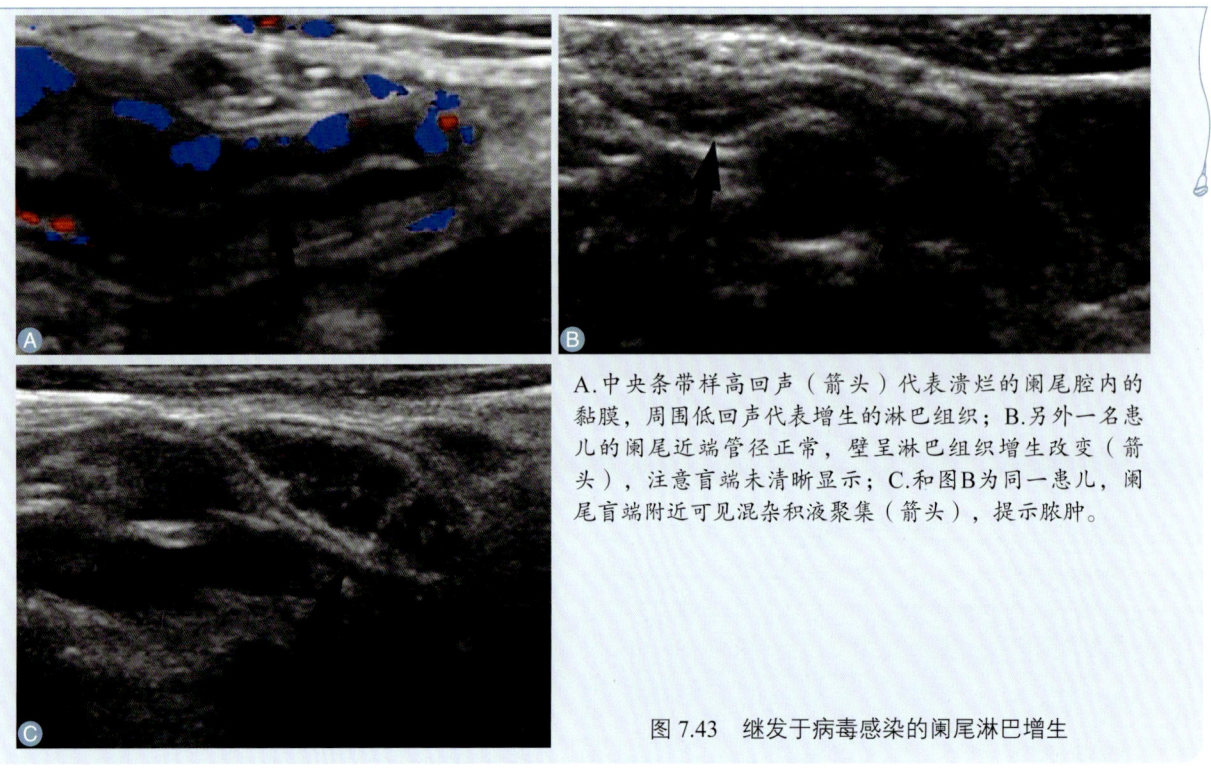

A.中央条带样高回声（箭头）代表溃烂的阑尾腔内的黏膜，周围低回声代表增生的淋巴组织；B.另外一名患儿的阑尾近端管径正常，壁呈淋巴组织增生改变（箭头），注意盲端未清晰显示；C.和图B为同一患儿，阑尾盲端附近可见混杂积液聚集（箭头），提示脓肿。

图 7.43　继发于病毒感染的阑尾淋巴增生

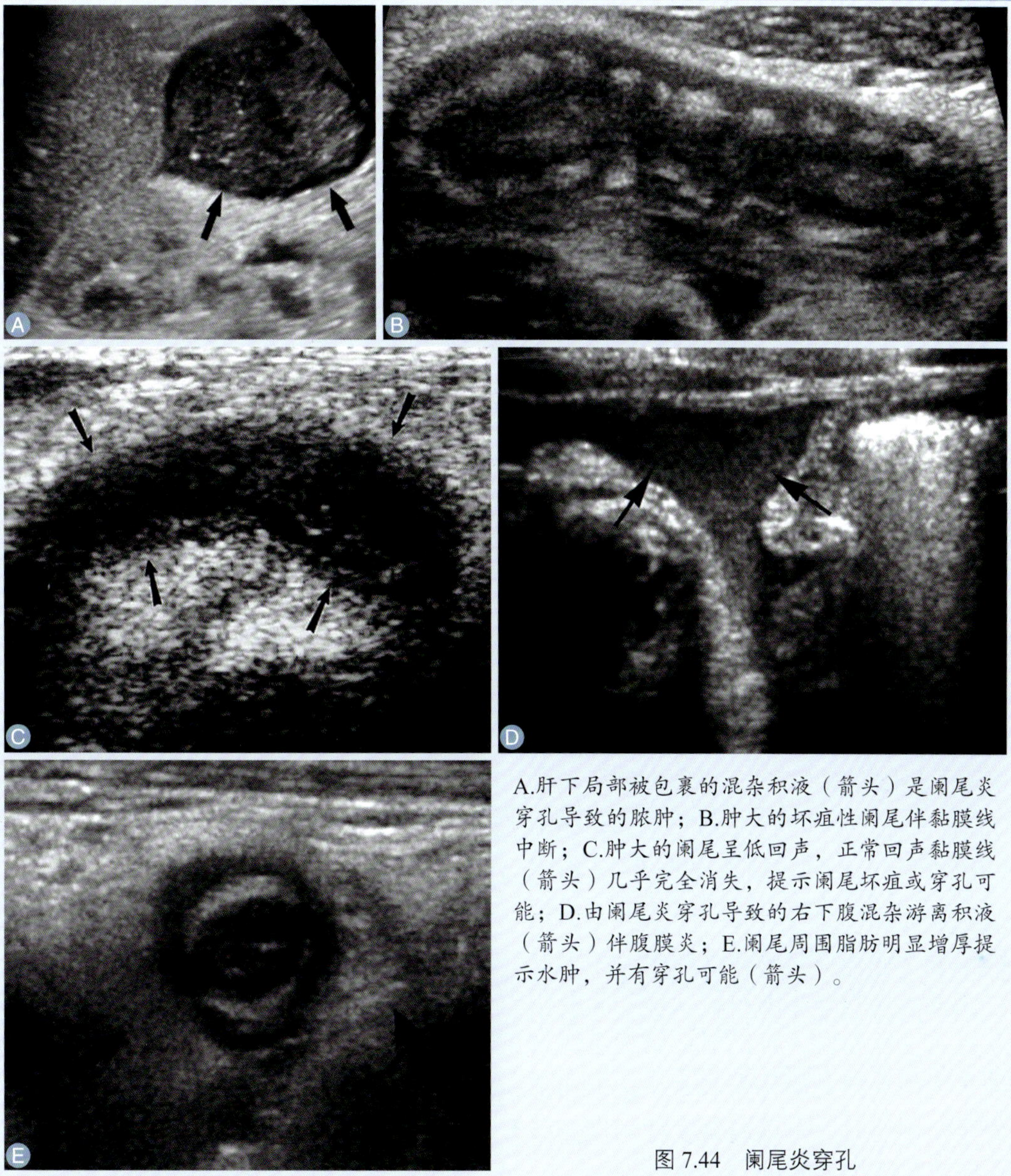

A.肝下局部被包裹的混杂积液（箭头）是阑尾炎穿孔导致的脓肿；B.肿大的坏疽性阑尾伴黏膜线中断；C.肿大的阑尾呈低回声，正常回声黏膜线（箭头）几乎完全消失，提示阑尾坏疽或穿孔可能；D.由阑尾炎穿孔导致的右下腹混杂游离积液（箭头）伴腹膜炎；E.阑尾周围脂肪明显增厚提示水肿，并有穿孔可能（箭头）。

图 7.44　阑尾炎穿孔

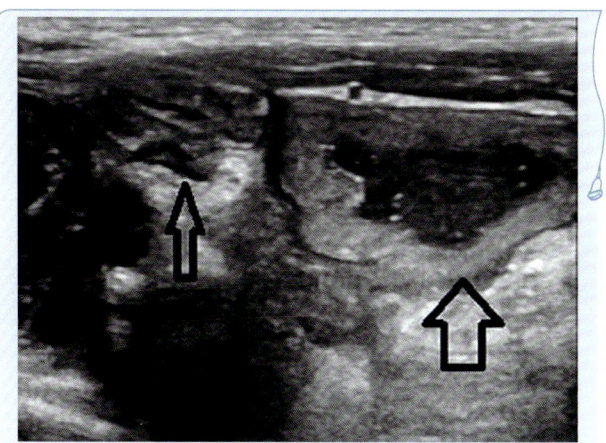

小肠黏膜增厚（大箭头），其旁可见正常阑尾（小箭头）。

图 7.45　肠系膜腺炎或回肠炎

（二）胃肠道肿瘤和囊肿

超声在区分实性和囊性肿物方面的卓越能力使得超声检查成为诊断腹部各种类型囊肿的最佳选择。最常见的胃肠道囊肿是肠系膜囊肿和胃肠道重复畸形。典型的胃肠道重复畸形，其腔内充满无回声液体，具有由内层黏膜回声和外层低回声肌层组成的清晰的双层壁结构（图7.47A～图7.47C）。这两层结构在囊壁上通常是连续的，而此有助于区分胃肠道重复畸形和其他单层壁囊肿，如肠系膜囊肿或假性囊肿（图7.47D，图7.47E）。有时，囊肿内部出血后会造成纤维蛋白沿着囊肿内壁沉积，从而使单壁囊肿出现双层结构，但这种情况不经常发生。胃肠道重复畸形通常含有异位的胃黏膜，从而

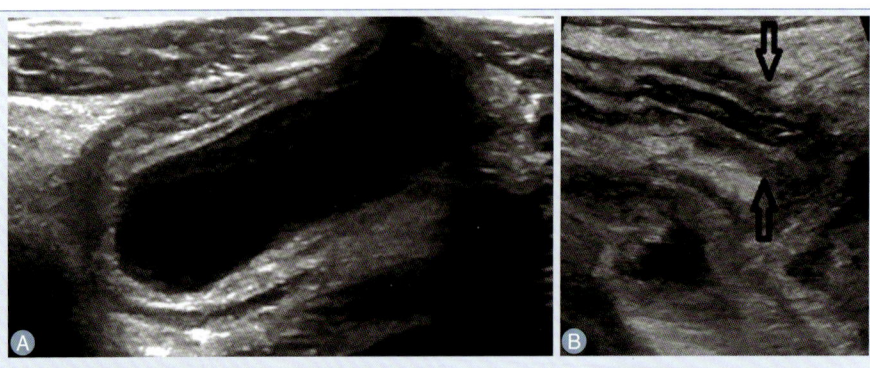

A.患儿右下腹横切面显示梅克尔憩室炎，临床怀疑阑尾炎；B.正常阑尾，阑尾区域明显的系膜炎症反应实际上是由克罗恩病（箭头）引起的。

图7.46 其他与阑尾炎相似的情况

导致黏膜炎症及溃疡。在这种情况下，可能会发生囊内出血，由此产生的囊液内碎屑会导致囊肿看起来呈实性。由于一些胃肠道重复畸形有蒂，可能会造成所在位置远离其实际的原发部位。偶尔，实时超声可以看到囊肿壁蠕动活跃。

伯基特淋巴瘤是儿童期生长速度最快的肿瘤，24小时生长即可翻倍。22.5%的患者存在胃肠道受累，45%的患者表现为腹部或盆腔肿物。与促结缔组织增生性小圆细胞瘤不同，伯基特淋巴瘤主要累及回盲部，可导致继发性肠套叠。常见的超声表现为弥漫性肠壁增厚伴邻近肠系膜及腹膜后结节样肿物病变。亦可表现为腹水，腹膜受累罕见。当表现为肠系膜实性肿物时，可能与促结缔组织增生性小圆细胞瘤相混淆。阑尾受累少见，但当伯基特淋巴瘤累及阑尾时，可引起继发性阑尾套叠（图7.27B）。伯基特淋巴瘤一般不伴有钙化。

促结缔组织增生性小圆细胞瘤是一种罕见但高度恶性的肿瘤，常见于腹腔，男性居多。虽然促结缔组织增生性小圆细胞瘤常表现为钙化和广泛腹膜受累，且更容易累及膀胱后区域，但在实际就诊时肿瘤多已呈弥漫性分布，此时与伯基特淋巴瘤鉴别困难。

腹部硬纤维瘤是一种罕见的良性肿瘤，可以表现为肠系膜、腹壁、腹膜后、盆腔的单个或多个肿物。这与Gardner综合征存在相关性，但不伴有转移性病变。

胃肠道间质瘤罕见发生于儿童，好发于女性，平均发病年龄为12.6岁。肿瘤来源于固有肌层，最常见于胃窦和胃体。肿瘤内部多见囊性区域，提示出血或坏死。

超声检查在胃肠道肿瘤的评估中并不起主要作用，但在一些肠腔内充满液体的患者中，可以发现肿物或息肉。儿童胃肠道腔内肿物更多的是以肠套叠继发的肠梗阻为临床表现，而作为肠套叠病理诱发点的肿物不一定总能被超声识别。大多数实性肿瘤具有不同的回声特点，不能通过其超声图像特征进行可靠的区分。淋巴瘤更易表现为低回声并可能伴有溃疡，畸胎瘤和淋巴管瘤则多表现为以囊性为主的肿瘤。腹部淋巴管瘤常发生于肠系膜，可表现为单发囊肿或多房性囊性肿物（图7.48A，图7.48B）。胃肠道畸胎瘤通常含有大量囊性成分，但也常见脂肪回声和钙化（图7.48C）。血管瘤可能累及肠系膜，多与其丰富的血供和粗大滋养血管有关。

五、胰腺

（一）正常解剖和技术

与成人相比，儿童的胰腺容易显示，且正常情况下相对体积较大。儿童正常胰腺的回声是均匀的，与肝脏相比多表现为等回声或高回声。除非使用高频探头，否则超声通常不能显示正常的胰管。

（二）胰腺炎

儿童胰腺炎相对于成人少见，且急性多于慢性。儿童急性胰腺炎最常见的病因包括腹部钝性创伤（包括虐待性腹部创伤）、病毒感染和药物中毒。无论是何种原因，超声通常没有阳性发现，除非出现假性囊肿并发症。儿童胰腺炎最常见的超声表现是胰腺体积增大（图7.49A），但正常大小的胰腺亦不能排除此诊断。胰腺炎可表现为胰腺回声减

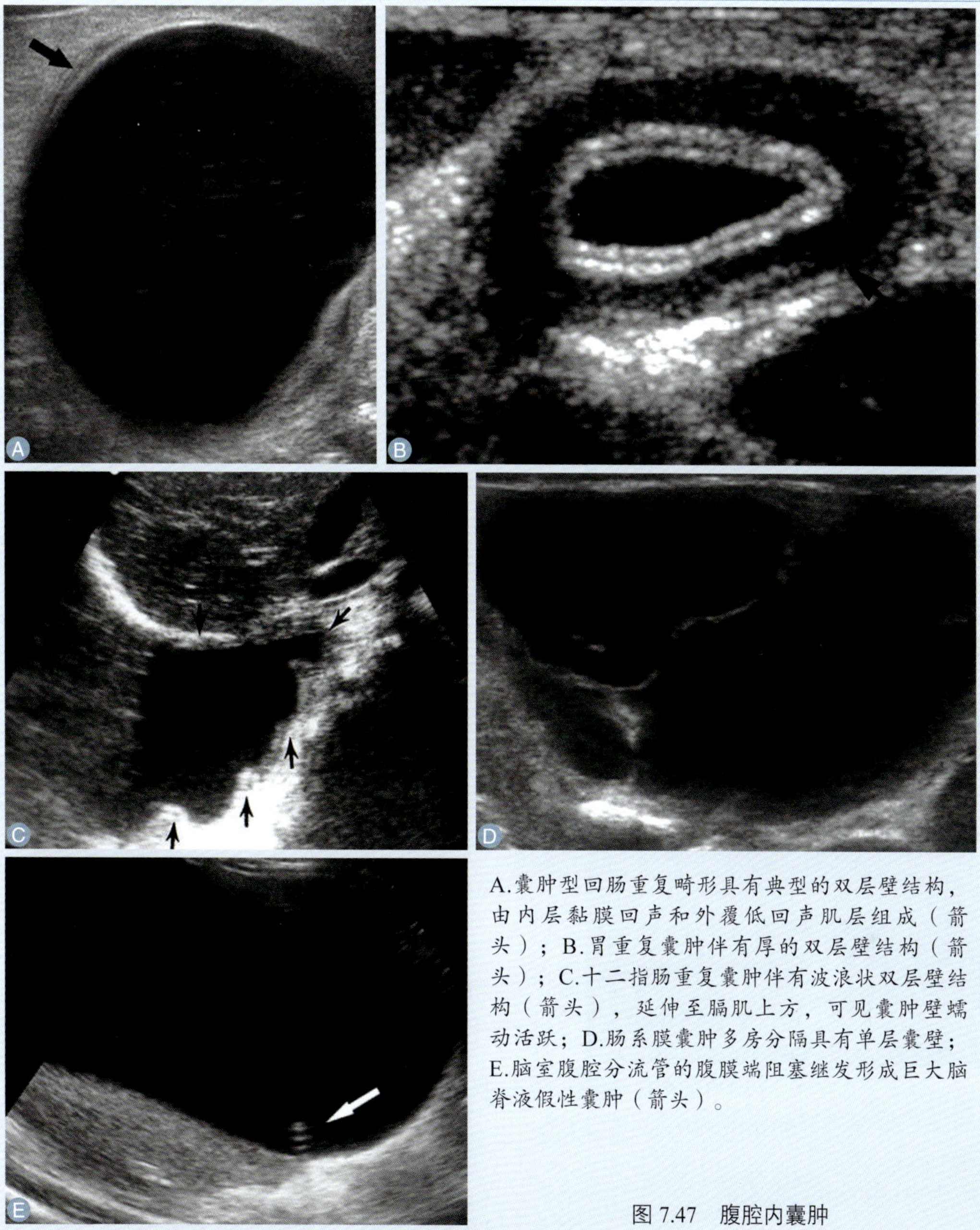

A.囊肿型回肠重复畸形具有典型的双层壁结构，由内层黏膜回声和外覆低回声肌层组成（箭头）；B.胃重复囊肿伴有厚的双层壁结构（箭头）；C.十二指肠重复囊肿伴有波浪状双层壁结构（箭头），延伸至膈肌上方，可见囊肿壁蠕动活跃；D.肠系膜囊肿多房分隔具有单层囊壁；E.脑室腹腔分流管的腹膜端阻塞继发形成巨大脑脊液假性囊肿（箭头）。

图 7.47　腹腔内囊肿

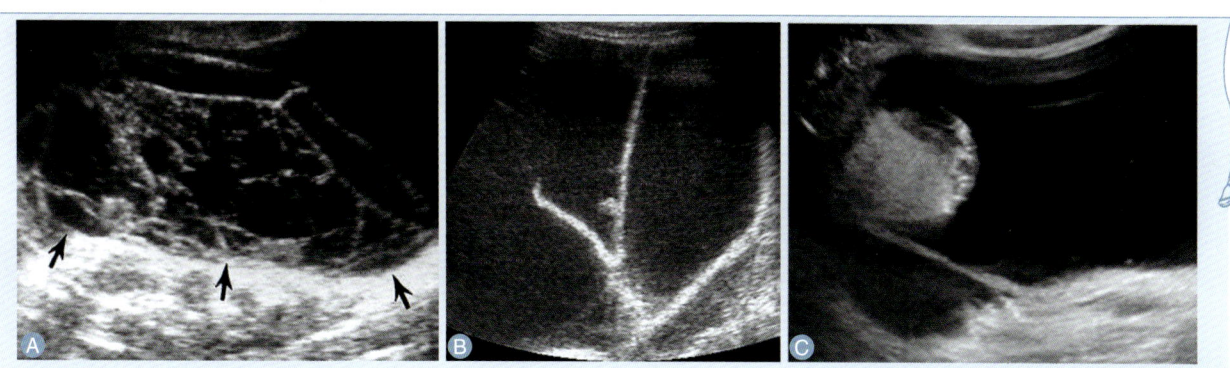

A.肠系膜淋巴管瘤表现为多房性（箭头）；B.巨大的网膜淋巴管瘤；C.畸胎瘤，巨大的腹腔囊肿内见分隔及脂肪肿物和少量小钙化。

图 7.48　囊性肿物

低，但由于儿童正常胰腺的回声变化多样，这一发现很难被证实。超声图像偶尔会表现为肾周间隙回声增强，这是由于胰酶泄漏至肝肾间隙将正常脂肪进行脂解而造成。

儿童慢性或复发性胰腺炎最可能由先天性胆道异常（如胆总管囊肿、胰腺分裂、囊性纤维化）继发。囊性纤维化时，小胰腺管内的分泌物沉淀或凝固可导致胰管内结石和梗阻。导管和腺泡的扩张导致变性，并被小囊肿替代。这种导管梗阻伴腺体

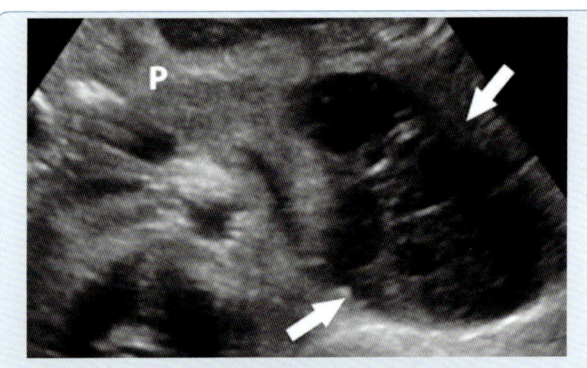

胰腺（P）尾部区域的包裹性积液（箭头）。

图 7.50　受虐儿童胰腺假性囊肿

结构萎缩和随之而来的纤维化，造成胰腺回声增强（图7.49B）。胰腺腺体通常很小，在高回声胰腺内可表现为点状的钙化灶。在常染色体显性遗传性胰腺炎患者中也可出现类似表现。

急性胰腺炎常伴有胰周积液，但这种积液只有持续存在且被清晰的壁回声包绕时才能被认为是假性囊肿（图7.50）。目前多数胰腺假性囊肿都采取保守治疗，超声检查在随访该类患者时证实积液可以自行吸收。当假性囊肿不能充分被吸收时，超声检查可用于评估其是否适合经皮或内镜引流治疗。

（三）胰腺肿瘤

胰腺肿瘤在儿童中极为罕见。最常见的原发肿瘤是良性胰岛素瘤和腺癌。胰岛素瘤通常难以通过常规超声检查所发现，但术中超声检查已获得成功。胰腺癌通常表现为有回声的或混合回声的胰腺肿物。胰母细胞瘤是一种罕见的侵袭性肿瘤，结构不一，可包绕血管，可广泛转移。胰腺囊性肿物包括淋巴管瘤、胰腺实性假乳头状瘤（图7.51）和罕

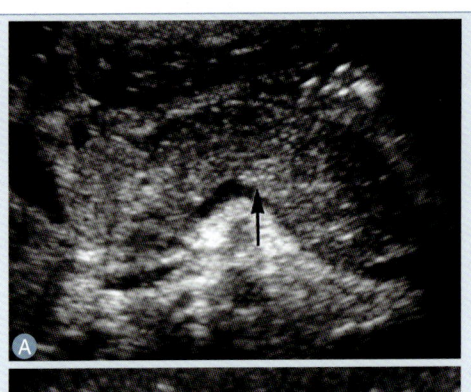
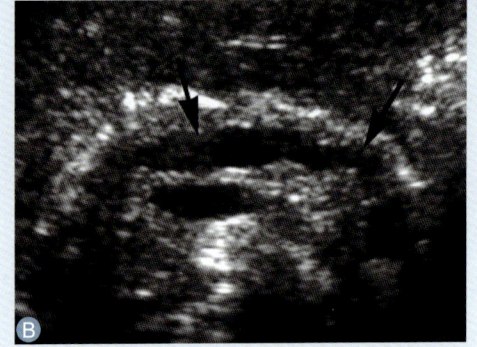

A.胰腺增大，继发于病毒性胰腺炎的儿童（箭头）；B.慢性胰腺炎，继发于胰腺分裂的7岁儿童，表现为胰腺萎缩及胰管扩张（箭头）。

图 7.49　胰腺炎

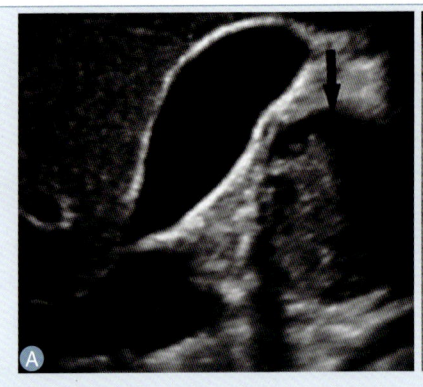
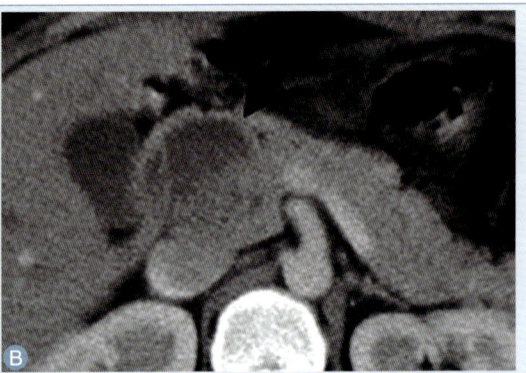

A.超声显示胰腺头部见一不均匀以囊性为主的肿物，由于肠内气体干扰仅部分瘤体可见显示（箭头）；B.CT显示同一患儿的部分囊性肿物（箭头）。

图 7.51　胰腺实性假乳头状瘤

见的先天性胰腺囊肿。自身免疫性胰腺炎可引起胰腺呈类似肿物样局限性增大。

胰腺弥漫性增大可见于胰岛细胞增生症。其是一种胰腺肿瘤样病变，特征是原始导管上皮细胞的弥漫性增殖并持续存在。胰岛细胞增生症常伴有低血糖和贝-维综合征。在施瓦赫曼-戴蒙德综合征中，脂肪浸润也可导致胰腺回声弥漫性增强（图7.52），但在这种情况下，胰腺的大小通常处于正常范围内。胰腺脂肪化也可发生于囊性纤维化或非酒精性脂肪肝的儿童。罕见的是，其他类型的肿瘤如白血病，也可以浸润并使胰腺体积增大。

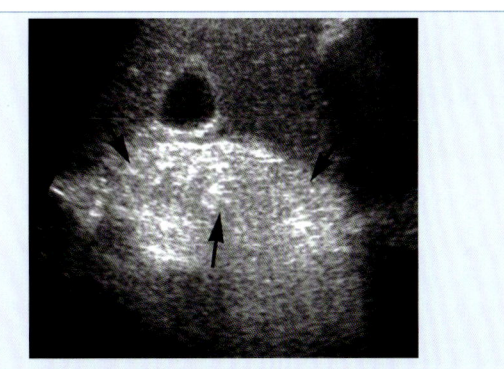

脂肪瘤病与施瓦赫曼-戴蒙德综合征相关，胰腺体积增大，回声增强（箭头）。

图7.52 胰腺增大

（朱好辉，刘庆华，胡艳秀，王宁，李凤舞，辛悦，王晓曼译）

参考文献

扫码观看

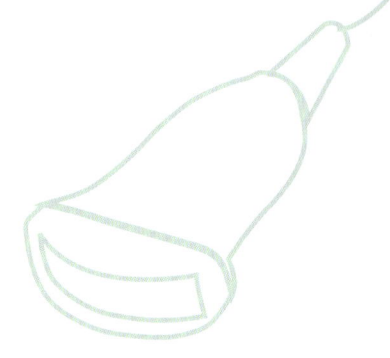

第八章 小儿盆腔超声

William L. Simpson, Jr., Humaira Chaudhry, and Henrietta Kotlus Rosenberg

章节大纲

一、超声检查技术
二、正常女性解剖
 （一）子宫
 （二）阴道
 （三）卵巢
三、卵巢疾病
 （一）卵巢囊肿
 （二）多囊卵巢（Stein-Leventhal综合征）
 （三）卵巢重度水肿
 （四）卵巢肿瘤
四、子宫和阴道病变
 （一）先天性疾病
 （二）肿瘤
 （三）妊娠
 （四）感染
五、内分泌性疾病
 （一）原发性闭经
 （二）性早熟
六、正常男性解剖
 （一）前列腺
 （二）阴囊
 （三）睾丸
七、男性生殖系统先天性疾病
八、急性阴囊疼痛或肿胀
 彩色多普勒超声在睾丸扭转中的应用
九、阴囊肿块
 （一）睾丸内部疾病
 （二）睾丸外部疾病
 （三）睾丸旁肿瘤
十、下尿路
 （一）先天性病变
 （二）输尿管
 （三）神经源性膀胱或功能障碍性膀胱
 （四）感染
 （五）肿瘤
 （六）创伤
 （七）术后膀胱
十一、骶前肿块

关键点总结

- 超声能够在不使用放射线和造影剂的情况下获得高质量的图像,且无须镇静或麻醉,因此尤其适用于儿科盆腔疾病的评估。
- 盆腔超声检查对儿科盆腔病变有很高的诊断价值。
- 超声可用于评估儿科盆腔的先天性疾病、感染性疾病、炎症、内分泌疾病及肿瘤等。
- 随着机体生长和成人特征的发育,两性性腺的形态在整个儿童时期持续发生变化。
- 对于平时塌陷的生理结构,如膀胱、输尿管、阴道、直肠等,可以利用水作为造影剂,使这些结构充盈起来,以便进行评估和诊断。
- 经阴道超声可进行女性盆腔的高分辨率成像,但由于大多数女性患儿无性行为,因此并不适用。

一、超声检查技术

具有高分辨率图像和实时监测等特点的灰阶及彩色多普勒超声检查已成为评估婴幼儿、儿童和青少年盆腔疾病的首选方法。超声以充盈的膀胱为声窗,可对下尿路、子宫、附件、前列腺、精囊、盆腔肌肉组织及血管等进行简单快速地评估。

根据儿童体型,通常采用频率为2~5 MHz、4~9 MHz或5~8 MHz的实时曲面宽频或凸阵探头,于横切面和矢状面进行扫查。评估肠道、腹膜、会阴及浅表器官病变,可使用频率为5~12 MHz、5~17 MHz的线阵探头或其他高频线阵宽频探头。

在进行盆腔超声检查之前,患儿应充分饮水,使膀胱达到最佳充盈状态。对于饮用清水后也无法维持膀胱充盈的婴幼儿,必要时可置5 F或8 F的导尿管并注入无菌水充盈膀胱。将无菌水作为造影剂以逆行方式充盈膀胱来显示阴道(阴道超声水造影)(图8.1,动图8.1)、直肠(水灌肠,图8.2)或尿生殖窦等结构的轮廓,对于有盆腔肿块或泌尿生殖道复杂先天性病变患儿的评估非常有帮助。对于成熟的、已有性行为的女性,当经腹超声检查图像显示欠佳时,经阴道超声检查具有更高分辨率,能够提供更多图像细节,对于观察盆腔肿块和复杂附件病变的起源及特征具有很大帮助。

膀胱充盈时,膀胱壁光滑且厚度不超过3 mm,平均厚度为1.5 mm。膀胱排空或部分扩张充盈时,膀胱壁厚度不超过5 mm。膀胱未充盈时,膀胱壁的内部回声略不规则。超声可在位于脐与膀胱顶部之间的腹膜腹侧显示形态、尺寸各异的脐尿管残留。输尿管除膀胱壁内段之外,远端输尿管不发生异常扩张时常常不显示。而膀胱三角区常清晰可见(图8.3)。无论对于男性还是女性,将探头角度向下倾斜均可见膀胱颈与尿道(图8.4)。若在耻骨上切面发现尿道异常,可进行经会阴或经直肠扫查,从不同切面进行观察。

超声尿道水成像是用线阵探头扫描阴茎,并在

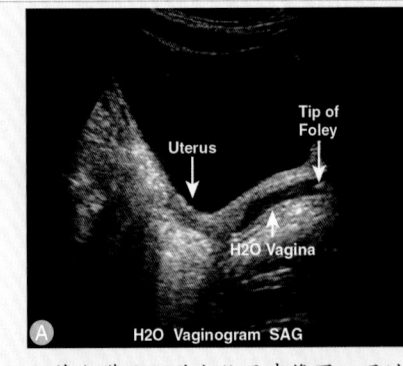 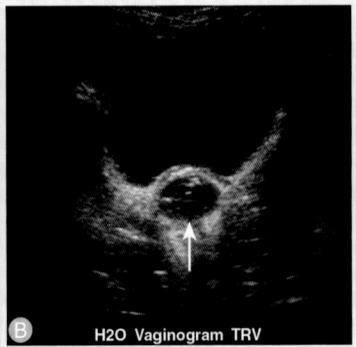 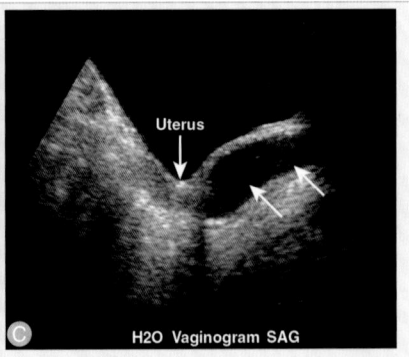

A.无菌水灌注阴道矢状面声像图,通过导尿管手动注水,将膨胀的球囊置于阴道口外部以防漏液;B、C.阴道穹隆扩张良好的横切面和矢状面声像图,显示青春期前女性正常的子宫大小、回声和结构,空气导致无菌水中光斑。Vaginogram:阴道图像;SAG:矢状面;Uterus:子宫;Tip of Foley:导尿管顶端;Vagina:阴道;TRV:横切面。

图8.1 青春前期女性正常阴道超声水造影

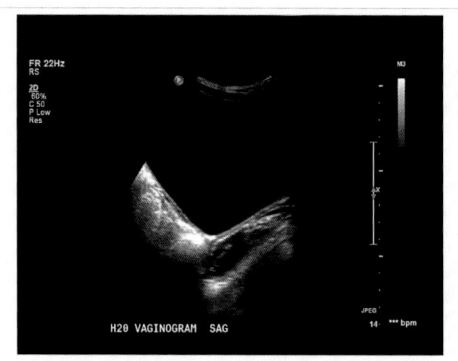

动图 8.1　阴道水成像

排尿或向尿道逆行注射盐水的过程中实时观察，该技术能够检测前尿道病变（包括狭窄、结石、前尿道或后尿道瓣膜、异物、膀胱颈协同失调、憩室、创伤等）。排尿后扫查可以判断膀胱功能，区分膀胱囊性肿块与盆腔积液，并评估扩张的上尿路排空至膀胱的程度。当患儿无法自主排泄时，可采用Credé法或置入导管导尿，以观察排空后的膀胱。可用以下公式计算膀胱残余尿量。

长径×宽径×深径（单位：cm）÷2=体积（单位：mL）

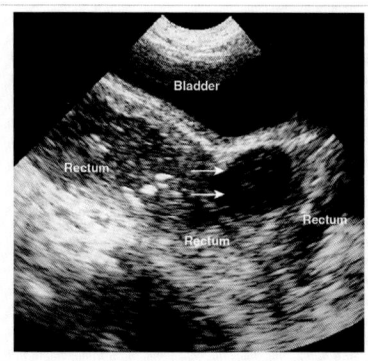

矢状面显示位于膀胱后方和水灌肠充盈的直肠前方的小范围低回声积液（箭头）。Bladder：膀胱；Rectum：直肠。

图 8.2　5 岁患儿，水灌肠成像显示阑尾脓肿

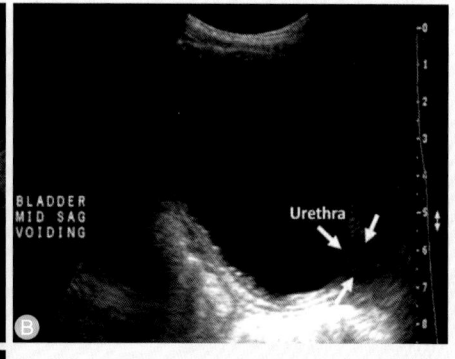

仔细扫查可观察到患儿膀胱三角区（箭头）。

图 8.3　正常膀胱三角区

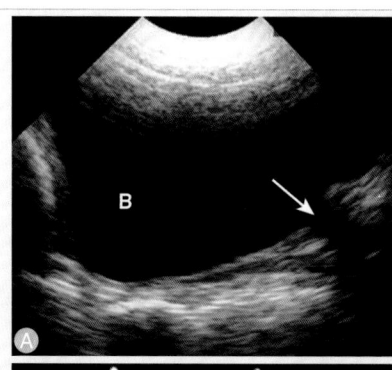

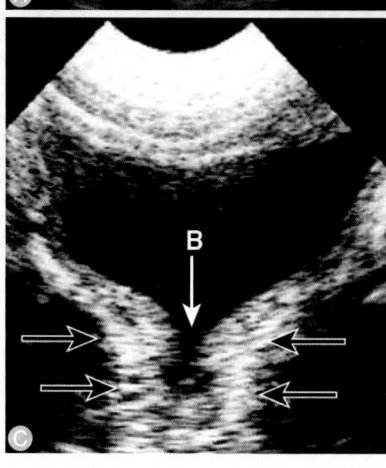

A.正常女性尿道，以膀胱（B）为声窗可显示尿道（箭头）；B.女性排尿时超声尿道成像，排尿过程中，于耻骨上矢状面扫查，可见液体充盈的女性尿道；C.男孩正常后尿道，经充盈尚可的膀胱（B）进行横切面扫查，可显示尿道周围的后尿道（白箭头）与前列腺（黑箭头）；

图 8.4　正常尿道

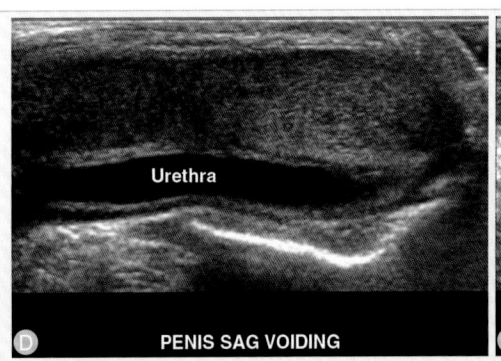
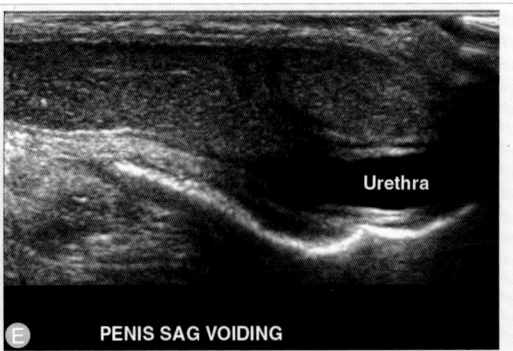

D、E. 男性排尿时超声尿道成像，矢状面扫查（图D）可见阴茎段尿道形态正常，以及阴茎头部舟状窝处尿道最远段形态正常；B：膀胱；BLADDER MID SAG VOIDING：排尿中膀胱中线矢状面图像；Urethra：尿道；PENIS SAG VOIDING：排尿中阴茎矢状面图像。

图8.4 正常尿道（续）

（C with permission from Rosenberg H. Sonography of the pediatric urinary tract. In: Bush WH, editor. Urologic imaging and interventional techniques. Baltimore: Urban & Schwarzenberg; 1989. p 164-179.）

二、正常女性解剖

（一）子宫

在正常生长发育的过程中，子宫和卵巢的大小和形态结构发生了一系列变化。由于受母体宫内激素的刺激，女性新生儿子宫显示明显，内膜线增厚、回声明亮（图8.5）。出生后的前3天，子宫平均长度为4.2 cm，平均容量约为10.0 cm³。子宫结构呈上宽下窄的倒三角形，子宫体与子宫颈的比例为1：2。婴儿2~3月龄时，青春期前子宫缩小、变平（图8.6），长度为2.5~3 cm，子宫体与子宫颈的比例为1：1，内膜线（可见段）薄如铅笔画线。一直到青春期，子宫都保持这种管状形态。青春期后期子宫长度逐渐增加至5~7 cm，子宫体与子宫颈比例变为3：1（表8.1）。成年女性的子宫内膜线回声和厚度随月经周期而变化。子宫的血液供应来自双侧子宫动脉，子宫动脉为髂内动脉的分支。CDFI常可见子宫肌层的血流信号，子宫内膜仅见少许或无血流信号。

（二）阴道

儿童阴道的数字化与可视化检查很难实现。患儿阴道查体通常要在全身麻醉状态下进行。目前在多数情况下，高分辨率实时超声检查不需要对患儿进行全麻。对于患有阴唇肿块的婴儿或女童，超声与其他影像学检查方式相结合常可明确其病因。经充盈的膀胱在中线处纵切面扫查是观察阴道的最佳位置。阴道表现为与子宫颈相连的长管状结构。阴道黏膜表现为阴道中央细长明亮的线性回声。实时超声引导下的阴道超声水造影（图8.1）可提供有关阴道通畅性的信息，或确认是否存在阴道肿块。

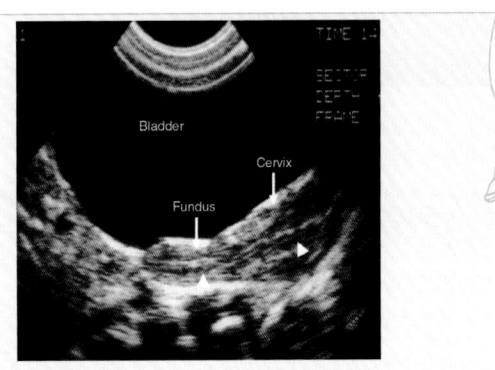

矢状面显示子宫体与子宫颈的比例为1：2，由于母体子宫内激素的刺激，子宫内膜线稍厚且回声较高（三角箭头）。Bladder：膀胱；Fundus：子宫底；Cervix：子宫颈。

图8.5 正常新生儿子宫

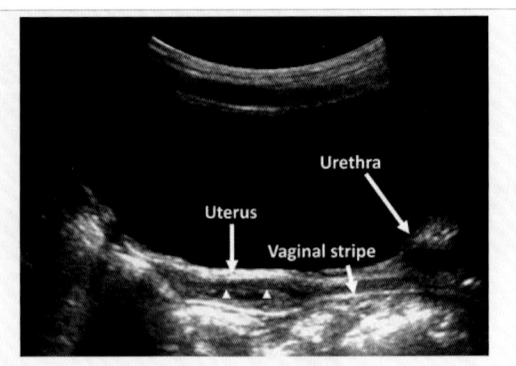

经膀胱矢状面显示子宫体与子宫颈的比例为1：1，子宫内膜未受刺激而呈"铅笔线样"（三角箭头）。Uterus：子宫；Vaginal stripe：阴道线；Urethra：尿道。

图8.6 2岁女孩的正常青春期前期子宫

表 8.1　小儿子宫测量

年龄	子宫长度	子宫体与子宫颈比例
新生儿	3.5 cm	1 : 2
青春期前 [a]	2.5 ~ 3 cm	1 : 1
青春期后	5 ~ 8 cm	3 : 1

注：[a] 从出生后2~3个月开始。
来源：Data from Comstock CH，Boal DK. Pelvic sonography of the pediatric patient. Semin Ultrasound. 1984；5：54-6713；and Rosenberg HK. Sonography of the pediatric urinary tract. In：Bush WH，editor. Urologic imaging and interventional techniques. Baltimore：Urban & Schwarzenberg；1989. p. 164-179.

（三）卵巢

儿童卵巢的声像图根据其位置、大小及患儿年龄而有所不同（图8.7，动图8.2）。由于新生儿椎弓根长且骨盆小，新生儿卵巢可位于肾脏下极与真骨盆之间的任何部位（图8.8）。卵巢大小的测量具重复性，长椭圆公式［长×宽×高（单位：cm）×0.523=体积（单位：mL）］是计算卵巢体积的最佳方法。

新生儿和6岁以下女童的平均卵巢体积通常不超过1 mL。从6岁开始，卵巢体积逐渐增大。6~11岁的初潮前期女孩平均卵巢体积为1.2 ~ 2.5 mL（表8.2）。青春期后卵巢尺寸明显增大，因此儿童晚期的月经期女性卵巢尺寸较其月经前期更大。Cohen等报告了月经期女性平均卵巢体积为9.8 mL，其95%置信区间为2.5~21.9 mL。

表 8.2　小儿卵巢体积测量

年龄	平均卵巢体积，mL（±SD）
初潮前期	
0 ~ 5 岁	≤ 1 mL
0 ~ 3 月龄	1.06（±0.96）
4 ~ 12 月龄	1.05（±0.67）
13 ~ 24 月龄	0.67（±0.35）
3 岁	0.7（±0.4）
4 岁	0.8（±0.4）
5 岁	0.9（±0.02）
6 ~ 8 岁	1.2 mL
6 岁	1.2（±0.4）
7 岁	1.3（±0.6）
8 岁	1.1（±0.5）
9 ~ 10 岁 [a]	2.1 mL
9 岁	2.0（±0.8）
10 岁	2.2（±0.7）
11 岁 [a]	2.5 mL（±1.3）
12 岁 [a]	3.8 mL（±1.4）
13 岁 [a]	4.2 mL（±2.3）
月经期	
	9.8 mL（±5.8）

注：[a] 请注意，由于成熟程度和月经初潮存在个人差异，上述测量可能有所偏差。SD：标准差。
来源：Data from Cohen HL，Shapiro MA，Mandel FS，Shapiro ML. Normal ovaries in neonates and infants：a sonographic study of 77 patients 1 day to 24 months old. AJR Am J Roentgenol. 1993；160（3）：583-58617；and Rosenberg H. Sonography of the pediatric urinary tract. In：Bush WH，editor. Urologic imaging and interventional techniques. Baltimore：Urban & Schwarzenberg；1989. p. 164-179.

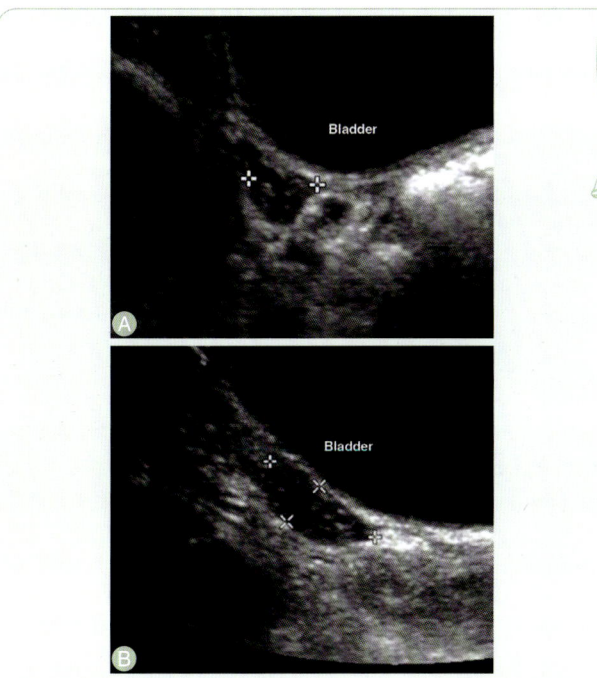

A、B.卵巢的横切面和矢状面（标尺），须注意青春期前卵巢中出现小卵泡属于正常现象，在高分辨率超声上很容易显示。Bladder：膀胱。

图 8.7　2岁儿童正常卵巢

自新生儿期开始，典型的卵巢呈现为带有小囊的不均质回声。Cohen等报告了在84%的0~2岁儿童和68%的2~12岁儿童中可观察到卵巢囊肿。与1~2岁女童相比，卵巢大囊肿（>9 mm）在1岁内女童卵巢中更常见。这可能是由于3月龄内女童的卵巢平均体积及最大正常体积（平均卵巢体积：1.06 mL；范围：0.7~3.6 mL）较13~24月龄女孩（平均卵巢体积：0.67 mL；范围：0.1~1.7 mL）更大一些。可能原因是更年幼的婴儿体内残余母体激素水平更高。Orbak等认为，出生体重相对较低与宫内发育迟缓的新生儿的卵巢体积减小，且在低出生体重女孩中功能性囊肿更常见。

卵巢具有卵巢动脉和子宫动脉的双重血液供应，卵巢动脉由腹主动脉直接发出，子宫动脉发出分支为两个卵巢供血。90%的青春期卵巢中可见血流信号，但多普勒成像无法区分供血动脉。CDFI可在正常卵巢的中央处显示典型的卵巢内部动脉，呈短而直的分支状。

三、卵巢疾病

（一）卵巢囊肿

儿童卵巢单纯性囊肿相对常见。常继发于母体与胎盘绒毛膜促性腺激素，在妊娠晚期与新生儿期超声可发现卵巢小囊肿（1~7 mm）。婴儿发生巨大卵巢囊肿的概率随着母亲合并毒血症、糖尿病和Rh同种免疫的发生而增加，这些疾病常伴有胎盘绒毛膜促性腺激素水平高表达。胎儿合并巨大卵巢囊肿在经阴道分娩时可发生相关并发症。由于婴幼儿真盆腔体积较小，卵巢囊肿常常位于腹腔内，必须与肠系膜或网膜囊肿、胃肠道重复囊肿，以及尿道囊肿相鉴别。卵巢囊肿常常与囊性纤维化、先天性幼年甲状腺功能减退纤维性骨营养不良综合征（骨纤维异样增殖症和皮肤牛奶咖啡斑）和外周性早熟相关。自主功能的卵巢囊肿可引发假性性早熟。

虽然过去新生儿卵巢囊肿可以通过外科手术切除治疗，但超声观察发现部分卵巢囊肿也可以自行消退（图8.9）。当卵泡继续生长排卵失败或排卵

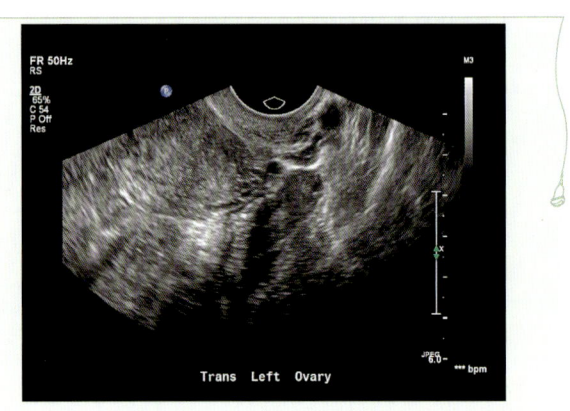

动图8.2　正常青春期后卵巢

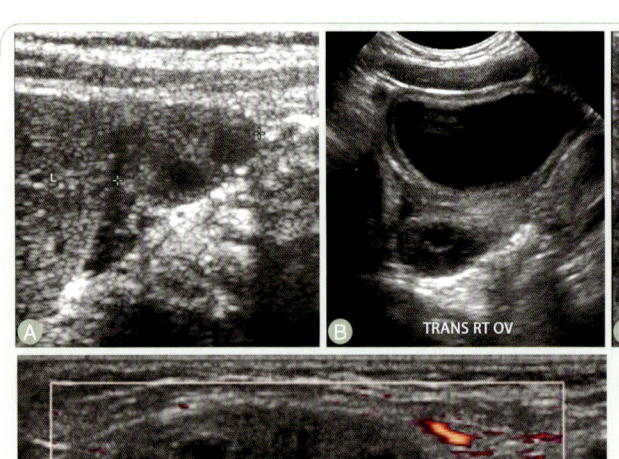

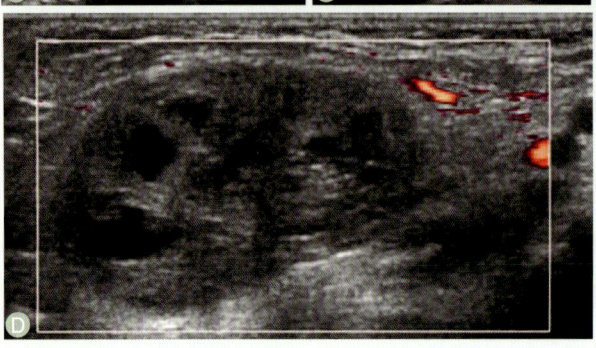

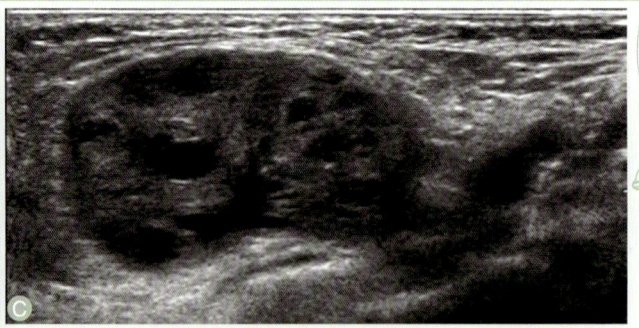

A.18岁女性异位卵巢，表现为周期性右上腹痛，曾被误诊为反复发作的胆囊病变，肝脏和胆囊表现正常（未显示），异位右卵巢（光标）位于肝右叶下缘的下方（L）；B~D.4月龄女童左侧腹股沟管异位卵巢，临床表现为腹股沟肿块和呕吐，经腹部超声检查（图B）显示右附件区正常的右侧卵巢组织，而左卵巢未探及，左侧腹股沟区可探及一内部无血流信号的椭圆形结构（图C，图D），其内含有多个卵泡，体积较正常对侧的右卵巢增大，为扭转疝出的左卵巢。L：肝脏；TRANS RT OV：经腹部超声检查显示右侧卵巢。

图8.8　异位卵巢

后未萎缩，可能成为滤泡囊肿或黄体囊肿。大多数滤泡囊肿是单房的，内含清亮的浆液，大小为3～20 cm。黄体囊肿大小为5～11 cm，内含浆液性或血性液体。黄素囊肿通常认为由妊娠滋养细胞疾病或排卵诱导药物治疗引起的卵泡过度刺激引起。卵巢旁囊肿在幼儿期很少诊断（图8.10），其起源于间皮组织或副中胚层组织，常常来源于阔韧带或输卵管。

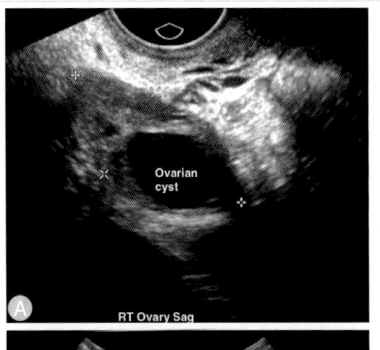

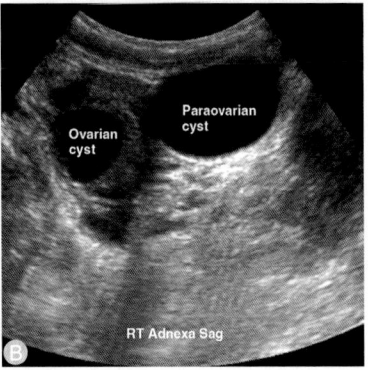

A、B.显示右侧卵巢内单纯性囊肿；另外一个单纯卵巢旁囊肿在图B中也显示。Ovarian cyst：卵巢囊肿；RT Ovary Sag：右侧卵巢矢状面；Paraovarian cyst：卵巢旁囊肿；RT Adnexa Sag：右侧附件矢状面。

图8.10　青少年女孩附件囊肿

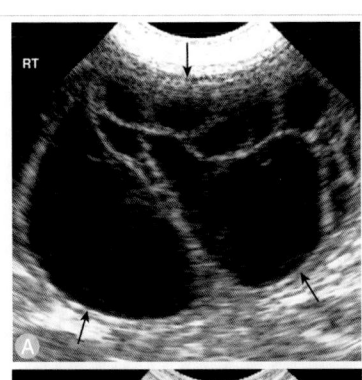

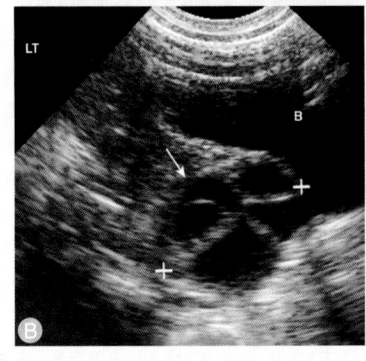

A.右侧卵巢；B.左侧卵巢，下腹部盆腔囊性包块，双侧卵巢均见多发分隔的囊性无回声（箭头），卵巢囊肿认为继发于子宫激素刺激，随访观察完全消退（未显示）。B：膀胱。

图8.9　新生儿卵巢囊肿

并发症：扭转、出血、破裂

多数卵巢囊肿无症状，卵巢囊肿发生扭转、出血、破裂并发症可导致疼痛、腹肌紧张、反胃、呕吐、低烧。卵巢扭转可以发生在正常卵巢，但多数发生在合并卵巢囊肿或卵巢肿瘤时。儿童期由于输卵管相对较长，卵巢活动度较大，正常卵巢也可发生扭转，卵巢扭转的典型症状表现为急性下腹疼痛，常伴恶心、呕吐、白细胞增高。正常附件的扭转通常发生在青春期前的女孩，多数认为与附件活动度大有关，当腹内压力或身体位置变化时导致发生输卵管系膜扭转。卵巢和输卵管扭转可导致卵巢血管蒂部分或完全扭转。这导致卵巢动静脉血流不畅，实质充血，最终导致梗死。急性卵巢扭转超声表现常无特异性，包括卵巢肿大、直肠子宫陷凹及其他附件病理表现，如囊肿或肿瘤（图8.11，图8.8C，图8.8D）。可表现为以囊性为主的附件区包块或因卵巢出血或梗死导致有坏死液平或复杂分隔的附件区包块。Lee等对32例经手术证实为卵巢扭转患者进行超声检查，发现28例患者在术前可以发现血管扭转的超声表现，其诊断准确率为87%。其表现为圆形伴多发同心圆低回声条纹的高回声结构（"靶环征"），也像伴同心圆样低回声条带的喙突状结构，或具有内部不均匀回声的椭圆形或管状结构。CDFI可以表现为同心圆低回声的"花梗样"结构（"漩涡征"）。CDFI表现为血流缺失不是诊断卵巢扭转的可靠标准，因为已有经手术证实的卵巢扭转病例在卵巢外周甚至在中间都能发现动脉血流，这可能与卵巢双重供血有关。有文献报道卵巢扭转病例中一侧肿大卵巢伴皮质或外周多发囊泡（直径为8～12 mm）可以作为卵巢扭转的特异性超声特点。卵泡外周化可在74%的卵巢扭转病例中出现，其与血管梗阻导致液体迁移到滤泡相关。有时，青春期前女孩孤立的输卵管扭转伴急性腹痛可表现为中线部位（或者在直肠子宫陷凹、子宫前方）的囊性包块，其旁可伴有正常同侧卵巢。

急性卵巢扭转的超声表现
卵巢肿大
盆腔积液
附件区包块（卵巢出血或梗死）
单纯或复杂囊肿
坏死液平
卵泡外周化
CDFI显示"漩涡征"

青少年出血性卵巢囊肿受内部血凝块凝结及溶解影响可表现出不同的超声特点（图8.12）。最常见的超声图像表现为内部以无回声或低回声为主的混合性包块。均质回声、低回声或高回声的出血性卵巢囊肿较少见。几乎所有的出血性卵巢囊肿（92%）随着疾病进展可表现为回声增加，体现了病变囊性化的特点。其他超声特点有囊壁较厚（如4 mm）、有分隔、直肠子宫陷凹。出血性卵巢囊肿超声图像特征虽然没有特异性，但其内部血块随时间变化而溶解的特点有助于作出诊断。在某些病例可能与阑尾脓肿、皮样囊肿、畸胎瘤相混淆。虽然很少见，但有时盆腔静脉曲张也可表现为多发分隔的囊性包块（图8.13）。

（二）多囊卵巢（Stein-Leventhal综合征）

多囊卵巢因卵巢雄激素类分泌过度和慢性无排卵所致，其主要临床表现为多毛、经期不规则流血。这些症状出现在青春期晚期或之后不久。肥胖患者或胰岛素抵抗患者症状更严重。在青春早期病

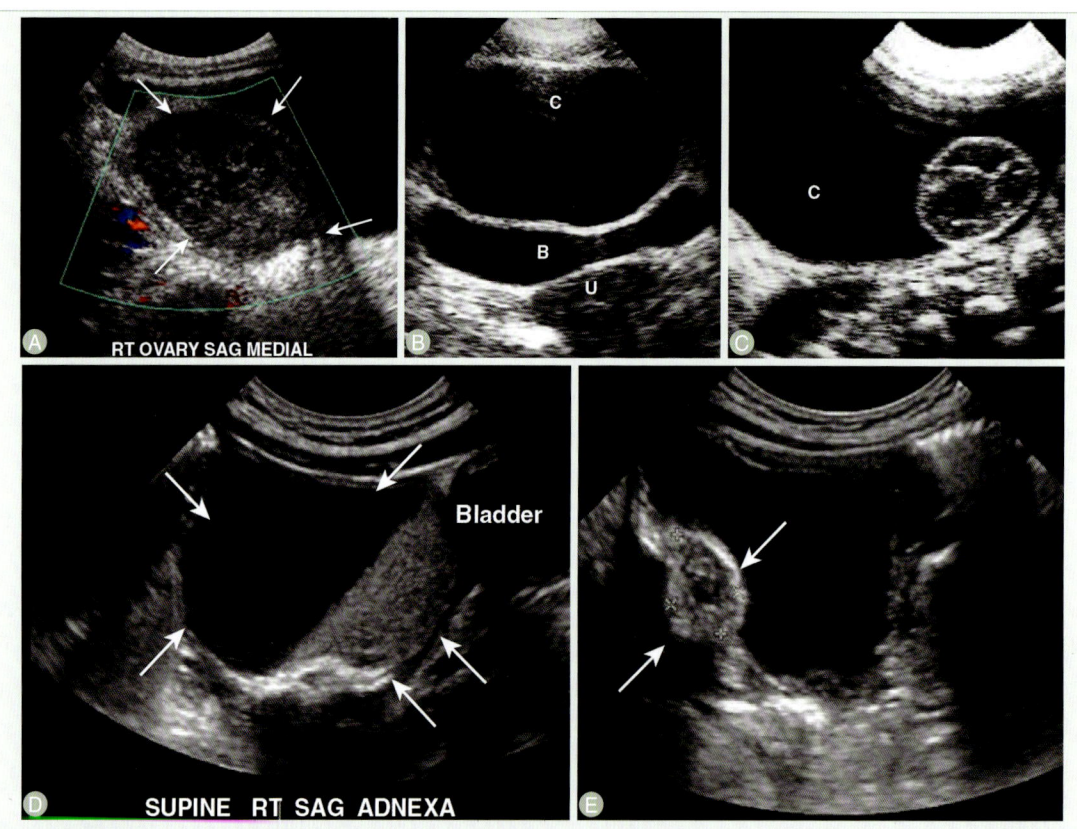

A.9岁女孩右下腹痛，矢状面显示右侧卵巢明显增大，其内无血管显示，内含多发大小不等的囊泡，该病例通过手术轻松解除卵巢扭转并恢复正常血流；B.16岁女孩卵巢囊肿并扭转伴盆腔疼痛，盆腔横切面显示在前方有一巨大卵巢囊肿（C）压迫膀胱（B），手术证实为卵巢扭转，在超声图像上未显示卵巢实质组织，U：子宫；C.出生6天女婴卵巢扭转梗死并囊变，腹部肿块就诊，右下腹部与盆腔超声显示为一个巨大卵圆形、结构复杂的囊性包块（C）；D.新生儿右侧卵巢扭转梗死并囊性变，其产前超声显示为囊肿，矢状面显示囊肿内坏死液平（箭头）；E.左侧卧位横切面显示增大的右侧卵巢（箭头）嵌在囊肿壁上。RT OVARY SAG MEDIAL：右侧卵巢正中矢状面；Bladder：膀胱；SUPINE RT SAG ADNEXA：仰卧位右侧，矢状面，附件。

图8.11 卵巢扭转

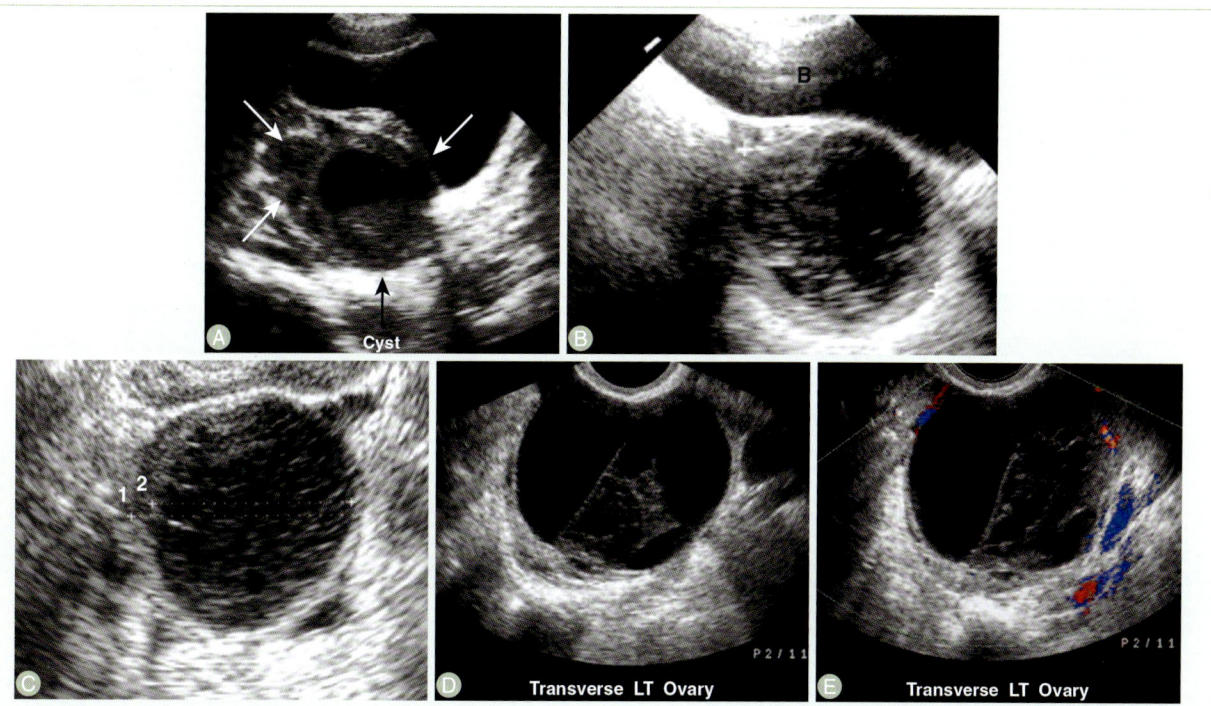

A.盆腔横切面显示卵巢（箭头）内一个巨大圆形囊肿，其内有坏死液平，提示为出血性囊肿；B.经腹矢状面显示左侧卵巢增大，卵巢边缘环绕一个囊肿，囊肿内含有多个条纹回声，B：膀胱；C.经阴道超声检查证实卵巢周边有不均质液体存在；D、E.经阴道超声显示左侧卵巢包囊内有锯齿状物质。Cyst：囊肿；Transverse LT Ovary：左侧卵巢横切面。

图8.12　4名青少年卵巢囊肿出血伴左侧盆腔疼痛

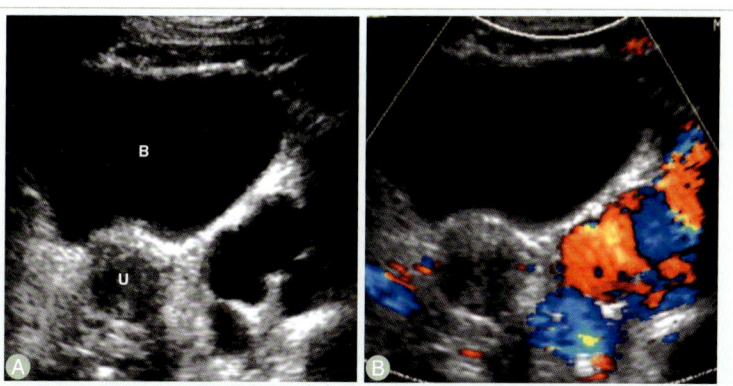

年轻女性伴慢性肝病合并门静脉高压。A.盆腔横切面显示左侧附件区多发分隔包块，B：膀胱，U：子宫；B.盆腔横切面CDFI清晰显示病灶的血管特点，脉冲多普勒超声显示为静脉样血流频谱（未显示）。

图8.13　盆腔静脉曲张似多囊卵巢

因不太清楚，其可能与下丘脑-垂体-卵巢-肾上腺轴的异常活动相关，伴有卵巢特征性的形态学改变。卵巢的改变被定义为"卵巢多囊样变"。Rotterdam将成人多囊卵巢的诊断标准定义为：①一侧或双侧卵巢有≥12个直径为2~9 mm的卵泡；②卵巢体积>10 mL（图8.14，动图8.3）。然而，以上标准是否可以应用于青少年依然有争论。因为这些标准是基于成人经阴道超声检查结果得出的。在青少年中，超声检查主要为经腹部检查。经腹部超声检查图像分辨率较经阴道超声检查低，这导致经腹部超声评估卵泡数量可能受限，特别是对肥胖患者。虽然如此，对怀疑有多囊卵巢综合征的青少年女孩，超声检查依然为最有价值的常规检查手段。因为长期受雌激素刺激，缺乏孕激素作用有导致子宫内膜癌的可能，因此对多囊卵巢综合征患者进行长期随访非常重要。

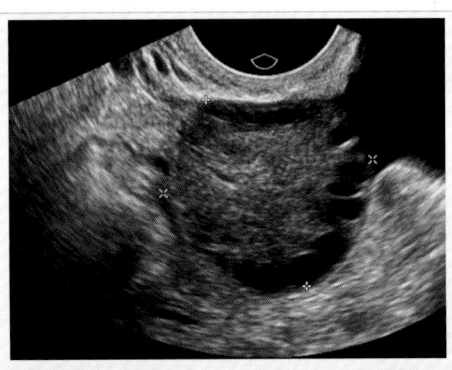

21岁女性伴继发性闭经、肥胖、多毛,左侧卵巢矢状面显示卵巢呈圆形,内含多个周边卵泡("珍珠串征"),每个卵泡>5 mm (<9 mm)。

图8.14 多囊卵巢

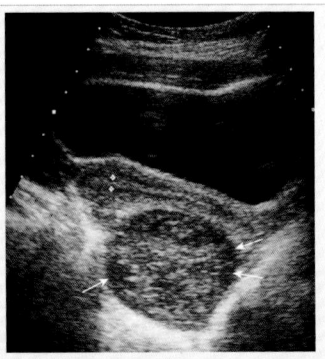

13岁女孩卵巢重度水肿伴男性化,以及腹部和盆腔间断疼痛,矢状面显示在子宫后方与子宫相邻的一个巨大、主要为低回声的混合回声肿物,肿物后方回声增强,内有多发小卵泡(箭头)。标尺:内膜厚度。

图8.15 卵巢水肿

(Courtesy of Marilyn Goske, MD.)

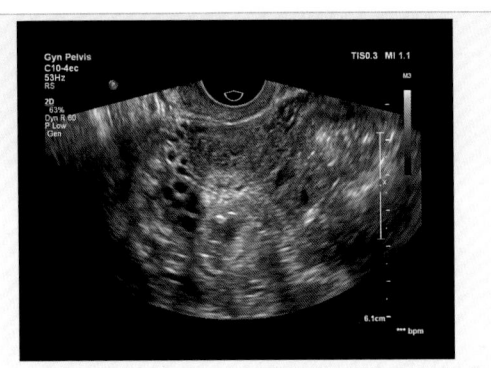

动图8.3 多囊卵巢

(三)卵巢重度水肿

卵巢重度水肿是水肿液在卵巢间质内潴留,分离正常的卵泡滤泡结构,致使受累卵巢严重增大(图8.15),通常认为由于间质内静脉与淋巴回流通路部分或间歇性扭转导致静脉或淋巴回流受阻而导致,常发生在20~30岁,可引起剧烈腹痛、附件区可触及包块、有时月经紊乱、男性化及Meigs综合征。2/3的患者为右侧卵巢水肿,通常认为与右侧卵巢静脉直接回流到下腔静脉或受子宫右旋压迫导致卵巢静脉压力增高所致。卵巢可明显增大,最大直径可达35 cm。大体观察为卵巢表面柔软,呈珍珠般白色,与纤维瘤表现类似,纤维瘤常发生在年轻女性(最大年龄可到25岁),其为卵巢间质原发性增生,可能导致扭转并最终发生水肿。卵巢水肿的超声特点包括一个实性低回声包块,后方回声增强,内含多发囊性卵泡。男性化被认为是由基质黄体化引起的,基质黄体化是由水肿液对基质细胞的机械牵拉引起的。此外,在水肿液中人绒毛膜促性腺激素样物质可能积聚,促进黄体化,17-酮甾体水平也可升高。

(四)卵巢肿瘤

卵巢肿瘤占所有儿童肿瘤的1%,其中10%~30%为恶性。这些肿瘤可发生在任何年龄,但多发生在青春期。腹部疼痛、腹部或盆腔包块是常见的症状。肿瘤发生扭转或出血可导致临床症状出现。青少年卵巢扭转较成人多见;而腹水在女孩中较少出现。

原发性卵巢肿瘤根据细胞来源可以分为三类:精原细胞、上皮细胞和间质细胞。在儿童中,60%的原发性卵巢肿瘤起源于生殖细胞,而成人中90%起源于上皮细胞。75%~95%的儿童生殖细胞肿瘤是良性畸胎瘤。然而,年轻患者的恶性肿瘤发病率较高。在10岁以下的女孩中,84%的卵巢生殖细胞肿瘤是恶性的,出现腹水提示为恶性肿瘤。

良性畸胎瘤具有多种声像图特点(图8.16)。畸胎瘤可以主要是囊性的。最常见的超声表现是一个囊性肿块,伴有壁结节回声,即所谓的"Rokitansky结节"或"壁结节"。囊性畸胎瘤通常可在蒂上自由活动;10%为双侧,90%直径<15 cm。

无性细胞瘤是儿童时期最常见的卵巢恶性生殖细胞肿瘤。无性细胞瘤常发生在青春期前,10%是双侧的。由于出血、坏死和囊性变,肿瘤常表现为一个大的、实性的、有包膜、生长迅速、内含低回声区的肿块。可能发生腹膜后淋巴结转移。无性细胞瘤较其他卵巢恶性肿瘤对放疗更敏感。

胚胎癌和内胚层窦瘤是较少见的恶性生殖细胞肿瘤。绒癌在儿童中很少见。所有这些都是生长迅

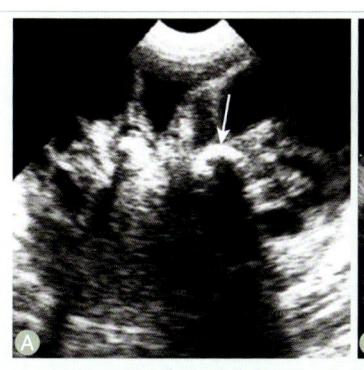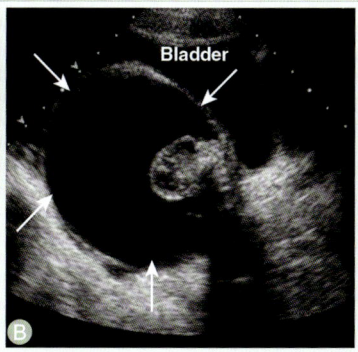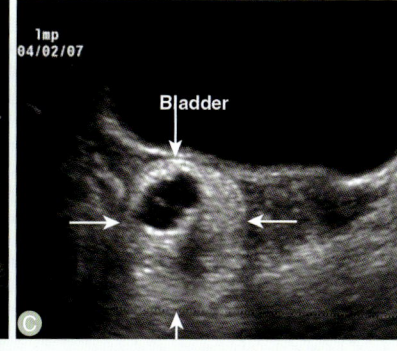

A.6岁女孩伴便秘和腹部巨大肿块，盆腔横切面显示盆腔和腹腔下2/3可探及一巨大、复杂的肿块，其内包含多发钙化样强回声（箭头）及声影；B.12岁女孩伴右下腹盆腔疼痛，腹部正中切面显示一个以囊性为主的复杂包块（箭头），其壁结节中有一小块钙化声影；C.年轻女孩伴尿路感染史，超声检查显示一个复杂的圆形肿块，内部主要为明亮高回声团（箭头），伴有小片样低回声囊性区域。Bladder：膀胱。

图 8.16　良性卵巢畸胎瘤

儿童卵巢肿物

良性卵巢畸胎瘤（几乎占60%）

无性细胞瘤

胚胎癌

内胚窦瘤

卵巢上皮性肿瘤（青春期后）

颗粒卵泡细胞瘤（性早熟）

雄性细胞瘤（罕见，男性化）

性腺母细胞瘤（在发育不良的性腺中，如特纳综合征）

白血病

速、高度恶性的实体肿瘤。胚胎癌常与异常的激素刺激有关。这些肿瘤倾向于直接向对侧附件和腹膜后淋巴结扩散。腹膜种植和肝、肺、骨和纵隔的血行转移也较常见的。

卵巢上皮性肿瘤，包括浆液性和黏液性囊腺瘤或囊腺癌，占儿童卵巢肿瘤的20%。在青春期前上皮性肿瘤罕见。超声图像上主要表现为分隔厚薄不均的以囊性为主的包块。仅根据超声诊断标准，通常无法区分良性或恶性、浆液性或黏液性、囊腺瘤或囊腺癌。

颗粒细胞瘤是儿童最常见的间质瘤。由于肿瘤细胞可以分泌雌激素，常导致女性化和性早熟。在这些肿瘤中，10%的肿瘤是双侧的，只有3%是恶性的。超声图像无特异性，可以表现为实性、囊性或混合性。雄性细胞瘤（卵巢Sertoli-Leydig细胞瘤）罕见，但可能导致男性化。性腺母细胞瘤由生殖细胞、性细胞和基质成分混合而成，通常伴发性腺发育不全。1/3的病例为双侧受累，其中50%含有无性细胞瘤成分。

在白血病浸润中，卵巢同睾丸和中枢神经系统一样也是急性白血病的"庇护所"。尸检中发现卵巢受累率为11%～50%不等。在白血病卵巢受累中，大多数患者表现为巨大、低回声的盆腔肿块，其边缘光滑、呈分叶状。肿瘤可浸润盆腔器官和肠系膜，使子宫和卵巢无法完全分离，可以发生继发性肾积水。Bickers等建议，在儿童白血病临床缓解期，盆腔超声检查可用于监测和发现卵巢白血病早期复发。卵巢也可能是神经母细胞瘤、淋巴瘤和结肠癌转移扩散的部位。肿瘤很少长到足以形成肿块且通常是无症状的。通常卵巢转移性肿瘤在超声上表现为一侧或两侧卵巢增大，与子宫回声相比，肿瘤可呈低回声或高回声，实性或复杂包块较少见。

最初认为多普勒超声可用于区分良恶性卵巢肿块。在青少年和成年女性中，恶性卵巢肿瘤血管通常位于中心，呈低阻动脉样多普勒波形（阻力指数<0.4或搏动指数<1.0），通常认为这与肿瘤血管肌层相对缺乏有关，从而限制了多普勒成像的特异性。良性卵巢肿块血管多位于外周，呈高阻血流（阻力指数>0.7或搏动指数>1.0）。然而，非肿瘤性病变（如输卵管卵巢脓肿、异位妊娠、功能性黄体）也表现为低阻血流，而且部分恶性肿瘤也可以为高阻血流信号。

四、子宫和阴道病变

（一）先天性疾病

儿童子宫和阴道的先天异常并不常见，通常表现为梗阻导致的腹部或盆腔肿块。与之相关的肾脏异常具有高发病率（50%），骨骼异常发病率也不断升高（12%）。子宫、宫颈和阴道上2/3由米勒管（副中肾管）尾端融合形成。双侧输卵管由未融合的上端形成。阴道的下1/3来源于尿生殖窦。米勒管进入子宫的发育取决于中肾管（Wolffian管）的形成。因此，米勒管发育异常，导致子宫和阴道异常，且常与肾脏发育异常有关。

双角子宫是最常见的先天性子宫畸形。这种畸形出现在米勒管仅于下部融合的情况下（图8.17）。两个独立的子宫角在子宫颈上方的不同水平相连，在子宫上部横切面声像图上可以得到最佳显示。通常可见一个宫颈（当出现两个宫颈时，为双颈双角子宫）和一个阴道。如果米勒管完全重复（双子宫），则存在分隔的阴道和重复的宫颈和子宫。双侧病变中任何一侧宫角的阻塞可导致该侧子宫积水或积血形成盆腔肿块。其他的子宫分隔异常可由米勒管之间的中隔不完全发育引起。单角子宫由一个米勒管发育不全形成。T形子宫的发育与宫内接触己烯雌酚相关。超声检查可见，由于子宫底没有正常的上部球状扩张而导致宫腔狭窄。三维超声是一种非常好的评价方法，可获得子宫的重建二维切面，从而精确评估其解剖结构。

因阴道阻塞引起的阴道积水或子宫阴道积水，占新生女婴腹部肿块的15%（图8.18）。阻塞继发于处女膜闭锁、阴道横隔、阴道狭窄或闭锁。阻塞部位近端有黏液分泌物积聚。这些分泌物继发于宫内和产后母体雌激素对子宫和宫颈腺的刺激。单纯处女膜闭锁通常与其他先天性异常无关。然而，与阴道闭锁、阴道中横隔或高横隔相关的泌尿生殖系统、胃肠道和骨骼异常的发生率很高。经腹部和会阴联合超声检查非常适用于准确评价这些病变。尽管经腹超声有助于确定是否存在阴道积水或子宫阴道积水，但该方法不能用于测量位于尾端的阻塞性横隔的厚度。在超声检查中，阴道积水表现为一个巨大的管状囊性肿块，位于膀胱后方，并延伸至耻骨联合下方。液体中的低回声代表新生儿的黏液分泌物和青春期后女孩的血液（图8.19）。可能存在继发性尿潴留和肾积水。肛门闭锁、泄殖腔外翻和永存尿生殖窦常伴有子宫阴道积水。罕见情况下，可见到腹膜钙化合并子宫阴道积水，这是由于无菌炎症反应导致积聚的分泌物溢出至腹膜腔而形成的。

Mayer-Rokitansky-Küster-Hauser综合征是原发性闭经的第二常见病因，包括阴道闭锁、残角子宫、正常的输卵管、卵巢及子宫阔韧带和圆韧带。子宫异常（发育不良或重复）的疾病谱包括部分腔室发育到伴有单侧或双侧阻塞的纵隔子宫或双角子宫。这些女孩具有正常的女性染色体核型、第二性征发育和外生殖器。单侧肾脏（50%）和骨骼（12%）异常的发生率较高。单侧肾脏发育不全和异位是最常见的肾脏异常。最常见的超声表现为双子宫伴单侧子宫阴道积水和同侧肾发育不全。阴道水成像有助于识别伴有单侧阴道阻塞的阴道纵隔（图8.20）。男性类似的泌尿生殖系统缺陷可导致重复的米勒管残留（米勒管囊肿和前列腺小囊扩张），并伴有单侧肾脏发育不全。

（二）肿瘤

子宫和阴道肿瘤在儿科患者中并不常见。恶性肿瘤比良性肿瘤更常见，而对于发生部位，阴道比子宫更常见。横纹肌肉瘤是最常见的原发性恶性肿瘤（图8.21），它可以起源于子宫或阴道，不过子宫受累更常见于阴道肿瘤的直接侵犯。通常患儿在6~18个月大时出现阴道出血或穿出阴道口的息肉样肿块（葡萄状肉瘤）突起。横纹肌肉瘤最常起源于宫颈附近的阴道前壁，也可能发自阴道远端或阴唇。肿瘤直接侵犯膀胱颈较为常见，但向后侵犯直

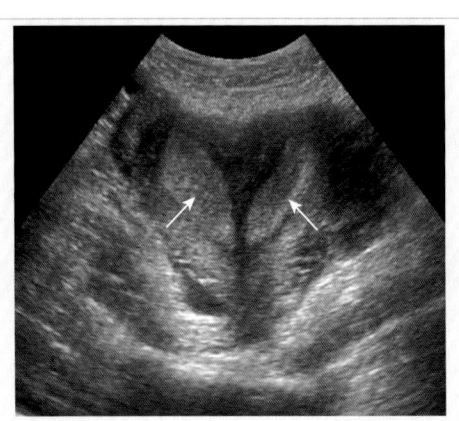

女性，20岁，急性下腹和盆腔疼痛。子宫横切面显示子宫中部至底部区域有两个分离的子宫内膜腔（箭头）。

图8.17 双角子宫

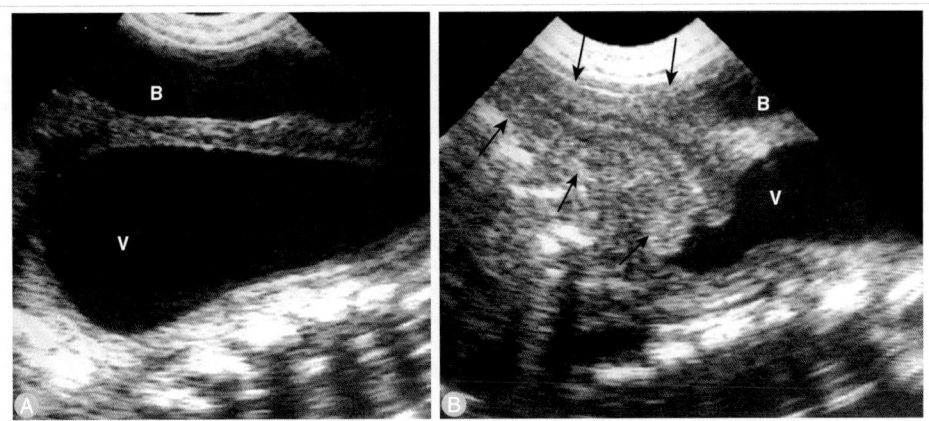

A.新生儿的盆腔矢状面扫查显示巨大的、圆锥形、充满液体的肿块，代表膀胱（B）后方阴道（V）的阻塞；B.矢状面扫查，角度高于图A，显示子宫（箭头），宫颈突入扩张的阴道（V），B：膀胱。

图 8.18　阴道积水

（With permission from Rosenberg H. Sonography of pediatric urinary tract abnormalities. Part I. Am Urol Assoc Weekly Update Series. 1986；35：1-8.）

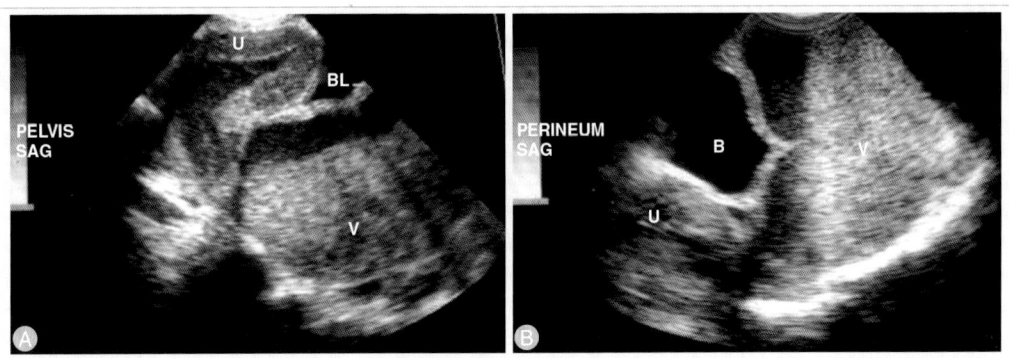

A.盆腔矢状面显示扩张的子宫腔（U）充满有回声的碎片（血液），扩张、阻塞的阴道内可见液体-碎片平面（V），BL：膀胱；B.经会阴扫查证实阴道显著扩张，远端紧贴皮肤表面下方，B：膀胱；U：子宫；V：阴道。

图 8.19　阴道积血

（With permission from Fisher MR, Kricun ME, editors. Imaging of the pelvis. Gaithersburg, Md；Aspen：1989.）

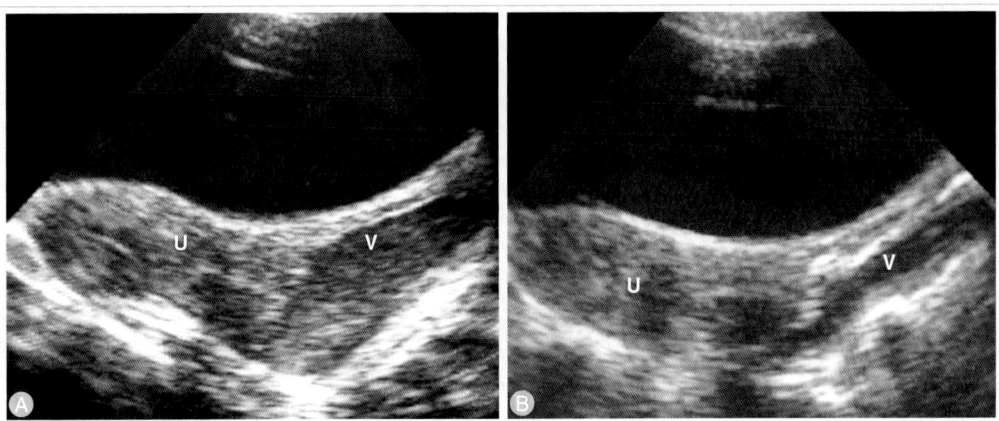

13岁女孩，重复的子宫和阴道，右侧阴道阻塞，有孔阴道纵隔，周期性盆腔疼痛，月经正常。A.盆腔矢状面显示右侧子宫（U）正常，阴道（V）扩张，充满实时移动的有回声物质；B.矢状面上可以清楚地看到左侧子宫（U），手动注射无菌水到单一阴道口内，可显示左侧阴道（V），在实时观察过程中，可见右侧阴道中间歇性出现少量液体，表明存在有孔的阴道纵隔。

图 8.20　Mayer-Rokitansky-Kuster-Hauser 综合征

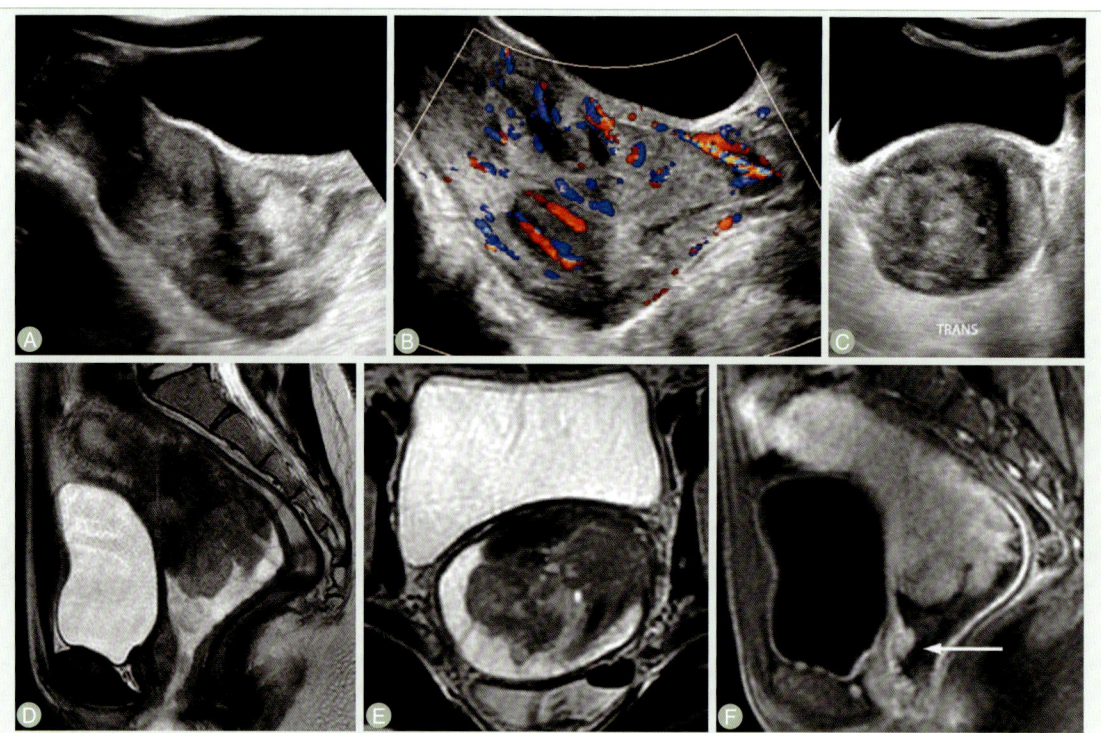

A.子宫矢状面显示上阴道内有一个不均质实性肿块，与宫颈不可分离；B.肿块上方可见正常宫底和子宫内膜回声，CDFI显示肿块内血流丰富；C.横切面显示不均质肿块导致上阴道和宫颈扩张；D.矢状面MRI；E.横切面MRIT_2WI显示分叶状中等信号肿块，其周边阴道内因液体和血液而呈高信号；F.注射钆造影剂后，肿块信号明显增强，并沿阴道前壁延伸（箭头）。

图8.21　阴道横纹肌肉瘤

肠很少发生。发病时淋巴结转移和远处转移也比较少见。在超声检查中，这些肿瘤表现为实性的均质肿块，充满阴道腔或引起子宫增大及形态不规则。

内胚窦瘤相对不太常见，是一种可发生在阴道内的高度恶性的生殖细胞肿瘤。其临床和超声表现与横纹肌肉瘤相似。子宫和阴道的其他恶性肿瘤罕见。成人宫颈腺癌发自宫颈内膜，而在儿童中则是起源于外宫颈和上阴道的息肉样病变。阴道癌（透明细胞腺癌）通常发生于有宫内已烯雌酚暴露史的青少年。子宫白血病浸润可继发于卵巢复发的直接侵犯。超声表现为一个巨大、均匀、低回声的盆腔肿块，子宫和卵巢包裹其中，无法单独识别。可并发因远端输尿管梗阻引起的肾积水。

子宫和阴道的良性实性肿瘤在儿童中很少见，不过良性囊性阴道肿块却有可能发生。最常见的阴道囊性病变是加特纳囊肿。加特纳囊肿是wolffian管（中肾管）远端的残余，可单发或多发，通常发自阴道前外侧壁。超声显示为阴道内充满液体的囊肿。其他囊性阴道肿块包括尿道旁囊肿、包含体囊肿和副中肾（米勒）管囊肿。

（三）妊娠

年龄≥9岁的女孩盆腔肿块的鉴别诊断必须常规考虑宫内妊娠。儿童妊娠并发症的发生率正逐渐增长。这些并发症包括毒血症、先兆子痫、胎盘早剥、撕裂伤和剖宫产等。这些未成年母亲的婴儿早产和围产期死亡率也同样在增长。

当性活跃女孩超声检查显示子宫内膜腔扩张时，应考虑到葡萄胎妊娠（图8.22）。产后如检出边界清晰的不均质子宫内膜肿块，那么受孕产物滞留的可能性较高（图8.23）。

虽然异位妊娠约占所有妊娠的2%，在青少年中不太常见，但出现盆腔疼痛、β-人绒毛膜促性腺激素（β-hCG）水平异常、阴道不规则出血和停经时应考虑该诊断。异位妊娠最有可能位于输卵管（壶腹部70%，峡部12%，伞部11.1%）。异位妊娠最常见的两种超声征象包括与卵巢分离的附件肿块和管环征（图8.24）。如果附件肿块内显示卵黄囊或活体胚胎时，诊断就更为明确。管环征表现为环绕宫外孕囊的高回声环。如果高回声环内出现高速、低阻的血流信号，形成"火环征"的额外表现，则有可能是另一个有助于诊断的表现。然而，该征象是非特异性的，在正常黄体囊肿周围也能看到。如果患者出现低血压或明显休克则提示异位妊娠破裂。尽管经阴道超声大大提高了对疑似异位妊娠的诊断评价，但经腹部超声可通过对盆腔和腹腔内容物的全面观察起到补充作用。β-hCG测量对于确定诊断至关重要。这种糖蛋白激素在怀孕早期开始以曲线的方式持续增加，直到9～11周，正常情况下达到平台期。平台期持续一段时间，于20周后下降。正常妊娠时，β-hCG水平翻倍时间平均约为48小时。然而，在异位妊娠的情况下，β-hCG水平的上升速度往往要慢得多，并且在妊娠早期就到达平台期。无论是宫内妊娠还是宫外妊娠，48小时β-hCG水平升高不到50%几乎都与无效妊娠相关。

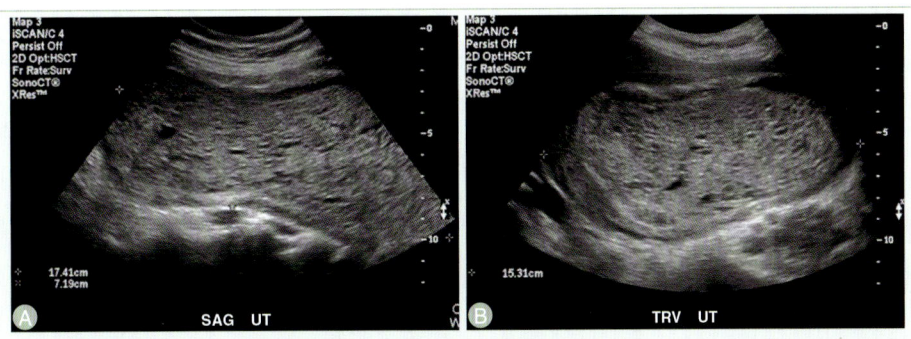

A、B.子宫矢状面和横切面显示一个大小为17.4 cm×15.3 cm×7.2 cm的实性为主的混合性肿块，占据除宫颈远端外的整个子宫，以无数微小囊性间隙所导致的弥漫性不均质为主要特征，肿块血流信号少，且不含钙化。SAG UT：子宫矢状面；TRV UT：子宫横切面。

图8.22　20岁女性，葡萄胎妊娠合并阴道出血和腹痛

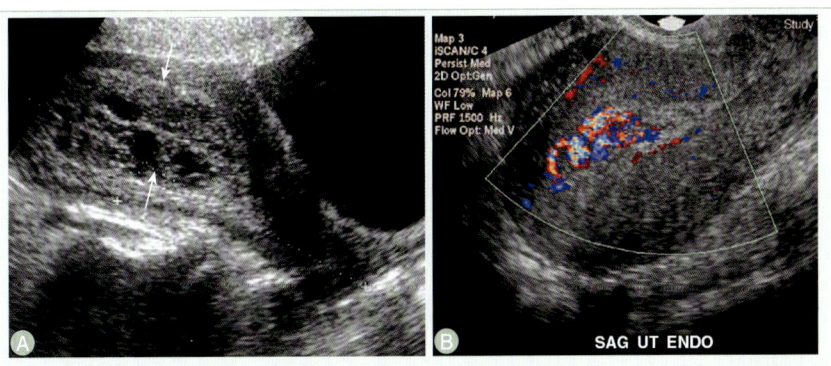

A.15岁女孩，自然流产后持续腹部绞痛和阴道出血，矢状面显示子宫增大（13 cm），基底部有一个不均质的、边界相当清晰的椭圆形团块状区域（箭头）；B.另一名少女在治疗性流产后阴道出血数日，子宫矢状面CDFI显示子宫内膜血流丰富，符合受孕产物滞留的表现。SAG UT ENDO：子宫内膜矢状面。

图8.23　受孕产物滞留

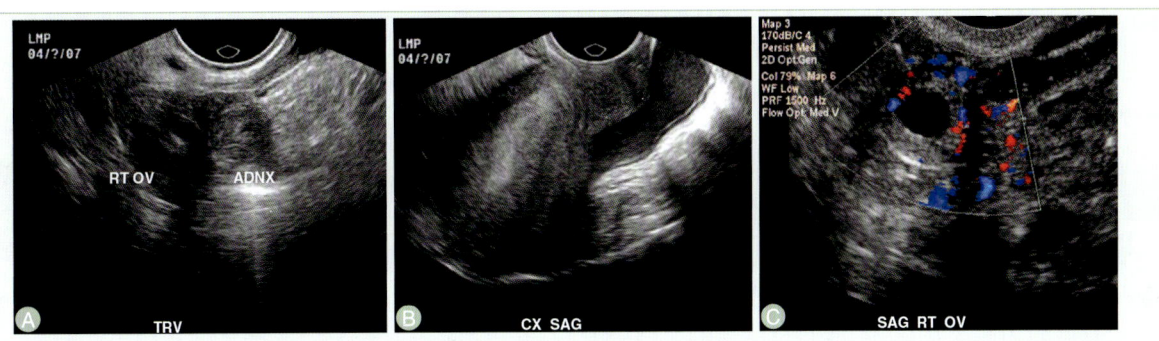

A.横切面灰阶声像图显示右附件区一个邻近右侧卵巢的厚壁结构；B.矢状面灰阶声像图显示复杂的游离液体；C.右侧附件CDFI显示一个环形厚壁结构，伴有"火环征"。RT OV：右侧卵巢；ADNX：附件；TRV：横切面；CX SAG：宫颈矢状面；SAG RT OV：右侧卵巢矢状面。

图8.24　年轻女性，异位妊娠伴盆腔疼痛和阴道出血

（四）感染

1. 盆腔炎症性疾病

盆腔炎症性疾病是一种上生殖道感染，通常与淋球菌或沙眼衣原体感染有关。这种疾病的严重后遗症包括异位妊娠、不孕和慢性盆腔疼痛。青春期女性属于高危人群，因此性活跃且伴有盆腔疼痛的女性应考虑盆腔炎症性疾病。上行性感染可累及子宫、输卵管和卵巢，引起子宫内膜炎、输卵管炎、卵巢炎、盆腔腹膜炎和输卵管卵巢脓肿。

Bulas等进行的一项关于青少年盆腔炎症性疾病的研究显示，与经腹部超声相比，经阴道超声可改善解剖细节的显示。经阴道超声检查在71%的患者中发现了新的异常，并改变了患者中33%的病情严重程度评价，从而影响了许多患者的治疗决策。

急性情况下，盆腔声像图可能表现正常。在盆腔炎症性疾病的子宫内膜炎阶段，子宫可能增大且回声更高，子宫内膜腔中可能含有少量液体，边缘模糊。正常的输卵管在声像图上不显示。然而，随着感染的加重，输卵管壁增厚，腔内出现脓性物质（图8.25）。输卵管积脓时输卵管扩张、阻塞，腔内出现弱回声的脓液。残余输卵管积水表现为含有无回声液体的管状或圆形结构。盆腔炎症性疾病引起的卵巢变化可包括继发于炎性渗出和水肿的卵巢增大，以及许多微小囊肿的形成，这些囊肿可能代表小卵泡或小脓肿（图8.26）。

盆腔炎症性疾病的超声表现

子宫增大、回声增高

子宫边缘不清

宫腔积液

输卵管积脓（输卵管扩张，管壁增厚，腔内可见有回声液体）

卵巢增大，小囊形成

输卵管-卵巢脓肿（不均质附件肿块）

炎症可能造成卵巢周围粘连，导致卵巢和增厚的输卵管融合，形成输卵管-卵巢复合物。进一步进展可导致组织破裂和输卵管-卵巢脓肿形成，通常表现为不均质附件肿块，伴有透声增强、内部碎片和分隔等表现。盆腔炎症性疾病患者盆腔肿块的彩色多普勒评价缺乏特异性，表现与其他病变相重叠。脓肿周围可见血流信号；不过，该表现也可见于其他囊性病变。在广泛盆腔炎症性疾病的病例中，盆腔内充满弥漫性囊实性不均质回声，其中包含囊性和实性成分，导致组织面和子宫边缘显示不清。

盆腔炎症性疾病的一个并发症是淋球菌性或衣原体性肝周围炎（Fitz-Hugh-Curtis综合征）。患者出现右上腹疼痛，由于肝脏前表面和腹前壁腹膜壁层的局限性腹膜炎所导致的。超声表现包括腹水及位于肝和右肾之间的右前肾外组织的增厚。

2. 异物

阴道分泌物有可能是阴道感染或创伤的表现。阴道炎有4%的病因是阴道异物。在儿科患者中，最常见的阴道异物是卫生纸。阴道异物见于18%的有阴道出血和分泌物的儿童，以及50%的有阴道出血而无分泌物的儿童。在超声检查中，无论是经腹壁还是经会阴，无论是否采用阴道水成像，都可以识别阴道内不透射线和透射线的异物，其表现为具有后方声影的有回声物质。阴道嵌入异物可在超声上显示为膀胱后壁上的轻微压痕。后方声影是其特征性的表现，但也有可能不出现。

五、内分泌性疾病

超声是评估儿童内分泌性病变不可或缺的检查方法。对于生殖器官不明确的新生儿，盆腔超声可以快速确定是否存在子宫和阴道。由于超声很难显示正常新生儿的卵巢，因此鉴别卵巢或睾丸更加困难。使用高分辨率（12~17 MHz）线阵探头，可以在腹股沟管或阴唇阴囊皱襞中发现性腺。超声可以有效区分卵巢和睾丸之间的性腺差异，卵巢具有小的、低回声的卵泡结构，而睾丸为实性、均质的回声结构。

（一）原发性闭经

超声评估子宫大小、形状、成熟度及卵巢发育情况，对原发性闭经的多种病因诊断提供依据。子宫小或缺如可能是性腺发育不全、染色体异常、激素水平下降、睾丸女性化、孤立的子宫发育不全或发育不良的征象。特纳综合征（45，XO染色体核型）是性腺发育不全最常见的病因，表现为青春期迟缓或缺失，并伴有身材矮小、蹼状颈、肾脏病变和主动脉缩窄。特纳综合征几乎都是嵌合体（45，XO/46，XX）。卵巢可表现为未见条索状卵巢或结

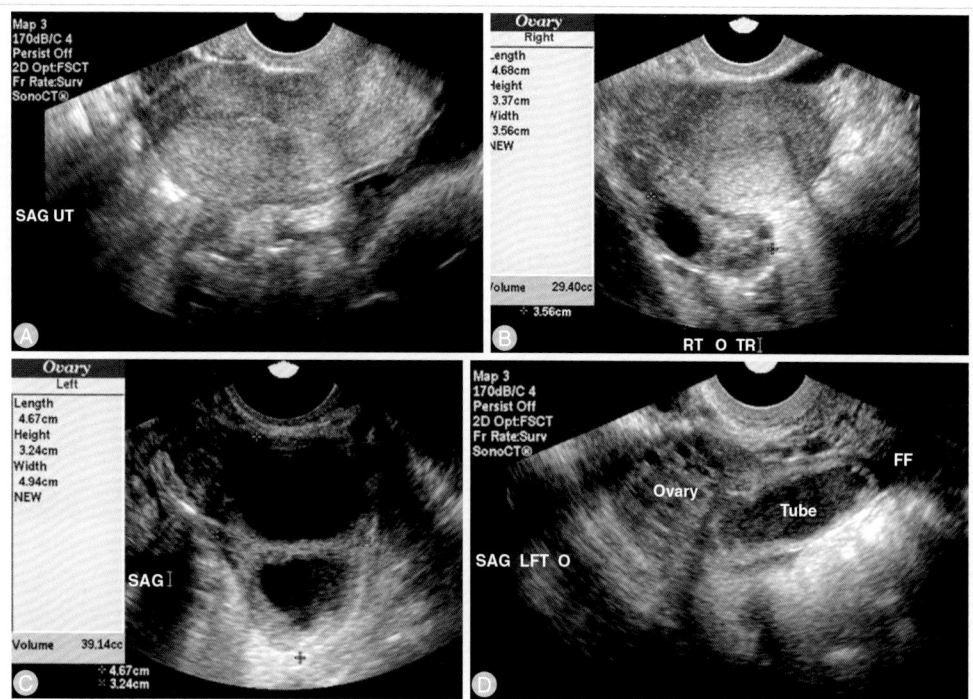

16岁女性，盆腔疼痛，经阴道超声检查。A.子宫矢状面显示子宫直肠陷凹内有游离液体；B.右侧卵巢大小正常（标尺），但存在无回声为主的囊肿；C.左侧附件显著增大，其矢状面可见一个输卵管-卵巢复合体（卵巢内和卵巢边缘前方各见一个囊肿）；D.输卵管积液扩张伴周围游离液体（FF），输卵管内的液体呈复杂性，回声不均匀，提示为脓性物质。SAG UT：子宫矢状面；RT O TR：右侧卵巢横切面；SAG：矢状面；Ovary：卵巢；Tube：输卵管；SAG LFT O：左侧卵巢矢状面。

图8.25　盆腔炎症性疾病伴输卵管-卵巢复合体

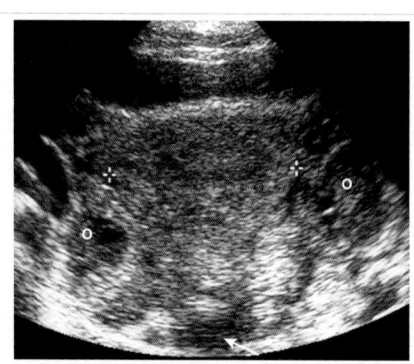

经腹部横切面显示盆腔内软组织回声增强、界线模糊，提示炎性物质导致子宫和卵巢边缘不清晰、子宫旁区域模糊，后方可见少量有回声液体（箭头）。标尺：子宫；O：卵巢。

图8.26　盆腔炎症性疾病

构正常等不同形态。子宫形态也可表现为青春期前未发育或低于正常成年女性的子宫长度。Cleeman等在41例特纳综合征患者的检查中发现，单侧或双侧卵巢超声检出率为37%。特纳综合征患者的平均卵巢体积低于健康对照组（$p=0.001$）（1.1 mL vs. 11.52 mL）。而平均子宫体积与正常健康对照组相比并无显著差异。

其他形式的性腺发育不良也与性腺缺如、卵巢缺失或条索状性腺所致的卵巢不可见视相关。单纯性腺发育不全（斯维尔综合征）的患者染色体核型为46，XX或46，XY，身高正常。混合性腺发育不全为染色体核型45，XO/46，XY的基因嵌合体，并发条索状卵巢和对侧腹内隐睾。由于Y染色体的存在，这两种形式的性腺发育不全患者患性腺肿瘤的风险增加。努南综合征（假性特纳综合征）的特点是具有特纳综合征的表型变化的特征，包括卵巢功能正常和卵巢超声检查正常。

睾丸女性化是原发性闭经的另一个病因。这是一种性染色体隐性遗传异常，导致末梢器官对雄激素不敏感。这些患者表型为女性，染色体核型为46，XY。这类患者表现为子宫和卵巢缺失，阴道末端闭锁，睾丸异位（通常位于盆腔或腹股沟管内或大阴唇内）。

（二）性早熟

性早熟是指在8岁前出现性腺发育和排卵等第

二性征发育的现象。在真性性早熟中，内分泌特征与正常青春期相似，雌激素和促性腺激素水平都升高。与青春期前女性相比，子宫具有增大呈青春期后形态（子宫底与子宫颈的比例为2：1~3：1），子宫内膜回声更加明显。卵巢体积>1 mL，且具有功能性卵泡。性早熟分为中枢性和外周性两种类型。中枢性性早熟（真性性早熟）是促性腺激素依赖性的。超过80%的这类病例为特发性。颅内肿瘤，通常是下丘脑胶质瘤或错构瘤，占病例的5%~10%。偶尔也有一些病例是颅内压增高后的继发改变，如脑膜炎后脑积水。在黄体生成素释放激素实验检测到黄体生成素和尿促卵泡素分泌发生典型变化之前，超声即可显示子宫和卵巢体积增大。使用长效促性腺激素释放激素类似物治疗时，盆腔超声检查可显示子宫和卵巢的大小与治疗前相比有所减小，激素状态与年龄相符。

假性性早熟的青春期，即外周型，为非促性腺激素释放激素依赖性，因此其内分泌特征是可变的。通常情况下，雌激素水平升高，而促性腺激素水平降低。本病病因在下丘脑-垂体轴之外——常为卵巢肿瘤。最常见的病变是颗粒细胞癌。其他较少见的原因有功能性卵巢囊肿，无性细胞瘤，畸胎瘤和绒毛膜癌。超声可鉴别卵巢肿块与成熟子宫。

虽然女性化肾上腺肿瘤是一种罕见的假性性早熟的病因，但所有盆腔超声检查为性早熟的患者均应进行肾上腺区域的超声检查。因为性早熟与肝母细胞瘤有关，因此肝脏也应进行检查。在孤立的单纯性乳房早发育（乳腺发育）或单纯阴毛早现（阴毛或腋毛发育）的患儿中，超声显示正常的青春期前子宫和卵巢。

六、正常男性解剖

（一）前列腺

儿童前列腺呈椭圆形，成人前列腺呈圆锥形。与成人相比，儿童前列腺呈低回声且更为均匀，而成人前列腺常继发中央带结节、钙化及淀粉样小体。前列腺体积可应用扁椭球体公式（前述卵巢体积计算方法）来计算。

Ingram等对36例年龄在7月龄~13.5岁（平均7.7岁）男孩的前列腺进行测量，其体积为0.4~5.2 mL（平均1.2 mL）。精囊腺的最佳观察切面为横切面，在幼童和青少年中即可辨别，表现为类似于领结样或海鸥翅膀样的低回声结构（图8.27）。

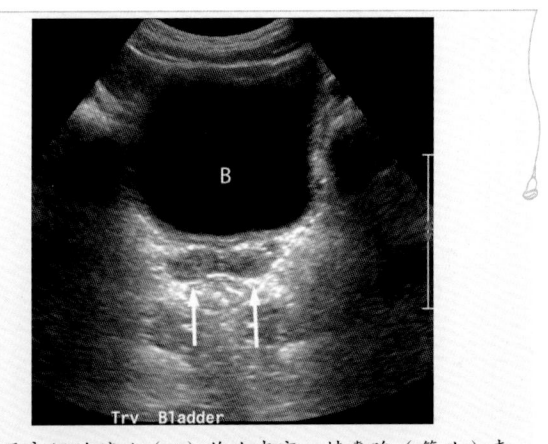

以充盈良好的膀胱（B）作为声窗，精囊腺（箭头）表现为低回声、双侧对称的"领结样"结构。

图8.27 精囊腺

（二）阴囊

在对阴囊进行超声检查之前，临床医师应对整个阴囊进行仔细触诊。小儿阴囊超声检查应使用高频宽频带线阵探头，常用于儿童和青少年的探头频率为5~12 MHz，对于非常小的婴幼儿睾丸及萎缩性睾丸通常使用频率为5~17 MHz的小型"曲棍球棒"探头。将卷起的毛巾轻放在两腿间的阴囊后部有助于抬高和固定睾丸。为了准确测量较大的青少年睾丸，可能要使用4~9 MHz或2~5 MHz的曲面宽频带探头和导声垫。婴儿或阴囊疼痛患者检查时使用导声垫至关重要。应常规检查两侧阴囊以发现其内容物的大小和回声的差异。应优化彩色多普勒参数设置（将彩色增益调大到刚出现背景噪声，将壁滤波和脉冲重复频率调到最低），以更好地显示阴囊内典型的低速、低流量血流。能量多普勒成像具有更高的血流检测灵敏度，儿童尤其是幼儿正常睾丸内血流较为缓慢，对于能够配合检查的患儿，能量多普勒有助于睾丸内低速血流的检出。对非常小的睾丸进行血流检测，需增加输出功率。应比较两侧阴囊内彩色血流的对称性。应用脉冲多普勒成像可定量评估动脉波形及测量流速。

（三）睾丸

正常新生儿睾丸表现为均匀的低-中等水平回声，长为7~10 mm，呈球形或椭圆形（图8.28）。在新生儿中通常看不到附睾和睾丸纵隔。到青春期，睾丸表现为均匀的中等水平回声及沿其上下轴走行的代表睾丸纵隔的线样回声结构（图8.29，动图8.4）。青春期后睾丸长为3~5 cm，深度和宽度为2~3 cm。应用睾丸测量仪研究婴儿期和青春期睾丸的大小，结果显示两组睾丸平均体积分别为1.10 mL［标准差（SD）±0.14］和30.25 mL（SD±9.64）。正常婴幼儿睾丸体积可小于1 mL。白膜表现为睾丸周围的细线样回声。通常在正常睾丸的中1/3处可偶见一线样低回声，与睾丸内血管所在部位相对应。

正常睾丸的彩色多普勒表现随年龄而变化。尽管优化了低速血流设置，但仍有可能无法检测出青春期前正常小睾丸中的彩色血流。Atkinson等报告在13个体积<1 mL的睾丸中，只有6个（46%）睾丸向心动脉的血流可以通过CDFI识别，而所有体积>1 mL的睾丸均可通过CDFI识别向心动脉的血流。在青春期前睾丸中显示的彩色血流通常表现为搏动的点状血流，而不表现为青少年或成人睾丸内的线样或分支样血流（图8.29）。尽管在青少年中可观察到向心动脉返支，但因其太小，在儿童中常无法识别。CDFI和能量多普勒成像检测青春期前睾丸血流，其显示率分别为60%~83%和73%~92%。Luker和Siegel发现能量多普勒超声改善了青春期前和青春期后正常睾丸内血管的显示，但仍有个别青春期前睾丸内无法显示血流。

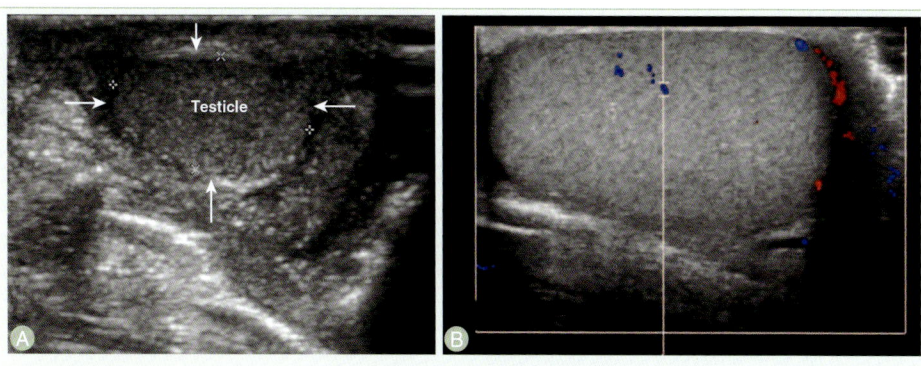

A.矢状面灰阶声像图显示正常、均匀、相对低回声的正常新生儿睾丸；B.睾丸内CDFI。Testicle：睾丸。

图8.28　正常新生儿睾丸

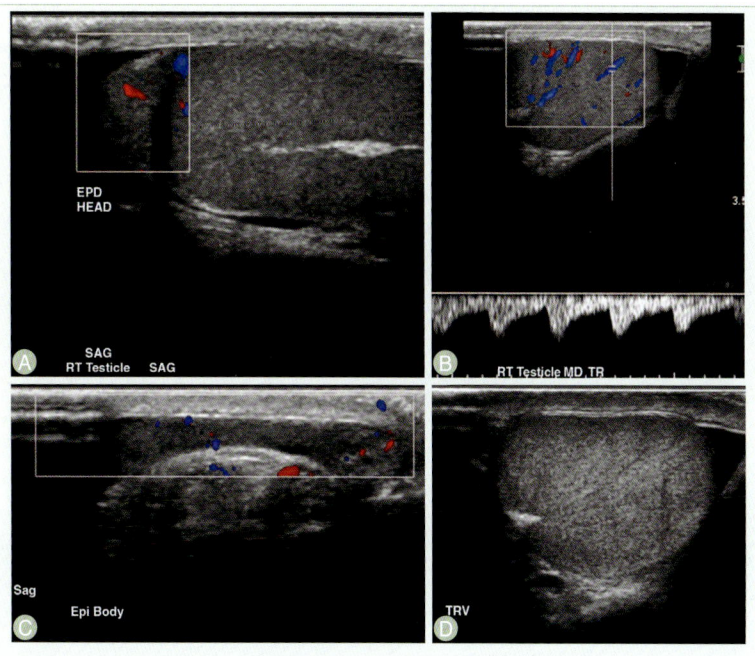

A.CDFI显示附睾头内的血流，睾丸表现为正常的均匀回声，内部可见白色条带样的睾丸纵隔；B.正常睾丸内动脉彩色多普勒血流频谱；C.附睾体部和尾部也显示血流正常；D.睾丸横切面显示少量鞘膜积液。EPD：附睾；SAG：矢状面；MD：中部；TR：横切面；EPD HEAD：附睾头；Epi Body：附睾体。

图8.29　正常青春期后睾丸

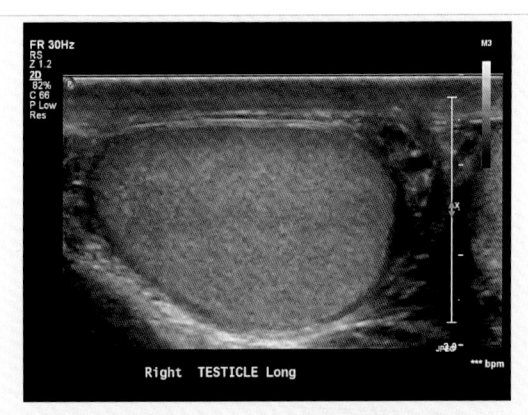

动图 8.4 正常青春期后睾丸

正常脉冲多普勒睾丸血流反映了其来自睾丸动脉的血供，该动脉血流阻力呈低阻型（收缩期峰值流速低，舒张期流速相对较高）。睾丸外血管具有较高的血流阻力（低舒张期血流），反映了来自提睾肌动脉和输精管动脉的血供。由于睾丸周边含有睾丸动脉的包膜支及提睾肌动脉和输精管动脉的分支，因此只有将多普勒取样容积置于睾丸中央来确定睾丸动脉的通畅性才较为可靠。年轻男性睾丸动脉的阻力指数为0.48～0.75（平均0.62），包膜动脉的阻力指数为0.46～0.78（平均0.66）。睾丸上动脉的阻力指数为0.63～1.00（平均0.84）。青春期后睾丸动脉的阻力指数较青春期前更低。

检查者须对比观察两侧睾丸内彩色血流的对称性，以更准确地检查疾病及确保睾丸血流的显示为最佳。如果超声设备对检测低速血流不敏感或仪器设置有误（如壁滤波过高、血流增益过低、脉冲重复频率过高、探头频率过低等），就可能导致血流信号缺失。能量多普勒在评价血流对称性方面通常优于彩色多普勒超声。

附睾位于睾丸的后外侧。附睾头呈三角形，回声等或略高于睾丸，附睾体回声则等或略低于睾丸。正常青春期前附睾可能无法检测到血流，但通常在青春期后运用彩色多普勒和能量多普勒成像均可检测到血流。

七、男性生殖系统先天性疾病

隐睾指睾丸在妊娠第25～32周未能经腹股沟管下降入阴囊内。在多数情况下，睾丸在出生时或出生后4～6周位于阴囊内。4%的足月新生儿和大约33%出生体重<2500 g的早产儿可见睾丸未降。睾丸在出生后第一年持续下降，因此到1岁时，只有0.7%～0.8%的婴儿真正患有隐睾，其中10%～25%是双侧隐睾。尽管异位的睾丸可位于从腹膜后到阴囊的任何部位，但大多数未降的睾丸（80%～90%）位于腹股沟管内或腹股沟管下方，因此可行超声定位（图8.30）。MRI可用于腹腔内隐睾的定位。由于隐睾可增加恶性肿瘤、不孕症和扭转的风险，因此未降睾丸的定位在疾病预防中至关重要。睾丸异位于会阴部或阴茎根部较为罕见。

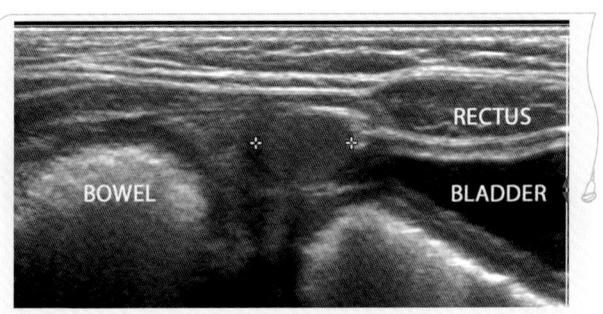

右侧睾丸（标尺）位于右侧盆腔，肠管和膀胱之间的腹股沟管内。左侧阴囊内可见正常左侧睾丸，右侧阴囊内未见右侧睾丸（未显示）。BOWEL：肠管；RECTUS：腹直肌；BLADDER：膀胱。

图 8.30 右侧隐睾

睾丸下降异常可导致睾丸横向异位，即两个睾丸均位于同一侧阴囊内。临床表现为一侧睾丸不可触及而另一侧阴囊内触及"肿块"。约20%的患者伴有精囊腺囊肿、肾发育不良、尿道下裂、肾盂输尿管连接部梗阻和同侧腹股沟疝。

无睾症，即双侧睾丸缺失，在新生儿中发生率为1/20000。单睾症，即单侧睾丸缺如，在男孩中发生率为1/5000，且通常发生在左侧。可能是由于盲端精索血管和精索在宫内发生扭转或血管事件所致。

睾丸的数目可能会有变异。多睾症（重复睾丸）在较大儿童中通常表现为无症状的阴囊肿块，但偶尔会因为扭转而表现为疼痛。睾丸与附睾、输精管和白膜共同存在于阴囊内。阴囊内除了两个正常睾丸外，通常会单独出现一个小的附属睾丸（三睾症）。双叶睾丸与重复睾丸类似。多睾症和双叶睾丸比对侧睾丸小，呈均匀的中等回声。

隐睾、扭转、炎症、精索静脉曲张、腹股沟疝修补术、放射治疗和外伤均可导致小睾症。先天性原因包括Klinefelter综合征和原发性垂体功能减退。小睾症的睾丸回声可正常、增强或减低。

真两性畸形介于两种性别之间，是指机体内同时存在卵巢和睾丸组织，其结构可独立存在或以卵睾的形式存在。由于睾丸组织呈均匀的中等水平回声，而卵巢组织呈不均匀中低水平回声，且实质内散在小的无回声囊性卵泡，因此超声可显示卵睾内的结构差异（图8.31）。患者可表现为青春期前生殖器无法辨认，或青春期后出现男性乳房发育、周期性血尿，以及当作男孩抚养的患者发生隐睾，或当作女孩抚养的患者发生闭经（图8.32）。

睾丸囊性发育不良是一种罕见的先天性异常，包括睾丸网和输出小管扩张及邻近实质的萎缩。患者通常在平均5.8岁时出现无痛性阴囊肿大。超声表现为睾丸纵隔区可见多个无回声小囊肿（图8.33）。

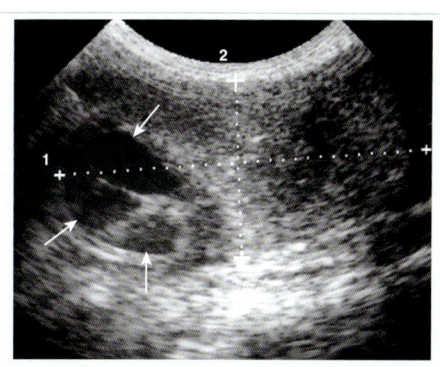

一位15岁具有男孩性征的患者体内的卵睾，该患者伴有男性乳房发育、间断性阴囊肿胀疼痛及近期阴囊外伤史。右侧阴囊矢状面显示右侧性腺回声不均匀（测量处），局灶性囊性区代表上极的卵泡（箭头）。该性腺同时含有卵巢组织和睾丸组织。

图8.31 卵睾

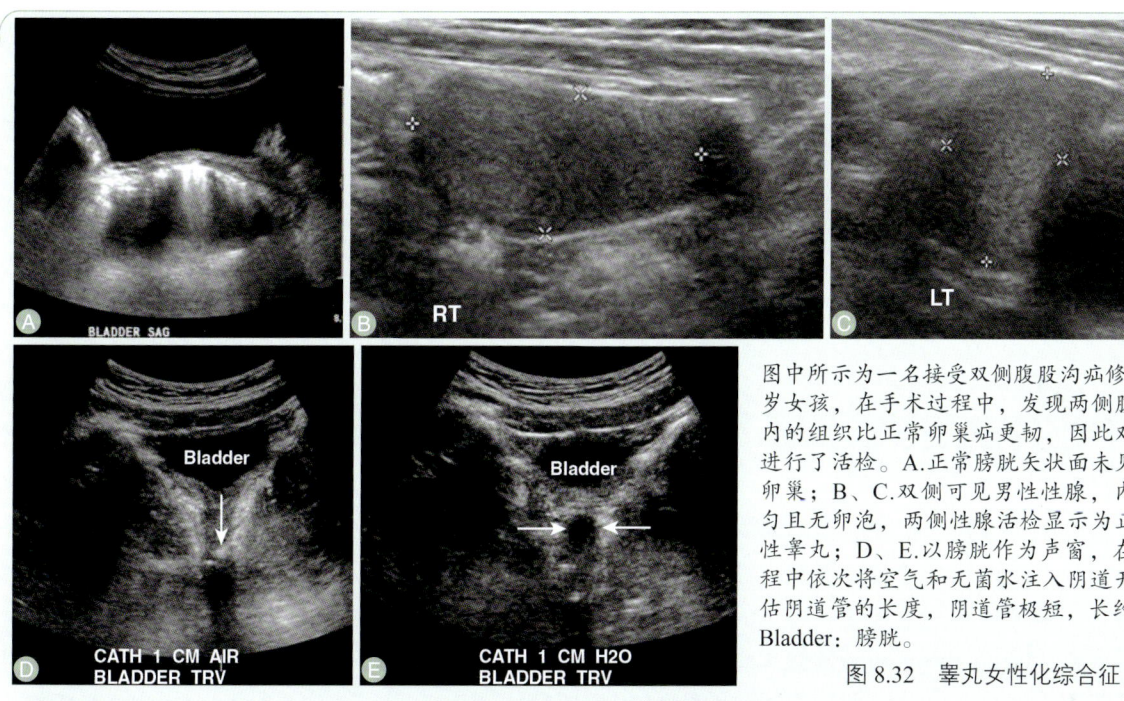

图中所示为一名接受双侧腹股沟疝修补术的5岁女孩，在手术过程中，发现两侧腹股沟管内的组织比正常卵巢病更韧，因此对两侧均进行了活检。A.正常膀胱矢状面未见子宫及卵巢；B、C.双侧可见男性腺，内回声均匀且无卵泡，两侧性腺活检显示为正常的男性睾丸；D、E.以膀胱作为声窗，在检查过程中依次将空气和无菌水注入阴道开口来评估阴道管的长度，阴道管极短，长约1 cm。Bladder：膀胱。

图8.32 睾丸女性化综合征

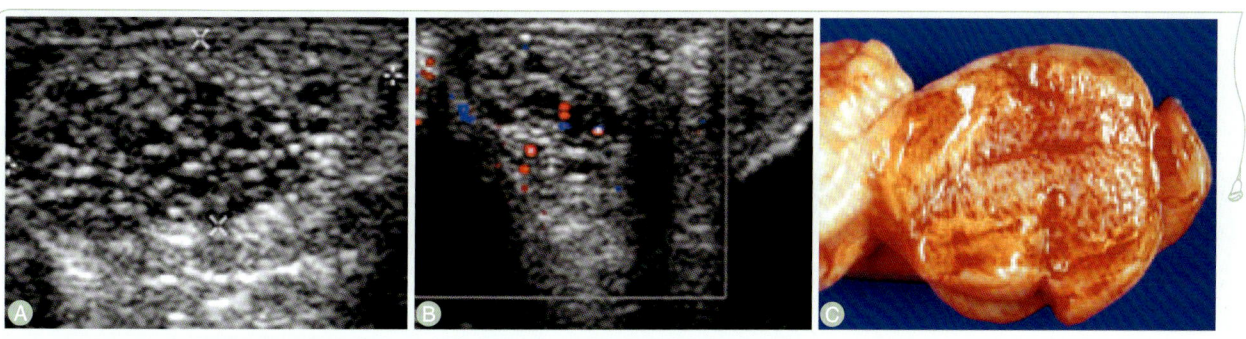

A、B.超声矢状面和CDFI显示睾丸内有多个微小囊肿；C.病理标本显示微小囊肿。

图8.33 睾丸囊性发育不良

（Courtesy of Janet Strife，MD，Cincinnati Children's Hospital.）

该病可能是由于胚胎学缺陷阻碍了睾丸网小管（起源于性腺芽基）和输出小管（起源于中肾）的融合所致。在一些儿童的病例报告中，其与同侧肾发育不全、多囊肾或肾发育不良有关。阴囊的外观与偶然发现的成人睾丸网管状扩张症类似，表明该病可能继发于先前的炎症或创伤（图8.34）。囊性结构内无彩色血流可将睾丸网管状扩张与精索静脉曲张区分开来，二者的灰阶图像可能具有相似性，但在CDFI表现中后者显示为静脉血流。与畸胎瘤等囊性肿瘤类似，如果囊内充满黏液或碎屑而不是无回声液体，囊肿可能会类似实性肿块。

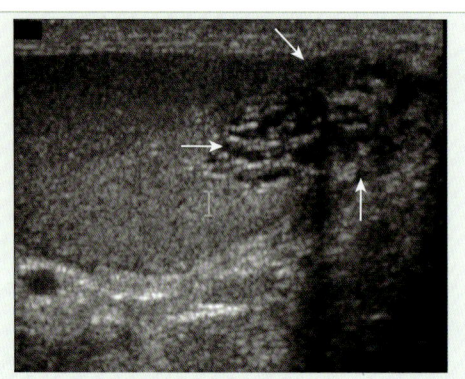

9岁男孩，阴囊疼痛。在疼痛部位的矢状面可见局灶性簇状分布的微小椭圆形囊肿（箭头）。

图8.34 睾丸网管状扩张

八、急性阴囊疼痛或肿胀

急性阴囊疼痛或肿胀

常见病因
睾丸扭转
附睾炎伴或不伴睾丸炎
睾丸附件扭转
睾丸外伤
急性鞘膜积液
嵌顿疝

少见病因
特发性阴囊水肿
Henoch-Schönlein紫癜
阴囊脂肪坏死
家族性地中海热
腹部病变

小儿阴囊急性疼痛和肿胀最常见的原因包括睾丸扭转、附睾炎伴或不伴睾丸炎、睾丸附件扭转、睾丸外伤、急性鞘膜积液和嵌顿疝。少见的原因有特发性阴囊水肿，Henoch-Schönlei紫癜，阴囊脂肪坏死，家族性地中海热，以及腹部病变所致的继发性阴囊受累。临床上常常无法鉴别需要保守治疗或立即手术治疗的情况，而灰阶超声结合彩色多普勒超声则能提供睾丸形态及其血流灌注的相关信息。

睾丸扭转和附睾炎（伴或不伴睾丸炎）是儿科阴囊急症中最常见的两个原因。高分辨率彩色多普勒超声是鉴别这两种疾病的首选方法。由于睾丸扭转需要通过手术进行治疗，而附睾炎（无论是否伴有睾丸炎）则需要通过药物治疗，所以对于二者的鉴别是至关重要的。为了明确睾丸扭转的诊断，临床医师必须明确疼痛的睾丸中有无血流存在，而无症状的睾丸中是否血流正常。应注意疼痛的睾丸即使存在血流也不排除睾丸扭转的可能。在精索不完全或部分扭转（扭转≤360°）的患者中，尽管与无症状的对侧睾丸相比，患侧睾丸的动脉血流量通常会减少，但也可表现为正常量。

在阴囊急症中，有14%~31%的儿童和青少年可能会出现精索扭转。当睾丸和精索一次或多次扭转时会导致睾丸扭转，血流受阻。睾丸扭转发病高峰期是婴儿期和青春期两个年龄段。睾丸扭转分为两种类型——鞘膜外型和鞘膜内型，以后者更为常见。鞘膜外型睾丸扭转通常发生在新生儿的精索水平，是腹股沟管内精索固定不良所致。这种类型中所有阴囊内容物均发生扭转。鞘膜外扭转被认为发生在宫内。精索和睾丸与周围结构附着较为松散，使睾丸活动性增加，导致新生儿更容易出现鞘膜外型扭转（图8.35）。通常表现为一侧的阴囊红肿，且睾丸呈坚硬、无痛性增大。出生时不太可能进行手术抢救，因为睾丸已经坏死，但出生后发生的鞘膜外扭转则需紧急手术。超声的表现根据扭转的持续时间而异。早期，睾丸不均匀增大，伴有低回声及高回声区。亚急性扭转时，睾丸可呈正常或轻微增大，外周回声与白膜的钙化相对应，常伴有阴囊皮肤增厚和鞘膜积液。在精索或睾丸中无多普勒信号。慢性扭转最终导致患侧睾丸体积变小，对侧睾丸可能会代偿性增大。与新生儿期患者阴囊肿胀的鞘膜外扭转相似的其他情况包括胎粪性腹膜炎、鞘状突未闭的腹膜内出血及肿瘤。

鞘膜内扭转时，鞘膜完全包绕睾丸并在精索上的附着点较高，阻止睾丸固定在阴囊上，并使睾丸在血管蒂上自由旋转，称为钟摆畸形。另一种较少见的鞘膜内扭转类型是睾丸系膜扭转，即睾丸和附睾之间的附件组织发生扭转（图8.36）。在这种情况下，睾丸在睾丸鞘膜内扭转而附睾不扭转。阴囊内扭转或鞘膜内扭转，可发生于任何年龄，但在青少年和青年人中更为常见。这些男孩会突然出现阴囊或下腹部疼痛，通常有类似的自限性发作的病史，考虑之前有扭转和扭转复位。与其他原因引起的阴囊急症相比，睾丸扭转更易出现恶心和呕吐，其阳性预测值＞96%。这些男孩也可能出现厌食和低烧症状。由于压痛严重，故很难进行体格检查。受累一侧阴囊红肿且睾丸通常呈横位。提睾反射可能消失。最重要的是，疑似鞘膜内扭转的患者需要紧急手术以挽救睾丸。如果临床上发现患者有明显急性睾丸扭转症状，即使没有影像学检查，也应进行紧急手术，因为手术治疗的任何延误都会降低睾丸存活的可能性。有些学者认为，闭合式手法复位可能会提高睾丸存活率，并可将紧急情况变为将来可选择性行睾丸固定术（图8.37）。然而，这是有争议的。那些立即扭转复位及行阴囊壁固定术和对侧睾丸固定术的人，可获得最佳疗效。症状出现后6小时内进行手术，睾丸存活率＞80%；出现症状6～12小时内进行手术，存活率约70%；如果手术延迟到疼痛出现后的12～24小时，则存活率低于20%。症状出现24小时后，睾丸几乎无法存活。睾丸扭转的超声表现取决于血管受损的持续时间和严重程度。

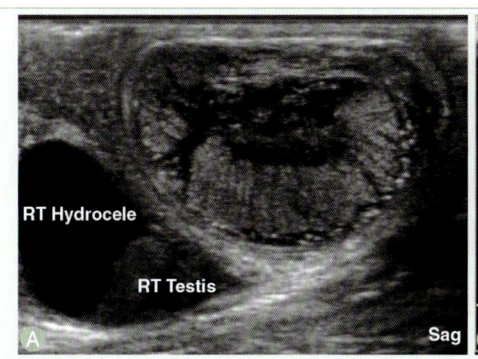
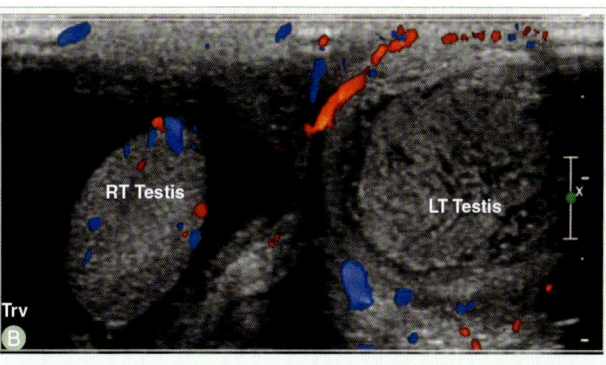

新生儿左侧睾丸坚硬、无压痛肿块。A.阴囊超声矢状面显示左侧睾丸增大、回声不均匀，睾丸网扩张，左侧睾丸周围有多个高回声灶，提示宫内扭转——"过期"扭转，注意右侧睾丸正常，周围有鞘膜积液；B.右侧正常睾丸显示血流正常，在无血流、肿胀的左侧睾丸周围可见彩色多普勒血流信号。RT Hydrocele：右侧鞘膜积液；RT Testis：右侧睾丸；Sag：矢状面；Trv：横切面；LT Testis：左侧睾丸。

图8.35 鞘膜外睾丸扭转

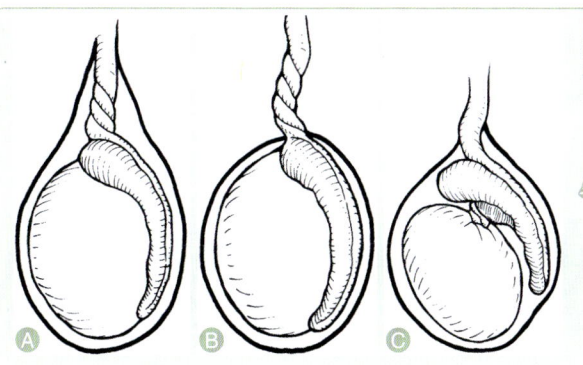

A.附睾上方的鞘膜内扭转；B.鞘膜外扭转；C.附睾下方的睾丸扭转。

图8.36 睾丸扭转的类型

(With permission from Leape LL. Torsion of the testis. In: Welch KJ, Randolph JG, Ravitch MM, editors. Pediatric surgery. St. Louis, 1986, Mosby.)

睾丸扭转的超声表现

睾丸

早期正常

4～6小时后因水肿呈低回声

24小时后因出血和梗死回声不均匀（"过期"扭转）

睾丸周围

附睾呈低回声

反应性鞘膜积液

皮肤增厚

精索粗大、扭曲

睾丸扭转的灰阶超声表现从正常（早期）到继发于水肿的体积增大和低回声（通常在4~6小时后），再到回声不均匀，伴有继发于血管充血、出血和缺血后出现的回声增强区域（通常在24小时后，图8.38）。最后一种超声表现也叫"过期"扭转。如果睾丸明显坏死，建议手术切除，因为如果将其保留在原位，对侧睾丸可能因坏死睾丸诱导的免疫过程而受到不利影响。扭转时出现的其他灰阶超声表现包括阴囊内睾丸方向异常（如横位）及睾丸旁结构异常增厚。附睾通常因血管充血而增大，呈等回声、低回声或高回声。可能会有阴囊壁增厚和反应性鞘膜积液形成。其他相关表现包括精索增粗、扭曲。

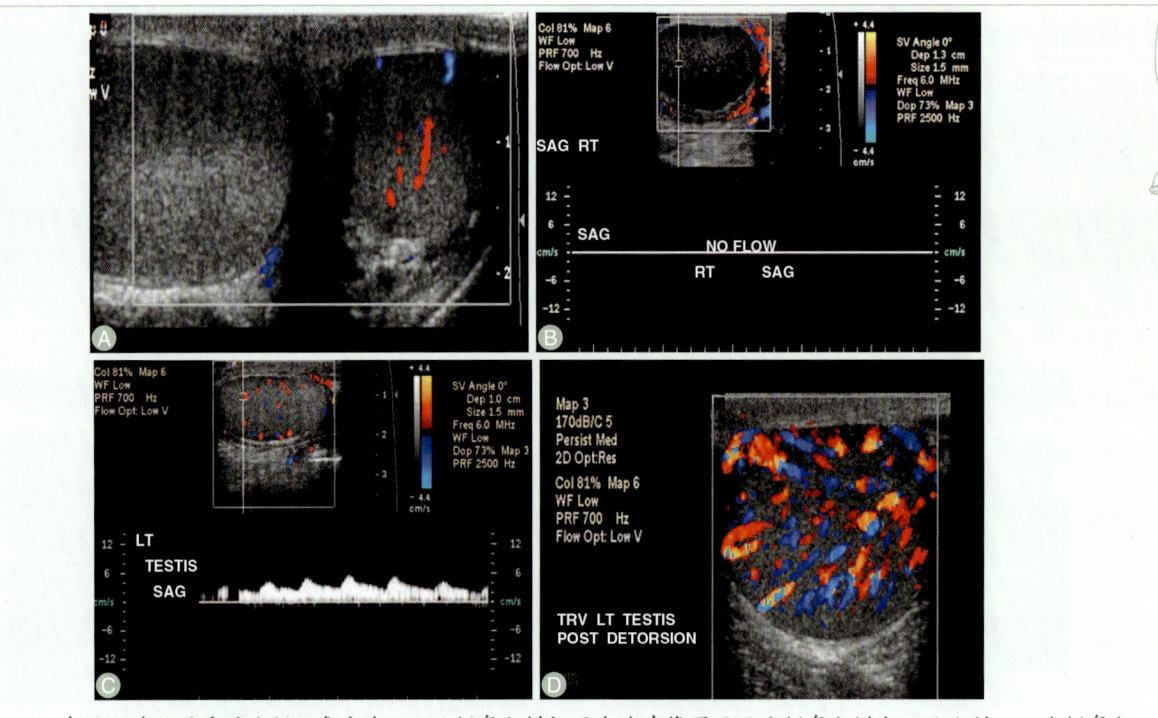

13岁男孩，急性、难以忍受的右侧阴囊疼痛。A.双侧睾丸横切面灰阶声像图显示右侧睾丸增大，无血供；B.右侧睾丸矢状面显示无彩色和脉冲多普勒血流信号；C.无症状、外观正常的左侧睾丸，脉冲和彩色多普勒血流显示正常；D.10几岁男孩，左侧睾丸急性扭转，在超声科诊断时完成左侧睾丸封闭式手法复位，左侧睾丸扭转复位后立即采集的彩色多普勒超声图像显示整个左侧睾丸明显充血。SAG RT：右侧矢状面；SAG：矢状面；RT：右侧；NO FLOW：无血流信号；LT TESTIS：左侧睾丸；TRV LT TESTIS POST DETORSION：左侧睾丸扭转复位后横切面。

图8.37 急性睾丸扭转

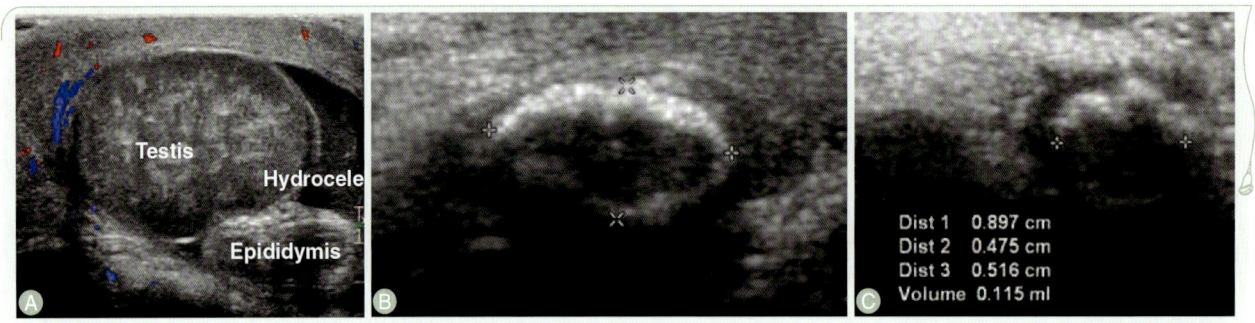

A.男性患者，18岁，左侧阴囊疼痛肿胀2天，矢状面显示左侧睾丸和附睾增大（体积为22.6 mL），呈不均匀低回声，伴有白膜增厚和回声增强，左侧睾丸或附睾内无动静脉血流，但睾丸周围充血，这些表现与过期的亚急性睾丸扭转相一致，左侧睾丸周围可见反应性鞘膜积液，内含混合性液体；B、C.5月龄男婴，左侧睾丸过期扭转的矢状面和横断面声像图，自出生后，右睾丸正常大小（未显示），左睾丸小而硬，左侧阴囊内可见极小的睾丸（体积为0.1 mL），出现白膜回声增强及部分伴有声影，与延迟（过期）扭转一致，该损伤可能发生在宫内。Testis：睾丸；Hydrocele：鞘膜积液；Epididymis：附睾。

图8.38 "过期"睾丸扭转

彩色多普勒超声在睾丸扭转中的应用

诊断急性睾丸扭转，临床医师必须明确疼痛的睾丸中有无血流信号，而对侧无症状的睾丸中是否血流正常。彩色血流多普勒检查包括仔细比较两个睾丸中血流量是否对称。彩色多普勒检测儿科患者急性睾丸扭转的敏感度为90%～100%，而闪烁扫描的敏感度接近100%。在最先进的设备上进行的充分研究显示，彩色血流成像的特异性几乎是100%。特别需要注意的是，疼痛的睾丸中存在血流也不能排除扭转的诊断。在精索不完全或部分扭转（≤360°）的患者中，虽然与无症状睾丸相比血流量会减少，但也可见动脉血流。能量多普勒对微量血流的敏感性更高，对该病的诊断可能会有所帮助。

睾丸扭转时，彩色多普勒可以显示疼痛的睾丸和睾丸旁软组织内因反应性充血而引起血流增加。这种现象可能与炎症条件下发生的反应性充血相似，如附睾-睾丸炎。临床表现有助于鉴别扭转和炎症。急性阴囊疼痛能自行缓解并且彩色多普勒成像显示充血的患者很可能为扭转松解。自发或手法复位减轻扭转的患者无须紧急手术，但这些患者存在再次发生扭转的风险，睾丸固定术对他们有益。在扭转晚期（＞24小时）的病例中，彩色多普勒通常显示阴囊壁和睾丸旁软组织明显充血，睾丸内无血流信号，类似于同位素扫描的"甜甜圈征"。脉冲多普勒波形分析对于扭转的诊断并不是必要的。脉冲多普勒检测扭转的敏感度为67%～100%。在幼童中，由于睾丸动脉很细，故识别正常睾丸中的血流可能是困难的。此外，可能难以区分睾丸旁和睾丸内动脉搏动，因此与扭转相关的阴囊壁充血可能被误认为是正常血流。

慢性扭转的睾丸在14天后开始萎缩，在这一阶段，睾丸可能仍为低回声，也可能因发生纤维化或钙化而变为高回声。同侧附睾通常肿大，并且常伴有鞘膜积液。睾丸梗死的其他原因包括外伤、结节性多动脉炎和亚急性细菌性心内膜炎。精索或睾丸受到外部压迫可能会导致睾丸梗死，并伴发疝、鞘膜积液和附睾炎。

急性附睾炎占儿童急性阴囊疼痛病例的28%～47%，并且相比青春期前的男孩，该疾病在青春期的男孩中更常见。许多青春期前附睾炎的病例实际上是阑尾扭转，尤其是尿培养阴性的患者。与睾丸或附件扭转患者相比，附睾炎患者通常疼痛发作更缓慢，全身症状更少。

在超声检查中，发炎的附睾可能呈局灶性或弥漫性增大，伴回声粗糙。整体回声通常减弱，但也可见正常或增强的回声。伴发的睾丸炎一般呈弥漫性，而其病灶通常靠近发炎的附睾。睾丸的受累部分通常增大、且呈低回声。尽管偶尔会在受累器官中看到正常的血流，但在彩色多普勒图像上，受累附睾和睾丸通常充血（图8.39）。脉冲多普勒评估对于确定急性附睾炎的诊断不是必须的，但当用其检测时，可见附睾动脉舒张期血流增加，呈低阻力波形，附睾动脉阻力指数＜0.7，并可检测到静脉血流。

睾丸炎也可能导致睾丸动脉的血管阻力异常降

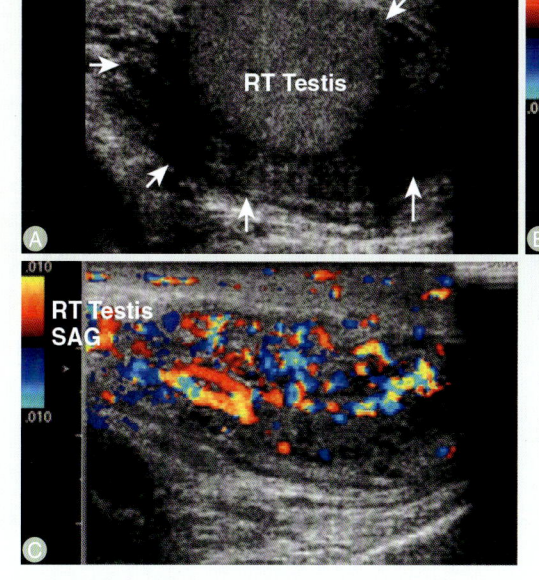
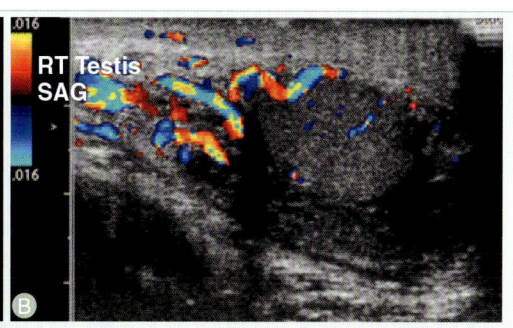

A.右侧睾丸矢状面显示外观正常的睾丸后外侧被一个突出的，不均匀低回声附睾所包绕（箭头）；B.阴囊纵切面CDFI显示附睾头部血流量增加，睾丸血流正常；C.整个附睾体和尾部可见明显血流信号及皮肤增厚。RT Testis：右侧睾丸；SAG：矢状面。

图8.39 8岁男孩急性附睾炎伴右侧阴囊疼痛

低（阻力指数<0.5）。在睾丸肿瘤中，可能有充血，但阻力指数通常>0.5。因此，脉冲多普勒可用于鉴别充血性肿瘤与睾丸充血。相关的超声表现包括反应性的单纯或混合性的鞘膜积液及皮肤增厚。严重附睾-睾丸炎的并发症包括脓肿形成和缺血导致的梗死。继发于严重附睾-睾丸炎的睾丸梗死与继发于睾丸扭转的睾丸梗死难以区分。

睾丸扭转的彩色多普勒超声

血流减少或无血流
自发性扭转松解-正常或血流增加
不完全扭转-正常或血流减少

由于睾丸扭转和附睾-睾丸炎的灰阶超声表现有重叠，所以二者的鉴别有赖于彩色多普勒成像。在多普勒成像上，扭转的典型特征是受累睾丸内的血流减少或缺失。附睾炎和睾丸炎的典型表现是附睾及受累睾丸内血流量增加。

附睾炎的彩色多普勒超声

附睾血流增加
如果睾丸也被感染，则睾丸中的血流增加
缺血可能导致血流减少

然而，二者之间的重叠可能导致假阳性或假阴性诊断。在自发性扭转松解的睾丸中看到充血或正常的彩色血流可能与附睾炎相混淆。睾丸不完全扭转可能显示彩色血流正常或减少。严重的附睾炎也可能出现缺血和梗死，因为这些患者也需要手术，所以通常不难诊断。由于多普勒成像在睾丸<1 mL的年幼患者中应用受限，能量多普勒和超声造影剂可能有助于鉴别正常和扭转的睾丸。

慢性附睾炎时，附睾增大且回声不均匀，睾丸被膜增厚，睾丸周围被充血性组织包绕。附睾和白膜可能会出现小钙化。最终，睾丸可能会萎缩变为弥漫性或局灶性低回声。因为通常有病毒病原体，所以孤立性睾丸炎不常见。大约30%感染腮腺炎的青春期前期男孩会出现腮腺炎性睾丸炎。初期，睾丸通常双侧增大呈高回声，最终导致睾丸萎缩和生育能力下降。

临床表现有助于鉴别扭转松解和阴囊炎症。扭转松解多表现为急性阴囊疼痛自发缓解及彩色多普勒成像显示充血。脉冲多普勒波形分析对于确定急性附睾炎的诊断不是必须的，但如果用其检测，可见附睾动脉舒张期血流增加、低阻力波形（附睾动脉的阻力指数<0.7）并可检测到静脉血流。在睾丸炎中也可见血管阻力异常降低（睾丸动脉的阻力指数<0.5）。如果不进行手术切除，梗死睾丸将在14天后开始萎缩。在此慢性阶段，睾丸可能呈低回声，但当发生纤维化和钙化时，睾丸则可能会变为高回声。

在年轻男孩中，附睾炎常继发于泌尿生殖系统异常，如异位输尿管引流入输精管或精囊。膀胱出口梗阻（例如，后尿道瓣膜及排尿功能障碍）可导致尿液反流到射精管，即使尿液是无菌的也会导致附睾炎。外伤也可能导致附睾炎。附睾炎通常比附睾扭转起病缓慢，全身症状也更少。可能有轻微的阴囊压痛，也可能有严重的阴囊疼痛及压痛，并伴有发热和脓尿。在青春期男孩中，大多数病例是继发于性传播病原体（例如，沙眼衣原体、淋病奈瑟球菌）。在年轻男孩中，10%~25%的患者中可见大肠杆菌。

睾丸附件扭转或附睾附件扭转是青春期前男孩急性阴囊疼痛的最常见原因，发病率为26%~67%，6~12岁为发病高峰（图8.40）。睾丸附件扭转可产生与睾丸扭转或附睾炎相同的临床体征和症状，但患者一般不会出现恶心和呕吐。如果阴囊上极出现小的、坚硬的、圆形的、可移动的、有压痛的肿块，并阴囊皮肤呈蓝色（蓝点征），则建议行超声检查，以避免不必要的手术。附件扭转的超声表现为靠近睾丸或附睾的上部，大小不等的中间呈低回声、边缘呈高回声的卵圆形无血供实性肿块（图8.41）。还可以看到反应性鞘膜积液、阴囊皮肤增厚、睾丸和附睾增大及回声减低。急性附件扭转时，扭转的附件无血供，而附睾充血。扭转晚期（>1天），扭转的附件周围可出现反应性充血区。根据相关炎性反应的程度，睾丸血供可正常或增加。睾丸附件是中肾小管盲端的胚胎残留物。睾丸附件与睾丸上极的白膜相连，附睾附件位于附睾头部。两个附件都有蒂，因此容易发生扭转。92%的男性有睾丸附件，25%的男性有附睾附件。大多数扭转的附件会萎缩，经对症支持治疗后症状可消失。手术只适用于有持续症状的附件扭转。最终，梗死的附件体积缩小，可能钙化，并可能脱落成为阴囊结石。

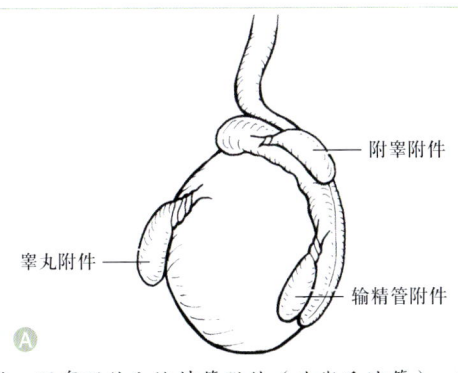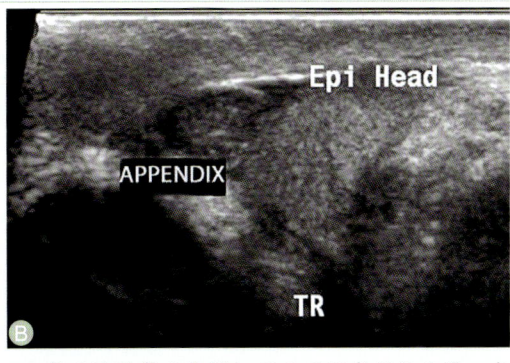

A.睾丸附件、附睾附件和输精管附件（哈勒氏迷管）；B.正常男性附睾头部横切面显示附睾附件为等回声结节，毗邻附睾头，但与附睾头分离。APPENDIX：附件；Epi Head：附睾头；TR：横切面。

图8.40 睾丸附件

（A with permission from Leape LL. Torsion of the testis. In: Welch KJ, Randolph JG, Ravitch MM, editors. Pediatric surgery. St. Louis, 1986, Mosby.）

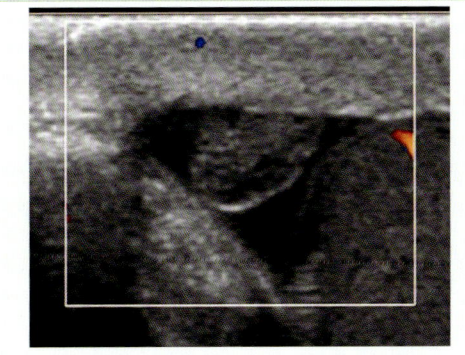

阴囊横切面CDFI显示睾丸旁一个增大的肿块，无血流信号，与附睾附件扭转相符。相邻睾丸可见血流信号，排除睾丸扭转。

图8.41 12岁男孩附睾附件扭转伴阴囊疼痛10小时

阴囊外伤通常由运动损伤引起，但也可能出现在骑跨或车把伤、车祸、儿童虐待或分娩创伤中。外伤可导致睾丸血肿、断裂或破裂。睾丸破裂是一种外科急症。如果在创伤事件发生后的72小时内对破裂的睾丸进行手术修复，可以提高睾丸的存活率。破裂睾丸的超声表现（图8.42）包括弥漫性实质回声不均匀，失去正常光滑的轮廓，白膜破坏，生精小管受压，睾丸不可见。损伤睾丸的彩色多普勒成像显示血流有助于排除睾丸缺血。相反，睾丸断裂时，正常的睾丸实质不连续，但白膜保持完整。睾丸断裂的超声表现为形状正常的睾丸内的低回声线。睾丸血肿表现为无血供肿块，其回声强度因血肿的时间而异。相关表现包括阴囊血肿、积血和阴囊壁增厚。睾丸破裂的并发症包括梗死、慢性疼痛、脓肿和不育。尽管超声可能有助于评估外伤性阴囊，但关于它的有效性存在争议，一些临床医师质疑其准确性，并建议即使在没有睾丸破裂的情况下也应尽早进行手术探查。

急性特发性阴囊水肿是阴囊水肿的一种罕见原因，可能累及一个或两个睾丸。其通常发生于5~11岁的男孩，主要体征和症状包括阴囊肿胀、红斑，一般无疼痛（图8.43）。肿胀可延伸至前腹壁和会阴。超声显示阴囊壁明显增厚，睾丸和附睾正常。彩色多普勒成像显示阴囊壁血流正常或轻微增加，睾丸和附睾血流正常。急性阴囊水肿在数天内自行消退，无后遗症。

据估计，15%的Henoch-Schönlein紫癜患者有阴囊或睾丸受累。Henoch-Schönlein紫癜是一种血管炎，累及小血管，影响皮肤、胃肠道、关节和肾脏。超声表现为阴囊弥漫性肿胀，睾丸实质内血流正常，无须手术治疗，一般可完全自愈。睾丸回声

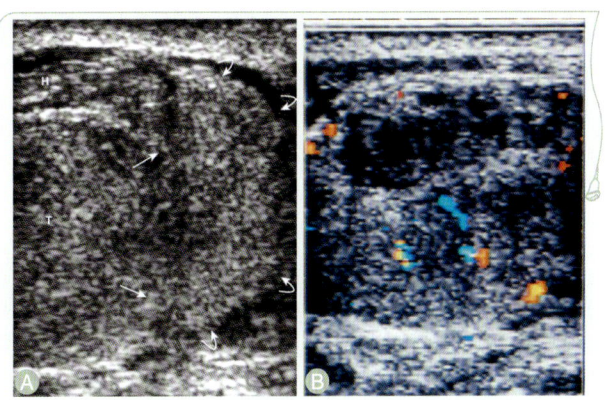

A.睾丸左侧下方纵切面显示白膜破裂（直箭头），生精小管受压（弯箭头），有相关血肿（H），T：睾丸；B.左侧睾丸CDFI显示血流分布不均匀，表明睾丸实质内有挫伤和出血，睾丸内有血流信号可排除梗死。

图8.42 腹股沟遭踢打后睾丸破裂伴有阴囊疼痛的患者

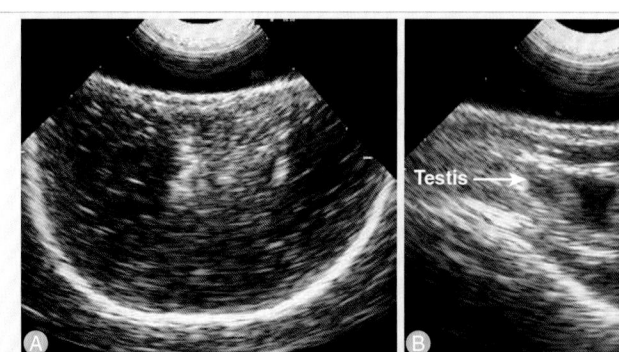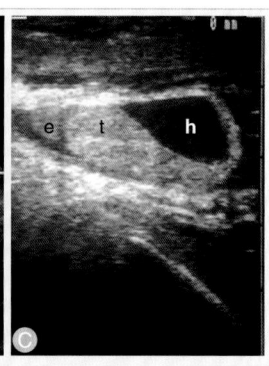

阴囊横切面（图A）、左侧阴囊矢状面（图B）和使用导声垫检查下（图C）显示：阴囊明显肿胀，右侧睾丸（t）和附睾（e）正常，其旁伴有鞘膜积液（h），左侧睾丸和附睾（未显示）也正常。Testis：睾丸。

图8.43　4岁男孩急性特发性阴囊水肿，睾丸正常，伴有突发、无痛、阴囊肿胀

正常，但通常可见双侧附睾增大，回声不均，反应性鞘膜积液和阴囊壁增厚。CDFI显示增厚的阴囊壁和附睾血管充血，睾丸内血流正常。仔细检查臀部、下肢和会阴部是否有典型的紫癜性皮疹有助于该疾病的诊断。

阴囊肿胀和疼痛也可能继发于腹膜鞘状突，尤其是在新生儿鞘状突未闭的情况下。各种液体，如血液、淋巴液、脓液、透析液、脑室腹腔分流术的脑脊液或其他腹腔内液体均可流入阴囊。腹部的血液可以通过外渗进入组织或通过未闭的鞘状突进入阴囊，并可能是肾上腺出血、肝裂伤或受虐儿童迟发性脾破裂患者的首发体征。据报道，阴囊肿胀与炎症或感染性疾病有关，如急性阑尾炎、穿孔性阑尾炎或克罗恩病。阴囊肿胀的另一个不常见的原因是来源于心导管插入术中股静脉导线引起的睾丸静脉血栓。在阴囊肿胀的新生儿和发生不明原因的阴囊肿胀的年龄稍大的儿童中，腹部超声检查可能有助于诊断导致的继发性阴囊病变的腹部原发疾病。

九、阴囊肿块

（一）睾丸内部疾病

超声检查在评估阴囊肿块中起重要作用，包括确认病灶存在，判定来源部位，并描述其内容物性质。超声发现睾丸肿瘤的敏感性几乎为100%。超声也能鉴别90%～100%的睾丸内肿瘤和睾丸外肿瘤。睾丸内肿块大多是恶性的，而睾丸外肿块大多是良性的，因此这种区分非常重要。良恶性睾丸肿瘤是儿童第七大常见的肿瘤。大约80%的睾丸肿瘤是恶性的。在小儿年龄组中，睾丸肿瘤有两个发病高峰。2岁半以前发病占60%，青春期晚期占40%。隐睾（腹部）患者的恶性发病率增加30～50倍。精原细胞瘤（恶性）和性腺母细胞瘤（多数为良性）通常发生于与隐睾、睾丸女性化综合征、男性假两性畸形和真两性畸形相关的性腺发育不良。

睾丸肿瘤约占所有儿童肿瘤的1%，占男孩实体恶性肿瘤的2%。原发性睾丸肿瘤分为生殖细胞源性和非生殖细胞源性。在青春期前的儿童中，70%～90%的原发性睾丸肿瘤来源于生殖细胞，其中大多数（66%～82%）为内胚窦瘤（卵黄囊瘤）。大部分患者（≥80%）的内胚窦瘤局限于阴囊处。其余20%的患者有局部和腹膜后淋巴转移，或血行转移至远处部位。局限于睾丸者生存率可达70%及以上。胚胎细胞癌、畸胎癌和绒毛膜癌是侵袭性较强的肿瘤，可通过淋巴和血行途径早期转移。内胚窦瘤主要发生于12～24月龄的婴儿，表现为无痛性阴囊肿块。可伴同侧鞘膜积液（25%）或腹股沟疝（21%）。肿瘤可能转移至肺部，以年龄较大的儿童居多，但腹膜后淋巴结转移罕见。胚胎癌通常发生在青春期或青年期，高度恶性，常扩散至腹膜后和纵隔淋巴结，血行转移到肺、肝和大脑。卵黄囊和胚胎细胞肿瘤中常见血清甲胎蛋白水平升高，而胚胎细胞肿瘤和畸胎瘤中血清β-hCG水平升高最常见。

其他见于青少年和成人的生殖细胞肿瘤有良性畸胎瘤、畸胎癌和绒毛膜癌。睾丸畸胎瘤是婴幼儿最常见的睾丸良性生殖细胞肿瘤，多见于4岁以下儿童。睾丸肿瘤患者通常出现无痛性阴囊或睾丸肿大，因肿瘤扭转或出血而引发的疼痛较罕见。

大约85%的良性畸胎瘤包含所有三个生殖细胞层的成分，分化良好。大约15%的肿瘤中含有低分化成分，但即使如此，这些肿瘤通常呈良性进展。然而，在青春期患者中，畸胎瘤通常是恶性的，而且往往更具侵袭性，因此必须进行睾丸切除术。

精原细胞瘤是成人最常见的睾丸肿瘤，在儿童中很少见。通常发生在青少年中，与隐睾症关系密切。一般来说，精原细胞瘤为均匀的低回声肿块，很少包含坏死和出血区域（图8.44）。另外，畸胎瘤和畸胎癌肿块成分复杂，包括由浆液性液体形成的低回声区域及代表脂肪和钙化的高回声区域。其余生殖性肿瘤具有非特异性、多变的超声表现。当睾丸被膜被侵袭性肿瘤侵入时，睾丸呈现不规则轮廓。20%~25%的睾丸肿瘤伴有反应性鞘膜积液。睾丸肿瘤者很少伴有阴囊皮肤增厚，若睾丸肿瘤患者出现阴囊皮肤增厚，则通常表明有炎症反应过程。

多普勒超声成像是评估睾丸肿瘤的有效方法，其血供丰富程度取决于肿瘤大小。较大的肿瘤通常血供丰富，但直径<1.5 cm的肿瘤往往无血供或少血供。多普勒可显示肿瘤血管移位、受压或正常走行。在某些情况下，灰阶图像可能不显示肿瘤，但彩色多普勒成像可显示肿瘤存在。阻力指数测定无助于诊断。

睾丸最常见的原发性非生殖细胞肿瘤为间质细胞瘤和支持细胞瘤。这些间质肿瘤约占睾丸肿瘤的10%，通常为激素分泌型。间质细胞肿瘤约占非生殖细胞肿瘤的60%，支持细胞肿瘤约占40%。间质细胞肿瘤常见于3~6岁的患者，因产生睾酮而造成男性过早发育。支持细胞肿瘤患者通常在出生后1年内出现无痛性肿块。大多数不产生活性激素，但部分肿瘤会分泌雌激素，造成男性乳房发育。这两种非生殖细胞肿瘤生长缓慢，在青春期前的患者中几乎都是良性的。这些肿瘤通常较小，表现为边界清晰的低回声病变（图8.45）。病变较大时，可因出血和坏死继发形成囊性空腔。尽管间质细胞肿瘤可行组织保留手术，但睾丸切除术可达到根治的目的。

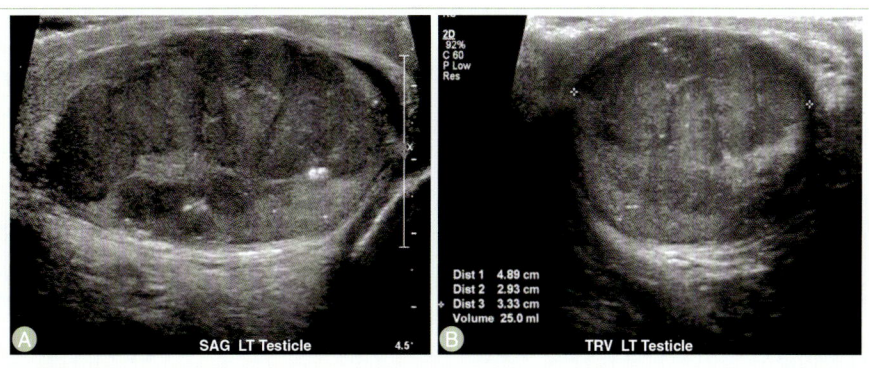

A、B.左侧睾丸纵切面和横切面显示睾丸体积为25 mL，分叶状、不均质低回声的肿块占据了大部分睾丸，伴有正常睾丸的较薄外缘和少数微小簇状钙化，肿块内外出现多个微小强回声（微石症）。

图8.44　伴有无痛性左侧阴囊肿块的18岁精原细胞瘤患者

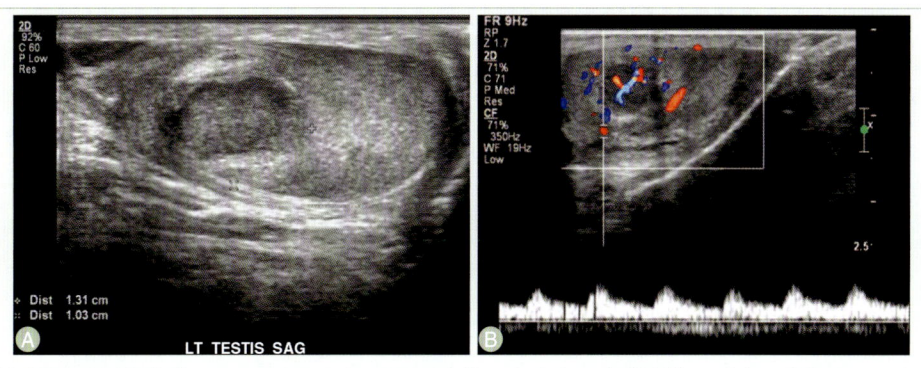

A.左侧睾丸横切面显示一大小为1.3 cm×1.0 cm×1.0 cm的低回声肿块，边界清楚，周边回声较强；B.彩色多普勒和频谱多普勒显示肿块内为动脉血流信号。

图8.45　8岁男孩，间质细胞瘤伴6个月性早熟史

另一种罕见的肿瘤是性腺母细胞瘤，主要见于条索状性腺的女性表型患者或是带有男性染色体和睾丸的患者。这些肿瘤通常较小、边界清楚、呈低回声。病变较大时，可因出血和坏死继发形成囊性空腔。性腺母细胞瘤常为良性，通常在切除腹内发育不良性腺的手术中发现。其他良性睾丸肿块包括血管瘤、神经纤维瘤、脂肪瘤、纤维瘤、表皮样肿块和囊肿。还有类似于良性实体肿瘤的非肿瘤性病变，包括囊性发育不良、肾上腺残基、血肿和间质细胞增生。非肿瘤性病变超声表现非常多变，但表皮样囊肿的特点是低回声、边界清楚、包含内部回声或呈洋葱皮层状外观（图8.46）。在胚胎发育过程中，当胎儿肾上腺皮质细胞刚好与性腺组织同时迁移时，就会在睾丸中出现肾上腺残基。肾上腺残基响应肾上腺皮质激素水平升高形成肿瘤样团块，通常由先天性肾上腺增生症或库欣综合征引起。在声像图上，肾上腺残基呈圆形、大小不一、低回声的睾丸内实性结节，常位于睾丸纵隔附近。睾丸内结节通常为双侧，随着时间延长可增大或复原。肾上腺剩余在组织学和声像图上与间质细胞肿瘤相似，但临床上，通常能根据肾上腺功能亢进相关的异常激素水平来明确诊断。

白血病和淋巴瘤可累及睾丸（图8.47）。25%的新发急性淋巴细胞白血病的男孩可见临床无症状睾丸受累。可表现为睾丸肿大且呈均匀低回声，或包含局灶性低回声肿块。双侧受累最常见，几乎所有病例均表现为彩色多普勒血流增加，伴血管紊乱。神经母细胞瘤、肾母细胞瘤、朗格汉斯细胞组织细胞增生症、视网膜母细胞瘤、横纹肌肉瘤和窦组织细胞增生症可转移至睾丸。可通过淋巴、血行途径或从相邻肿瘤直接扩散转移。肿块无痛且坚硬，或表现为弥漫性睾丸增大。这些睾丸肿瘤的声像图表现不具有特异性。受累睾丸通常体积增大，呈球形或分叶状。原发性和转移性肿瘤都可能造成睾丸局灶性肿块或弥漫性病变。其回声特征从低回声到高回声不等，实质回声均匀或不均匀，回声减低区域提示出血或坏死，回声增强区域表明有钙化。有时也表现为回声正常。年龄较大的青春期后睾丸肿瘤患者的睾丸更常出现灰阶超声的异常。这可能提示不同年龄组患者的肿瘤存在组织学差异。

彩色多普勒成像有助于评估小儿睾丸肿瘤。在

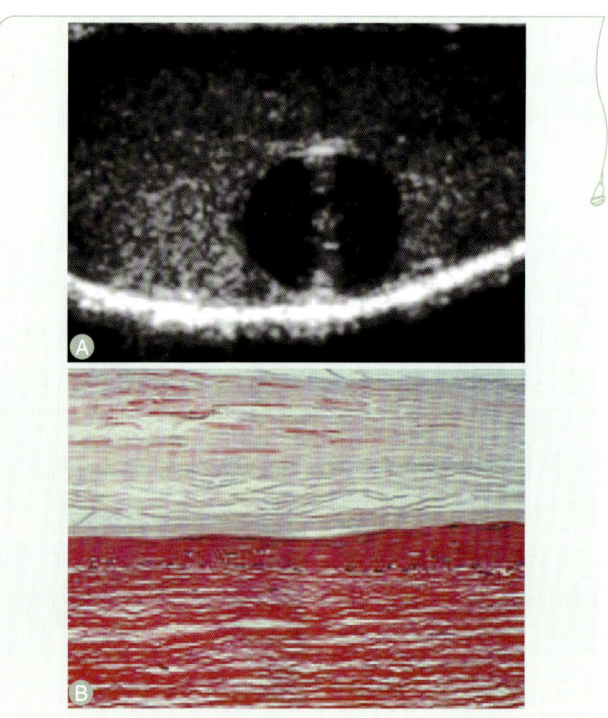

A.纵切面显示一边界清晰的病灶，由表皮组织引发的多个环状层组成；B.组织学标本。

图8.46　表皮样囊肿

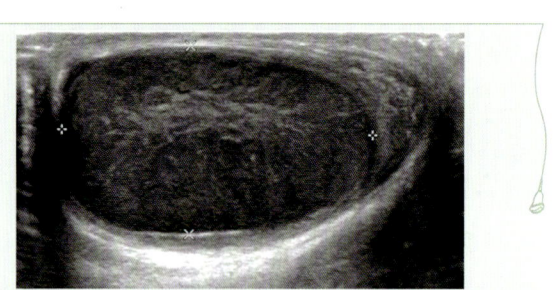

纵切面显示右侧睾丸肿大（体积为6.7 mL），以低回声为主，说明白血病弥漫性浸润。正常左侧睾丸（未显示）体积为1.1 mL。

图8.47　13岁男性，B细胞白血病复发及右侧睾丸肿大，睾丸白血病浸润

Luker和Siegel开展的一项针对儿童睾丸肿瘤患者的研究中，7例患者中有6例（86%）可见紊乱、丰富的血流信号。尽管所有患者都有睾丸肿大，但7例患者中有4例（57%）睾丸回声正常。因此，彩色多普勒有助于描述具有上述情况的肿瘤。睾丸血供丰富而回声正常也可见于睾丸炎，但不伴有附睾炎的睾丸炎很不常见，特别是在青春期前的儿童，肿瘤常表现为增大的、无触痛性肿块，因此病史有助于区分这两种疾病。在过去20年中，有一项多中心回顾性调查研究，对儿童非恶性肿瘤的术前和术中标准进行了认定，并且分析了睾丸肿块保守治疗的

结果，逐步形成了针对儿童睾丸肿瘤的处理方案。Valla报道了其小儿泌尿外科研究团队的结果。50%的儿童睾丸肿瘤可能是良性的，在限于畸胎瘤、表皮样囊肿，尤其是单纯性囊肿的术前诊断中，超声检查结果较临床标准更具有决定性。研究团队得出结论，根据临床、生物学、放射学和冷冻切片结果选择治疗方案时，应该适当考虑睾丸保留手术，不额外增加肿瘤方面的风险，同时给患者带来美学、心理和功能上的获益。孤立性的单纯囊肿是不常见的睾丸肿块，患者阴囊肿大而无疼痛。这些囊肿为无回声肿块、壁光滑、无结节或实性成分、后方回声增强。因此他们不同于表皮样囊肿和其他包含内部回声的囊性肿瘤。单纯性囊肿是良性的，可采取超声随访。在婴幼儿中，囊肿生长可导致睾丸实质被压缩和替代。因此，可早期采取传统手术切除囊肿并保留邻近实质。对于超声检查确诊的单纯性囊肿仅行简单的剜除术即可。

（二）睾丸外部疾病

阴囊鞘膜积液是阴囊中异常积聚的浆液，是儿童无痛性阴囊肿大的最常见原因。鞘膜积液可以是先天性的，也可以是后天的。在新生儿和婴儿中，几乎所有的鞘膜积液都是先天性的。随着睾丸向下进入阴囊时，它被腹膜的一部分也就是鞘状突包覆。出生时，鞘状突通常在近端闭合，形成鞘膜。一定量的腹膜腔液体可被包裹在鞘膜内，形成新生儿稳定的鞘膜积液。在出生后的18个月内，积液会被慢慢吸收。如果鞘状突未能闭合，腹膜腔和阴囊之间就会存在一个开放的通道。这可能导致阴囊疝或液体量不等的交通性鞘膜积液。在交通性鞘膜积液中，可见鞘膜积液延续至骨盆。对未闭合的鞘状突需要进行手术结扎。

鞘膜积液的常见超声表现为阴囊内无回声液体（图8.48）。大龄儿童的鞘膜积液通常是后天性的。积液浑浊或内伴分隔光带常提示为反应性鞘膜积液，由感染、扭转、创伤或肿瘤所致。其他积液，如慢性出血或淋巴囊肿（与同侧肾移植有关），可能被误认为是反应性鞘膜积液。这些是由淋巴管中断伴淋巴液漏入鞘膜或由同种异体移植物淋巴囊肿经腹股沟管直接延伸导致的。超声表现为睾丸周围的分隔型积液。

在鞘膜内的积血形成血肿。大多数是手术或创伤所致，但也可能继发于出血性疾病或恶性肿瘤。声像图上表现为液体积聚，伴有较低水平的内部碎片、分隔或液体-碎片层。慢性血肿可出现阴囊壁增厚。

阴囊疝是发生于男性儿童的一种常见肿块，临床上通常很明显。腹股沟疝几乎均为未闭合的鞘状突（间接疝）进入阴囊所致。疝多发生在右侧，因右侧鞘状突的闭合晚于左侧鞘状突。超声可显示阴囊中的肠袢、正常睾丸、附睾及代表疝出网膜的回声区（图8.49）。疝出的肠袢不蠕动提示缺血。缺血和嵌顿（肠袢不可复位）时，需行急诊手术。睾丸外的病理改变，如血肿、分隔型鞘膜积液、阴囊脓肿和尿性囊肿，可与充满液体的肠袢相似，而大网膜疝可能与原发性阴囊肿块混淆。因此建议检查腹股沟管和Hesselbach三角区域以评估疝囊并排除原发性阴囊病理改变。

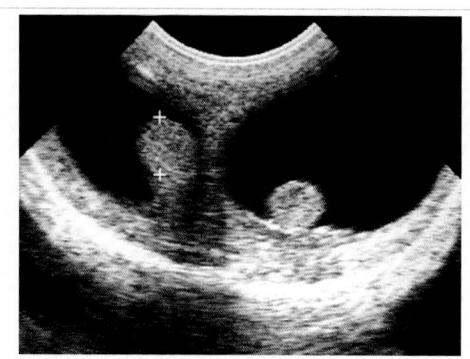

阴囊横切面显示双侧睾丸被大量无回声的积液包围。

图8.48　新生儿双侧鞘膜积液

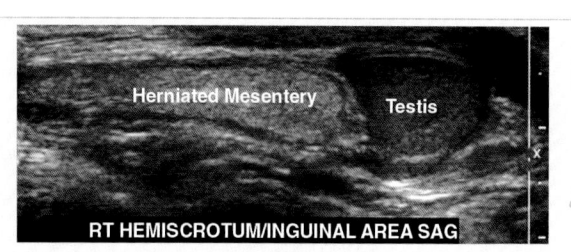

右半阴囊和腹股沟区域纵切面显示高亮回声的脂肪肠系膜从腹膜腔延伸至右侧腹股沟管，紧邻右侧睾丸。Herniated Mesentery：疝出的大网膜；Testis：睾丸。

图8.49　婴儿腹股沟疝伴右侧腹股沟肿块

其他多发于青少年和青春期后男性的阴囊包块有精索静脉曲张、阴囊膨出和附睾囊肿。精索静脉曲张是指位于睾丸后部的蔓状静脉丛扩张。大多数（85%~98%）发生在左侧。男性幼童中，精索静脉曲张并不常见，可能由肿瘤压迫精索导致。超声显示为较小迂曲结构,彩色多普勒成像可见血流,频谱多普勒成像显示为静脉波形。Valsalva动作和直立位可使多普勒血流信号增加(图8.50)精液囊肿发生在附睾头部,由液体、精子和沉积物组成。附睾囊肿不含精子,可发生在附睾头部、体部或尾部。超声检查显示为透声性良好的圆形结构,后壁轮廓清晰,囊内可含有碎片(图8.51)。其他囊性病变包括精索囊肿和鞘膜囊肿。

(三)睾丸旁肿瘤

良性和恶性睾丸旁肿瘤都很少见,通常累及附睾或精索。也可能发生于睾丸附件或被膜。大约30%的精索肿瘤是恶性的,一般由胚胎横纹肌肉瘤引起(图8.52)。这种肿瘤通常发生在5岁以下的男孩中,表现为快速生长、无痛的腹腔内肿块。高达40%的患者在确诊时伴有腹膜后淋巴受累。其他恶性病变包括转移性神经母细胞瘤、淋巴瘤、平滑肌肉瘤和纤维肉瘤。其通常为界限分明、均匀或不均匀的低回声实性肿块。良性睾丸旁肿瘤包括纤维瘤、血管瘤、脂肪瘤、平滑肌瘤、淋巴管瘤和神经纤维瘤。良性和恶性睾丸旁肿瘤均可能表现为低回声、高回声或不均匀回声,超声无法清晰辨别。睾丸旁横纹肌肉瘤中,多普勒成像血供增多,可与附睾炎表现类似。因此,由于横纹肌肉瘤有同样表现,对疑似附睾炎的病

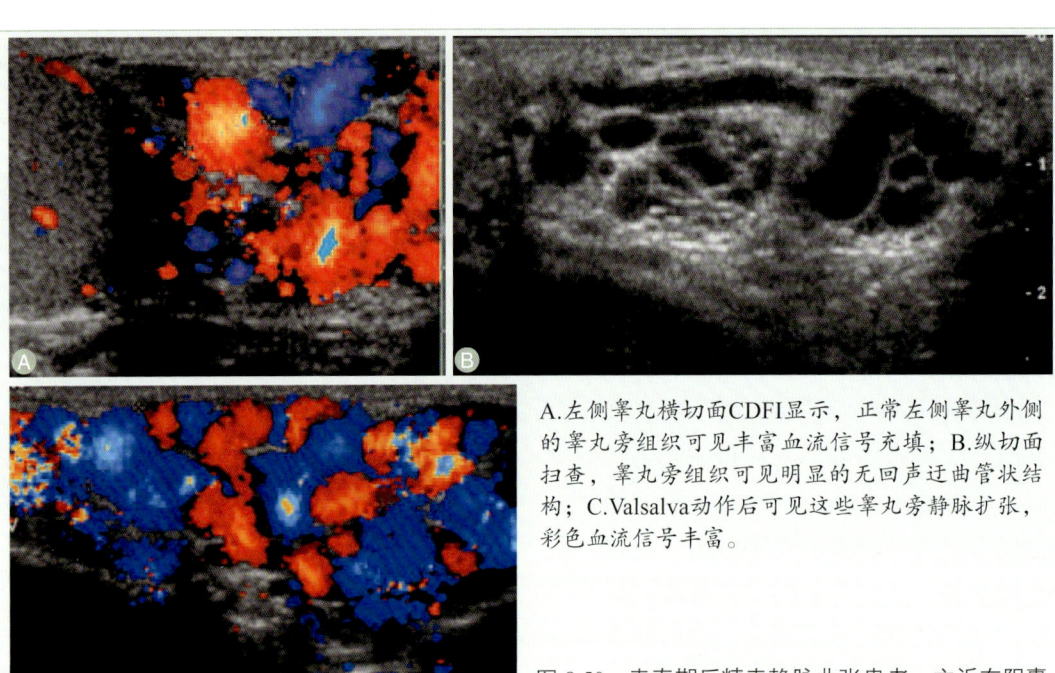

A.左侧睾丸横切面CDFI显示,正常左侧睾丸外侧的睾丸旁组织可见丰富血流信号充填;B.纵切面扫查,睾丸旁组织可见明显的无回声迂曲管状结构;C.Valsalva动作后可见这些睾丸旁静脉扩张,彩色血流信号丰富。

图8.50 青春期后精索静脉曲张患者,主诉在阴囊左侧自觉"虫状"结构

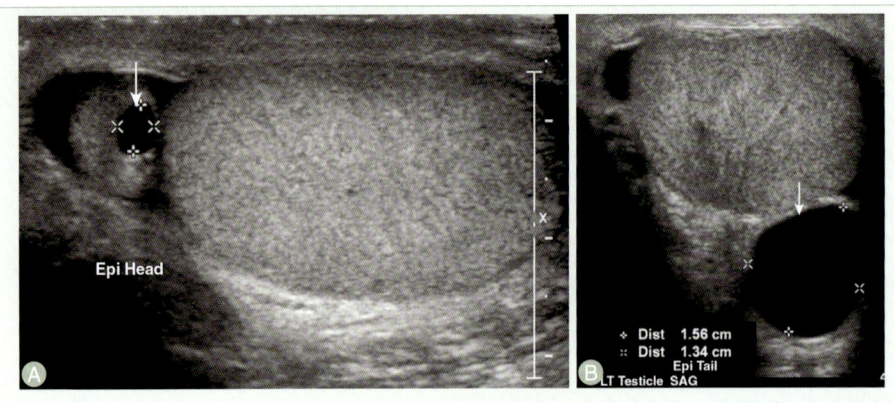

青少年,左侧阴囊肿块。A.纵切面显示附睾头部小囊肿(箭头)和正常左侧睾丸;B.左侧睾丸下方横切面扫查,邻近附睾尾部显示一较大囊肿(箭头),可见少许鞘膜积液。

图8.51 附睾囊肿

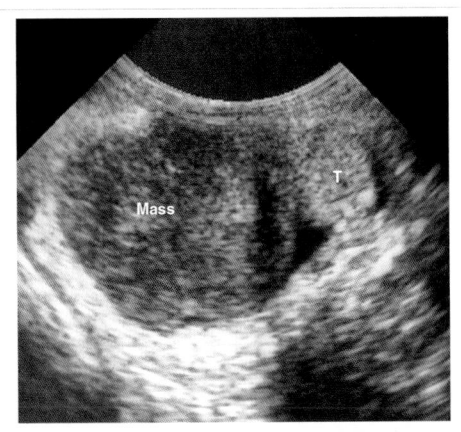

18月龄男孩，左侧睾丸（T）内侧发现较大实性肿块，并伴有少许鞘膜积液。Mass：肿块。

图8.52 睾丸旁横纹肌肉瘤

例应进行随访以确保不遗漏肿块并及时处理。

最常见的良性睾丸旁肿瘤包括腺瘤样肿瘤和充满液体的肿块，如精液囊肿和附睾或白膜囊肿。腺瘤样肿瘤通常见于附睾体，精索或睾丸外膜较少见，呈实性、边界清晰、回声强度多变。附睾囊腺瘤（与希佩尔-林道综合征病相关）和淋巴管瘤为分隔型囊性肿块。脾性腺融合是一种罕见的先天性畸形，左侧睾丸附近可发现异位脾组织肿块。

胎粪性睾丸鞘膜炎引起的局灶性钙化可表现为能触及的阴囊肿块（图8.53）。这些营养不良性钙化是由于妊娠中期或晚期子宫内肠穿孔造成的。无菌性肠内容物（胎粪）泄露至腹膜腔，通过未闭合的鞘状突进入阴囊，引起异物性炎症反应，导致局灶性钙化。和其他地方的钙化一样，这些钙化区域为强回声，伴后方声影，可类似于实性肿瘤，尤其是畸胎瘤。其鉴别诊断是基于声像图或腹部平片上额外发现的腹膜内钙化。这些钙化最终会自发消退，因此建议采取保守治疗。小儿阴囊或睾丸钙化疾病的鉴别诊断包括畸胎瘤、性腺母细胞瘤、间质细胞瘤、睾丸微石症、钙化游离体、静脉石、胎粪性鞘膜炎、钙化血肿、炎症后或感染性阴囊结石。

睾丸微石症是一种无症状性的病变，具有特征性的超声表现，通常被偶然发现。在普通患者、唐氏综合征、隐睾症及克氏综合征患者中均有报道。睾丸微石症是指生精管内因支持细胞吞噬失败形成的钙化碎片。这些蜂窝状的碎片有一个钙化核心和环绕的层状胶原。超声检查可见微小的（1~3 mm）点状强回声，后方大多不伴声影（图8.54，动图8.5）。睾丸内回声点的数量可以从少数到很多，单副图像上至少显示5个小结石方能满足超声诊断标准。睾丸微石症与恶性肿瘤之间的关系尚不清楚。对有症状和有恶性肿瘤病史的患者，或患者要求时，应考虑进行超声随访。无症状患者可进行自我检查。

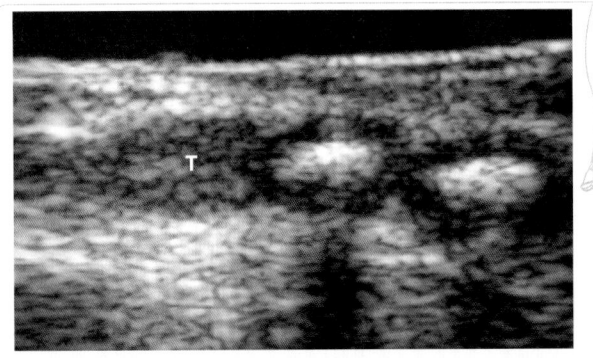

应用导声垫，左阴囊纵切面可显示正常左侧睾丸（T）下方，见两个边界清晰的椭圆形高回声肿块，伴低回声晕和声影。

图8.53 5岁男孩，胎粪性睾丸鞘膜炎伴无痛性阴囊肿块

[With permission from Mene M, Rosenberg HK, Ginsberg PC. Meconium periorchitis presenting as scrotal nodules in a ive year old boy. J Ultrasound Med. 1994; 13（6）: 491-494.]

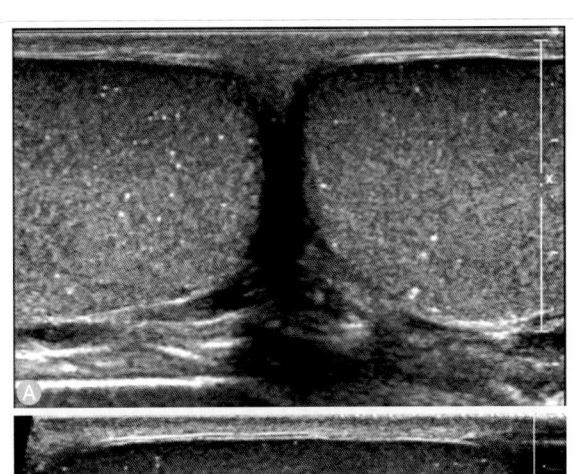

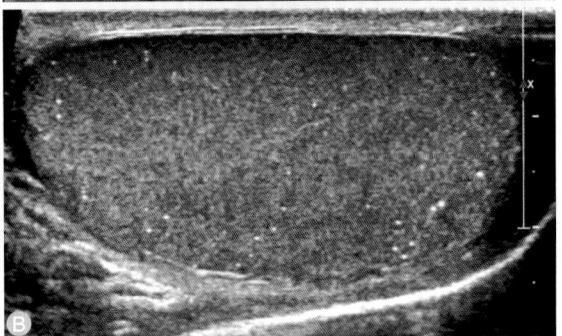

18岁男性，睾丸疼痛，双侧睾丸横切面（图A）及右侧睾丸纵切面（图B）显示多个点状强回声，不伴声影。

图8.54 睾丸微石症

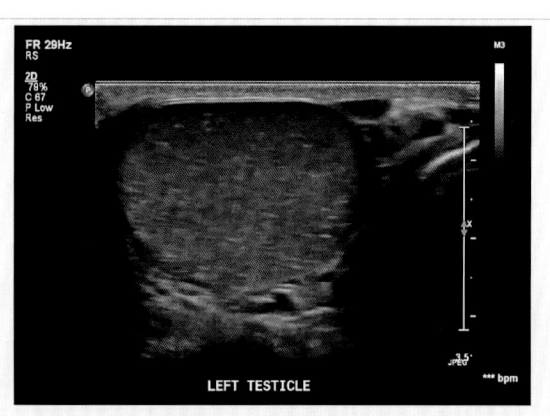

动图 8.5　睾丸微石症

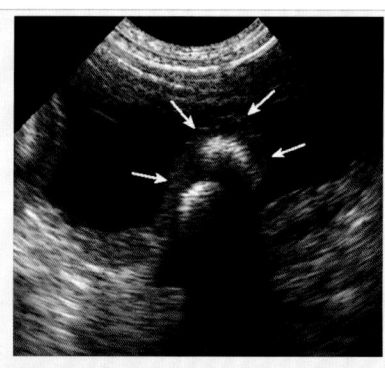

膀胱左侧矢状面显示一个突入膀胱腔的单纯性输尿管疝（箭头），内有两个高回声、后方伴声影的结石。

图 8.56　单纯性输尿管口囊肿伴结石的 7 岁患儿，近期有轻度外伤

十、下尿路

（一）先天性病变

集合系统和输尿管的重复畸形是尿道最常见的先天畸形。完全性双输尿管的下输尿管于原位插入膀胱三角区，常导致膀胱输尿管反流。上输尿管通常异位插入膀胱（在膀胱颈）或三角区（在正常位置的内下方）。女性异位输尿管口可位于尿道、阴道或子宫，可导致尿液滴漏。男性异位输尿管口可位于近端尿道、精囊、输精管或射精管，因为异位插入点总是在外括约肌的近端，尿失禁症状并不出现。重复畸形通常是无症状的，尿路感染是最常见的首发症状。由于异位输尿管疝，上部输尿管通常会出现梗阻。超声显示扩张的上部的集合系统和输尿管，输尿管远端形成轮廓清晰、薄壁的囊状突起突入膀胱底部（图8.55）。输尿管下极常因反流而扩张。少数情况下，输尿管下极一部分可能因邻近的异位输尿管疝或因膀胱输尿管反流导致输尿管口梗阻而扩张。一般10%～20%的异位输尿管与单一的集合系统有关（图8.56）。存在异位输尿管的肾实质可能会发育不良包括肾实质的回声异常、皮髓质界限不清晰，以及大小不一的囊肿。

超声很适合筛查患有膀胱输尿管反流患者的亲属，因为他们比一般人更易出现反流。Giel等表明，倘若膀胱输尿管反流患者的老年亲属存在反流但是无症状，仅需要进行保守观察。

后尿道瓣膜是男性儿童尿路梗阻的一个常见原因。临床表现包括由于肾积水或尿性囊肿引发可触及的腹部肿物、尿流不畅、尿道感染和发育不良。超声检查显示，膀胱壁增厚，呈小梁状，后尿道扩张（图8.57）。可能存在继发于膀胱输尿管反流的明显肾积水，并伴有输尿管的迂曲、扩张。有时，单侧反流会导致同侧肾输尿管积水。肾实质可能变薄，并且由于长期的反流或梗阻性肾病导致回声异常增高。许多患有后尿道瓣膜的婴儿会继发肾发育

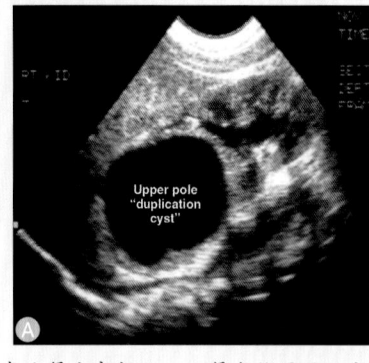
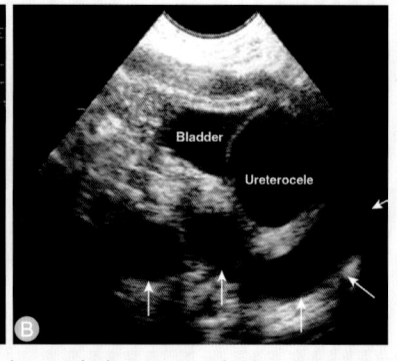

重复肾伴尿路感染的患儿肾上部梗阻。A.肾矢状面显示上部"重复囊肿"和下部肾内集合系统轻度扩张，周围存在正常肾实质；B.盆腔矢状面显示膀胱内有一个大的异位输尿管疝，与扩张的、迂曲的上部输尿管相通（箭头）。Upper-pole "duplication cyst"：上部重复的囊肿；Bladder：膀胱；Ureterocele：输尿管疝。

图 8.55　异位输尿管疝

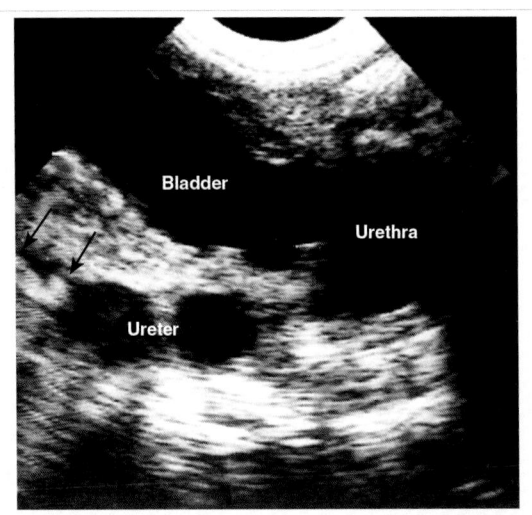

矢状面显示不规则增厚的膀胱壁（由梗阻引起），严重扩张的后尿道和中等程度扩张迂曲的远端输尿管，箭头显示膀胱壁的浆膜面。Bladder：膀胱；Urethra：尿道；Ureter：输尿管。

图 8.57　新生儿后尿道瓣膜

[With permission from Rosenberg H. Sonography of pediatric urinary tract abnormalities. Part I. Am Urol Assoc Weekly Update Series. 1986；35：1-8.]

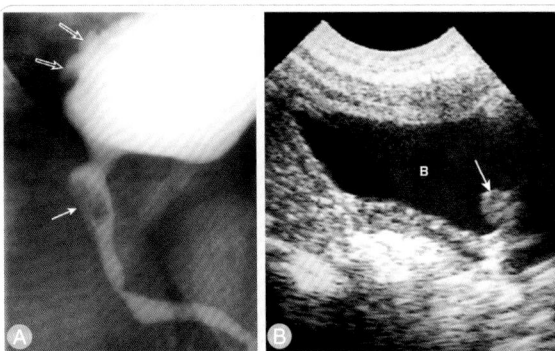

A.排泄性膀胱尿道造影显示后尿道一个椭圆形息肉状肿块（实心箭头）、膀胱后壁增厚（空心箭头）；B.4个月后的膀胱，矢状面显示一个实性息肉样肿块（箭头）从膀胱颈突入膀胱腔内。

图 8.58　新生儿先天性尿道息肉导致产前肾输尿管积水

[With permission from Caro PA, Rosenberg HK, Snyder 3rd HM. Congenital urethral polyp. AJR Am J Roentgenol. 1986；147（5）：1041-1042.]

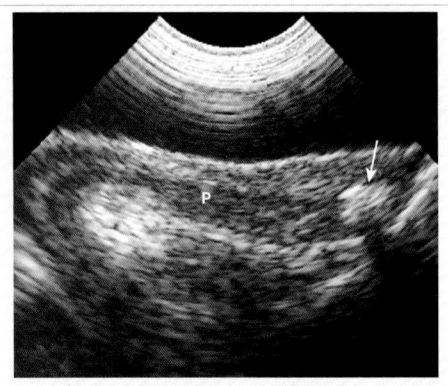

使用导声垫得到的阴茎（P）矢状面显示，6岁男孩远端尿道存在一个7 mm的结石（箭头），伴有严重血尿、排尿困难和耻骨上疼痛。

图 8.59　舟状窝的尿道结石

不良，超声表现为肾脏回声增高，皮髓质分界不清，通常伴有小的囊肿。肾实质的超声表现对预测后尿道瓣膜患儿的潜在肾功能有一定的价值。

梅干腹综合征（或Eagle-Barrett综合征，腹部肌肉缺失），是男性婴幼儿尿路梗阻的另一个常见原因。该综合征包括腹部肌肉缺失、双侧肾脏输尿管积水和隐睾症。有3种形式的尿路异常，最严重的类型是尿道闭锁和肾发育不良，这些儿童的预后很差，通常在婴儿期即死亡。相关的先天性畸形很常见，包括肠道旋转不良或闭锁、肛门闭锁、先天性巨结肠症、先天性心脏畸形、骨骼畸形和肺囊腺瘤畸形。在稍轻的尿路异常形式中，膀胱大且无力，伴双侧肾输尿管积水和肾功能损害，不伴尿道梗阻。上述改变通常认为是由于神经功能障碍而非机械性梗阻。这些婴儿通常没有相关的先天性畸形，预后较好。轻微的梅干腹综合征，尿路仅受轻度的影响。

其他不常见的膀胱出口梗阻包括前尿道瓣膜、尿道重复、先天性尿道狭窄、前尿道憩室、后尿道息肉（图8.58），以及结石（图8.59）。少数情况下，巨大的膀胱憩室会下降到膀胱颈部以下，导致膀胱出口梗阻。除了超声检查外，通常还需要排泄性膀胱尿道造影检查识别这些尿道梗阻。

膀胱出口梗阻的原因

后尿道瓣膜

梅干腹综合征

前尿道瓣膜

尿道重复或输尿管疝

先天性尿道狭窄

前尿道憩室

后尿道息肉

（二）输尿管

输尿管在不扩张时无法在超声下显示。实时超声检查有时可区分机械性梗阻和膀胱输尿管反流。在输尿管膀胱连接处出现梗阻时，输尿管远端扩张，但也可能逐渐变窄，使其在膀胱三角区难以观察到，输尿管蠕动有时会消失（图8.60）。超声检查有助于确定是否是结石导致的输尿管远端梗阻（图8.61）。膀胱输尿管出现反流时，输尿管与膀胱连接处有缝隙或扩张，且蠕动活跃。对于膀胱后部有扩张管状结构的患者，多普勒超声可用于区分输尿管、动脉或静脉。此外，彩色多普勒超声检查可以明确观察到输尿管的喷射现象。

Marshall等发现，输尿管口与膀胱中线的距离与膀胱输尿管反流相关，其平均距离为10.25 mm ± 2.40 SD。Jequier等用彩色多普勒成像显示：①输尿管喷射的持续时间为0.4 ~ 7.5 s不等，主要取决于液体的摄入；②正常射流的方向是向前内和向上的；③输尿管反流的射流看起来可能是正常的；④多普勒超声显示的输尿管射流并不能诊断或排除膀胱输尿管反流。Berrocal等证明，在描述输尿管反流方面用SHU508A进行的膀胱镜超声显像和排泄性膀胱尿道造影相比效果相当。Darge等表明，在膀胱内应用Levovist这种超声造影剂进行泌尿系统超声造影后，应用排泄性膀胱尿道造影的次数明显减少了。

（三）神经源性膀胱或功能障碍性膀胱

尿路超声检查已成为儿童神经源性或功能障碍性膀胱的常规检查。脊髓脊膜膨出是造成儿童神经源性膀胱的最常见原因。外伤性截瘫、脑瘫、脊髓肿瘤、脑炎或横贯性脊髓炎都会导致功能障碍性膀胱。这些儿童发生尿路感染、膀胱结石和反流的风险较高。超声检查显示，神经源性膀胱的膀胱壁不规则增厚，呈小梁状，并伴有多个憩室。膀胱内出现异常回声表示可能并发感染、出血、结石或存在经尿道插入的异物。超声检查可评估患者自发、挤压排尿（Credé maneuver）或导尿后排空膀胱的能力，可测定残余尿量。

超声可识别脐尿管畸形，即膀胱顶和脐部之间存在胚胎管道。Cacciarelli等发现，从62%的儿童膀胱声像图中可以发现正常的脐尿管残余物。正常的残余脐尿管大小为6 mm × 13 mm × 12 mm（深×

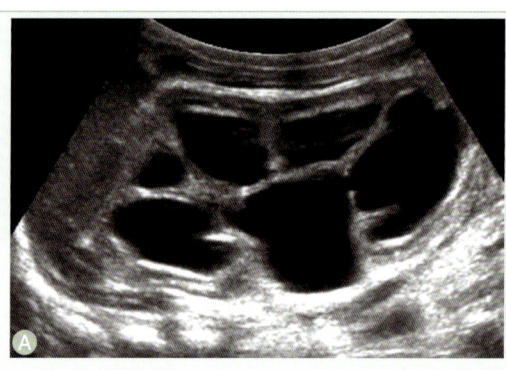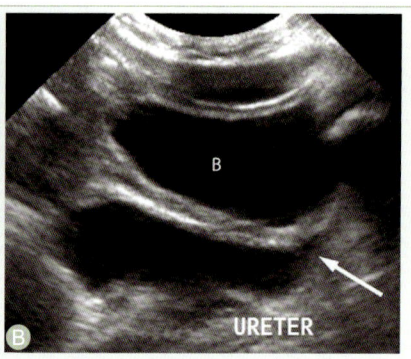

A.左肾矢状面显示严重的肾积水，肾实质明显变薄，皮质髓质受压；B.膀胱（B）矢状面显示输尿管扩张，输尿管膀胱连接处（箭头）向下逐渐变细。URETER：输尿管。

图8.60 尿路感染的患儿先天性输尿管膀胱连接处梗阻

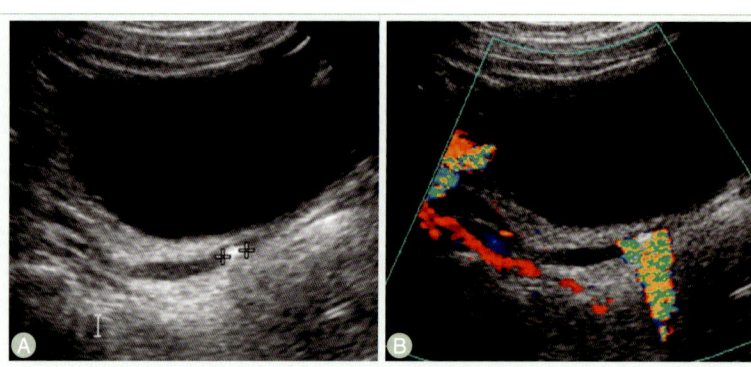

14岁患者，血尿、右下腹部疼痛并向右侧腹股沟放射，轻度的右侧肾积水（未显示）。A.轻度扩张的远端输尿管中存在小结石（箭头），后方伴声影；B.CDFI显示闪烁伪影，证实结石的存在。

图8.61 输尿管远端结石

长×宽）、椭圆形低回声结构，位于腹直肌的后方和充盈膀胱的前中上部表面。出生时脐尿管退化并不完全，可在出生后的几个月通过超声进行观察。因为超声检查可以记录自发退化及发育异常，所以脐部有分泌物或脐尿管感染的婴儿适宜连续超声检查。有4种类型的脐尿管畸形：脐尿管未闭（脐尿管完全开放导致脐部有尿液排出）、脐尿管窦道（开口于脐部）、脐尿管憩室（开口于膀胱）和脐尿管囊肿（脐尿管两端闭塞，为腹膜外孤立的囊肿）（图8.62）。超声下脐尿管畸形分两种类型：①囊性肿块，通常因存在感染而出现内部回声或分隔；②厚壁且有回声的管状窦道（直径为8~15 mm）。

超声检查可发现的其他下尿路畸形，包括盆腔异位肾、精囊囊肿（图8.63）、米勒管（前列腺小囊）囊肿（图8.64）、先天性膀胱憩室或后天性膀胱憩室。

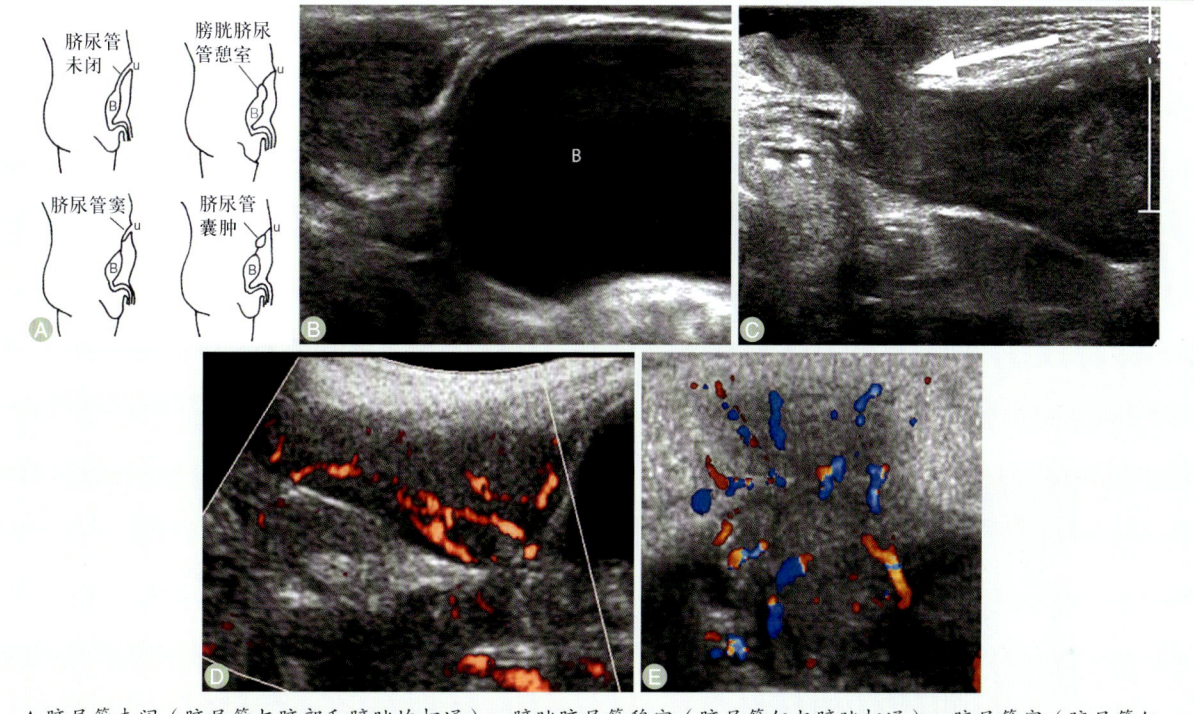

A.脐尿管未闭（脐尿管与脐部和膀胱均相通），膀胱脐尿管憩室（脐尿管仅与膀胱相通），脐尿管窦（脐尿管仅与脐部相通），脐尿管囊肿（不与膀胱或脐部相通）；B~D.脐尿管囊肿感染，8岁男孩，下腹痛，发热，脐周炎症，偶有液体排出，膀胱上区矢状面（图B）显示一个呈管状低回声的脐尿管囊肿从膀胱顶部向上延伸，图C在图B的正上方，可见脐尿管囊肿延伸至脐部（箭头），能量多普勒图像（图D）显示血流信号；E.横切面CDFI显示血流信号从脐部延伸至高回声的皮下脂肪。

图8.62 脐尿管畸形

［A with permission from Boyle G，Rosenberg HK，O'Neill J. An unusual presentation of an infected urachal cyst. Review of urachal anomalies. Clin Pediatr（Phila）. 1988；27（3）：130-134.］

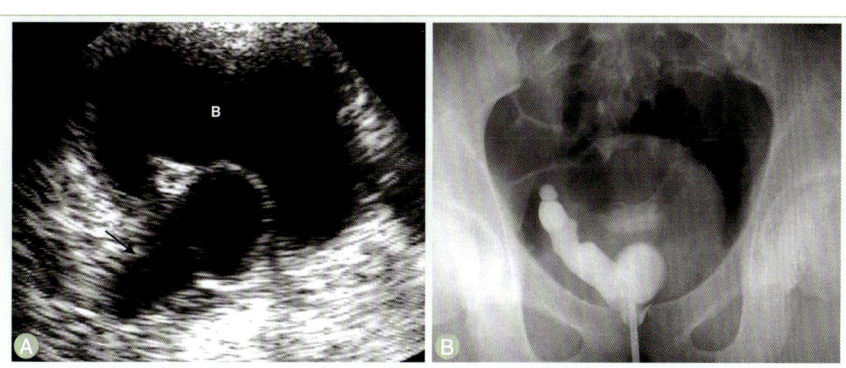

A.横切面显示一个管状结构（箭头）的圆形部分突入膀胱（B）；B.术中膀胱镜逆行造影证实了精囊囊肿的存在。

图8.63 17岁男性，患精囊囊肿伴右肾发育不良

（四）感染

尿路感染在儿童尤其是女孩中很常见，通常是由膀胱炎引起的。临床上，这些患儿存在尿频、尿失禁、排尿困难，伴或不伴血尿。尿路感染通常为细菌感染。而出血性膀胱炎通常是由病毒感染（图8.65）、环磷酰胺化疗或留置导尿管引起的。超声检查可发现慢性肉芽肿疾病患儿的肉芽肿性膀胱炎。轻度的膀胱炎，超声检查显示膀胱可能是正常的；较特异性的征象是膀胱壁弥漫性或局灶性和不规则增厚（图8.66）。膀胱腔内出现异常回声代表可能存在脓尿或血尿。膀胱结石在变形杆菌或假单胞菌感染中更为常见。囊性膀胱炎或腺性膀胱炎超声表现为圆形等回声或低回声的息肉样病灶、突入膀胱内，易与膀胱肿瘤混淆（图8.67）。Rosenberg等认为，有血尿、排尿困难和尿频的儿童中，超声显示膀胱容量减少、壁环形增厚，呈等回声增厚（局灶性、多灶性或环状分布），黏膜完整，大泡性病变，这些征象提示炎症而非恶性病变。此外，随着膀胱充盈度的增加，肿块轮廓和厚度的变化特别提示膀胱壁为炎性增厚。如果怀疑是炎症性病变时，应在2周内进行随访，如果检查结果正常，则不必活检。

（五）肿瘤

横纹肌肉瘤是儿童最常见的下尿路肿瘤，21%源自泌尿生殖道。膀胱三角区和前列腺是最常见的原发部位；其次是源于精囊、精索、阴道、子宫、外阴、骨盆肌肉组织、脐尿管和睾丸旁区。男女比例为1.6∶1。发病高峰在3~4岁，第2个发病高峰在青春期。最常见的横纹肌肉瘤细胞类型是胚胎型，葡萄簇状细胞型是它的亚型。其次是腺泡型，未分化型和多形性型并不常见。起源于膀胱、前列腺或二者都有的肿瘤通常在早期表现为尿路梗阻和血尿。据报道，横纹肌肉瘤与神经纤维瘤病、胎儿酒精综合征和基底细胞痣综合征有关。

超声检查中，横纹肌肉瘤显示为均匀的实性肿块，与肌肉回声相似；偶尔可见坏死和出血形成的无回声区域（图8.68），钙化并不常见。膀胱的病

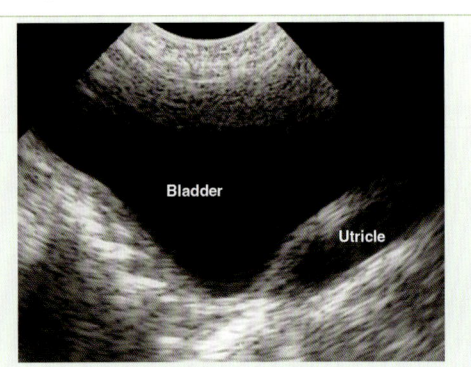

该患儿在外生殖器重建后表现为男孩，膀胱矢状面显示在膀胱底的后方有一个充满液体的管状小囊。Bladder：膀胱；Utricle：小囊。

图8.64　4岁真两性人的前列腺囊

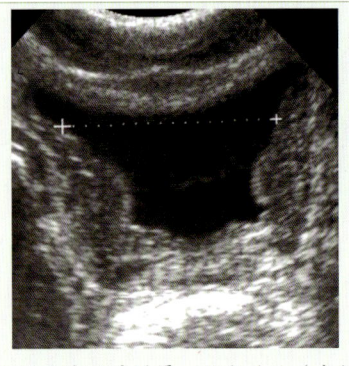

横切面显示膀胱壁增厚，呈分叶状（光标）。

图8.65　11岁男孩患病毒性膀胱炎，伴有尿频、血尿和排尿困难

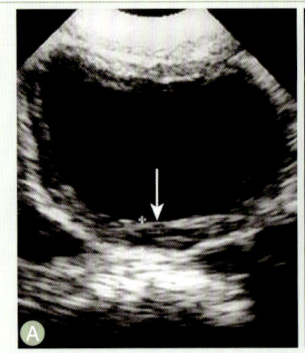 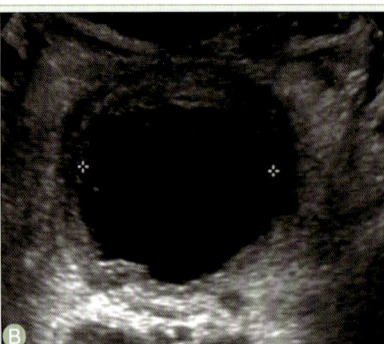 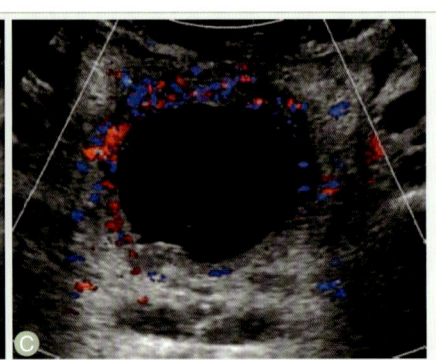

A.慢性细菌性膀胱炎，横切面显示膀胱壁增厚（箭头）；B、C.儿童骨髓移植后的环磷酰胺膀胱炎，膀胱壁增厚并充血，腔内有碎屑。

图8.66　膀胱炎

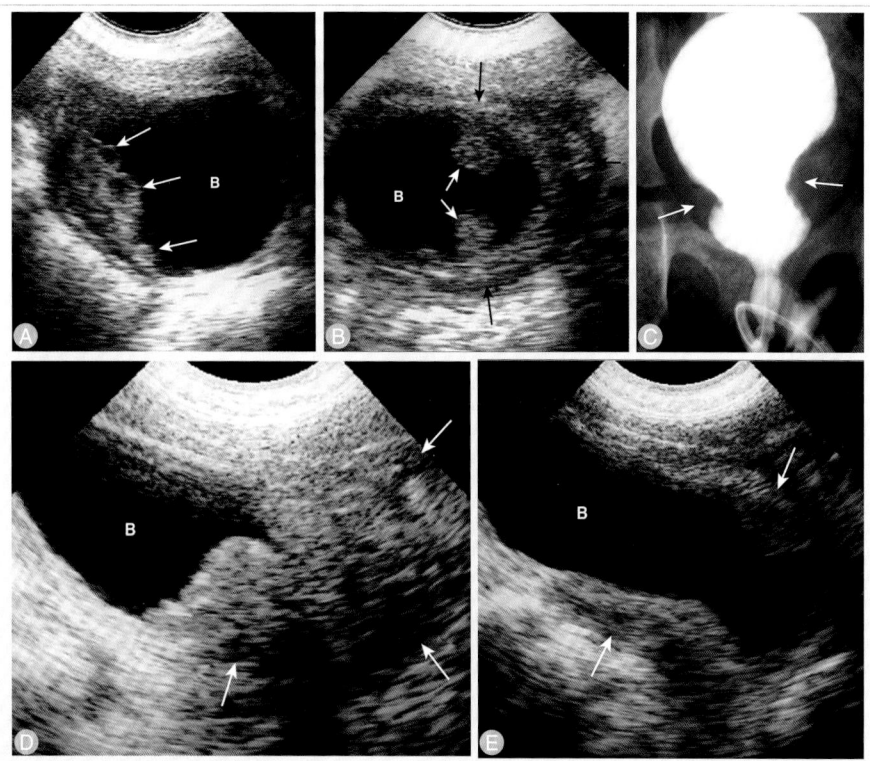

A.膀胱矢状面显示复杂的肿块，包含多个界限清楚的低回声和无回声息肉样病变（箭头），自膀胱顶突入腔内；B.出血性膀胱炎，膀胱横切面显示膀胱壁非对称性增厚，累及左半膀胱（黑箭头），增厚的膀胱壁上见息肉状突起（白色小箭头）突入膀胱腔内；C.排泄性膀胱尿道造影的正位图像显示向心性狭窄；D.膀胱部分充盈时，矢状面显示后下侧膀胱壁肿块状增厚（箭头）；E.膀胱进一步充盈，矢状面显示随着膀胱增大，肿块明显减小（箭头）。

图 8.67　巨细胞病毒引起的良性大疱性膀胱炎，出现排尿困难和血尿 24 小时

[B and E with permission from Rosenberg HK, Eggli KD, Zerin JM, et al. Benign cystitis in children mimicking rhabdomyosarcoma. J Ultrasound Med. 1994; 13（12）: 921-932.]

变起源于黏膜下层，浸润膀胱壁，形成息肉状突起突入腔内（葡萄状横纹肌肉瘤）。前列腺的肿瘤会使前列腺对称或非对称增大，并浸润膀胱颈、后尿道和直肠周围组织（图8.69）。区域淋巴结转移和腹膜后淋巴结转移很常见。平滑肌肉瘤罕见起源于膀胱壁，且更易出现钙化。

下尿路的良性肿瘤极为罕见，包括移行细胞乳头状瘤（神经纤维瘤、纤维瘤、血管瘤和平滑肌瘤）。神经纤维瘤病有侵袭性，盆腔器官弥漫性受累。膀胱嗜铬细胞瘤是一种罕见的肿瘤，可能源于内脏（自主）神经系统的副神经节，位于膀胱顶或邻近膀胱三角区后壁的黏膜下。在儿童中，2%的膀胱嗜铬细胞瘤是恶性的。嗜铬细胞瘤可见于家族性的综合征或疾病，其中包括神经纤维瘤病、希佩尔−林道综合征、斯德奇−韦伯综合征、结节性硬化症、多发性内分泌肿瘤A型（甲状腺髓样癌和甲状旁腺功能亢进），以及多发性内分泌肿瘤ⅡB型（甲状腺髓样癌、黏膜神经瘤和嗜铬细胞瘤）。膀胱嗜铬细胞瘤可能会引起头痛、视力模糊、出汗、心悸、间歇性高血压（70%）和血尿（6%），任何症状都可以在排尿时出现。男性尿道的良性息肉可以起源于靠近精阜的茎部，并引起尿路梗阻。

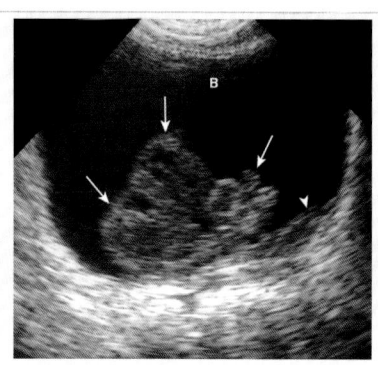

9岁男孩，无痛性血尿。超声显示一较大混杂回声息肉状肿块起源自膀胱（B）底部（箭头），患儿左后侧膀胱壁不对称增厚（三角箭头）。

图 8.68　膀胱壁横纹肌肉瘤

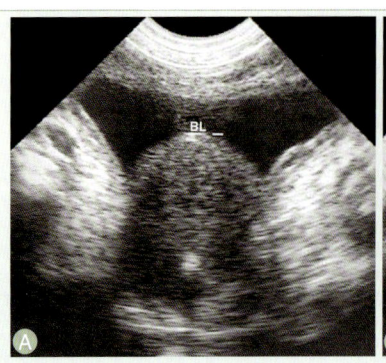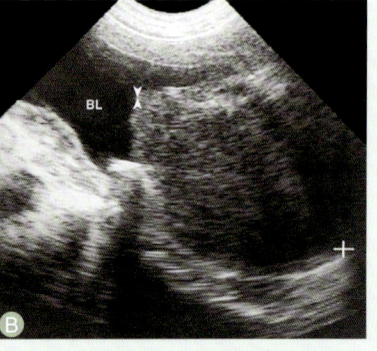

A、B.盆腔横切面和矢状面显示源于膀胱颈（BL）下方的一个较大实性肿块，侵入膀胱底部。

图8.69　11个月男婴，前列腺横纹肌肉瘤侵犯膀胱，伴有盆腔疼痛

（六）创伤

儿童下尿路的创伤通常是由钝器伤造成，其次是由异物和手术并发症导致。儿童膀胱的位置比成人更偏向腹腔内侧，因此膀胱破裂通常发生在腹腔内。自发性膀胱破裂在儿童中很少见，主要见于继发于尿道梗阻或患有神经源性膀胱的新生儿。原本存在肿瘤、结石、结核、憩室和手术瘢痕的异常膀胱壁，更易发生膀胱自发性破裂。在腹腔内破裂时，超声显示有腹腔内尿液。在腹腔外破裂时，超声显示在耻骨后或膀胱周围区域有包裹性积液（尿性囊肿）。

（七）术后膀胱

超声检查在术后膀胱的评估中有重要作用。输尿管再植术是纠正顽固性膀胱输尿管反流的常见手术方式。再植的输尿管段在黏膜下与膀胱黏膜相延续。超声显示一固定的管状黏膜下结构，无声影，位于膀胱三角区或稍上方。重新植入的输尿管有时仅显示为膀胱后壁局灶性增厚。超声检查有助于显示使用一线治疗方法Deflux（葡聚糖-透明质酸共聚物）治疗重度膀胱输尿管反流后出现的小丘（图8.70）。

膀胱扩大术是一种被广泛接受的外科手术，用于重建由膀胱外翻、神经源性膀胱或肿瘤引起的小容量膀胱。肠段，通常是乙状结肠、盲肠、回肠或回盲肠段与膀胱吻合，以增加尿液的储量。超声显示扩大的膀胱壁厚或者形状不规则（图8.71）。研究发现，膀胱腔内的假肿块常为肠道褶皱、包裹性黏液或是为防止反流而通过手术置入至重建膀胱内的肠管。尿液中漂浮的细小碎屑和线状物，可能代表黏液。可以通过实时成像来识别蠕动的肠段。超声可用于检查膀胱重建手术的并发症，包括肠-膀胱吻合口狭窄、输尿管反流或梗阻、结石、外渗、脓肿、尿性囊肿、血肿和排尿后大量尿液残留等。

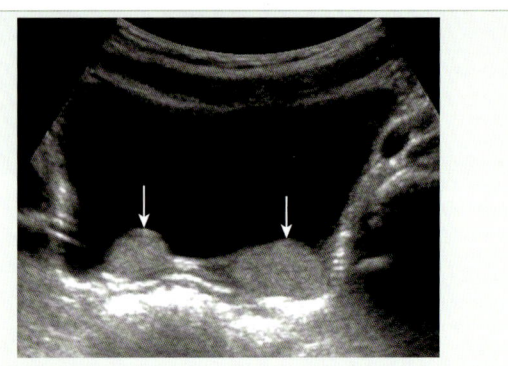

2岁女孩患有反复尿路感染和双侧膀胱输尿管反流，双侧三角区可以看到圆形、明亮高回声的Deflux小丘（箭头）。

图8.70　双侧输尿管膀胱交界处注射Deflux

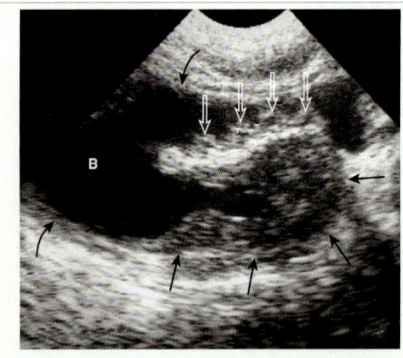

膀胱横切面显示解剖学膀胱的厚壁（黑色直箭头）和扩大的膀胱（黑色弯箭头），空心箭头指示为结肠袋。

图8.71　增大的膀胱

十一、骶前肿块

骶前间隙是介于直肠周围筋膜和骶骨前纤维覆盖层之间的一个潜在的空隙。常规超声检查时经充

盈的膀胱常可发现骶前间隙病变。为确定肿块的来源，可通过用水灌肠来鉴别直肠乙状结肠与病变的关系。通过臀部的进一步扫查通常有助于确定肿瘤的实际范围。

儿童骶前肿块

实性
骶尾部畸胎瘤
神经母细胞瘤
横纹肌肉瘤
纤维瘤
脂肪瘤
平滑肌瘤
淋巴瘤
血管内皮瘤
骶骨肿瘤

囊性
脓肿
直肠重复
血肿
囊状淋巴管瘤
神经鞘膜囊肿
骶骨骨髓炎
溃疡性结肠炎
骶前脊膜膨出

骶尾部畸胎瘤是儿童期最常见的骶骨前肿瘤。约50%的病变在出生时即被发现，男女的发病率为1∶4。骶尾部畸胎瘤起源于Hensen淋巴结中的多潜能细胞，这些细胞向尾部迁移并停留在尾骨内。骶骨或尾骨可能会有骨性异常的影像学表现（图8.72）。相关的先天性异常发病率为75%，大部分涉及肌肉骨骼系统。有些骶尾部畸胎瘤是家族性的，为常染色体显性遗传。本病在双胎中的发病率较高。

骶尾部畸胎瘤可以是良性的，也可以是恶性的。2月龄前发现的肿瘤为良性的可能性大；2月龄后检测到的肿瘤恶性发生率为50%~90%。恶性肿瘤更常见于男孩和实性为主的病变中。囊性病变更可能是良性的。不论畸胎瘤的质地、位置或大小如何，所有畸胎瘤都有潜在的恶性可能。良性畸胎瘤在不完全手术切除后复发会增加其向恶性转化的风险，因此，为避免复发，手术时必须完全切除尾骨。根据位置，骶尾部畸胎瘤可分为以下4种类型。

Ⅰ型：瘤体大部分突出于体外；
Ⅱ型：瘤体位于体外和盆腔内；
Ⅲ型：小部分瘤体位于体外,大部分位于盆腔内;
Ⅳ型：完全位于骶骨前，体表外未见肿瘤。

Ⅰ型病变通常是良性的且在出生时出现。Ⅱ型、Ⅲ型和Ⅳ型的恶性发病率较高，可能是由于与体积大的外生性肿块相比，需要更长时间才能发现和诊断大部分瘤体位于盆腔的畸胎瘤。恶性畸胎瘤通常是内胚窦瘤。

骶尾部畸胎瘤的超声表现多样，从单纯囊性到混合性或完全实性（图8.73，图8.74）。1/3的病例中可见钙化，钙化可以是无定形、点状或者毛刺状，提示病变是良性。肿瘤内部脂肪表现为不均质回声的亮区。大的肿瘤可能导致膀胱向前和向上移位并受到压迫，引起尿潴留和肾积水。

儿童骶前间隙可发生神经母细胞瘤与其他神经源性肿瘤。5%的神经母细胞瘤发生在骨盆。神经母细胞瘤位于中线位置，因此被认定为Ⅲ期肿瘤。盆

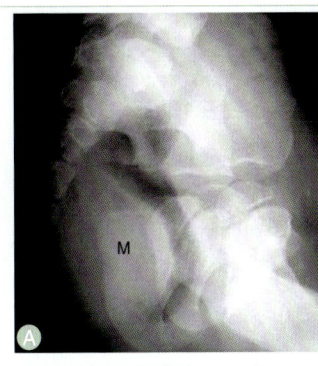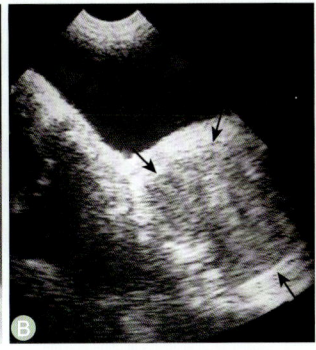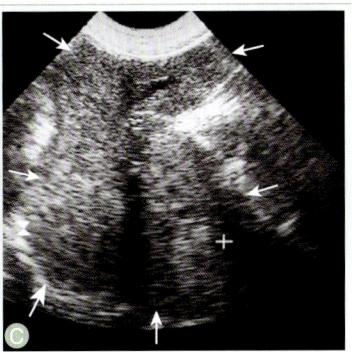

A.骨盆侧位片显示缺乏尾骨骨化，直肠后方有大的软组织肿块（M）伴有直肠前移；B.矢状面显示在骨盆深处膀胱后方有一实性肿块（箭头）；C.脊柱后方的横切面显示以实性为主肿块（箭头）延伸至盆腔深处，内伴一个小的囊性区域。

图8.72　2岁男孩骶尾部畸胎瘤，脊柱底部可触及明显肿块

腔神经母细胞瘤预后优于腹腔神经母细胞瘤。盆腔病变与肾上腺病变有相似的超声表现，均为实性、有回声的、不均质性肿块，钙化发生率为70%。囊性坏死和出血不常见（图8.74）。

起源于盆腔肌肉组织的横纹肌肉瘤可表现为骶骨前实性肿块。通常为一种边界不清的浸润性肿瘤。以实性为主的肿块伴其内无回声区提示有坏死

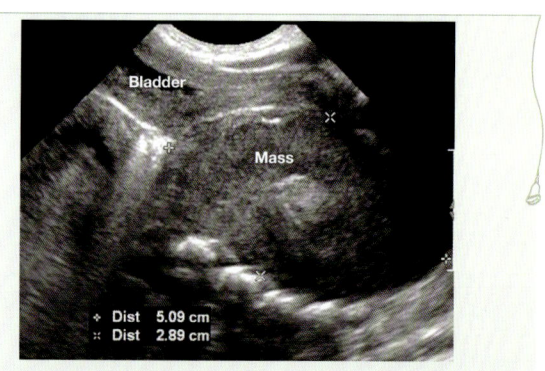

足月男婴产前诊断发现一较大（大小为5 cm×3 cm×4 cm）、实性、深层的盆腔肿块，中央包含无声影钙化，肿块压迫膀胱变得扁平，同时使其向前移位。Bladder：膀胱；Mass：肿块。

图8.74 神经母细胞瘤

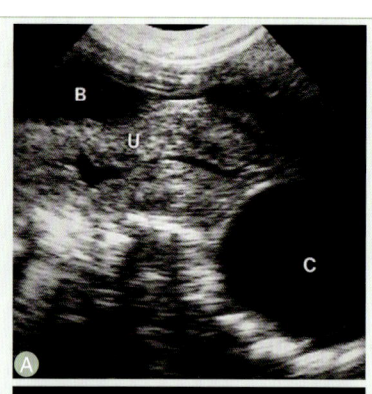

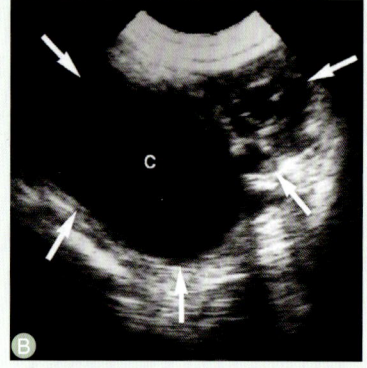

A.矢状面显示骨盆深处，子宫后（U）下方一个巨大的囊性肿块（C），子宫内膜管内的少量液体是继发于激素刺激的残留物质，B：膀胱；B.脊柱底部后方的横切面显示一复杂肿块（箭头），其中主要为大的囊肿（C）成分。

图8.73 新生女婴臀部肿块的骶尾畸胎瘤

和出血区域。钙化较少见。超声是诊断泌尿生殖道横纹肌肉瘤并进行分期的极佳方法。而CT和MRI可为那些来自盆腔侧壁的肿瘤提供更完整的信息。其他在鉴别诊断中需要考虑的以实性为主的骶前肿块包括纤维瘤、脂肪瘤、平滑肌瘤（及其恶性同类）、淋巴瘤、血管内皮瘤和转移性疾病。骶骨肿瘤，如尤文肉瘤、骨肉瘤、软骨肉瘤、骨巨细胞瘤和动脉瘤样骨囊肿，也可表现为骶前肿块。骶尾部脊索瘤在儿童中少见。

除了骶尾畸胎瘤，超声检查也可发现骶前囊性病变。这些病变包括脓肿、直肠重复、血肿、囊状淋巴管瘤、神经鞘膜囊肿、骶骨骨髓炎和溃疡性结肠炎。骶前脊膜膨出也可表现为骶前囊性肿块，通常表示骶骨前部缺损导致脑膜突出。骶骨通常呈弯刀形或镰刀形。囊性脑膜膨出的实性壁结节为神经胶质或脂肪组织。

（冷晓萍，李攀，刘村，华兴，姜双全，水雯，李守强，黄晓春译）

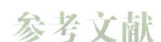

参考文献

扫码观看

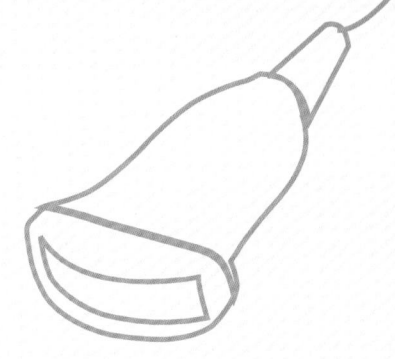

第九章 小儿髋关节及其他肌骨超声应用

Leslie E. Grissom and H. Theodore Harcke

章节大纲

一、发育性髋关节发育不良
 （一）临床概述
 （二）动态超声技术：正常和病理解剖
 （三）患儿风险评估
 （四）治疗期间的评估

二、儿童肌骨超声的其他应用
 （一）非发育不良的髋关节异常
 （二）先天性足畸形
 （三）先天性肢体畸形
 （四）先天性非髋关节脱位
 （五）炎症
 （六）创伤
 （七）腘窝囊肿

三、总结

关键点总结

- 超声检查是发育性髋关节发育不良的首选诊断方法。
- 髋关节发育不良受多种因素影响：女婴、臀位分娩是风险最高的影响因素。
- 两种基本的检查方法，形态学与动态学评估，均要求检查者了解髋关节的重要解剖标志。动态学评估技术重点在于关注关节稳定性。
- 美国超声医学协会操作规范中的标准化检查内容包括对髋关节的解剖位置、稳定性及形态学评估。
- 美国现采用体格检查方法对发育性髋关节发育不良进行广泛筛查，并建议对查体有异常或具高风险因素的患儿进行超声检查。
- X线检查可用于评估4～6个月以上婴儿的骨性髋臼发育情况。
- 超声对软骨具有良好的可视性，可用于先天性骨骼发育异常与其他肌骨疾病的评估。
- 超声检查可用于肌骨系统感染与外伤的筛查。

随着儿童肌肉骨骼系统超声领域不断拓展，疾病应用不断开发。超声作为肌骨超声领域探索最受认可的首要应用，在诊断儿童发育性髋关节发育不良中广泛开展。未成熟的骨骼含有大量软骨，超声能够清晰地显示软骨，并且没有电离辐射，因此非常适用于评估儿童未成熟骨骼和相关软组织的情况。另外，超声的优势还包括可以动态评估疾病状况、不需要对儿童进行药物镇静。对于某些疾病的诊断，如发育性髋关节发育不良，超声检查可以取代其他影像学技术；对于一些肌肉骨骼疾病，超声可以补充放射学检查从而帮助诊断。本章主要回顾了超声在发育性髋关节发育不良中的应用，并简述了超声在其他肌肉骨骼疾病的诊断价值。本书第三章讨论了小儿椎管超声，《超声诊断学（第5版）：胎儿及新生儿分册》第二章讨论了胎儿脊柱超声，《超声诊断学（第5版）：浅表器官及肌骨分册》第四章和第五章回顾了非儿科患者肌肉骨骼超声。

一、发育性髋关节发育不良

（一）临床概述

发育性髋关节发育不良，本病原名为"先天性髋关节脱位"，一般发生于新生儿出生后第1年，在世界范围内，发病率存在地域差异。据报道，白种人中每1000名活产婴儿中有1.5～1.7名患有髋关节明显脱位。每1000名活产婴儿中多达10名婴儿可表现，如半脱位等轻度髋关节异常的某些征象。婴儿髋关节异常的早期诊断是治疗成功的关键。在婴幼儿时期的早期治疗，能使髋关节发育最大程度地接近正常，避免延误诊断而造成治疗结果的不满意。目前很多国家建立了临床筛查流程，基层保健医师已经开始在新生儿健康查体过程中对髋关节进行评估。过去临床体格检查异常的婴儿被要求进行X线检查，而现在超声已经成为6个月以内婴儿发育性髋关节发育不良诊断和治疗的首选影像学技术。与其他影像学技术相比，超声具有明显优势：出生后6个月内股骨头和髋臼主要由软骨构成，这些结构可以被超声清晰地显示从而早期诊断发育性髋关节发育不良；实时超声可以多切面观察髋关节，还可以在婴儿放松和加压状态下对髋关节进行评估；超声可以替代其他放射学检查并避免小月龄婴儿受到电离辐射。

发育性髋关节发育不良病因是多方面的，包括生理因素和机械因素。母胎相互作用使上述两方面因素都影响了髋关节的病理生理变化。母体激素如雌激素等会使母亲产前骨盆松弛，从而导致了围产期髋关节囊的暂时性松弛。在出生前几周，胎儿体型变大，子宫羊水量减少，胎儿会容易受到外力影响，理论上这些外力比较温和，但是如果持续作用，可能会导致髋关节变形。据报道，婴儿臀位分娩、阳性家族史、头胎、羊水过少都会增加发育性髋关节发育不良的发生率。婴儿颅骨畸形、先天性斜颈、足部畸形也会增加婴儿发生髋关节发育不良的风险。目前女婴臀位分娩被认为是最高危因素，超声学界发表的大部分指南推荐对这类婴儿进行影像学检查。还有一些家族性髋臼发育不良的证据，但是大多数学者不认为其属于发育性髋关节发育不良病因。

发育性髋关节发育不良的危险因素

阳性家族史

头胎

羊水过少

臀位分娩（女婴臀位被认为是最高危因素）

婴儿颅骨畸形

先天性斜颈

足部畸形

一般认为典型髋关节脱位的发生机制，前提在于关节囊的松弛或弹性增大，股骨头逐渐从髋臼向外侧脱出。新生儿期股骨头通常脱位于髋臼外侧或后上方。这一时期移位的股骨头通常可以复位，髋关节的相关结构一般没有严重畸形。如果在新生儿或小月龄婴儿时期没有发现脱位，肌肉就会收紧并限制髋关节活动。由于缺少股骨头刺激，髋臼逐渐发育不良，韧带结构拉伸，纤维脂肪组织填充髋臼。此时不能通过简单的手法操作使股骨头复位至髋臼内；脱位的股骨头位于髂骨下缘外侧，导致假臼的形成。

髋关节超声检查最常用于评估体格检查异常或有发育性髋关节发育不良危险因素的婴儿，如阳性家族史、臀位分娩、足部畸形或斜颈等。许多报道已经证实，与临床和放射学检查相比，超声更有效。

是否对所有新生儿进行超声普查，使其作为常规筛查手段一直受到争议。Tonnis等通过比较临床查体和超声检查得出结论，所有新生儿都应该接受发育性髋关节发育不良的超声筛查，因为超声检查比临床查体更能检测到髋关节的病理状态。在一些欧洲国家，已经在区域范围内尝试将超声普查作为常规筛查手段。有些不赞成新生儿超声普查的学者认为，很多轻度髋关节不稳定或者髋臼发育不成熟的婴儿，没有必要接受过多治疗或者进行频繁随访复查。但是人们也认识到，只对有高危因素的婴儿进行超声检查不能降低晚期发现的发育性髋关节发育不良的病例。

美国目前达成的共识是超声普查的效益尚未明确。该观点基于的事实是新生儿髋关节不稳定和发育不良自发好转的概率很高，并缺乏证据表明干预会影响这一部分人群的预后和转归。美国儿科协会已经发表了发育性髋关节发育不良儿科检查诊断指南。该指南推荐将临床查体作为常规筛查手段。对于查体异常或有危险因素的婴儿进行超声检查。如果有明显的髋关节脱位，应转诊至骨科专家。当异常查体显示为新生儿期不太严重的髋关节不稳定时，至少在3～4周龄前不应进行超声检查，因为髋关节不稳定可能会自行好转。临床经验表明，许多出生后30天内的婴儿髋关节松弛，但是数周后即使未经治疗也可自行转为正常。临床Barlow试验也反映了上述现象，但是这也表明，并不是所有婴儿髋关节都会转为正常，还有一部分婴儿需要随访和观察。

具有发育性髋关节发育不良危险因素的新生儿应在出生后4～6周进行检查，目的是避免在母体激素导致的暂时性新生儿髋关节不稳定和不成熟情况下进行多次检查。

髋关节超声适应证

髋关节查体或影像学检查异常

发育性髋关节发育不良患者应用Pavlik挽具或其他支具后的疗效监测

发育性髋关节发育不良家族史

无论何种性别的臀位分娩

羊水过少或其他引起胎儿体位改变的宫内因素

神经肌肉病变

（二）动态超声技术：正常和病理解剖

1. 历史

奥地利骨科医师Graf首次深入应用超声从髋外侧扫查以确定股骨头的解剖位置。Graf方法的重点在于观察髋臼形态，并明确了超声可以区别未成熟髋关节中的软骨、骨骼和软组织结构。因为实时超声设备逐渐普及，超声医师尝试使用不同的髋关节超声检查方法，包括进行动态评估。这两种方法都需要明确股骨和髋臼的重要解剖标志。由Harcke等提出的动态超声技术，模拟了临床体格检查的方法。

虽然髋关节形态和动态评估这两种基本超声方法各自都在不断发展，但是二者也具有共同特点，包括推压状态下髋关节位置关系及稳定性，评估髋臼重要解剖标志等，这些技术要点奠定了发育性髋关节发育不良超声检查基础，也成为美国放射学会、美国超声医学协会、小儿放射协会和超声影像医师协会超声检查实践参考的一部分内容。

2. 技术要素

髋关节超声应用实时线阵超声探头。探头应该使用最高频率，以保证声束穿透足够深度的软组织。6个月以内的婴儿，尽量使用8～15 MHz数字宽频带探头。6个月以上的婴儿可能需要应用低频探头。

标准扫查从髋关节外侧或后外侧进行，将探头从放松状态中立位，移动到髋关节屈曲状态。髋关节屈曲状态，股骨从外展逐渐到内收，并在屈髋位进行应力检查。髋关节动态超声检查时，为检查左右髋关节，探头需要在检查者双手之间移动。婴儿取仰卧位，双脚朝向超声医师。检查左髋时，医师用左手握住婴儿左腿，右手持探头。检查右髋时，建议医师左手持探头，右手握住婴儿右腿。

虽然这样操作令一些超声医师最初感觉不适，但是只要经过一段时间的熟悉，便能很快掌握并灵活操作。我们发现这项技术更方便进行应力操作，并且更好地维持所需要观察的切面。

> **根据美国放射学会、美国超声医学协会、小儿放射协会和超声影像医师协会制定的发育性髋关节发育不良最低检查标准**
>
> 最低标准是两个正交平面：放松时（屈曲或伸展）标准冠状面，有或无应力状态下髋关节屈曲横断面。通过准确的操作和描述，可以评估髋关节位置、稳定性和形态。应注意，可以同时进行其他切面的扫查或手法操作，以增强操作者信心。
>
> 在婴儿放松状态下髋关节形态学评估。依据髋关节临床查体方法进行应力检查，来评估股骨的稳定性。
>
> 试图使股骨头脱位或复位已经移位的股骨头，类似于临床查体中Barlow和Ortolani试验。这两种检查在婴儿仰卧位或侧卧位均可操作。
>
> 来源：Modified from ACR-AIUM-SPR-SRU practice parameter for the performance of the ultrasound examination for detection and assessment of developmental dysplasia of the hip. American College of Radiology. 2013. Available from： https：//www.acr.org/~/media/ACR/ Documents/PGTS/guidelines/US_Hip_Dysplasia.pdf. Accessed 2/21/2017.

为了保证检查效果满意，应尽量让婴儿放松，可以在超声检查过程中或者检查前喂养婴儿，或使用玩具等工具吸引婴儿注意力。父母可以固定婴儿的手臂或头部，并与婴儿交流互动。检查不需要镇静，可以保留上身衣物。标准操作是让婴儿换上尿布，只暴露受检一侧髋关节（尤其对于男孩，建议这样操作）。

每一个切面都要考虑解剖结构。我们的常规做法是将每个切面中的图像永久保存。这样使检查标准化，并为检查医师提供了指导。描述切面时，我们应用两个词语的组合来表明探头相对于身体的平面（冠状面或横断面）和髋关节的位置（中立位或屈曲位）。

髋关节动态评估的目的是确定股骨头的位置和稳定性，以及髋臼的发育情况。正常髋关节，股骨头位于髋臼中心。轻度移位时，股骨头与髋臼部分接触或者出现移位但仍有部分覆盖，此时称为髋关节半脱位。脱位是指股骨头与髋臼没有接触或者髋臼没有覆盖股骨。股骨位置变化可能会改变股骨头和髋臼的位置关系。中立位或静息状态下半脱位的髋关节通过屈曲外展可能自行复位。脱位髋关节通过体位变化可能成为半脱位髋关节，这实际上也是治疗时的操作方法。

通过体位变化和应力加压动作来确定髋关节稳定性。应力下手法操作即通过Barlow和Ortolani试验的操作手法，观察其影像学表现，也是临床查体检测髋关节异常的基础。Barlow试验的目的是评估髋关节能否脱位。髋关节屈曲，大腿内收，轻柔地向后推压大腿，如股骨头移出髋臼，表明髋关节不稳定。Ortolani试验评估脱位髋关节能否复位，脱位髋关节屈曲外展，呈蛙式体位，检查者感觉到弹响感，说明股骨头复位至髋臼内。正常髋关节在静息状态或者外力推压运动时都在位，而松弛髋关节在静息状态下对位良好，但是在推压状态下可表现为轻微半脱位，但是它必须始终在髋臼的覆盖范围内。半脱位的髋关节可能在静息状态下向外移位且松弛，在推压状态下脱位，而在屈曲外展时复位。脱位髋关节可能通过牵引和外展复位回入髋臼，这种髋关节与最严重类型的发育性髋关节发育不良不同，后者股骨头脱位且无法复位。

出生时股骨近端和大部分髋臼由软骨构成，超声检查中相对于软组织，软骨呈低回声，因此很容易区别。当使用高频探头并且优化超声设置时，可以在软骨内看到一些散在的高回声。髋臼由骨和软骨组成，出生时髂骨、坐骨和耻骨的骨化中心被Y形软骨分开，Y形软骨呈Y状结构，软骨髋臼边缘向外延伸，形成杯状结构包含股骨头，大部分髋臼软骨的回声类似股骨头，可以通过简单旋转股骨区别软骨性髋臼与股骨头之间的关节面。髋关节更明显的活动通常在关节面产生回声，这可能是微气泡形成的结果。盂唇外侧缘透明软骨转变为纤维软骨，表现为回声增强。高回声的髋关节囊由纤维组织组成，紧贴股骨头外侧。髋关节的骨性结构为全反射，声像图为明亮的线形或曲线，是骨表面轮廓的表现。

放射学中股骨头骨化中心在出生后第2～8个月出现，女性通常比男性更早出现，时间跨度很大是正常表现。虽然左、右髋关节骨化中心在出现时间和大小上的不对称是很正常的，但是如延迟出现或发育可能与发育性髋关节发育不良相关。髋关节超声可以反映并记录骨化中心的发育情况。超声比X线提前几周发现骨化中心，最初血窦表现为软骨中回声增强，这会早于真正的骨化。当骨化开始，钙含量不足以产生可见的放射性密度，但是声波会被反射。随着骨化成熟，骨化中心范围增加。在早期发育中，骨化中心呈点状强回声，而在出生后第1年后期，骨化中心变大，使其呈曲线边缘；当正常婴儿将近1岁，骨化中心的大小可能会遮挡髋臼内侧的解剖标志使其无法明确显示。

一般在出生后最多8个月内可行髋关节超声，除非股骨头骨化延迟。出生后4～6个月，放射学检查逐渐成为更为可靠的检查。一般在1岁时，股骨骨化中心大到足以影响髋臼的良好超声显像。骨化中心的出现和大小可以在所有切面中进行评估。

3. 冠状面/中立位视图

冠状面/中立位构成髋关节形态学扫查的基础，超声声束由髋关节外侧的冠状面射入，股骨保持生理性屈曲，患者仰卧呈冠状面/中立位，探头于臀部外侧扫查髋关节，直到获得标准切面（图9.1）。该切面必须准确显示髋臼中部，上端为平直的髂骨，髂骨下缘在髋臼窝内，盂唇的顶端回声也应清晰可见，如果测量α角和β角，则与骨性髋臼和软骨性髋臼相关（图9.1）。必须获得准确的平面才能保证测量的可靠性。在冠状面/中立位和冠状面/屈曲位中，髋臼的外观非常相似（图9.2）。不同之处在于，股骨颈的骨干（干骺端）在冠状面/中立位投影中位于股骨头下方，在冠状面/屈曲位时，由于股骨屈曲，股骨干不在检查平面内。通过轻轻推拉患儿腿部，可在冠状面/中立位进行稳定性测试，这有助于验证髋臼畸形，并确定股骨头在应力下的向头背侧移动。Zieger等对这一观点进一步调整：若存在不稳定时可通过髋关节的屈曲和内收来识别侧向位移，这与冠状/屈曲应力视图相似。

在正常的冠状面/中立位视图中，股骨头靠在骨性髋臼上，髋臼顶应呈凹陷状，至少覆盖一半的股骨头，髋臼顶的透明软骨呈低回声，延伸到髋臼盂唇外侧，终止于盂唇，盂唇由纤维软骨组成呈高回声（图9.1C）。当髋关节发生半脱位或错位时，股骨头会逐渐向侧方和上方移位，覆盖范围逐渐减少（图9.1E）。在发育性髋关节发育不良的情况下，髋臼顶不规则且成角，盂唇向上方偏移，回声增强且增厚。当髋关节明显脱位时，盂唇可能会变形。在股骨头和骨性髋臼之间出现回声增强的软组织、畸形的盂唇、纤维脂肪组织和增厚的韧带结合在一起，阻碍了髋关节复位。

髋臼可以通过视觉或测量来评估，注意髋臼顶的深度和角度，以及盂唇的外观（图9.1F）。这在冠状面/中立位和冠状面/屈曲位都可以看到，并应在报告中加以描述。Morin等将骨性髋臼对股骨头的覆盖与髋臼角的测量相关联。这种评估将髋臼深度（d）与股骨头的直径（D）联系起来，并以股骨头覆盖的百分比（d/D × 100）表示。这些数据显示，影像学测量正常的股骨头覆盖率超过56%，而明显异常的放射学测量值的覆盖率低于40%。因为存在超声和放射学测量不相关的中间值，所以这一信息应谨慎使用。我们也注意到一些病例，声像图显示髋臼的发育情况比X线片显示的要好。出现这种差异是因为X线片是三维骨盆的二维投影，而选定的声像图显示的是单一的冠状切面，可能与投影不匹配。

髋关节的分类也可以基于α角和β角的测量（图9.1D～图9.1F）。α角测量骨性髋臼顶相对于髂骨侧缘（基线）的倾斜度。β角是由髂骨基线和软骨顶线形成，盂唇是其关键标志。超声仪器可内置便于测量这些角度的软件。基于α角和β角的测量，提出了髋关节的四种基本类型。大多数亚型已被进一步细分，测量角度的微小变化可导致亚型的改变。角度测量和亚型的可重复性一直是一个值得讨论的问题。在欧洲，通过测量进行分类是基于对大量婴儿进行检查的。一些检查者在使用测量时遇到了问题，但严格遵守该技术方法的检查者重复性较好。

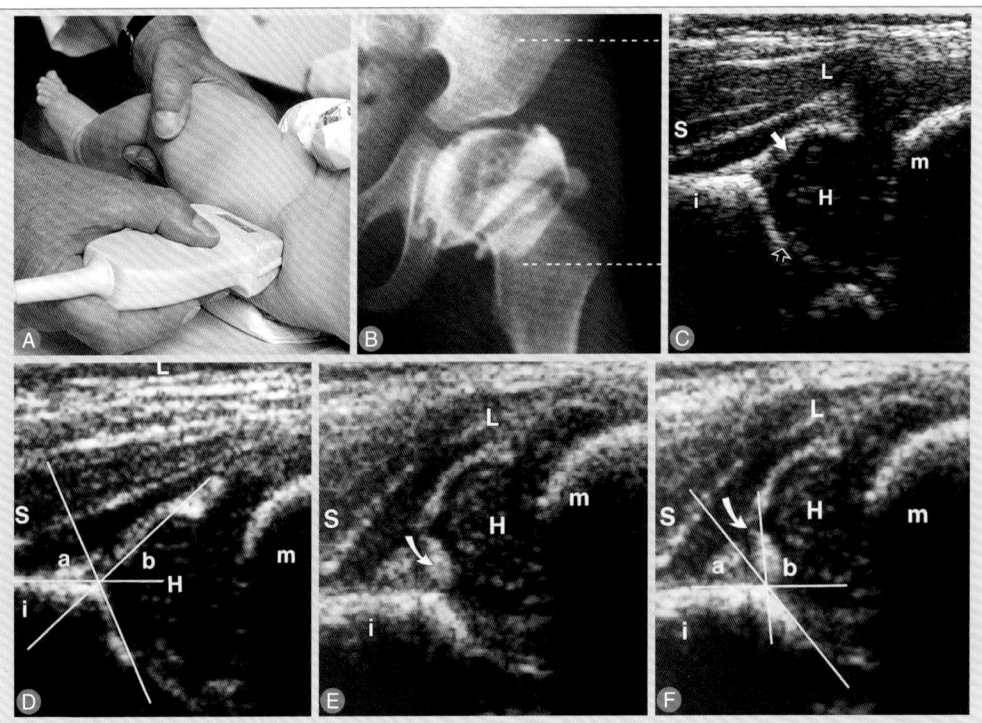

A.线阵探头以冠状面置于髋关节外侧,股骨处于婴儿的"生理性中立位"状态(髋关节轻微屈曲);B.对应X线扫描区域(虚线);C.正常髋关节声像图显示低回声股骨头(H)靠在骨性髋臼上,注意盂唇的纤维软骨尖端(实心箭头)、骨性髋臼和Y形软骨交界处(空箭头);D.正常髋关节声像图,显示测量所用的α角和β角;E.脱位髋关节声像图,显示股骨头(H)向外侧移位,变形的盂唇(弯曲箭头);F.脱位髋关节声像图,α角和β角异常。H:股骨头;i:髂骨线;L:外侧;m:股骨干骺端;S:头侧。

图9.1 髋关节冠状面/中立位

4.冠状面/屈曲位视图

在冠状面/屈曲位视图中,当髋关节屈曲至90°时,探头保持在相对于髋臼的冠状面上(图9.2A)。在该视图中的评估过程中,探头相对于身体沿前后方向移动以观察整个髋关节。在股骨头前方,确定骨性股骨干的曲线边缘。在髋臼中部,正常位置的股骨头被骨性髋臼的高回声所包围(图9.2B)。更重要的是,可以看到髂骨的外侧边缘,必须调整探头的位置,使髂骨在屏幕上成为一条水平直线。这一标志(髂骨线:平和直)是准确显示髋臼中部和获得髋臼最大深度的关键。当探头位置太靠前时,髂骨线向外侧倾斜;如果位置太靠后,则显示髂骨线凹陷。当平面选择不正确时,可能会错误地得出髋臼发育不良的结论。一个正常的髋关节在髋臼中部呈现出"汤匙上的球"的外观。股骨头代表球,髋臼代表汤匙,髂骨线是柄。当探头向后移动且扫描平面位于髋臼后缘上方时,显示Y形软骨的后肢,也称为"后唇",成为一个容易识别的标志。软骨切迹上方和下方的骨骼是平坦的,正常位置的股骨头不能被看到(动图9.1,动图9.2)。

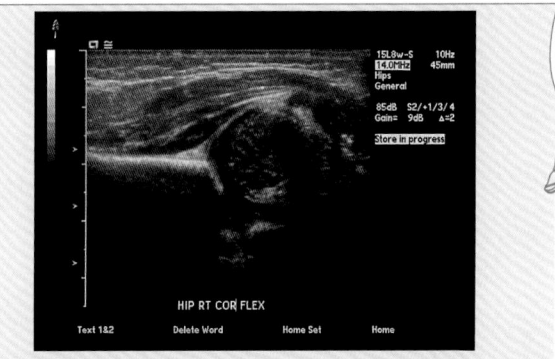

动图9.1 正常冠状面/屈曲位视图髋臼中部

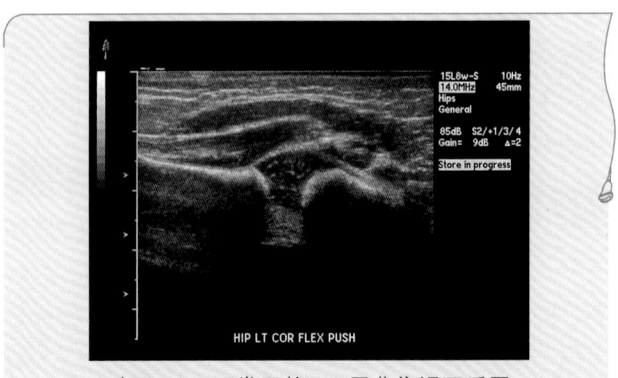

动图9.2 正常冠状面/屈曲位视图后唇

在半脱位中，股骨头相对于髋臼向侧方、后方或二者同时移位。股骨头和骨性髋臼间可见软组织回声。脱位时，股骨头完全脱离髋臼（图9.2C）。对于上脱位，股骨头可靠在髂骨上。在后脱位中，股骨头位于后唇的外侧。髋臼在脱位时通常看不到，因为股骨的骨干挡住了视线。

冠状面/屈曲位视图中的动态检查包括两部分。第一部分是在后唇上进行推和拉的动作（图9.2D，图9.2E）。在正常的髋关节，股骨头永远不会出现在髋臼的后唇上。当不稳定时，推动股骨时，股骨头的一部分出现在Y形软骨的后肢上方，当被牵拉时，股骨头从平面上消失。在脱位的髋关节中，股骨头可能位于后唇上方，在牵引下可能会或不会移出平面。动态检查的第二个部分在髋臼中部进行。

Barlow式手法是通过内收和轻推膝关节来完成。在正常髋关节中，股骨头将紧靠髋臼保持原位。半脱位或脱位时，股骨头会向侧后方移位，股骨头和髋臼之间会有回声增强的软组织（动图9.3～动图9.5）。

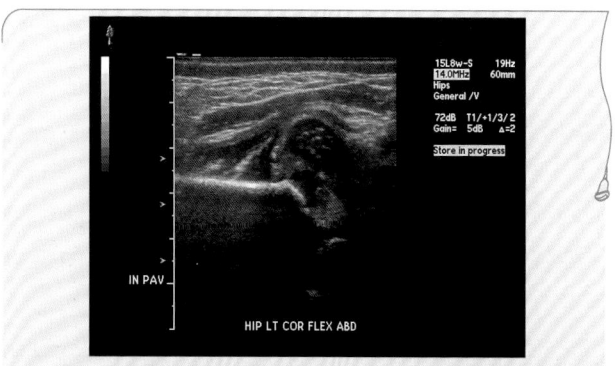

动图 9.4　髋关节脱位（髋臼中部）的冠状面/屈曲位视图

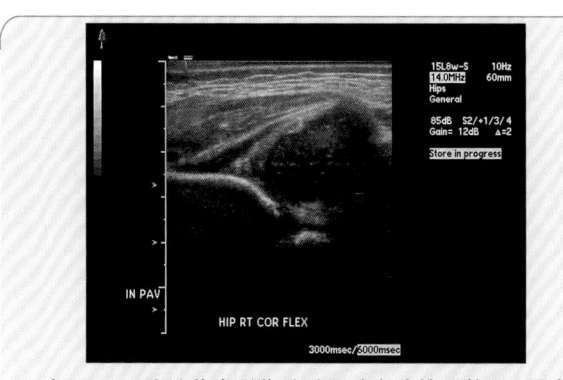

动图 9.3　髋关节半脱位（髋臼中部）的冠状面/屈曲位视图

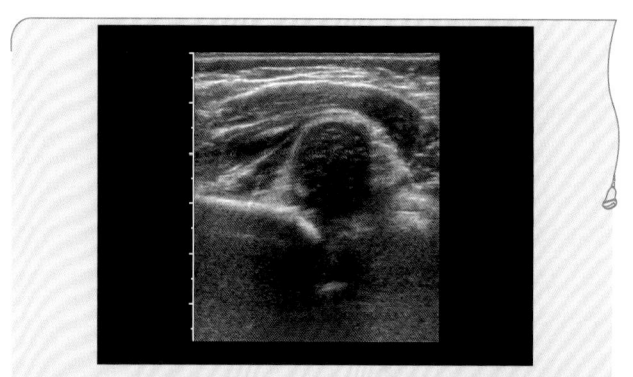

动图 9.5　髋关节脱位（后唇）的冠状面/屈曲位视图

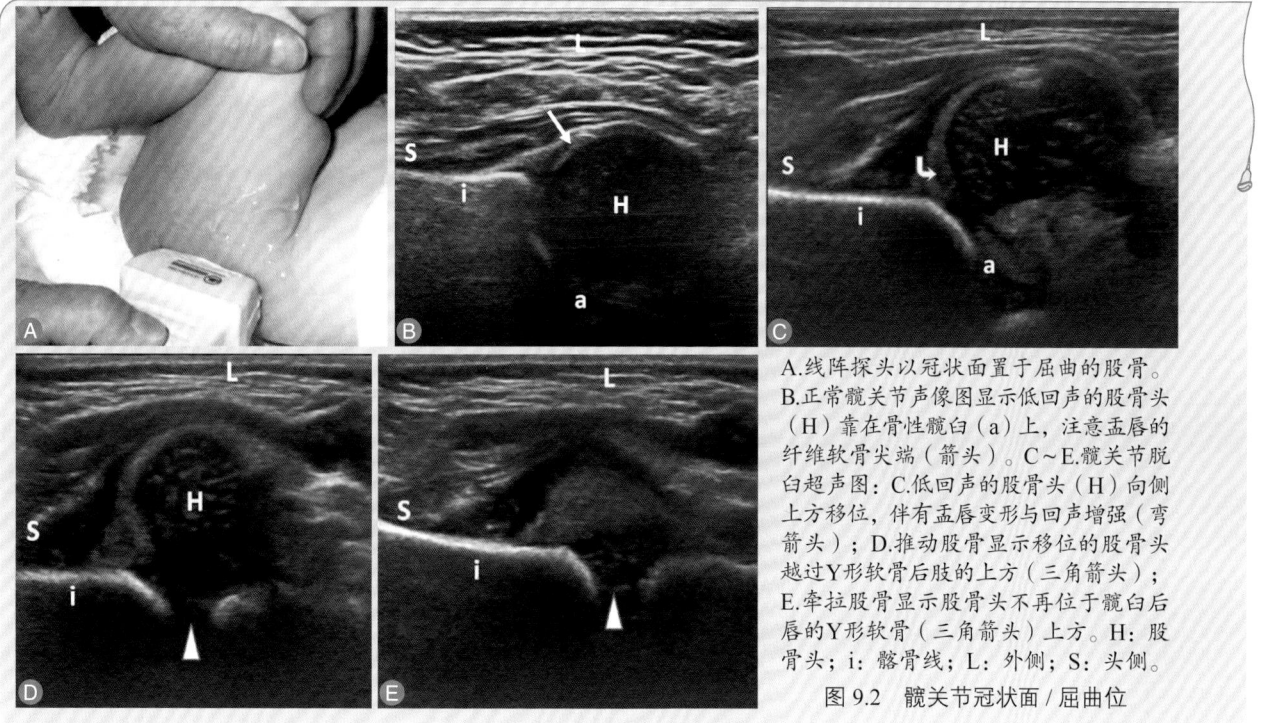

A.线阵探头以冠状面置于屈曲的股骨。B.正常髋关节声像图显示低回声的股骨头（H）靠在骨性髋臼（a）上，注意盂唇的纤维软骨尖端（箭头）。C～E.髋关节脱白超声图：C.低回声的股骨头（H）向侧上方移位，伴有盂唇变形与回声增强（弯箭头）；D.推动股骨显示移位的股骨头越过Y形软骨后肢的上方（三角箭头）；E.牵拉股骨显示股骨头不再位于髋臼后唇的Y形软骨（三角箭头）上方。H：股骨头；i：髂骨线；L：外侧；S：头侧。

图 9.2　髋关节冠状面/屈曲位

5. 横切面/屈曲位视图

将探头旋转90°并向后移动，可将冠状面/屈曲位切面转换成横切面/屈曲位切面，此时探头置于髋关节后外侧。扫查平面与屈曲的股骨干平行（图9.3A）。一个左髋关节正常与右髋关节脱位患者的CT展示了超声探头平面的标记（图9.3B）。声像图显示，股骨干和干骺端在邻近低回声的股骨头的前方形成明显的强回声界面。骨性髋臼显示在股骨头后方。在正常髋关节中，干骺端和坐骨形成U形结构（图9.3C）。当屈曲的髋关节从最大内收至极度外展时，观察股骨头和髋臼的关系。声像图可以观察到最大外展时，干骺端和坐骨形成深的U形结构，而内收时则形成较浅的V形结构。将探头放置在髋关节的后外侧观察髋臼内侧非常重要。因为当探头不够靠后时，髋臼的视野会被股骨干骺端挡住，髋关节可能会出现假性移位。在内收时，髋关节会受到轻微的后推压力（Barlow试验）。在正常髋关节中，股骨头维持在髋臼深处，并在应力下与坐骨接触；在半脱位时，髋关节在静息状态下正常或轻度移位，其侧向位移随着髋臼内侧应力增大而增加，但股骨头仍与部分坐骨保持接触。如果是完全脱位，髋关节将向侧后方移位，股骨头与髋臼没有接触，无法获得正常的U形结构（图9.3D）。在横切面/屈曲位切面中，可探及不稳定髋关节的脱位和复位过程。外展时，脱位的髋关节可复位，在声像图上对应Ortolani试验；内收时，半脱位的髋关节可能会脱位，与Barlow试验相对应（动图9.6～动图9.8）。

6. 其他切面

我们的检查方案中依旧采用横切面/中立位切面，但该切面尚未包含在已发布的指南中。探头从髋部侧面水平指向髋臼；腿部处于生理中立位置。当声束穿过股骨头进入Y形软骨中心的髋臼时是我

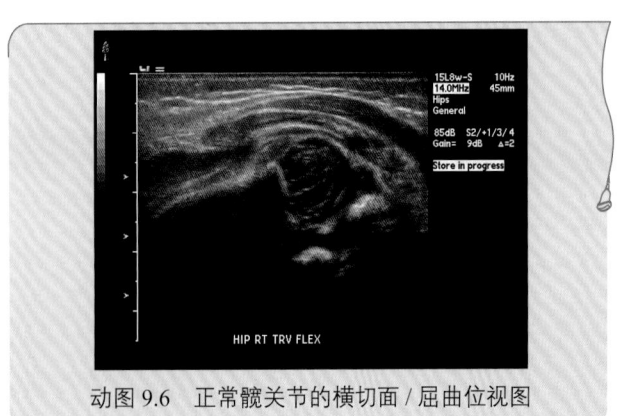

动图9.6 正常髋关节的横切面/屈曲位视图

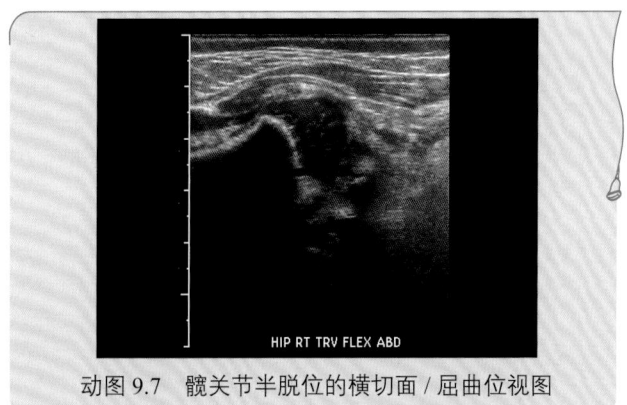

动图9.7 髋关节半脱位的横切面/屈曲位视图

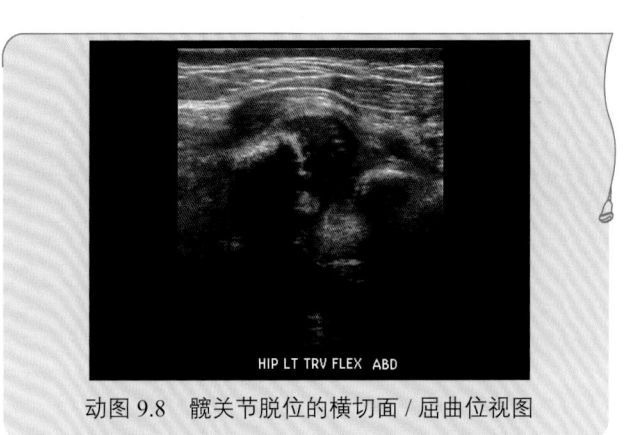

动图9.8 髋关节脱位的横切面/屈曲位视图

们感兴趣的切面。股骨头与Y形软骨的相对位置是明显的，可以证实冠状面/中立位切面。

大量的前部切面已经被描述，有经验的超声医师表示这些切面是成功的。Dahlstrom等的前部切面是在患者仰卧位、髋关节屈曲和外展的情况下进行的。探头放置在髋关节前方，股骨头放置在中央，声束平面与股骨颈平行（图9.4A，图9.4B），可以进行Barlow或推挤动作来检测不稳定性。当股骨头位移超过其直径的50%时，认为存在完全脱位（图9.4C）。正常髋关节是通过髋臼的轴向切面和穿过股骨头和颈部的纵向切面产生的图像。对于外展支具和石膏固定的患儿，因为后方被遮盖，前部切面则尤为有用。

（三）患儿风险评估

我们从多个观测角度来检查每个髋关节，诊断报告中重点描述位置和稳定性。股骨头位置被描述为正常、半脱位或脱位。脱位很容易确定，诊断没有困难。有时，大面积移位的异常髋关节很难决定是否被称为"半脱位"或"脱位"。稳定性描述为正常、松弛、半脱位、脱位（针对髋关节半脱位）和可复位或不可复位（针对髋关节脱位）。当进行

应力操作时,婴儿必须放松,否则超声和临床检查结果之间,以及连续的超声检查中可能出现不一致的情况。髋臼可以通过目测评估,描述为正常、不成熟或发育不良。更重要的是盂唇的发育及其对股骨头的覆盖。如果骨性覆盖部分的角度虽然很陡峭,但软骨发育良好并充分覆盖股骨头,这种情况也应该记录下来。软骨变形和回声增强是更严重的髋臼发育不良的标志。

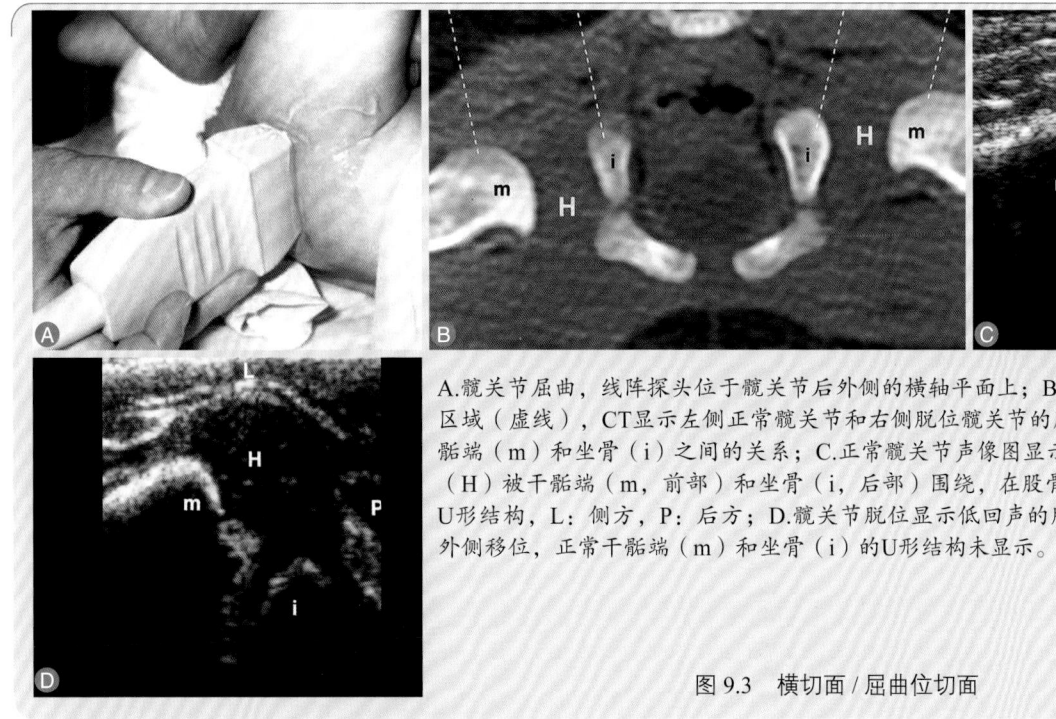

A.髋关节屈曲,线阵探头位于髋关节后外侧的横轴平面上;B.俯卧位CT的扫描区域(虚线),CT显示左侧正常髋关节和右侧脱位髋关节的股骨头(H)、干骺端(m)和坐骨(i)之间的关系;C.正常髋关节声像图显示低回声的股骨头(H)被干骺端(m,前部)和坐骨(i,后部)围绕,在股骨头周围形成一个U形结构,L:侧方,P:后方;D.髋关节脱位显示低回声的股骨头(H)向后外侧移位,正常干骺端(m)和坐骨(i)的U形结构未显示。

图9.3 横切面/屈曲位切面

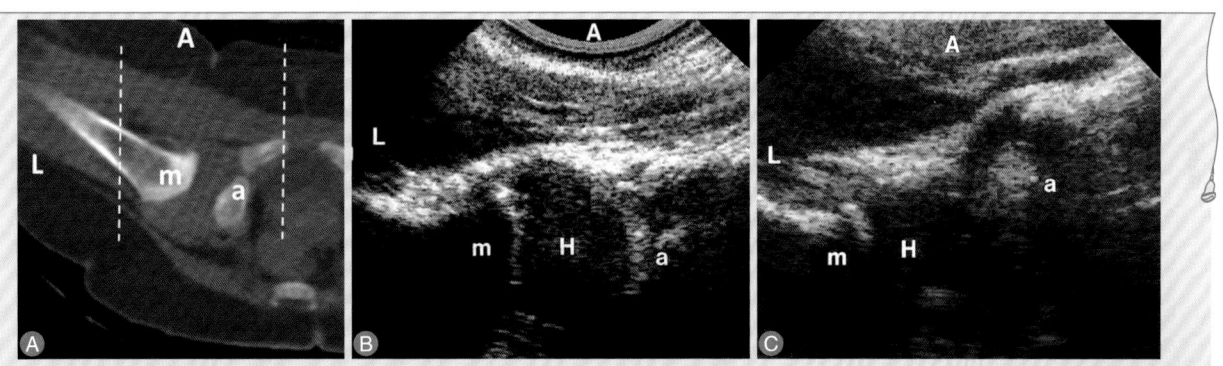

A.CT图像上标注出超声扫描范围(虚线),a:髋臼,A:前面,L:侧面,m:干骺端;B.正常髋关节声像图显示低回声的股骨头(H)与外侧的干骺端(m)和内侧的髋臼(a)交界;C.髋关节脱位显示股骨头(H)和干骺端(m)向后移位。

图9.4 髋关节前部切面－前轴伴屈曲、外展

(四)治疗期间的评估

超声检查无论是用于观察疾病的恢复情况,还是用于指导确定治疗方案,其在发育性髋关节发育不良婴儿随访中的作用均已被广泛认可。目前,超声检查通常用于可疑病例的追踪,尤其是非常幼小的婴儿,以确定治疗方案。当需要治疗时,超声通常用于监测治疗期间的髋关节位置,动态夹板,如Pavlik背带,将髋关节保持在屈曲外展的体位,这类固定装置非常常用,超声检查已成为监测夹板治疗的婴儿的髋关节位置的一种方法。这些患者的超声检查仅限于横切面/屈曲位切面和冠状面/屈曲位视图切面。除非有特殊要求,否则不应进行应力检查。通常情况下,在治疗结束后,也就是去除背带的时候,才会使用应力。

超声在随访过程中对骨性髋臼形态学评估的可靠性仍有待研究。有报告称骨性髋臼的声像图与影

像学表现之间存在差异，表明二者之间存在不确定的相关性。这可能是由于观察者的差异和超声测量的特点造成的。美国骨科医师学会指南指出，应对4~6个月的婴儿采用X线片进行随访。我们选择将骨盆X线片作为治疗方案结束的标准。婴儿年龄越大，越倾向于考虑X线片检查，尤其是当骨化中心较大时。成功治疗后，因谨慎起见，依然需要定期X线片持续监测髋臼发育。据报道，少数患者会有残留髋臼发育不良。

曾经，笔者通过一个后方石膏开窗来对严重的发育性髋关节发育不良病例进行超声检查。现在，打完石膏后一般采用CT或MRI进行横断面成像。定位CT片使技术员能够选择适当的平面来评估髋关节位置，并注意保持低辐射剂量；虽然MRI存在成本高和可用性有限的缺点，但不会产生电离辐射，因此应用越来越多。MRI指南包括轴面和冠状面T_2WI。复位后可通过增强MRI检查来评估股骨头的血管。

股骨头缺血性坏死是发育性髋关节发育不良治疗后的并发症。彩色和能量多普勒超声都被用来评估治疗期间股骨头的血管情况。由于软骨管内的微血管结构，能量多普勒超声被认为是最具有潜力的技术。正常髋关节的血流由未骨化股骨头的中心向周围呈放射状流出的模式。中央的血管集合是骨化中心的前兆，在X线片上显示骨化中心之前就已出现。Bearcroft等报道，当髋关节处于极度外展时，压迫内侧环状动脉可以导致股骨头血流减少，这可能与股骨头缺血性坏死的发展有关。因此有学者建议将血流评估作为一种辅助手段，用于确定利于治疗的安全外展体位。这项检查在临床应用上很难开展，目前主要停留在研究领域。MRI是诊断股骨头缺血性坏死的首选方法。

二、儿童肌骨超声的其他应用

从事儿童肌骨超声诊断，需要对软骨、软组织及发育中骨组织结构的正常声像图有必要的认识。操作过程中，建议使用高频线阵探头并与健侧对比观察，通过调整最适深度对感兴趣区进行调焦，同时优化增益以便于组织检查。本章节回顾了一系列先天性肌骨疾病的超声诊断与治疗，包括：足部畸形、髋关节畸形、肢体先天性畸形、除髋关节外的先天性关节脱位、臂丛神经损伤。同时介绍了包括儿童特异性感染与外伤在内的其他疾病声像图特点，而肿瘤和运动损伤则在其他肌骨章节中探讨（参见《超声诊断学（第5版）：浅表器官及肌骨分册》第四章和第五章）。

（一）非发育不良的髋关节异常
1. 髋关节疼痛和髋关节积液

儿童关节疼痛可由多种疾病引起，包括：一过性滑膜炎、骨髓炎、Pethes病、股骨头骨骺滑脱、骨折和关节炎。尽管放射学检查多被用作初诊检查方法且通常具有诊断意义，但少量关节积液在平片中常表现为正常。超声则可用于确认是否存在关节积液并指导关节腔穿刺，已发表的针对髋关节积液的若干大型研究证实，此项技术操作简便易行，在检测积液方面非常敏感，实验中能识别出的液体少至1 mm。据报道，髋关节积液超声假阴性结果多出现在1岁以内的婴儿，究其原因可能是股骨颈尚未发育完全、关节囊较小，相应的积液多环绕股骨头分布。

虽然髋关节超声对关节积液的检出非常敏感，但在不同研究报道中，其在髋关节疼痛诊疗过程中的具体临床地位却有所不同。一项大型研究中发现，尽管超声有助于部分病例的早期诊断，并促进了进一步的诊疗工作，但只有1%左右的病例因之改变了治疗计划与预后。临床医师更多的是利用一些体征（体温、体重）和实验室检查结果（白细胞计数、C-反应蛋白、红细胞沉降率）来鉴别儿童败血症性关节炎和一过性滑膜炎，并根据这些指标来帮助决定是否进行关节穿刺或进一步影像学检查。

我院采用个体化方案诊疗髋关节疼痛，在此过程中，我们发现髋关节超声在某些情况下有助于具体方案的制定。当临床表现及实验室检查结果并不明朗时，存在关节腔积液与否可以为临床医师诊断及决定是否需要进一步检查评估提供依据。例如，在临床和实验室均表现为一过性滑膜炎的患者中，髋关节超声可用于证实关节腔是否存在积液而无须关节腔穿刺，但对于髋关节疼痛并有脓毒症症状的患者，无论髋关节超声检查结果如何，都需进行MRI检查以排除骨髓炎和其他软组织感染，MRI还可对髋关节以外的局部病变进行更详细的评估。

检查时患者采取仰卧位，髋关节采用自然体位尽量减少屈曲。建议使用高频线阵探头，通过股骨颈长轴的矢状斜切面检查髋关节（图9.5），可以显

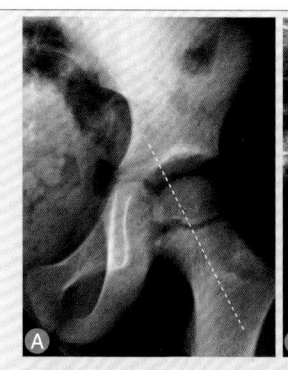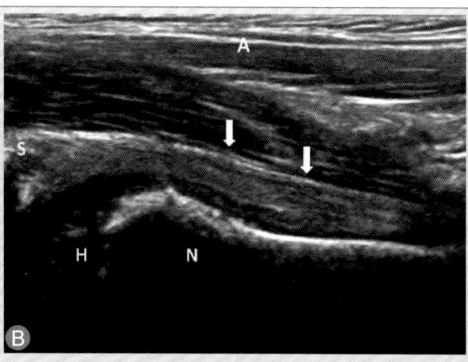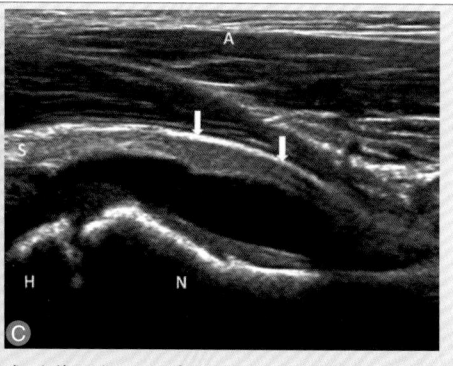

A.探头与股骨颈平行放置，检查切面如虚线所示；B.正常髋关节显示关节囊（箭头）沿股骨头（H）及股骨颈（N）边缘走行；C.髋关节积液声像图显示关节囊膨出（箭头），前隐窝内可见低回声液体沿股骨颈（N）蔓延，并向股骨头的头侧延伸。A：前侧；S：头侧。

图9.5 一过性髋关节滑膜炎

示呈强回声的股骨头及股骨颈的骨皮质，二者间隔以无回声的骺板；骨性髋臼的前缘位于头侧；髋关节囊前隐窝在这个区域与股骨颈平行，股骨颈骨皮质前方延伸至股骨头上方的线状回声为髋关节囊外缘，髂腰肌位于关节囊浅层。

正常髋关节的关节囊向股骨颈方向凹陷，关节囊外缘至股骨颈皮质的厚度为2～5 mm，当存在关节积液时，关节囊前隐窝扩张、关节囊外缘向外凸出，关节囊前后两层间可探及积液。与健侧对比，当关节囊增厚至少达2 mm以上方可认为异常关节囊增厚，但双侧髋关节同时存在异常时，就无法单纯依靠与对侧对比，测量髋关节囊厚度提示诊断。

关节囊积液可以呈现多种回声特点，其成分包括炎性碎屑或出血。Zieger等认为如果关节囊内积液呈现无回声，可除外感染性关节炎诊断，而其他研究者却仍认为关节积液的回声特点并不具备特异性，一过性关节炎的髋关节囊积液中同样可表现为类似出血的特点，而感染性关节炎的髋关节囊积液亦可表现为无回声。彩色多普勒鉴别感染性与非感染性关节囊积液的结果并不可靠。

如检测到关节囊积液，可以采用超声引导进行关节腔穿刺；当液体难以抽出时，可以使用生理盐水进行灌洗。虽然整个流程仍需要患者的配合，但操作流程相对容易且可避免因透视引导所造成的电离辐射。关节穿刺灌洗技术亦被部分临床医师采用，治疗以股骨头碎裂、关节软骨增厚为特点的Pethes病。在检查髋关节积液的过程中，超声还可提示其他病理改变，如股骨头骨骺滑脱的股骨头滑动移位、骨髓炎或骨折造成的骨皮质不连续，但此类改变最好选用放射学检查进行充分评估。此外，关节软组织肿胀及关节囊外的软组织病变亦可被超声一并检出。

2. 畸胎型髋关节脱位

畸胎型髋关节脱位不同于先天性髋关节发育不良，本病发生脱位早于髋关节发育不良，在子宫内即已出现，多见于患有不同综合征或神经肌肉疾病的病例，如多发关节挛缩征、larsen综合征和染色体异常。超声检查同髋关节发育不良，但存在关节挛缩时，检查切面可能需要相应调整。本病静态声像图改变类似发育性髋关节发育不良的明显脱位，但脱位更为严重且伴有活动受限，其浅小的髋臼常被股骨近端遮挡而显示模糊，股骨头因慢性脱位而扭曲变形。

3. 非典型髋关节

非典型髋关节的病因包括骨骼发育不良、先天性肌病和先天性髋内翻，表现为髋关节脱位、髋臼发育不良和髋内翻。此类病例中，骨骼骨化延迟的表现在较大年龄才能检出，而软骨及软组织却可出现异常回声增强，遮挡局部结构而使其难以清晰显示。具体到髋内翻病例，由于可供检查所用的声窗变窄，同时大转子软骨的位置抬高，容易被误认为是脱位的股骨头，此时需仔细辨认。检查时，采用股骨内收拓展声窗，有助于显示位于正常位置的股骨头（如Kniest发育不良，图9.6）。

（二）先天性足畸形

1. 先天性马蹄内翻足

随着Ponseti技术的逐渐成熟，通过系列石膏和必要的有限切开手术，显著改善了马蹄内翻畸形的治疗效果，垂直距骨的治疗效果也同样大大改善。

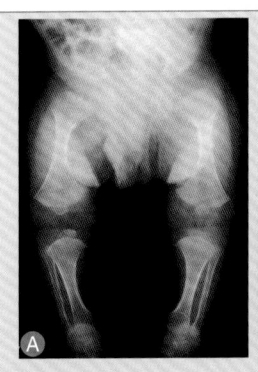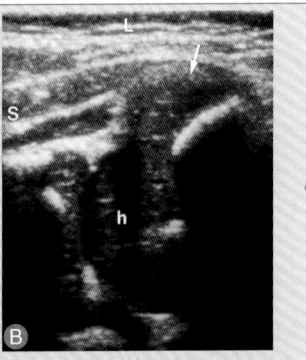

A.4个月婴儿，Kniest发育不良，X线片显示长骨缩短及干骺端呈球状膨胀；B.冠状面显示软骨回声增强、髋内翻、大转子（箭头）位置抬高、髋关节声窗变窄。h：股骨头；L：侧面；S：头侧。

图9.6　非典型髋关节

既往放射学检查被认为是足部畸形诊断的传统影像学方法，但现有观点认为超声可作为替代方法，准确观察骨化与非骨化的跗骨在静息与运动状态下的位置，从而有效评估治疗前后的对位情况。

马蹄内翻足的足舟骨向内侧移位，内踝相对于距骨位置向前移位，骨间隙变窄。超声通常在静息状态下，采用内侧冠状面外展位测足舟骨与内踝间距（MM-N），该测值在马蹄内翻足病例中较正常值缩小且合并外展受限。其他所须观察的切面内容和测值指标包括跟骰关节（C-C）、距骨长度（TL）、距骨关节、后矢状面测量胫跟距离及足舟骨形态。为对比分析，已针对MM-N、C-C、TL等建立了相应标准。

2.垂直距骨

先天性垂直距骨是一种不太常见的足部畸形，常发生在神经肌肉或遗传畸形患者中，表现为足舟骨相对于跖屈（垂直）的距骨向背侧脱位而无法复位。倾斜距骨同样会出现距骨垂直的表现，但在足背屈时此时足舟骨向背侧脱位，足跖屈时距舟关节可复位。婴儿期足舟骨尚未完全骨化、距骨偏小，通过放射学检查难以确定关节对位，而超声经足背采用矢状面检查却可较为容易地观察关节状况。正常情况下，足舟骨位于距骨头部与第一跖骨呈直线关系。先天性垂直距骨及倾斜距骨症患者中，在静息状态下，足舟骨向背侧移位、向距骨头部前方突出。跖屈时，先天性垂直距骨的关节对位情况没有变化，但在倾斜距骨症患者中可自行复位。有研究者采用系列治疗措施来矫正先天性垂直距骨，而超声可以用来确认治疗过程中关节对位情况是否有所改善（图9.7）。其他可以用超声评估的足部畸形还包括Z形足和跖内收畸形。

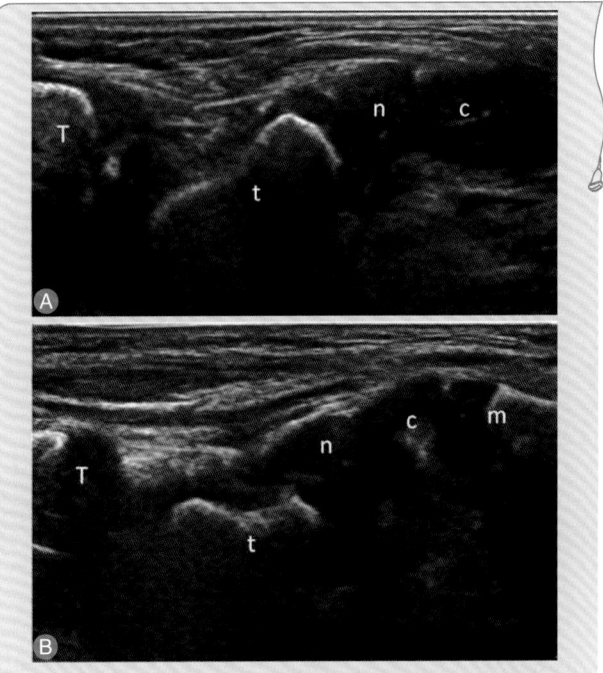

A.正常足部，经足背矢状面显示以胫骨（T）为近端，距骨（t）、足舟骨（n）及楔骨（c）为远端，呈一直线延伸；B.先天性垂直距骨，经足背矢状面声像图足舟骨（n）向足背侧移位并覆盖距骨（t）头部，远端的楔骨（c）、第一跖骨（m）与足舟骨对齐，胫骨（T）在头端可见。

图9.7　正常足部与先天性垂直距骨声像图对比

（三）先天性肢体畸形

1.股骨近端局灶性发育不良

股骨近端局灶性发育不良是一种罕见的先天性异常，表现为不同程度的股骨近端发育不全或缺失，通常为单侧、孤立性发病。产前诊断的重点在于通过常规股骨测量发现股骨缩短，而一旦双侧股骨均发现缩短，则提示骨骼系统发育不良。出生后的超声检查，可以根据骨化前的软骨构成确认股骨近端局灶性发育不良亚型，进而决定具体的治疗措施。检查内容包括髋关节的标准切面，以及额外的股骨近端横切面与纵切面，如能发现股骨头骨骺软骨，则必须进一步确定其是否与股骨近端相连（图9.8）。尽管体位屈曲挛缩、组织结构细小、患儿体位变动，会对超声检查造成一定困难，但超声检查结果仍对诊疗有所帮助，直至患儿可以采用更为明确的MRI检查。

2.胫侧轴旁半肢畸形

胫侧轴旁半肢畸形比较少见，指胫骨发育不全或未发育，多合并其他先天畸形。同股骨近端局灶性

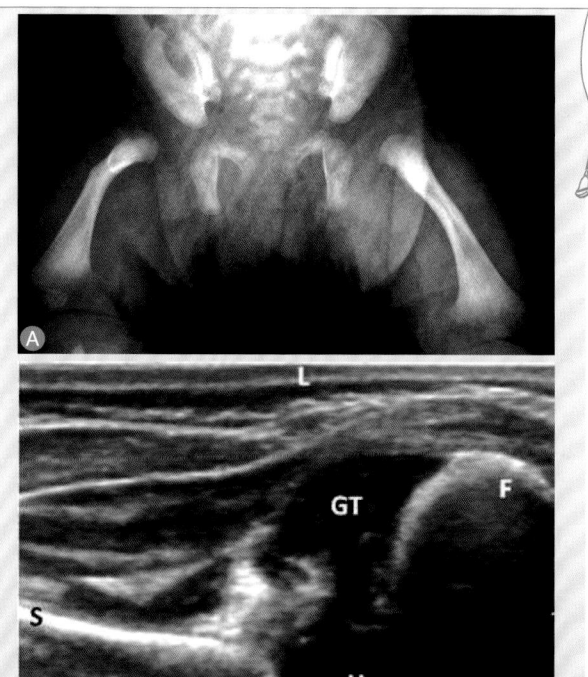

A.骨盆X线片显示右侧股骨近端局灶性发育不良，表现为右侧股骨发育不良呈弓形弯曲，右侧髋关节向外侧脱位，左侧髋关节正常；B.右髋关节冠状面/中立位声像图显示股骨头大转子抬高、髋内翻，右侧股骨头固定。A：髋臼顶；F：股骨；GT：大转子；H：股骨头；L：外侧；S：上极。

图9.8 股骨近端局灶性发育不良

发育不良一样，对软骨和软组织成分的评估对于选择手术方法和决定预后有重要价值。超声经屈曲或伸直的膝关节前方，采用横切面与纵切面观察，可以在软骨骨化前完成上述评估目的。骨质缺损可发生在胫骨近端或远端，超声可观察到缺损局部富含的软骨成分。确定是否存在股四头肌腱及伸膝装置功能是治疗关键；当功能机制完整时，可以看到髌骨骨骺覆盖在股骨远端的髁间切迹上，髌腱从髌骨下极延伸至胫骨近端。当股四头肌功能完整时，可保留膝关节进行重建手术，通常采用膝下截肢和假肢的配合使用；而股四头肌功能缺如时，则有可能行膝关节离断术，此时使用假肢将丧失膝关节伸直功能。

（四）先天性非髋关节脱位
1. 肘关节和膝关节脱位
肘关节和膝关节脱位少见，通常继发于宫内胎位不正和各种综合征，尤其是多发关节挛缩征和Larsen综合征。桡骨头脱位也可以是孤立的。膝关节脱位的放射学诊断可能存在困难，因为关节由大量软骨构成，而超声是一种诊断移位或脱位的简单方法，在关节前方行纵向与横向扫描（图9.9）。当关节方位不确定时，周边扫描可能会有所帮助。对侧的对比视图可用于确认，但脱位往往是双侧的。动态超声检查可用于确定复位、夹板固定和物理治疗后的最佳位置。

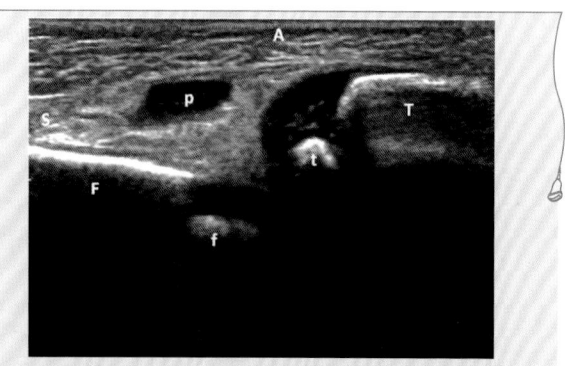

伸直位时前纵向视图。A：前侧；f：股骨远端骨骺；F：股骨；p：髌骨；S：上极；t：胫骨近端骨骺；T：胫骨。

图9.9 膝关节脱位伴胫骨前移

2. 髌骨脱位
先天性髌骨脱位是一种严重程度不一的罕见疾病，其特征是屈曲挛缩、膝外翻和胫骨外旋。怀疑为此病时，通过超声检查容易作出诊断，取膝关节部分弯曲位，在前侧的矢状面和横向平面上进行扫描。髌骨通常位于股骨髁间窝；上方可见股四头肌，下方可见从下极延伸至胫骨粗隆的髌腱。脱位时，髌骨可能抬高和（或）横向移位，并且可能很小，需要对大腿进行更广泛的检查。髌腱可能很薄，且呈"拉伸"状态，股四头肌可能很薄。早期诊断和治疗可以改善关节功能（图9.10，图9.11）。

3. 臂丛神经损伤
肩难产引起的臂丛神经损伤，也称为Erb麻痹，是婴儿肩部超声检查最常见的指征。异常情况持续存在的年龄较大的儿童，可行高级影像学检查如CT或MRI。臂丛神经分娩损伤表现为手臂无力、外旋受限，在某些情况下肱骨头进行性后移。本病相对常见，发病率为每1000名新生儿中有3.8人。尽管许多病例会自行消退，但7.3%的出生时受损伤的患儿在出生后第1年会发展成肩关节脱位。当症状持续

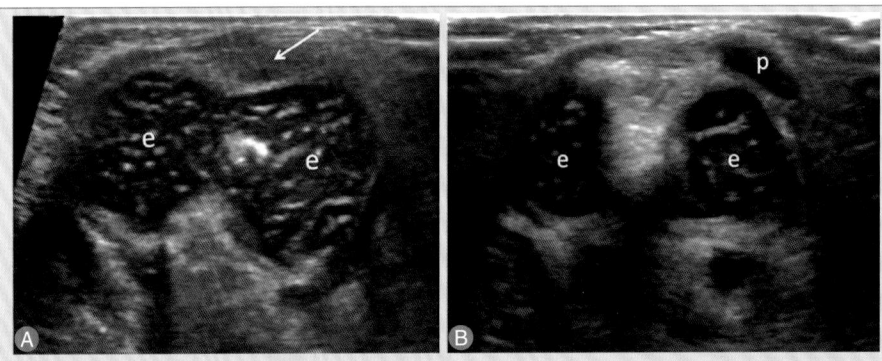

A.膝关节的横向超声显示股骨骺软骨（e）和空的髁间切迹（箭头）；B.下图显示股骨髁软骨（e）和侧脱位的髌骨软骨。

图9.10　髌骨侧脱位

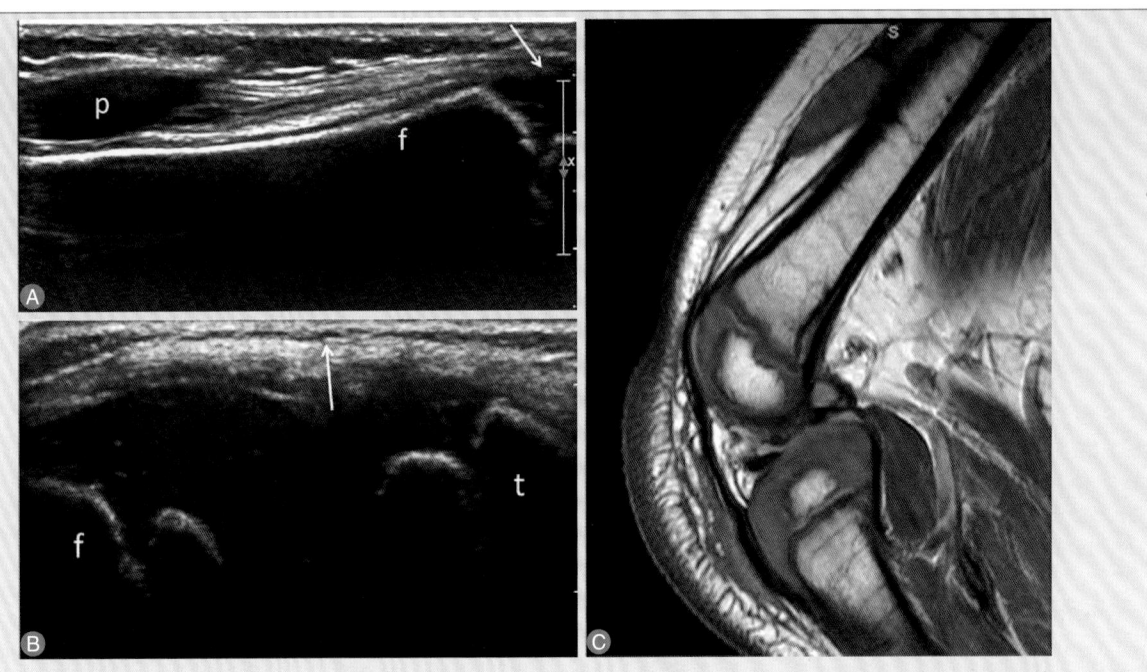

A.髌骨脱位的前矢状面声像图（p），f：股骨远端，箭头：膝关节；B.膝关节的前矢状面图，股骨（f）和胫骨（t）通常与前方代表发育不良的髌腱（箭头）的非常薄的低回声带对齐，髌骨不可见；C.矢状面MRI显示髌骨上脱位和非常薄的髌腱。

图9.11　髌骨上脱位

时，定期监测病情很重要，以便在严重畸形形成之前开始适当地治疗骨结构和软组织异常。

我们使用多个方向来扫描婴儿的肩部，查看骨折、感染或肿块等情况（图9.12）。然而，评估臂丛神经损伤最常用的方案是对盂肱关节进行后方扫描，这最早由Hunter等描述。该技术随后被改进，增加了手臂内外旋转的动态扫描来引发不稳定和复位。Martinoli等开发了一种直接、可视化的颈部臂丛神经的技术。

患者在父母的支撑下，侧卧或坐姿接受检查，在休息位和最大内外旋时对盂肱关节后方进行横向扫描。肱骨头靠在关节盂的软骨上，三角盂唇从关节盂唇向后延伸。关节盂有明确的骨质边缘，与肩胛骨后部呈约90°，与婴儿髋关节的冠状/屈曲视图的外观相似。肱骨头通常突出于与肩胛骨平行的一条线；在肩胛线与连接关节盂的骨唇和肱骨头软骨后缘的连线之间测量的突出度为α角，通常小于30°。半脱位的肩关节表现为突出增加、盂唇偏斜，以及关节盂畸形，变得不规则和成角度，脱位的肩关节不与关节盂表面接触。内旋时，肩部位置可能会恶化，外旋时则可能会改善。由于患儿肢体活动，这种检查在技术上具有挑战性，但根据经验，它可以快速且可重复地完成。操作的困难之一是确定正确的检查平面和角度。建议在患儿1个月、3个月、6个月和12个月大时重复检查，在此期间，肱骨头的移位可能会增加（图9.13）。

（五）炎症

1. 感染

超声越来越多地被用来检查儿科患者软组织感染。蜂窝组织炎（皮下软组织感染）和化脓性肌炎（骨骼肌感染）可能源于血行或穿刺伤口感染。超声表现为受累区域软组织不均匀增厚，回声增强，可伴有区域淋巴结肿大。若存在开放伤口，常会伴有异物或空气，将其与对侧未受累侧比较，会有助于诊断。炎症过程可形成脓肿或发展为坏死。在超声诊断中脓肿的炎性碎屑可表现为低回声、等

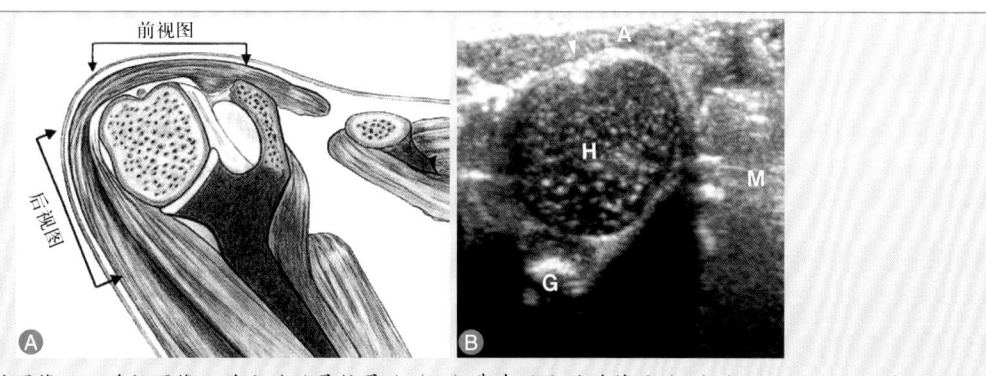

A.肩部前后轴平面的图像；B.前轴图像，前方的肱骨软骨头（H）靠在后方的关节盂（G）上，肱二头肌肌腱可见于肱二头肌沟内。M：内侧。

图9.12 正常新生儿肩部

[A reproduced with permission from Grissom LE, Harcke HT. Infant shoulder sonography: technique, anatomy, and pathology. Pediatr Radiol. 2001; 31（12）: 863-868.]

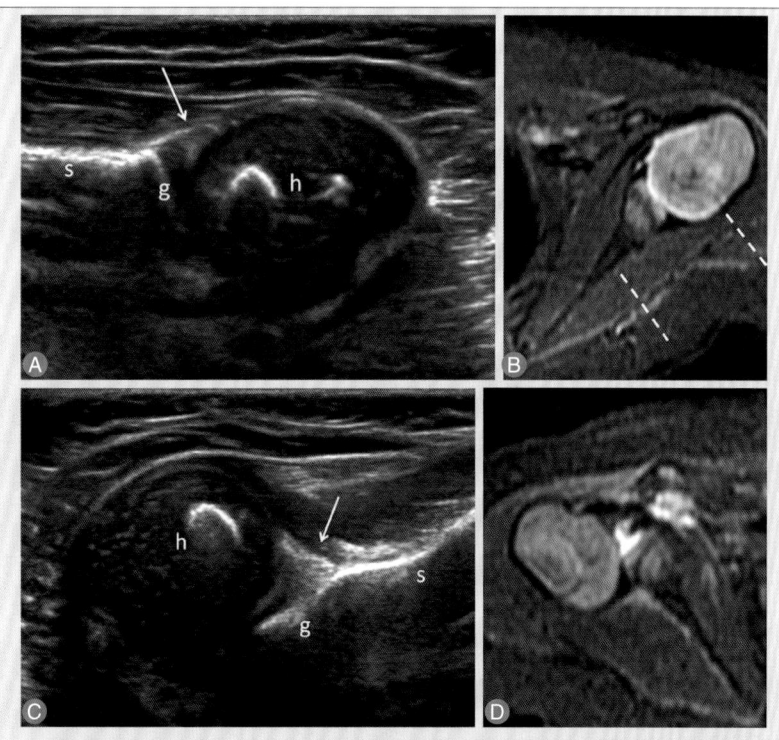

A.正常肩部后轴声像图，肱骨头（h）只略微超出肩胛骨边缘，关节盂（g）形成良好，盂唇（箭头）很小，S：肩胛骨；B.正常肩部的轴向T_2WI显示超声检查平面中的视野（虚线）；C、D.肩关节后脱位，后轴超声（图C），注意肱骨头（h）的后突，发育不良的关节盂（g），以及强回声的盂唇（箭头），S：肩胛骨；D.肱骨头脱位伴关节盂发育不良，轴向T_2WI图像。

图9.13 正常与脱位的肩部

回声甚至高回声。彩色多普勒血流成像和能量多普勒超声同样有助于诊断脓肿，图像中脓肿壁可表现为血流信号增加，而脓肿内部碎屑则一般没有血流信号。如果液体是流动的，流动的液体可在多普勒超声上引起颜色或能量信号，但频谱分析无法探及血流频谱。超声可以引导活检或引流脓肿。早期血肿、早期骨化性肌炎或坏死性肿块的超声表现与脓肿相似，区分感染与这些病变最好的方法是通过临床病史和实验室检查。骨化性肌炎和血肿在产生钙化后回声模式有所改变，因此被误诊为脓肿的概率较低。

化脓性关节炎可以是单独的病变，也可以继发于邻近软组织或骨骼的感染，关节内可见到液体成分或碎屑。当关节内的液体成分呈无回声或低回声时，可能难以与覆盖于关节末端的软骨区分开。此外，如果液体中有碎屑，其声像图类似于软组织脓肿，这时与脓毒性积液很难诊断（图9.14）。关节在运动时可以清楚地显示软骨-液体界面，对关节周围的组织施加压力会导致关节内的液体成分移动，使其更容易被识别。例如，膝盖两侧的压力可以迫使液体进入髌上囊，从而确定有无积液。发生感染时，髌上囊内常有典型的充血表现，彩色多普勒血流成像和能量多普勒超声也有助于诊断化脓性关节炎，但没有充血也并不能完全排除化脓性关节炎。与髋关节积液一样，超声检查可用于关节处的积液。

莱姆病由伯氏疏螺旋体感染引起，由肩突硬蜱传播，可引起关节炎。关节炎通常发生在莱姆病的亚急性或慢性感染阶段，以积液复发为特征，并常发生于膝关节处。关节滑膜可增厚，在病程后期可见软骨缺失。莱姆病可与幼年类风湿关节炎相混淆，诊断应将少关节型关节积液的患者考虑在内。

骨髓炎通常发生在长骨的干骺端。早期超声表现为深部软组织肿胀。随后液体沿骨皮质或骨膜下蔓延，使相邻关节积液（无菌或化脓性），以及骨皮质断裂（图9.15）。彩色和能量多普勒超声显

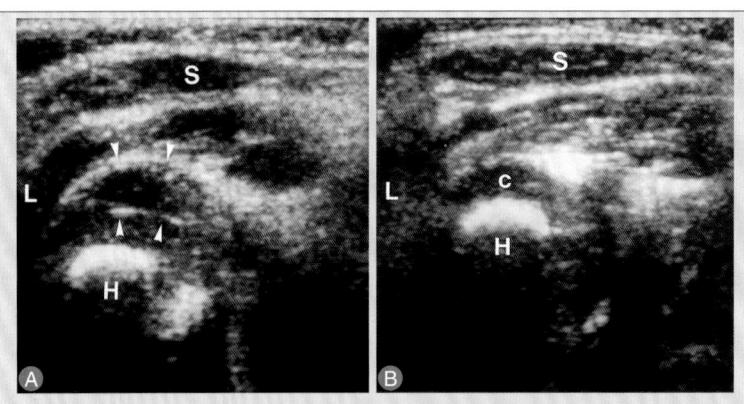

肩冠状面声像图。A.肱骨头（H）上方肩关节（三角箭头）内可见液性回声；B.正常侧肩冠状面声像图用于比较。C:肱骨头软骨；L：外侧；S：上侧。

图9.14　脓毒性关节炎

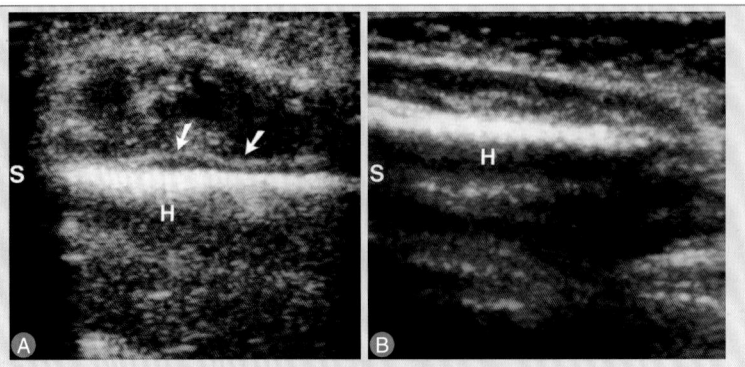

肱骨（H）纵向声像图。A.软组织增厚伴异常回声，沿肱骨有液性回声（箭头）；B.正常侧比较。S：上侧。

图9.15　骨髓炎

示晚期感染时隆起的骨膜边缘血流增加。小儿骨髓炎通常通过血液传播,所以当一个部位发生骨髓炎时,建议检查其他有症状的区域。有些检查者会检查患儿所有的肢体,特别是对于那些临床检查不配合的婴幼儿患者。超声阴性不能排除骨髓炎。

猫抓热病是由革兰阴性菌感染引起的,症状是发热和受累区域近端的区域性或化脓性淋巴结肿大,如腿部划伤时腹股沟区的淋巴结肿大,肱骨内上髁区淋巴结肿大则是由上肢划伤引起。这些受累的淋巴结血流信号丰富(图9.16)。猫抓热病患者还可能出现肝脏和脾脏的低回声病变。

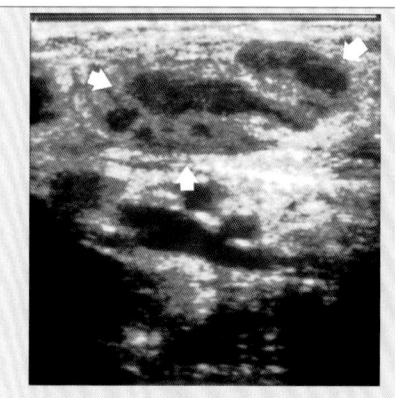

腹股沟淋巴结肿大(箭头)伴血管增生(灰色区域)。

图9.16 猫抓热病

2. 非感染性炎症

超声常被用于评估和监测儿童关节炎治疗效果。关节炎以滑膜炎和积液作为临床上常见的症状。炎症改变、增厚滑膜的多普勒超声表现可为血流信号增多。超声还可检查软骨变薄、回声增强和侵蚀性等改变。Baker囊肿(贝克囊肿)多发生于膝关节,超声图像上必须与肿块或深静脉血栓鉴别。

(六)创伤

X线片是评估创伤的首选检查,但在某些情况下,如生长板骨折、软组织损伤、残留不透明异物等,患者存在症状而X线片无法显示异常,此时超声便成了可以解决问题的工具。

由于超声有经生长板扫查发现骨折的优势,因此特别适用于骨骺没有骨化的婴儿。在寻找骨折时,从所有可能的角度对骨骼受累区域进行仔细检查非常重要。如在四肢,需要360°扫查,通过与正常侧进行比较,确定骨折的表现,并且评估骨折线的对齐情况。X线片对撕脱性骨折或干骺端骨折不敏感,而超声恰恰相反,因此超声在非意外创伤的检查中发挥重要作用(图9.17)。超声检查可以区分关节处的骨折和脱位,并且可以对继发性积液进行探查诊断,需要注意的是液体和软骨在超声图像上都显示低回声,应仔细区分,医师对患者进行被动运动和探头压迫有助于进行鉴别诊断。骨折几乎都会伴随一定程度的软组织损伤,有些可能是局限性的或者不易觉察的,如水肿使软组织平面变厚,并可出现少量积液;血肿最初是高回声的,伴有正常软组织平面的破坏,后来随着组织包裹和吸收变得更加复杂;如果发生骨化性肌炎,组织从周边开始逐渐骨化,但早期表现是相同的。

超声也可以用于软组织结构的评估,如肌腱、韧带和肌肉,描述见其他肌肉骨骼章节(参见《超声诊断学(第5版):浅表及肌骨分册》第四章和第五章)。在儿科中,超声可用于诊断和分级Osgood-Schlatter病。超声也可用于异物检查。

(七)腘窝囊肿

小儿腘窝囊肿常表现为膝关节后方的无痛肿胀或软组织肿块。超声可用于确认肿块是否为囊

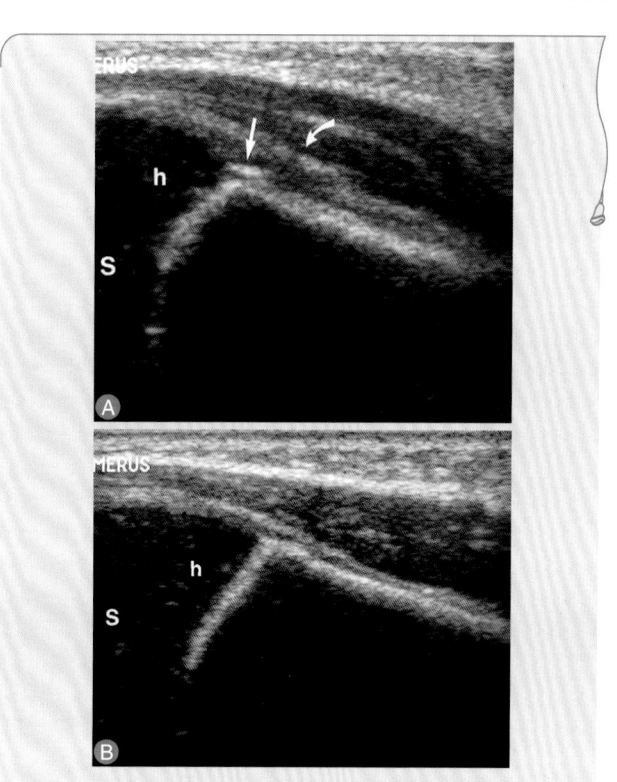

肩部纵向声像图。A.X线片未检出干骺端骨折碎片(直箭头)和软组织肿胀(弯箭头);B.正常侧比较。h:肱骨头;s:上端。

图9.17 婴儿非意外创伤

性。囊肿起源于腓肠肌-半膜肌滑囊，属于特发性囊肿。许多医师认为腘窝囊肿是创伤造成的，但患者很少有创伤史，相关的关节内病理也很少见。小儿腘窝囊肿不同于儿童关节炎，这些囊肿通常为卵圆形，有少量分隔，但无实质组织，位于腘窝后内侧。腘窝囊肿可持续数年，但不会破裂或出现症状，可以自发性消退，因此一般不建议治疗。当在关节区域发现囊肿时，应考虑腱鞘囊肿。

三、总结

尽管发育性髋关节发育不良是第一个并且仍然是小儿患者肌肉骨骼超声最常见的单一适应证，但目前许多其他用途已被探索和开发。由于超声具备区分软组织结构和软骨的能力，使得超声对婴儿特别有帮助。在这个对辐射日益关注的时代，超声已成为评估肌肉骨骼系统的一个有吸引力的选择。

（于静淼，董发进，王玉，王知力，贾立群译）

参考文献

扫码观看